기본간호학 8판
실습지침서

Fundamentals of NURSING Human Health and Function

FUNDAMENTALS OF NURSING : HUMAN HEALTH AND FUNCTION
8TH EDITION

Ruth F. Craven EdD, RN, BC, FAAN
Constance J. Hirnle, MN, RN-BC
Christine M. Henshaw, EdD, RN-BC

This is a translation of Fundamentals of Nursing: Human Health and Function 8E
Published by arrangement with Wolters Kluwer Health, Inc., USA.

기본간호학 실습지침서 8판

Procedure for Fundamentals of Nursing 8th Edition

2020년 11월 15일 1판 1쇄 인쇄
2020년 11월 30일 1판 1쇄 발행

지은이 | Ruth Craven, Constance Hirnle, Christine M. Heshaw
옮긴이 | 고일선 외
펴낸이 | 김진환
펴낸곳 | 학지사메디컬
04031 서울특별시 마포구 양화로 15길 20 마인드월드빌딩
대표전화_ 02-330-5188 팩스_ 02-326-0338
등 록 | 2010년 2월 8일 제313-2010-36호
메 일 | hakjisamd@hakjisamd.co.kr
홈페이지 | http://www.hakjisamd.co.kr

ISBN 978-89-6069-901-4 93510

가 격 | 25,000원

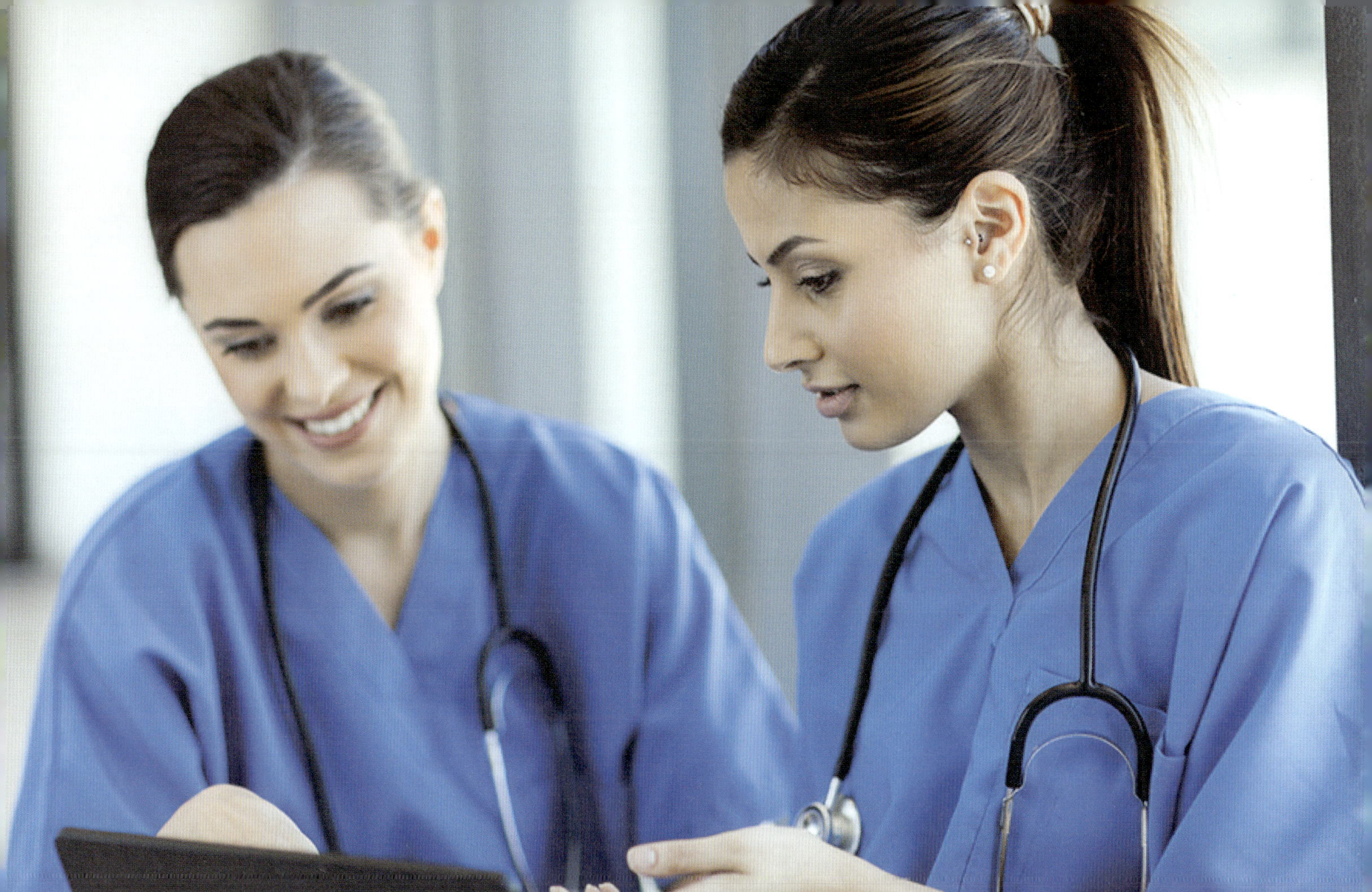

Fundamentals of NURSING Human Health and Function

기본간호학 실습지침서

8판

Ruth Craven · Constance Hirnle · Christine M. Henshaw 저

고일선 외 편역

Wolters Kluwer

Philadelphia • Baltimore • New York • London
Buenos Aires • Hong Kong • Sydney • Tokyo

학지사메디컬 HAKJISA MEDICAL

역자 소개

대표역자

고일선 前) 연세대학교

편집위원

강명숙 국군간호사관학교
김진숙 우송대학교
김수연 국군간호사관학교
이희정 가톨릭상지대학교
정수경 우송대학교

집필진

강 숙 조선간호대학교
권용선 초당대학교
김기숙 중앙대학교
김명수 부경대학교
김향동 계명문화대학교
김혜원 서정대학교
박주영 건양대학교
박진희 아주대학교
이은하 혜전대학교
정창숙 영진전문대학교
정혜윤 전남과학대학교
조은영 동서대학교
최동원 인천가톨릭대학교
최윤하 호남대학교
함미영 경민대학교
홍주영 경운대학교

역자 서문

이 책은 Cravan, R., Hirnle, C., Jensen, S.의 『Fundamentals of nursing: Human health and function 8th Edition(International Edition)』을 한국어로 번역하는 과정에서 기본간호술기와 관련된 절차를 따로 뽑아 제작한 것이다. 기본간호학 교과서 본문에 실습지침서 참조로 되어 있는 부분을 따로 뽑은 것이기 때문에 기본간호술기와 관련된 부분은 이 『기본간호학 실습지침서』를 참고해야 한다.

이 실습지침서는 총 17개 chapter로 구성되어 있다. 각 chapter는 기본간호술기를 수행하는 실습 목적, 필요물품, 대상자 사정 내용, 수행해야 하는 절차, 기록해야 하는 내용에 대한 예를 비롯하여, 생애주기별 고려사항에는 신생아, 아동, 성인, 노인 등 생애주기와 관련하여 고려해야 할 사항에 대해 제시하였고, 가정간호 시 고려사항에는 가정에서 고려해야 할 내용과 대상자, 가족에게 교육해야 할 내용을 제시하였다. 또한 다른 건강관리전문가와 협력하거나 위임할 수 있는 사항도 제시하였다. 이밖에도 기본간호술기 절차를 수행하는 데 이해를 높이기 위해 각 절차에 참고할 사진을 함께 실었다. 우리나라 상황을 반영하지 못했다는 아쉬움이 있지만, 보다 진보된 기본간호술기를 학습할 수 있는 실습지침서가 되기를 바란다.

특히 바쁜 와중에도 많은 시간과 노력을 투자하여 이 책이 잘 꾸며지고 다듬어질 수 있도록 실습지침서의 틀 구성과 내용을 함께 고민하고, 번역된 책의 전체 내용을 나누어서 검토하고 수정하며 최선을 다해주신 5분의 편집위원인 강명숙, 김수연, 김진숙, 이희성, 성수경 교수님께 깊은 감사의 마음을 전한다.

끝으로 이 실습지침서가 출간될 수 있도록 물심양면으로 수고해 주신 학지사메디컬 김진환 사장님과 임직원 여러분께 심심한 감사를 드린다.

2020년 10월

대표 역자 고일선

차례

CHAPTER 9 호흡기능

CHAPTER 10 심혈관기능

CHAPTER 11 영양

CHAPTER 12 피부통합성과 상처치유

CHAPTER 13 상처 배양물 채취

CHAPTER 14 배뇨

CHAPTER 15 배변

CHAPTER 16 통증관리

CHAPTER 17 감각지각

CHAPTER 1 활력징후

절차 1-1 체온 사정

실습목적
1. 향후 비교를 위한 기초자료를 얻는다.
2. 체온의 변화를 확인한다.
3. 치료에 대한 체온 반응을 평가한다.

필요물품
적절한 체온계
일회용 커버
윤활제와 장갑(직장체온 측정 시)
활력징후 기록지와 펜

사정
- 대상자의 기초체온을 확인한다.
- 체온 변화에 대한 임상적 증상을 사정한다.
- 체온 측정에 영향을 미치는 요인을 사정한다.
  - 구강체온은 차거나 뜨거운 음식이나 음료를 섭취했을 경우, 적어도 30분 후에 측정한다.
  - 흡연을 한 경우 30분 후에 측정한다.
  - 운동
  - 나이, 호르몬, 투여 중인 약물
- 체온 측정에 가장 적절한 부위를 결정한다.

절차

1. 손을 씻는다.
이론적 근거: 미생물의 전파를 감소시킨다.

2. 두 가지 확인지표를 사용하여 대상자를 확인한다.
이론적 근거: 대상자에게 올바르고 적절한 사정이나 치료를 받도록 제공하며, 오류를 감소시킨다.

3. 문을 닫거나 커튼을 치고 대상자에게 절차를 설명한다.
이론적 근거: 대상자의 사생활을 보호하고, 대상자가 지침에 따르도록 불안을 감소시킨다.

전자체온계를 이용한 구강체온 측정

4. 충전기에서 전자체온계를 빼고 기계에서 탐침을 뺀 후, 화면에 나타나는 온도를 확인한다(보통 34℃ 혹은 94℉).
이론적 근거: 전자체온계의 배터리는 소모성이므로 항상 사용하기 전에 충전해둔다. 체온계 탐침을 빼서 측정한 뒤 기록한다. 켜진 상태에서 나타나는 온도를 확인한다.

5. 체온계 탐침에 일회용 커버를 부착한다[그림 1].
이론적 근거: 측정치 변화를 예방하기 위함이다.

6. 대상자의 설하에 탐침을 삽입한 후 입을 다물고 입술로 체온계를

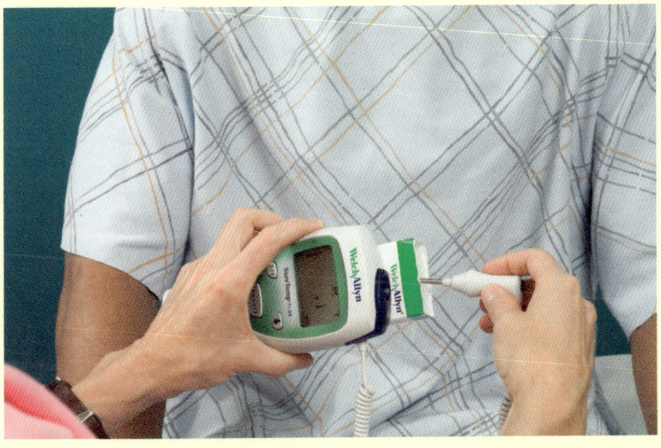

그림 1 일회용 커버를 체온계의 탐침에 씌운다.

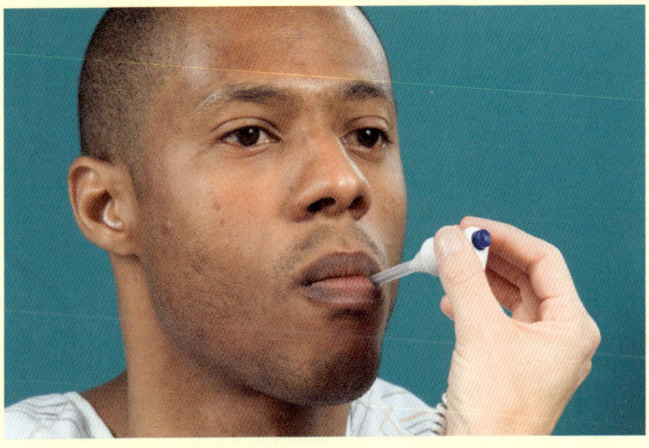

그림 2 설하에 체온계의 탐침을 넣는다.

절차 1-1 체온 사정(계속)

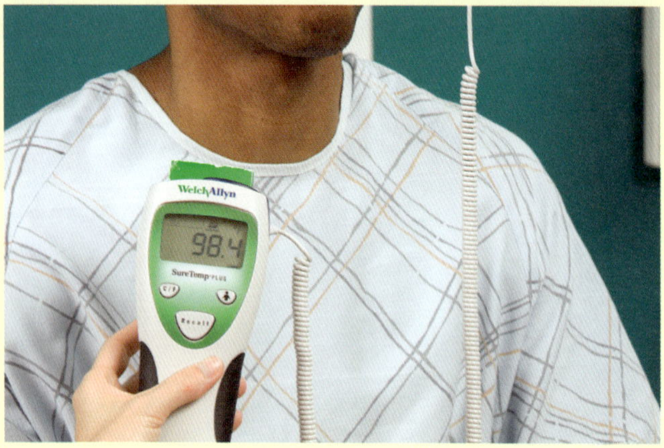

그림 3 대상자의 설하에서 탐침을 빼기 전에 측정된 체온을 기록한다.

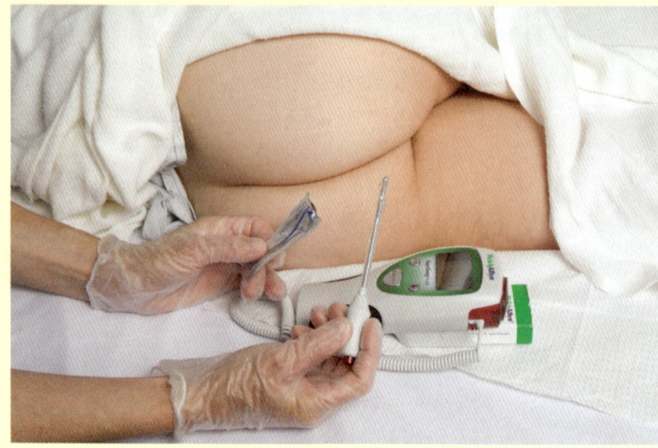

그림 5 탐침에 윤활제를 바른다.

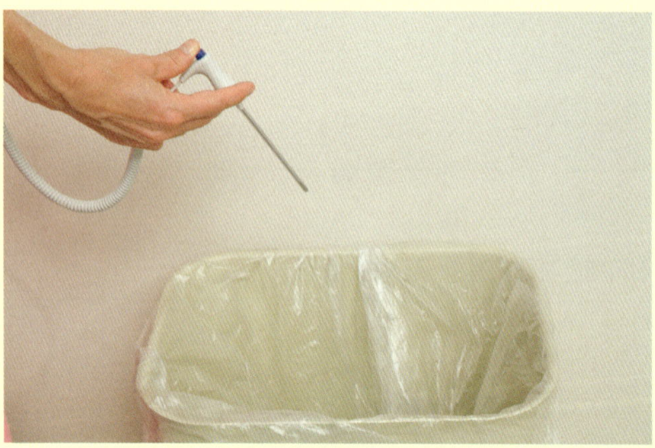

그림 4 탐침커버를 폐기물통에 버린다.

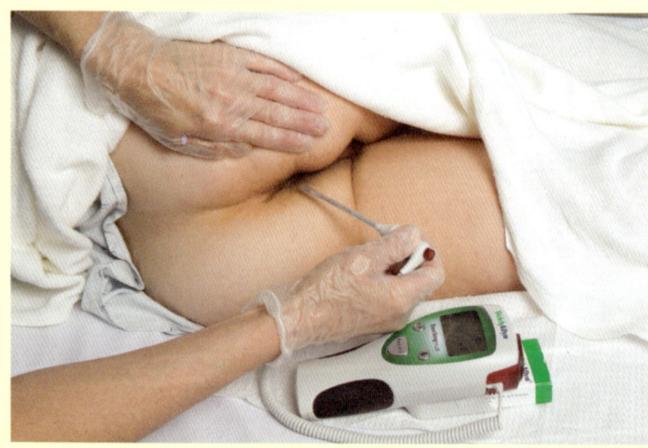

그림 6 항문에 부드럽게 삽입한다.

지지하게 하거나 잡아준다[그림 2].
이론적 근거: 설하에 체온계를 삽입해야 체온을 정확히 측정할 수 있다.

7. **체온이 측정될 때 울리는 신호흡을 기다린다(대개 10~20초). 체온이 계속 상승하는지 관찰한다. 상승하지 않으면 대상자의 입에서 탐침을 빼고, 체온을 기록한다**[그림 3].
이론적 근거: 소리가 날 때의 체온을 기록한다. 보통 마지막 체온 측정치는 예상한 수치에 가깝고 만약 시간이 더 주어진다면 그 체온을 기록한다.

8. **폐기물통 위에서 탐침커버 제거버튼을 눌러서 탐침커버를 제거한다**[그림 4].
이론적 근거: 오염된 탐침커버는 간호사의 손으로 잡지 않고 제거하여 미생물의 전파를 감소시킨다.

9. **체온계 보관위치에 체온계를 보관한다.**
이론적 근거: 알맞은 저장소는 탐침으로 인한 손상을 예방하고 다음 사용을 위해 재충전한다.

10. **활력징후 기록지에 측정치를 기록한다. 필요하다면 측정치를 대상자에게 알려준다.**
이론적 근거: 대상자의 건강상태를 이해시키고 적절한 설명을 해준다.

전자체온계를 이용한 직장체온 측정

4. **Sim's 체위를 취해주고 항문만 노출한다.**
이론적 근거: 둔부가 노출되어 당황스럽지 않게 프라이버시를 지켜준다. Sim's 체위는 체온계를 삽입하기 편한 자세이다.

5. **배터리 팩에서 직장 전자체온계를 빼고, 체온계 화면의 체온 수치를 확인한다.**
이론적 근거: 직장체온계 탐침은 직장 세균이 구강 탐침에 오염되는 것을 예방하기 위해 직장체온 측정 시에만 사용한다.

6. **체온계 탐침에 일회용 커버를 부착한다.**
이론적 근거: 미생물의 전파를 감소시킨다.

7. **수용성 윤활제를 체온계 탐침 끝에 바른다**[그림 5].
이론적 근거: 윤활제는 직장 손상이나 불편감을 감소시킨다.

절차 1-1 체온 사정(계속)

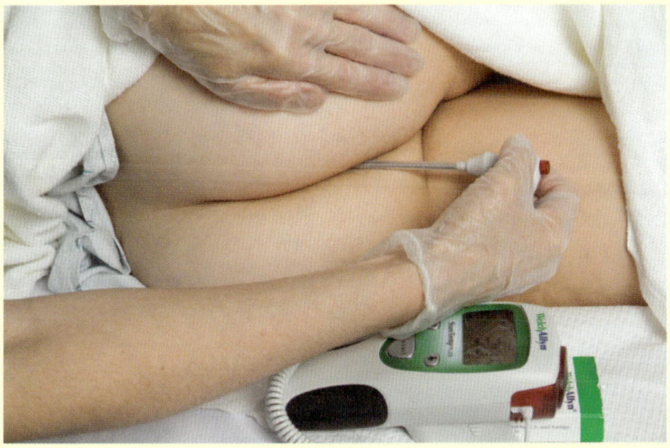

그림 7 삽입 후 체온계를 잡은 채 유지한다.

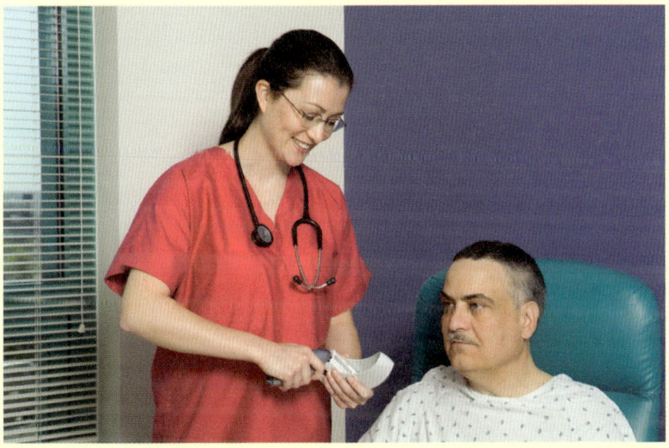

그림 8 센서 유닛에 탐침 커버를 부착한다.

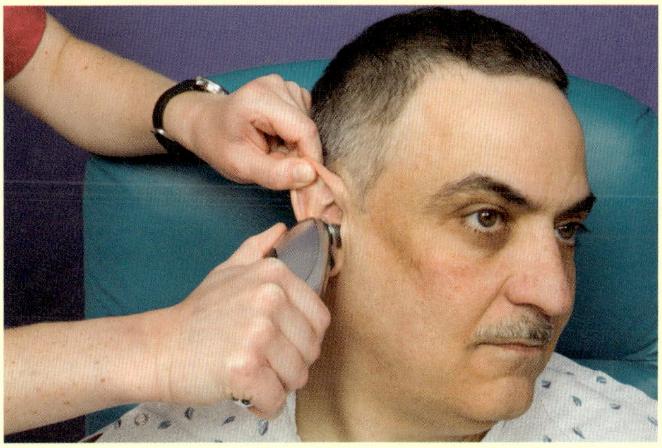

그림 9 이도에 꼭 맞게 탐침을 넣는다.

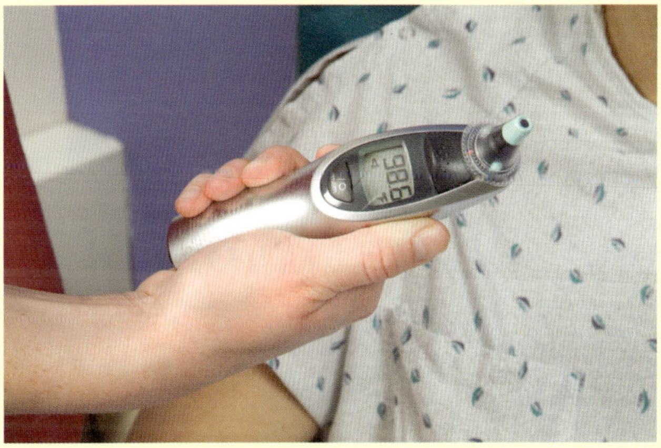

그림 10 체온을 읽는다.

8. **장갑을 낀 손으로 항문괄약근이 노출될 때까지 대상자의 엉덩이를 벌린다.**
   이론적 근거: 노출된 항문을 보면서 탐침을 정확히 삽입한다.
9. **대상자에게 천천히 심호흡하도록 설명하고 아동은 2.5cm, 성인은 4cm를 배꼽 방향으로 삽입한다[그림 6]. 체온계를 힘주어 밀어넣지 않는다.**
   이론적 근거: 심호흡은 대상자의 외괄약근을 이완시킨다. 직장 벽의 혈관에 탐침이 충분히 노출되도록 삽입한다.
10. **신호음이 날 때까지 체온계를 유지한다[그림 7]. 측정값을 읽는다.**
   이론적 근거: 체온계가 직장 손상이나 천공을 유발하지 않도록 주의하고, 움직이지 않도록 한다.
11. **구강체온 측정의 7~9단계와 같다. 측정치를 기록할 때는 'R'을 표시한다.**

전자체온계를 이용한 고막체온 측정

4. **고막체온계를 보관함에서 꺼내어 렌즈가 깨끗한지 확인한다. 체온계의 탐침에 일회용 커버를 부착한다[그림 8].**
   이론적 근거: 체온을 정확히 측정하기 위해서는 렌즈가 깨끗해야 한다.
5. **이도에 탐침을 넣고 탐침이 잘 맞는지 확인한다[그림 9]. 귀에 너무 깊게 넣지 않도록 힘을 주지 않는다. 귓바퀴를 후상방으로 잡아당기면 이도가 곧게 펴져 고막이 더 잘 노출된다.**
   이론적 근거: 이도에 편안하게 잘 맞는 것이 정확한 체온을 측정하기 위해 중요하다. 힘을 주어 깊게 넣으면 중이가 손상된다. 탐침을 뺨을 향해 넣으면 체온을 정확히 측정할 수 있다.
6. **체온 측정버튼을 누르고, 측정된 체온을 읽는다. 보통 2초 이내에 체온이 측정된다[그림 10].**
   이론적 근거: 고막체온은 매우 빨리 측정된다.
7. **탐침을 빼고, 배터리 충전을 위해 다시 꽂는다. 너무 덥거나 차가운 곳에 보관하지 않는다.**

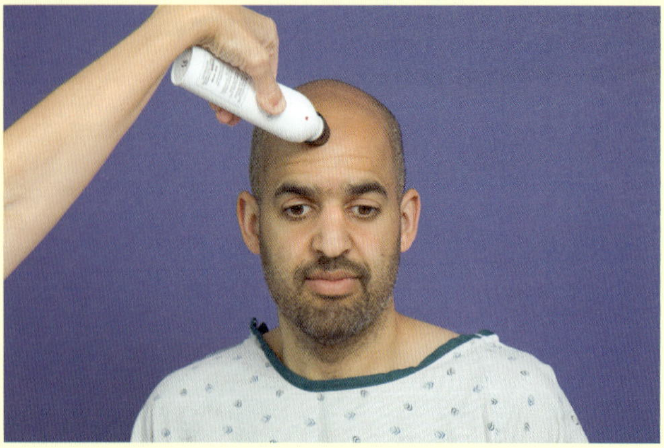

그림 11 탐침을 이마의 중심에 위치시킨다.

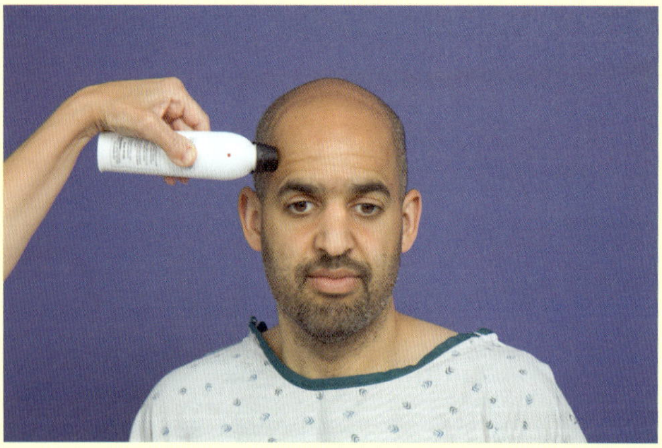

그림 12 탐침을 이마에서 옆으로 민다.

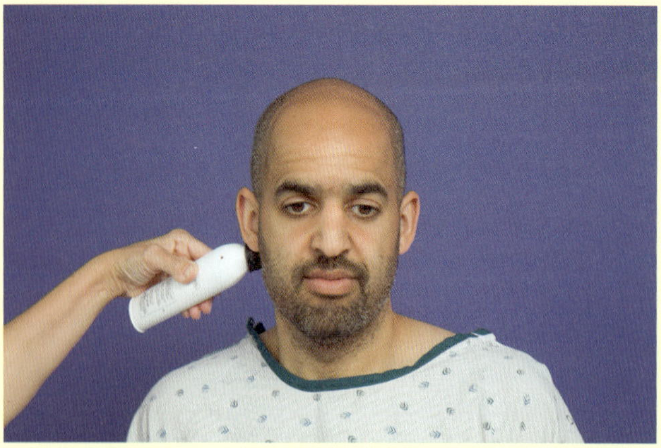

그림 13 탐침을 귓불 뒷부분까지 움직인다.

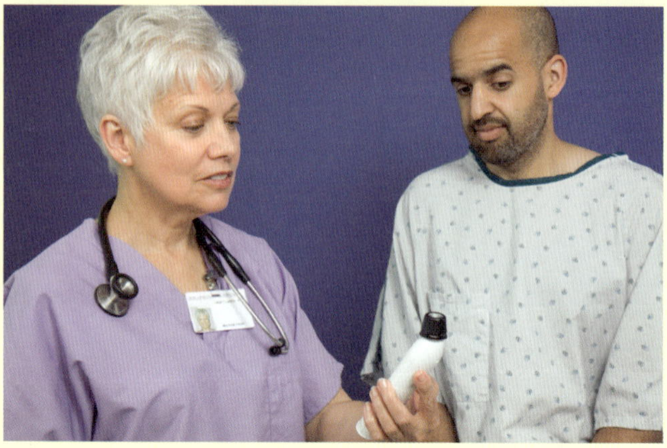

그림 14 15초 이내에 표시된 체온을 읽는다.

이론적 근거: 간호사의 손에 의해 측정치가 잘못되지 않도록 한다. 체온계를 충전하여 다음에 사용한다. 정확한 보관소는 기기의 알맞은 기능을 유지하기 위함이다.

8. **활력징후 기록지에 기록한다. 필요하다면 대상자에게 알려준다.**
이론적 근거: 대상자의 건강상태를 이해시키고 적절한 설명을 해준다.

전자체온계를 이용한 측두동맥체온 측정

4. **체온계를 보관함에서 꺼내서 배터리가 충분한지 확인한다.**

5. **체온계 렌즈를 확인하고 잘 보이지 않는다면 알코올솜으로 닦아주고 건조시킨다. 렌즈는 매일 닦아준다.**
이론적 근거: 분비물이 묻어 있으면 체온이 정확히 측정되지 않는다.

6. **일회용 커버를 부착하는 체온계라면 일회용 커버를 부착한다.**
이론적 근거: 체온계 탐침을 깨끗이 유지하고 미생물의 전파를 감소시킨다.

7. **측두동맥 부위를 가리고 있는 머리카락을 옆으로 밀어서 측정 부위를 노출시킨다. 땀이 있으면 건조시키거나 닦아준다.**
이론적 근거: 체온 측정 부위는 이마에서 머리 옆쪽으로, 머리카락 등은 정확한 측정을 방해한다. 이마의 땀으로 인해 체온이 낮게 측정될 수 있다.

8. **체온계의 탐침을 앞이마 정면의 중앙에 놓고 버튼을 누른다[그림 11]. 천천히 앞이마에서 옆머리 쪽으로 밀면서 이동한다[그림 12]. 계속 체온계를 누른 채 머리선을 따라 귓불 바로 뒷부분으로 체온계를 밀면서 이동시킨다[그림 13].**
이론적 근거: 이마와 귓불 바로 뒷부분까지 체온을 측정하는 이유는 발한으로 인한 부적절한 체온 측정을 방지하기 위함이다.

9. **버튼에서 손을 떼고 15초 이내에 체온계에 나타난 수치를 읽는다[그림 14]. 만약 반복측정을 해야 하는 경우에는 30초간 기다린다.**
이론적 근거: 빠른 반복측정은 피부를 차갑게 만든다.

절차 1-1 체온 사정(계속)

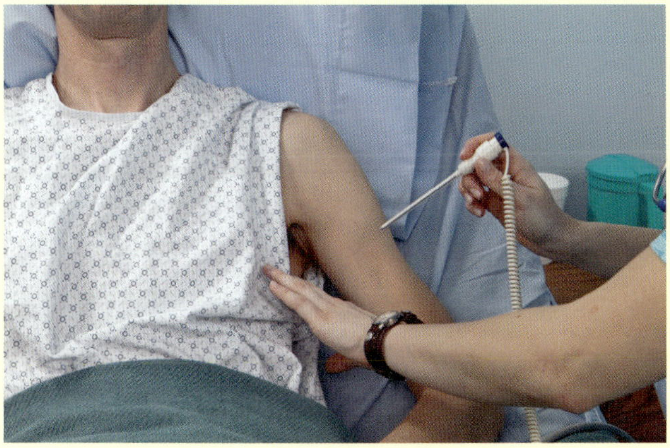

그림 15 체온측정을 위해 액와를 노출시킨다.

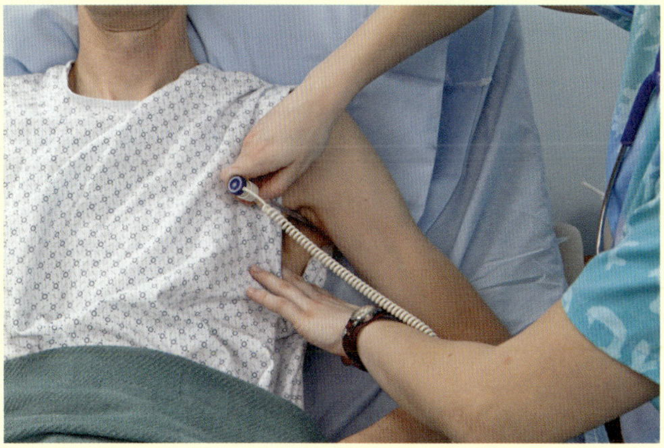

그림 16 액와 중앙에 체온계를 삽입한다.

10. **일회용 커버를 부착했다면, 폐기물통에 커버를 버리고 체온계를 보관함에 넣는다.**
    이론적 근거: 기구로 인한 미생물의 전파를 감소시키고, 체온계의 기능을 유지히기 위해 적절한 장소에 체온계를 보관한다.

11. **기록지에 기록하고 필요시 'TA'라고 표시한다.**

전자체온계를 이용한 액와체온 측정

1~6. **전자체온계를 이용한 구강체온 측정과 동일하다.**

7. **대상자의 옷을 벗겨서 액와를 노출시킨다.**
   이론적 근거: 옷은 정확한 체온 측정을 방해한다.

8. **체온계 탐침 부분이 액와 중앙에 오도록 꽂고, 대상자에게 팔을 옆으로 붙이고 전박이 가슴에 오도록 한다.**
   이론적 근거: 이 자세는 체온계가 액와혈관 부위에 위치하게 하여 체온을 정확히 측정할 수 있다.

9. **'삐' 소리가 날 때까지 유지한다. 체온이 측정되면 체온계를 꺼내어 체온을 읽는다.**
   이론적 근거: 신호음은 체온 측정이 종료됨을 알리며, 이는 최고 온도에 가상 가깝다.

10. **전자체온계를 이용한 구강체온 측정의 8~9번과 동일하다. 체온을 기록하고 필요시 'A.'라고 표시한다.**

기록

2016/7/14 01:30 – 8시 액와체온 37℃. 오한이나 발한 없음. 36시간 동안 열은 없음.

– RN 김수지

절차 1-1 체온 사정(계속)

생애주기별 고려사항

신생아, 영아, 아동

- 신생아의 체온조절기전은 비효율적이고 미성숙하기 때문에 신생아의 체온은 주변환경의 온도에 따라 크게 달라질 수 있다.
- 38.5℃ 이상의 고열이 있는 아동은 다른 영역에서 체온을 다시 측정해야 한다.
- 측두동맥, 고막과 액와 부위는 체온 측정이 용이하기 때문에 2개월 이상의 영아와 6세 미만의 아동에서 자주 사용되는 부위이다. 어린 아동은 구강체온 측정 시에 정확한 체온 측정에 필요한 시간 동안 입을 다물고 있기가 어렵다. 또한 측두동맥, 고막과 액와 부위는 직장체온처럼 직장천공의 위험이 없다. 고막체온계는 인큐베이터, 자외선 열기계 등에 영향을 받으므로 주의해야 한다.
- 3세 미만 아동에게 고막체온 측정 시, 귀를 후하방으로 잡아당긴다[그림 17]. 3세 이상 아동의 경우, 성인처럼 후상방으로 잡아당긴다[그림 18].

노인

- 노인은 다리를 굴곡시키거나 직장체온 측정 시 좌위를 취하기가 어려울 수 있다. 이때는 다리를 편 채로 체온을 측정한다.
- 노인의 정상 체온은 평균 36℃ 이하이다.

가정간호 시 고려사항

- 수은체온계는 값이 저렴하기 때문에 아직까지 가정에서 사용하고 있다. 만약 체온계가 깨져서 수은을 만지거나 삼켰을 경우 위험하다는 것을 인지하고 있어야 한다.
- 체온계를 깨끗이 유지하고, 가능하면 일회용 커버를 사용하여 가족 간 미생물의 전파를 감소시킨다.
- 만약 가족이 아동의 체온을 사정해야 할 경우, 다음 사항을 주의한다.
  - 얼마나 자주 체온을 측정할 것인가?
  - 언제 간호사나 의사에게 알려야 하는가?
  - 6세 미만의 아동과 의식이 저하된 대상자는 절대 구강체온을 측정하지 않는다.

협력과 위임

- 간호보조인력은 대상자의 체온을 규칙적으로 측정한다. 38℃ 이상일 경우 반드시 간호사에게 알리고 다시 측정하도록 한다.
- 체온이 낮은 대상자도 반드시 보고하도록 한다(예: 면역억제 대상자).
- 체온이 38.5℃ 이상인 경우 의사에게 보고한다.

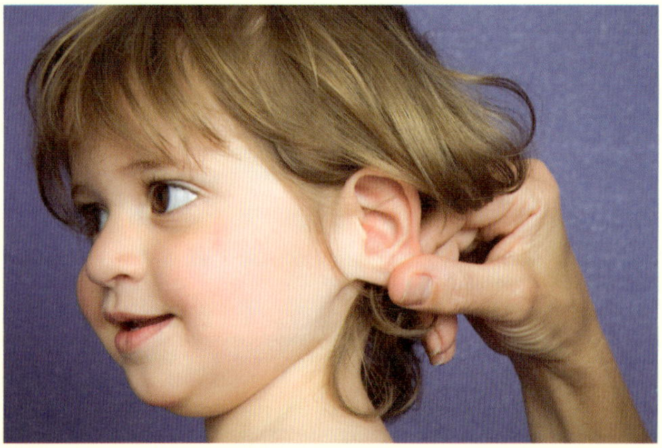

그림 17 3세 미만 아동은 고막체온 측정 시 귀를 후하방으로 잡아당긴다.

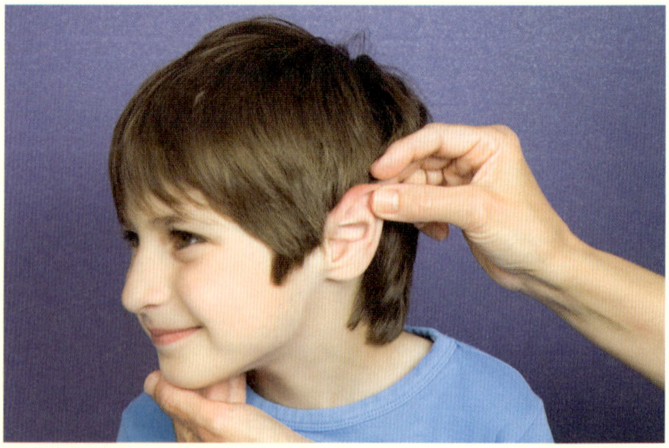

그림 18 3세 이상 아동의 경우, 성인처럼 후상방으로 잡아당긴다.

절차 1-1 체온 사정(계속)

자가학습 체크리스트

수행항목	충분	부족	안 함
전자체온계를 이용한 구강체온 측정			
1. 손을 씻는다.			
2. 필요물품을 준비하여 침상 옆에 둔다.			
3. 대상자의 이름을 물어 대상자를 확인하고 입원팔찌와 대조하여 대상자를 확인한다.			
4. 문을 닫거나 커튼을 치고 대상자에게 절차와 목적을 설명한다.			
5. 충전기에서 전자체온계를 빼고, 화면에 나타나는 온도를 확인한다.			
6. 체온계 탐침에 일회용 커버를 부착한다.			
7. 대상자의 설하에 탐침을 삽입한다.			
8. 신호음이 날 때까지 기다린다(보통 10~20초). 계속 체온이 상승하는지 관찰한다. 상승하지 않을 때, 대상자의 입에서 탐침을 빼고, 체온을 기록한다.			
9. 탐침커버를 폐기물통에 버린다.			
10. 체온계 보관 위치에 체온계를 보관한다.			
11. 활력징후 기록지에 측정치를 기록하고, 측정결과를 대상자에게 알려준다.			
전자체온계를 이용한 직장체온 측정			
1. 손을 씻는다.			
2. 필요물품을 준비하여 침상 옆에 둔다.			
3. 대상자의 이름을 물어 대상자를 확인하고 입원팔찌와 대조하여 대상자를 확인한다.			
4. 문을 닫거나 커튼을 치고 대상자에게 절차와 목적을 설명한다.			
5. Sim's 체위를 취하고 항문만 노출한다.			
6. 충전기에서 전자체온계를 빼고 화면을 확인한다.			
7. 체온계에 일회용 커버를 부착한다.			
8. 수용성 윤활제를 체온계 탐침에 바른다.			
9. 장갑을 낀 손으로 대상자의 엉덩이를 벌린다.			
10. 대상자에게 천천히 심호흡하도록 하면서 배꼽 방향으로 체온계를 넣고 신호음이 날 때까지 체온계를 유지한다.			
11. 소리가 들릴 때까지 넣는다. 측정값을 읽는다.			
12. 탐침커버를 폐기물통에 버린다.			
13. 체온계 보관 위치에 체온계를 보관한다.			
14. 활력징후 기록지에 측정치를 기록하고, 측정결과를 대상자에게 알려준다.			

절차 1-1 체온 사정(계속)

수행항목	충분	부족	안 함
전자체온계를 이용한 고막체온 측정			
1. 손을 씻는다.			
2. 필요물품을 준비하여 침상 옆에 둔다.			
3. 대상자의 이름을 물어 대상자를 확인하고 입원팔찌와 대조하여 대상자를 확인한다.			
4. 문을 닫거나 커튼을 치고 대상자에게 절차와 목적을 설명한다.			
5. 배터리 팩에서 측두동맥 체온계를 빼낸다.			
6. 체온계를 보관함에서 꺼내서 배터리가 충분한지 확인한다.			
7. 체온계 렌즈를 확인하고 잘 보이지 않는다면 알코올솜으로 닦아주고 건조시킨다.			
8. 일회용 커버를 부착하는 체온계라면 일회용 커버를 부착한다.			
9. 측두동맥 부위를 가리고 있는 머리카락을 옆으로 밀어서 측정 부위를 노출시킨다.			
10. 체온계의 탐침을 앞이마 정면의 중앙에 놓고 버튼을 누른다. 천천히 앞이마에서 옆머리 쪽으로 밀면서 이동한다. 계속 체온계를 누른 채로 머리선을 따라 귓불 바로 뒷부분으로 체온계를 밀면서 이동시킨다.			
11. 버튼을 해지하고 15초 이내에 체온계에 나타난 수치를 읽는다.			
12. 일회용 커버를 부착했다면 폐기물통에 커버를 버리고 체온계를 보관함에 넣는다.			
전자체온계를 이용한 측두동맥체온 측정			
1. 손을 씻는다.			
2. 필요물품을 준비하여 침상 옆에 둔다.			
3. 대상자의 이름을 물어 대상자를 확인하고, 입원팔찌와 대조하여 대상자를 확인한다.			
4. 문을 닫거나 커튼을 치고 대상자에게 목적과 절차를 설명한다.			
5. 충전기에서 전자체온계를 꺼내고, 화면에 나타나는 온도를 확인한다.			
6. 체온계에 일회용 커버를 부착한다.			
7. 대상자가 편안한 체위를 취하게 하고, 액와부위가 노출되도록 옷을 벗긴다.			
8. 액와 중심에 체온계를 삽입하고 대상자의 팔을 아래로 내린 후, 가슴에 팔을 대도록 한다.			
9. 측정된 체온이 기록되어 소리가 날 때까지 기다린다.			
10. 대상자의 액와에서 탐침을 빼고, 체온을 기록한다.			
11. 기록지에 기록하고 필요시 'TA'라고 표시한다.			

절차 1-2 맥박 측정

실습목적

1. 심박동과 리듬의 기초자료를 얻는다.
2. 다양한 치료와 약물에 대한 심장의 반응을 평가한다.
3. 사지에서 부분적인 혈액 흐름을 사정하기 위해 말초맥박을 측정한다.

필요물품

초침이 있는 손목시계
임상관찰기록지나 활력징후 기록지와 펜
도플러(doppler)와 겔(필요시, 촉진하기 어려운 부위 사정 시)
청진기

사정

- 맥박수를 변화시킬 위험요인을 사정하기 위해 약물 복용 상태를 조사한다(심장질환, 수분과 전해질 불균형, 통증, 출혈).
- 심장이나 혈관 상태를 변화시킬 수 있는 신체적 증상을 사정한다(호흡곤란, 흉통, 심계항진, 실신, 부종, 청색증).
- 맥박에 영향을 미칠 수 있는 요인을 사정한다(나이, 약물, 열, 운동).
- 맥박이 가장 잘 측정되는 부위를 확인한다.
- 가능하다면, 이전의 맥박과 기준 맥박을 조사한다.

절차

요골맥박 사정

1. **손을 씻는다.**
   이론적 근거: 미생물의 전파를 감소시킨다.

2. **두 가지 확인지표를 사용하여 대상자를 확인한다.**
   이론적 근거: 대상자에게 올바르고 적절한 사정이나 치료를 받도록 제공하며, 오류를 감소시킨다.

3. **문을 닫거나 커튼을 치고 대상자에게 절차를 설명한다.**
   이론적 근거: 대상자의 사생활을 보호하고, 대상자가 지침에 따르도록 불안을 감소시킨다.

4. **대상자가 누운 자세에서 손목을 바로 펴고 편안하게 있도록 한다.**
   이론적 근거: 손목을 펴고 팔을 편안하게 한 자세는 맥박 촉진을 수월하게 한다.

5. **대상자의 손목에 엄지손가락을 받치고, 두 번째, 세 번째 손가락 혹은 네 번째 손가락까지 이용하여 손목을 잡는다[그림 1].**
   이론적 근거: 손가락 끝은 맥박을 촉진하기 가장 좋은 부위이다. 엄지손가락으로 측정하면 안 된다. 엄지손가락은 맥박이 강해 맥박이 검진자의 손가락에서 느껴진 것인지, 대상자의 손가락에서 느껴진 것인지를 구별하기 어렵다.

6. **맥박이 느껴질 때까지 요골동맥을 누르고, 규칙성과 강도를 사정한다.**
   이론적 근거: 어느 정도의 압력은 정확한 맥박수와 규칙성과 강도 사정에 필요하다.

7. **만약 맥박이 쉽게 촉지되지 않으면 도플러(doppler)를 사용한다.**
   a. 요골맥박 부위나 탐침 끝 부위에 젤리를 바른다.
      이론적 근거: 도플러(doppler)는 초음파를 이용한 기구로, 젤리를 바르면 소리가 더 잘 전달된다.
   b. '켜짐' 버튼을 누르고 맥박 부위의 피부에 댄다. 살짝 댄 후 맥박이 들릴 때까지 압력을 준다.

8. **만약 맥박이 규칙적이라면, 30초 정도를 세고, 2를 곱한다. 만약 불규칙적이라면 1분 동안 센다. 맥박은 0에서 세기 시작한다.**
   이론적 근거: 맥박을 너무 많이 세는 것을 예방한다. 만약 맥박이 불규칙하다면, 1분 동안 세는 것이 정확하다.

심첨맥박 사정

1. **손을 씻는다.**
   이론적 근거: 미생물의 전파를 감소시킨다.

2. **두 가지 확인지표를 사용하여 대상자를 확인한다.**
   이론적 근거: 대상자에게 올바르고 적절한 사정이나 치료를 받도록 제공하며, 오류를 감소시킨다.

3. **문을 닫거나 커튼을 치고 대상자에게 절차를 설명한다.**
   이론적 근거: 대상자의 사생활을 보호하고, 대상자가 지침에 따르도록 불안을 감소시킨다.

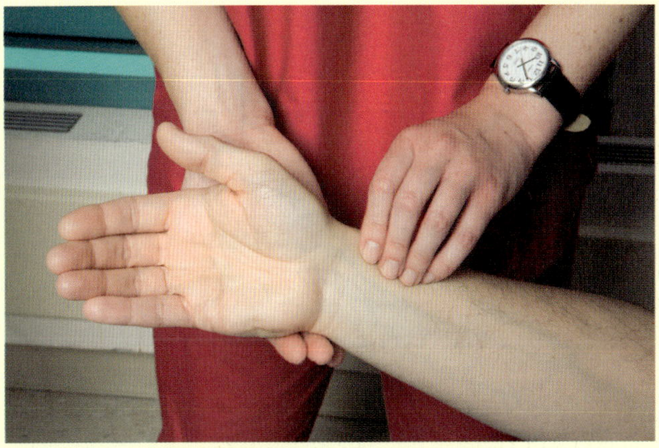

그림 1 손끝으로 요골맥박을 촉진한다.

절차 1-2 맥박 측정(계속)

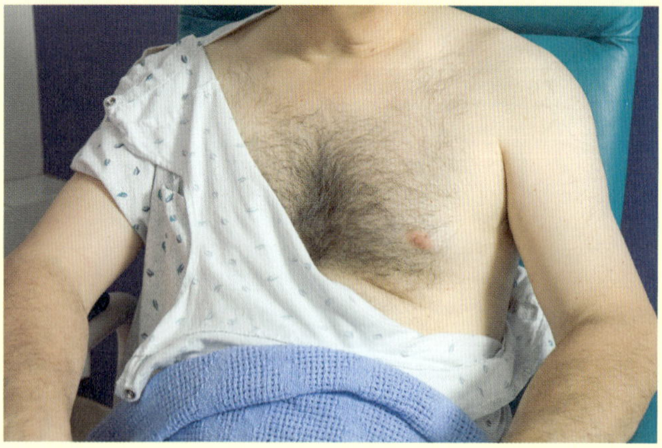

그림 2 대상자의 왼쪽 가슴을 노출시킨다.

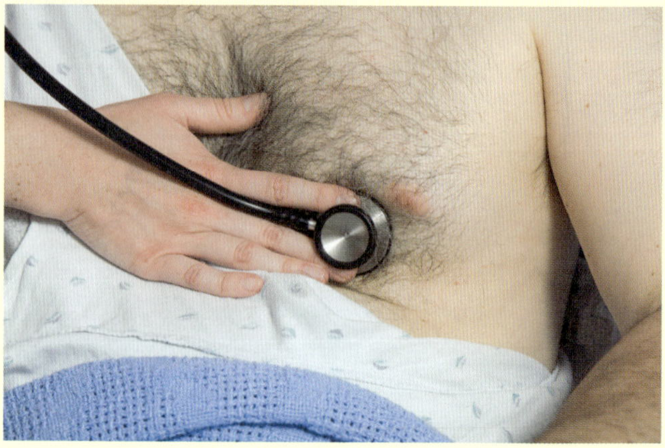

그림 4 대상자의 심첨에 청진기의 판형을 댄다.

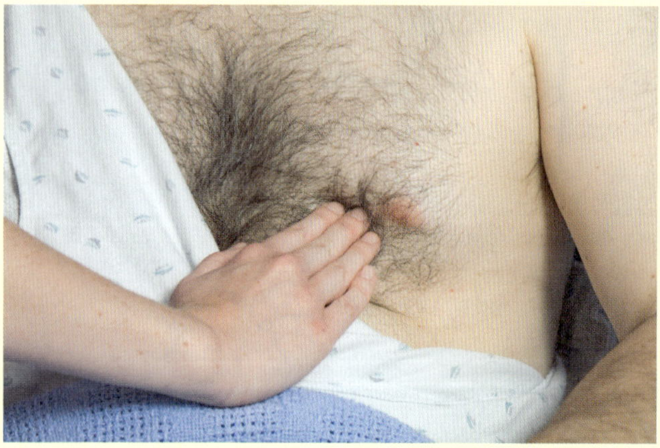

그림 3 대상자의 심첨 부위를 찾는다.

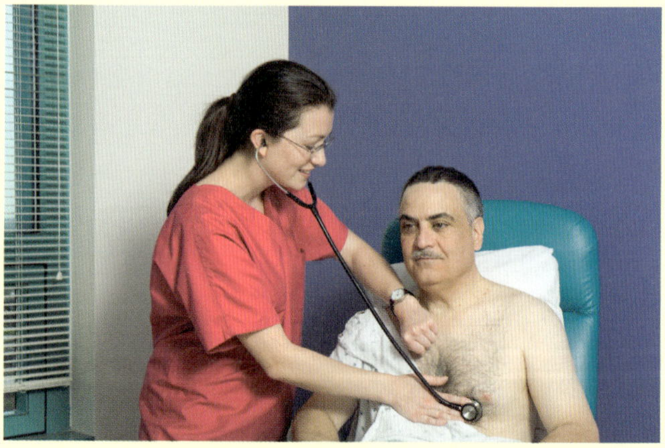

그림 5 30초 동안 심박수를 센다.

4. 앙와위나 좌위를 취해 흉골과 왼쪽 가슴을 노출시킨다[그림 2].
   이론적 근거: 이 자세는 측정부위를 정확히 노출시킨다. 옷이나 침대의 리넨은 청진을 부정확하게 한다.

5. 청진기의 판형(diaphragm)을 손바닥으로 5~10초간 잡고 있어 따뜻하게 만든다.
   이론적 근거: 차가운 청진기를 직접 가슴에 대면 대상자가 놀랄 수 있으며, 이는 맥박수 변화를 유발한다.

6. 귀꽂이와 청진기를 사용하기 전에 알코올솜으로 닦는다.
   이론적 근거: 무균상태를 유지한다.

7. 5번째 늑간을 촉진한 후 왼쪽 쇄골중심선으로 이동하여 대상자의 심첨부위를 확인한다[그림 3].

8. 대상자의 심첨 부위에 판형을 위치시키고, 청진기의 귀꽂이를 귀에 꼽는다[그림 4].
   이론적 근거: 심박동은 보통 쇄골 중심선의 5번째 늑간에서 가장 크게 들린다.

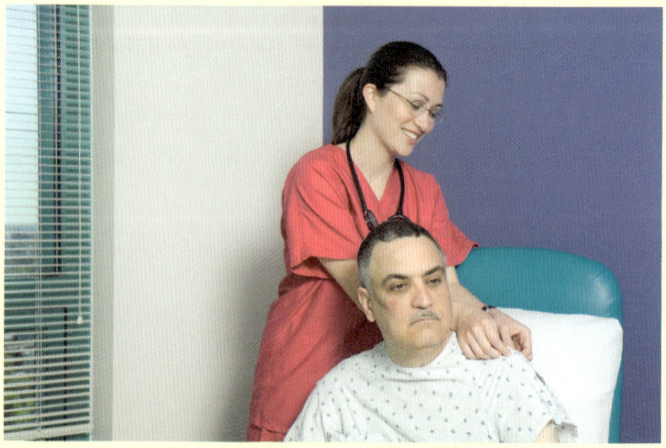

그림 6 대상자의 옷을 다시 입힌다.

9. 심박동이 규칙적인지 불규칙적인지를 사정한다.
   이론적 근거: 1분 동안 자주 불규칙하다면, 불충분한 심장관류를 의심할 수 있다.

절차 1-2 맥박 측정(계속)

10. 만약 맥박이 규칙적이라면, 30초 정도 세고, 2를 곱한다[그림 5]. 만약 불규칙적이라면, 1분 동안 센다. 맥박은 0부터 세기 시작한다.
    이론적 근거: 맥박을 너무 많이 세는 것을 예방한다. 만약 맥박이 불규칙하다면, 1분 동안 측정하는 것이 정확하다.

11. 대상자의 옷을 입히고, 편안한 자세를 취할 수 있도록 도와준다[그림 6].
    이론적 근거: 안위를 제공하기 위함이다.

12. 만약 가능하다면, 측정 결과를 대상자에게 알려준다.
    이론적 근거: 대상자가 건강과 치료에 대한 반응을 이해하도록 돕는다.

13. 활력징후의 맥박을 기록하거나 컴퓨터에 저장한다. 심첨에서 측정된 맥박은 심첨 부위라 표시한다(예: AP).
    이론적 근거: 기록은 법적 자료가 되며, 건강관리팀과의 의사소통을 유지시킨다.

기록

2016/7/15 08:00 – AP 77 휴식 시 심첨맥박 77회. 규칙적임.
– RN 김수지

생애주기별 고려사항

영아와 아동

- 2살 이하의 신생아와 아동은 요골맥박이 약하므로 심첨맥박을 사정한다.
- 영아의 심첨 부위는 중심 쇄골선 인쪽 부위이 세 번째와 네 번째 늑간 사이이다.
- 아동이 울면 맥박이 증가한다. 측정 전에 직장체온 측정과 같은 절차를 피하고, 인형을 주거나 보호자나 부모와 함께 있도록 하여 맥박을 측정하는 동안 울지 않도록 한다.

노인

- 만약 대상자가 디지탈리스나 베타차단제와 같은 심장약을 복용하고 있거나, 부정맥의 병력이 있다면 심첨 부위에서 1분 동안 맥박과 리듬을 더욱 정확하게 사정한다.

가정간호 시 고려사항

- 만약 대상자가 다양한 심장약을 복용하고 있다면 가정에서 맥박을 사정해야 한다. 보호자나 대상자에게 맥박 수와 측정 부위가 어디인지, 외래 검진 때까지 맥박수를 매일매일 기록하도록 교육한다.
- 가정에서는 손으로 맥박을 측정한다.

협력과 위임

- 간호보조인력이 맥박을 측정하는 경우가 많다. 정확하게 측정하는지를 확인한다. 대상자와 관련된 주의사항을 알려준다(예: 만약 심첨맥박 측정이 필요하다면, 혹은 맥박이 불규칙하다면). 측정된 자료를 확인하고(예: 맥박 <60, >110; 새로 나타난 불규칙성), 보고하도록 한다.
- 리듬이 새롭게 변화했거나 없었던 서맥이나 빈맥이 나타났다면, 의사나 심장전문의에게 상담을 받아보도록 설명한다.

절차 1-2 맥박 측정(계속)

자가학습 체크리스트

수행항목	충분	부족	안 함
요골맥박 측정			
1. 손을 씻는다.			
2. 필요물품을 준비하여 침상 옆에 둔다.			
3. 대상자의 이름을 물어 대상자를 확인하고, 입원팔찌와 대조하여 대상자를 확인한다.			
4. 문을 닫거나 커튼을 치고 대상자에게 절차와 목적을 설명한다.			
5. 대상자가 누운 자세에서 손목을 바로 펴고 편안히 있도록 한다.			
6. 대상자의 손목에 엄지손가락을 받치고, 두 번째, 세 번째 손가락 혹은 두 번째, 세 번째, 네 번째 손가락으로 손목을 잡는다.			
7. 맥박이 느껴질 때까지 요골동맥을 누르고, 규칙성과 강도를 사정한다.			
8. 만약 맥박이 규칙적이라면, 30초 정도를 세고, 2를 곱한다. 만약 불규칙적이라면, 1분 동안 센다. 맥박은 0에서 세기 시작한다.			
심첨맥박 측정			
1. 손을 씻는다.			
2. 필요물품을 준비하여 침상 옆에 둔다.			
3. 대상자의 이름을 물어 대상자를 확인하고 입원팔찌와 대조하여 대상자를 확인한다.			
4. 문을 닫거나 커튼을 치고 대상자에게 절차와 목적을 설명한다.			
5. 앙와위나 좌위를 취해주어 흉골과 왼쪽 가슴을 노출시킨다.			
6. 청진기의 판형(diaphragm)을 손바닥으로 5~10초간 잡고 있어 따뜻하게 만든다.			
7. 귀꽂이와 청진기를 사용하기 전에 알코올솜으로 닦는다.			
8. 5번째 늑간을 촉진하여 왼쪽 쇄골중심선으로 이동 후 대상자의 심첨 부위를 확인한다.			
9. 대상자의 심첨 부위에 판형을 위치시키고 청진기의 귀꽂이를 귀에 꼽는다.			
10. 심박동이 규칙적인지 불규칙적인지를 사정한다.			
11. 만약 맥박이 규칙적이라면, 30초 정도를 세고, 2를 곱한다. 만약 불규칙적이라면, 1분 동안 센다. 0부터 세기 시작한다.			
12. 대상자의 옷을 입히고, 편안한 자세를 취할 수 있도록 도와준다.			
13. 만약 가능하다면, 측정된 결과를 대상자에게 알려준다.			
14. 맥박을 기록한다. 심첨에서 측정된 맥박은 심첨 부위라 표시한다(예: AP).			

절차 1-3 호흡 사정

실습목적
1. 호흡률과 질을 평가하여 호흡기계 상태를 사정한다.
2. 호흡에 대한 약물과 치료의 영향에 대해 평가한다.

필요물품
초침이 있는 시계
활력징후 기록지와 펜, 컴퓨터 기록지

사정
- 호흡상태를 변화시킬 수 있는 위험요인을 확인한다(흉부외상, 호흡기계 질환, 흡연력, 호흡을 억제하는 약).
- 변화된 호흡상태의 신체적 증상과 징후를 사정한다(청색증, 고상지두, 의식수준 저하, 흡기 동안 통증, 호흡곤란, 기침).
- 적절한 임상검사를 한다(동맥혈분석, 산소 농도, CBC).
- 호흡률의 기준을 결정한다.

절차

1. **손을 씻는다.**
   이론적 근거: 미생물의 전파를 감소시킨다.

2. **두 가지 확인지표를 사용하여 대상자를 확인한다.**
   이론적 근거: 대상자에게 올바르고 적절한 사정이나 치료를 받도록 제공하며, 오류를 감소시킨다.

3. **문을 닫거나 커튼을 치고 대상자에게 절차를 설명한다.**
   이론적 근거: 대상자의 사생활을 지켜주고, 대상자가 지침에 따르도록 하며, 불안을 감소시켜준다.

4. **맥박 사정 후, 대상자의 손목을 잡은 채 호흡으로 흉곽이 올라오고 내려오는 것을 관찰한다[그림 1]. 만약 대상자가 자고 있다면, 대상자의 가슴에 검진자의 손을 가볍게 올려, 흉곽의 움직임을 느낀다. 대상자에게 절대 절차에 대해 설명하지 않는다.**
   이론적 근거: 절차를 설명하면 대상자가 의식하여 호흡양상이 변화할 수 있다.

5. **호기와 흡기 주기를 관찰하고, 호흡이 정상이면 시계 초침을 보면서 1분 동안 호흡을 측정한다[그림 2].**
   이론적 근거: 호흡 사정의 정확성을 높인다.

6. **만약 호흡이 얕거나 세기가 어렵다면 흉곽골을 관찰한다.**
   이론적 근거: 호흡은 흉곽골에서 더 잘 관찰된다.

7. **호흡 주기의 리듬과 깊이를 기록한다.**
   이론적 근거: 호흡양상은 호흡상태 변화에 대한 부가적인 자료를 제공한다.

8. **대상자에게 측정 결과를 알려주고 호흡률과 깊이, 리듬, 양상을 기록한다.**
   이론적 근거: 기록은 법적 자료가 되며, 건강관리팀과의 의사소통을 유지시킨다.

기록

> 2017/7/16 08:00 – RR 16, 얕고 규칙적임. 호흡부속근을 사용하지 않음.
> – RN 김수지

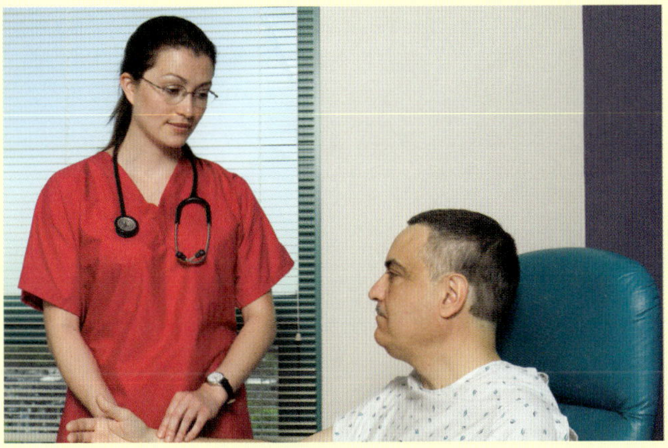

그림 1 요골맥박을 촉진한다. 가슴의 상승과 하강을 관찰한다.

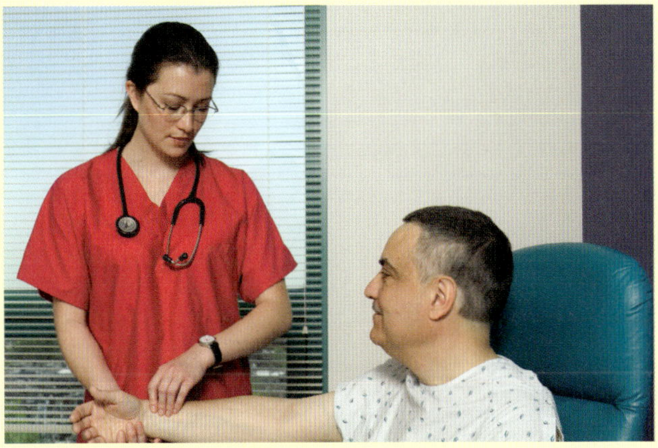

그림 2 다른 손에 있는 시계를 보며 완전한 호흡주기를 1분 동안 센다.

절차 1-3 호흡 사정(계속)

생애주기별 고려사항

영아와 아동

- 우는 아동의 호흡은 정확하게 측정할 수 없으므로 가능하다면 아동이 자고 있을 때 측정한다. 만약 아동이 운다면 호흡 사정 전에 울지 않도록 한다. 만약 아동이 조용히 할 수 없다면 '울고 있음'으로 활력징후 기록지에 기록한다.

가정간호 시 고려사항

- 고위험 아동은 무호흡을 관찰할 수 있도록 교육하여, 만약 호흡이 위험할 정도로 없어지거나 느려졌을 때 보호자가 재빨리 변화를 알 수 있도록 한다.

협력과 위임

- 간호보조인력이 대상자의 호흡을 측정하기도 한다. 특히 호흡양상이 얕은 대상자는 정확하게 호흡수를 사정하도록 한다. 리듬이나 호흡수의 변화를 반드시 보고하도록 한다(<12 또는 >20).

자가학습 체크리스트

수행항목	충분	부족	안 함
1. 손을 씻는다.			
2. 대상자의 이름을 물어 대상자를 확인하고, 입원팔찌와 대조하여 대상자를 확인한다.			
3. 문을 닫거나 침대 커튼을 치고 대상자에게 절차와 목적을 설명한다.			
4. 맥박 사정 후, 대상자의 손목을 잡은 채 호흡으로 흉곽이 올라오고 내려오는 것을 관찰한다.			
5. 호기와 흡기 주기를 관찰하고 호흡이 정상이면 시계 초침을 보면서 1분 동안 호흡을 측정한다.			
6. 호흡수, 호흡 주기의 리듬과 깊이 양상을 기록한다.			
7. 대상자에게 측정결과를 알려준다.			

절차 1-4 혈압 측정

실습목적

1. 심박출량, 혈액량, 말초혈관 저항, 동맥벽 탄성과 관련된 정보를 수집하여 대상자의 혈액학적 상태를 평가한다.
2. 혈압의 기준 수치를 획득한다.
3. 다양한 치료나 질병으로 인한 혈액학적 반응을 관찰한다.
4. 고혈압이 있는지 살펴본다.

필요물품

청진기
대상자에게 맞는 커프가 달린 혈압계
활력징후 기록지와 펜

사정

- 최초로 측정된 혈압을 사정한다.
- 혈압을 변화시킬 수 있는 요인을 사정한다(약, 운동, 나이, 정서상태, 흡연, 체위변경).
- 혈압을 측정할 수 있는 가장 좋은 부위를 사정한다.
- 필요하다면 대상자의 이전 혈압을 조사한다.
- 혈압 측정에 제한이 되는 부위를 확인한다(예: 유방절제술, 농양, PICC선).

절차

1. **손을 씻는다.**
   이론적 근거: 미생물의 전파를 감소시킨다.
2. **두 가지 확인지표를 사용하여 대상자를 확인한다.**
   이론적 근거: 대상자에게 올바르고 적절한 사정이나 치료를 받도록 제공하며, 오류를 감소시킨다.
3. **문을 닫거나 커튼을 치고 대상자에게 절차를 설명한다.**
   이론적 근거: 대상자의 사생활을 보호하고, 대상자가 지침에 따르도록 불안을 감소시킨다.
4. **청진기를 알코올솜으로 닦는다.**
   이론적 근거: 무균상태를 유지한다.
5. **대상자가 편안한 자세를 취하게 하고, 상완을 심장 높이로 유지시키도록 돕는다[그림 1]. 혈압계 커프의 크기가 적절한지 확인한다.**
   이론적 근거: 대상자의 자세에 따라 혈압이 달라질 수 있다. 팔이 심장 높이보다 낮으면 혈압이 증가하고, 심장 높이보다 높으면 감소한다. 팔을 지지하지 않으면 팔을 보조하기 위해 사용하는 근육이 수축하여 이완기 혈압이 10% 정도 증가할 수 있다.
6. **상완을 완전하게 노출시키고 상완동맥을 촉진한다.**
   이론적 근거: 상완을 완벽하게 노출해야만 커프와 청진기의 정확한 위치를 파악할 수 있다.
7. **상완동맥 위에 커프의 중앙이 오도록 하여 손가락 하나가 들어갈 정도의 여유를 주고 커프를 감는다[그림 2]. 커프의 하단이 상완동맥 2cm 위를 유지하도록 맞춘다(아동의 경우 전박 가까이에 둔다).**
   이론적 근거: 커프가 직접적으로 상완동맥을 막아 커프에 공기를 넣는 동안 동맥이 눌리게 된다. 느슨하게 감을 경우, 혈압이 높게 측정된다.
8. **상완이나 요골동맥을 손가락 끝으로 촉진한다[그림 3]. 조절밸브를 잠그고, 맥박이 사라질 때까지 공기를 주입한다. 맥박이 사라진 지점에서 30mmHg 정도 높게 올린다. 천천히 밸브를 풀고 맥박이 다시 나타날 때의 지점을 읽는다.**
   이론적 근거: 청진상 차이가 있는 대상자의 수축기 혈압을 잘못 측정하는 것을 예방하기 위해 예상 수축기 혈압을 확인한다.
9. **커프의 공기를 완전이 빼고, 1~2분간 기다린다.**

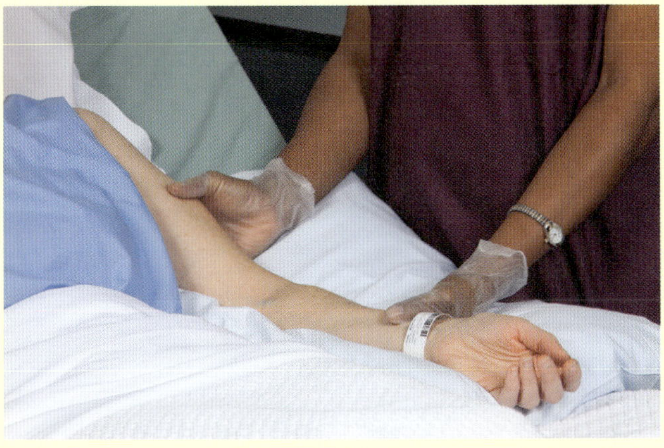

그림 1 혈압 측정에 적절한 자세를 취하고 팔을 위치시킨다.

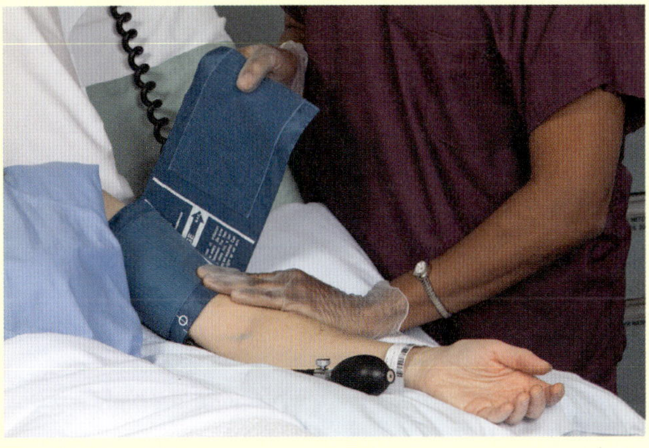

그림 2 상완을 커프로 편안히 감는다.

절차 1-4 혈압 측정(계속)

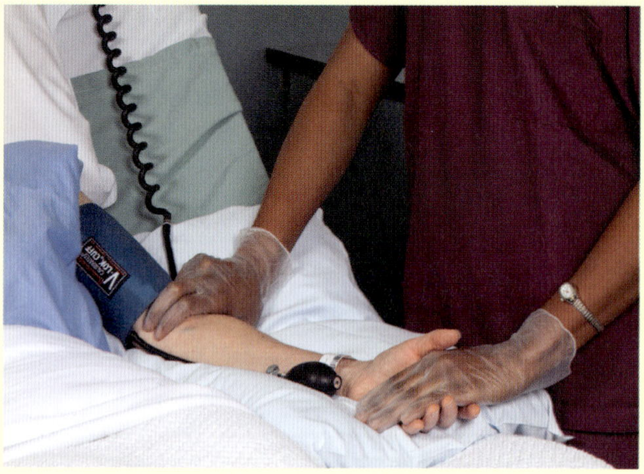

그림 3 상완맥박을 촉진한다.

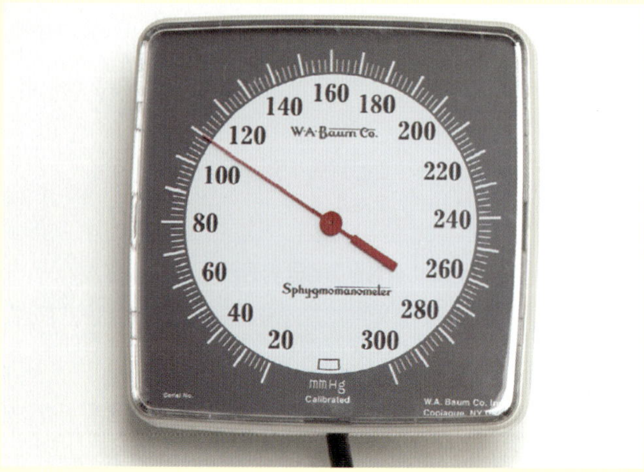

그림 5 수축기 혈압을 측정한다.

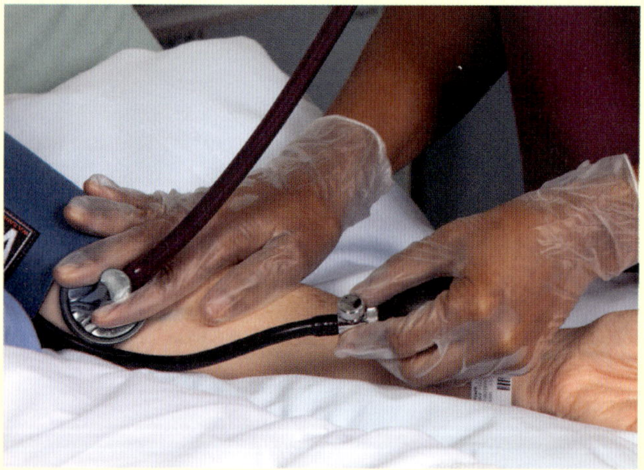

그림 4 커프를 부풀린다. 상완맥박이 사라지는 지점보다 30mmHg 높게 올린다.

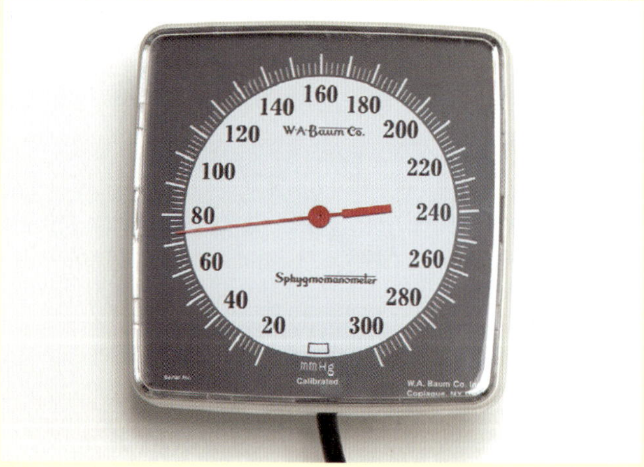

그림 6 이완기 혈압을 측정한다.

이론적 근거: 정맥이 충혈되는 것을 기다려 혈압이 높게 측정되지 않도록 기다린다.

10. **청진기를 귀에 꽂는다. 상완동맥을 다시 촉진하고 그 부위에 청진기의 종형이나 판형을 놓는다[그림 4].**
이론적 근거: 혈압은 청진기의 종형이 가장 잘 측정되지만, 판형이 넓어 위치시키기 쉽기 때문에 일반적으로 사용된다.

11. **조절밸브를 시계방향으로 돌려서 잠근다. 압력밸브를 눌러서 상완맥박이 사라지는 지점보다 30mmHg 높게 올린다.**
이론적 근거: 수축기 혈압의 정확한 측정을 위해서이다.

12. **조절밸브를 열고 눈금이 초당 2~3mmHg씩 내려오도록 천천히 밸브를 푼다.**
이론적 근거: 너무 빠르거나 느리게 풀면, 혈압이 부정확하게 측정될 수도 있다.

13. **첫 번째로 정확하게 들리는 Korotkoff음을 들었을 때, 혈압계의 수치를 확인한다[그림 5].**
이론적 근거: 수축기 혈압을 읽는다.

14. **계속 밸브를 풀어, 소리가 사라지거나(5번째 Korotkoff음) 약해지는 지점(4번째 Korotkoff음)을 기록한다[그림 6].**
이론적 근거: 미국 심장협회에 따르면 성인의 경우 이완기 혈압이 5번째 Korotkoff음이고, 아동의 경우 4번째 Korotkoff음이 이완기 혈압이다.

15. **대상자의 팔에서 커프를 완전히 푼다.**

16. **다른 대상자에게 커프를 사용해야 한다면 기관이 정해놓은 기준에 따라 깨끗하게 관리하고 공기건조시킨다.**
이론적 근거: 다른 대상자에게 미생물이 전파되는 것을 방지한다.

17. **혈압을 기록한다. 기록된 수축기 혈압(예: 130)과 이완기 혈압(80)은 130/80mmHg로 기록한다. 만약 세 음을 기록해야 한다면 보**

절차 1-4 혈압 측정(계속)

통 130/80/40mmHg로 기록한다(40은 5번째 Korothoff음이다). 측정된 부위의 팔은 오른팔, 왼팔보다는 RA나 LA로 요약해 쓴다.
이론적 근거: 기록은 법적 자료가 되며, 건강관리팀과의 의사소통을 유지시킨다.

18. **편안한 자세를 취하도록 돕고, 가능하다면 대상자에게 측정결과를 알려준다.**
이론적 근거: 대상자의 건강상태를 이해시키고 적절한 설명을 해준다.

기록

2016/7/16 08:00 -
B/P: 110/74 - 앉은 자세의 오른팔에서 측정함.
- RN 김수지

생애주기별 고려사항

영아와 아동

- 적절한 크기의 커프와 공기주머니를 선택하는 것이 아동과 성인 모두의 정확한 혈압 측정을 위해 중요하다. 커프 너비는 사지 둘레의 40~50% 정도이다.
- 영아는 Korothoff음이 매우 약하다. 수축기 혈압의 정확한 측정은 도플러(doppler) 초음파 기구를 사용한다.
- 호흡과 맥박 측정은 덜 침습적인 기구이고 두려움이 적기 때문에 아동은 호흡과 맥박을 먼저 측정하고 혈압을 측정한다.

노인

- 고혈압 대상자는 혈압의 청진상 차이를 보이는 경향이 있다. 상완동맥을 사용한 수축기 혈압 측정은 청진상 오차를 정확히 알아내어, 혈압 측정의 오류를 예방할 수 있다.
- 이완기 혈압은 동맥의 압력 감소로 나이에 따라 증가할 수 있다.

가정간호 시 고려사항

- 고혈압이 있어 가정에서 혈압을 측정해야 하는 대상자에게 교육을 한다. 집에서 사용할 수 있는 혈압기기에는 여러 종류가 있다. 혈압을 측정한 시간과 날짜가 기록되어 출력되는 것도 있다. 대상자에게 다음 사항에 대해 교육한다.
  - 카페인이 든 음료 섭취, 흡연, 측정 전 30분 동안의 운동은 피한다.
  - 같은 자세에서 같은 팔로 측정한다.
  - 간호사나 의사에게 알려야 할 변화가 무엇인지에 대해 교육한다.
  - 가정에서 사용하는 혈압계 수치와 임상환경에서 측정한 수치를 일 년에 한 번씩 비교한다. 체중 증가 또는 감소에 따라 적절한 크기를 사용한다.

협력과 위임

- 간호보조인력이 대상자의 혈압을 측정하기도 한다. 정확하게 측정하는지를 확인하고 대상자에 대한 정보를 제공한다(예: 얼마나 자주 측정해야 하는지, 알맞은 커프의 크기는 얼마인지, 측정하면 안 되는 부위는 없는지). 만약 대상자가 고혈압이나 저혈압이 있었다면, 다시 측정해보도록 한다.
- 고혈압이나 저혈압과 관련된 특별한 사항에 대해 의사에게 알린다.

절차 1-4 혈압 측정(계속)

자가학습 체크리스트

수행항목	충분	부족	안 함
1. 손을 씻는다.			
2. 필요물품을 준비하여 침상 옆에 둔다.			
3. 대상자의 이름을 물어 대상자를 확인하고, 입원팔찌와 대조하여 대상자를 확인한다.			
4. 문을 닫거나 커튼을 치고 대상자에게 절차와 목적을 설명한다.			
5. 청진기를 알코올솜으로 깨끗이 닦는다.			
6. 대상자가 편안한 자세를 취하게 하고, 상완을 심장 높이로 유지시킨다. 혈압계 커프의 크기가 적절한지 확인한다.			
7. 상완을 완전하게 노출하고 상완동맥을 촉진한다.			
8. 상완동맥 위에 공기주머니의 중앙이 오도록 하여 커프를 손가락 하나가 들어갈 정도의 여유를 두고 감는다.			
9. 상완이나 요골동맥을 손가락 끝으로 촉진한다.			
10. 조절밸브를 잠그고, 맥박이 사라질 때까지 공기를 주입한다.			
11. 맥박이 사라진 지점에서 30mmHg 정도 높게 올린다.			
12. 천천히 밸브를 풀고 맥박이 다시 나타나는 지점을 읽는다.			
13. 커프의 공기를 완전히 제거하고, 1~2분간 기다린다.			
14. 청진기를 귀에 꽂는다. 상완동맥을 다시 촉진하고 그 부위에 청진기의 판형을 올려 놓는다.			
15. 조절밸브를 시계방향으로 돌려서 잠그고, 상완맥박이 사라지는 지점보다 30mmHg까지 올린다.			
16. 밸브를 열고 눈금이 초당 2~3mmHg씩 내려오도록 천천히 밸브를 푼다.			
17. 첫 번째로 정확하게 들리는 Korotkoff음을 들었을 때 혈압계의 수치를 확인한다.			
18. 계속 밸브를 풀어, 소리가 사라지는(5번째 Korotkoff음) 지점을 기록한다.			
19. 편안한 자세를 취하도록 돕고, 가능하다면 대상자에게 측정결과를 알려준다.			
20. 측정한 혈압을 기록한다.			

절차 1-5 기립성 저혈압 사정

실습목적

1. 체위 변화에 따른 자율신경계와 심혈관의 보상 상태를 사정한다.
2. 수분 부족을 사정한다.
3. 일어서고 걸을 때 대상자의 안전에 대해 사정한다.

필요물품

청진기
혈압계
초시계
활력징후 기록지와 펜

사정

- 혈압이 떨어지는 자세에 대한 위험을 확인한다.
  - 혈량 결핍 위험
  - 침상안정이 길어짐에 따라 발생하는 불충분한 혈관수축 기전
  - 척수 손상이나 약(beta-adrenergic blockers, calcium channel blockers) 등의 이차적인 영향
- 체위변경 동안 어지럼증이나 현기증이 있는지를 사정한다.
- 가능하다면 혈압 측정의 기준선을 조사한다.

절차

1. **손을 씻는다.**
   이론적 근거: 미생물의 전파를 감소시킨다.

2. **두 가지 확인지표를 사용하여 대상자를 확인한다.**
   이론적 근거: 대상자에게 올바르고 적절한 사정이나 치료를 받도록 제공하며, 오류를 감소시킨다.

3. **문을 닫거나 커튼을 치고 대상자에게 절차를 설명한다.**
   이론적 근거: 대상자의 사생활을 보호하고, 대상자가 지침에 따르도록 불안을 감소시킨다.

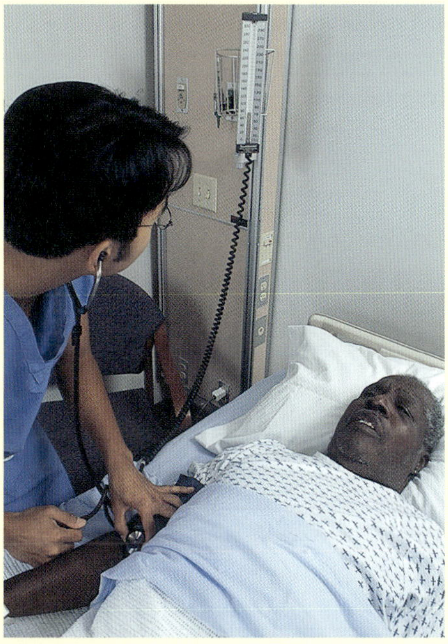

그림 1 앙와위에서 대상자의 혈압과 맥박을 측정한다.

4. **침대를 편평하게 하고 10분 동안 앙와위를 취하게 한다.**
   이론적 근거: 순환을 되돌리기 위해 사지를 낮게 한다.

5. **앙와위에서 혈압과 맥박을 측정하고 기록한다**[그림 1]. **혈압계의 커프는 그대로 둔다.**
   이론적 근거: 체위를 바꾼 후 비교할 수 있는 기초자료가 된다. 기립성 저혈압의 다른 원인을 파악하기 위하여 맥박수를 사정한다. 체위변경 동안, 교감신경자극에 의해 이차적으로 혈압이 떨어짐에 따라 맥박수가 증가한다면, 혈량 감소가 원인이다. 만약 혈압이 감소할 때 맥박이 증가하지 않는다면, 교감신경반응 부족과 관련이 있다.

6. **침대 끝으로 다리를 떨어뜨린 채 좌위를 취하게 도와준다**[그림 2]. **2~4분간 기다렸다가 혈압과 맥박수를 측정한다. 주의: 이 시간은 대상자의 폐 부위를 청진하기에 유용한 시간이다.**
   이론적 근거: 정상인의 경우, 혈량이 돌아오는 데 작용하는 자율신경계의 반응시간은 2~4분 정도이다.

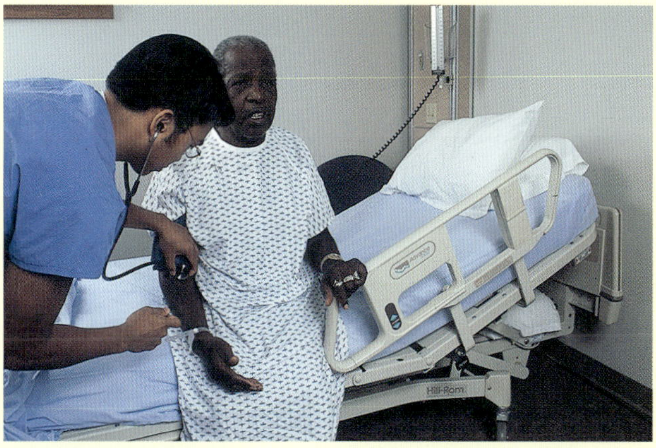

그림 2 침대 끝에 앉은 자세로 혈압과 맥박수를 측정한다.

절차 1-5 기립성 저혈압 사정(계속)

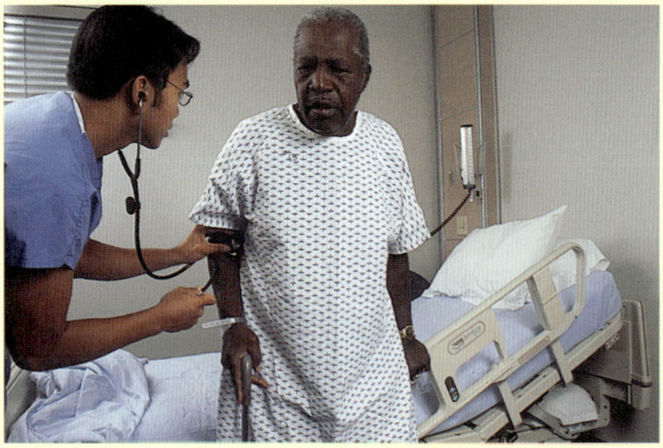

그림 3 선 자세에서 대상자의 맥박과 혈압을 측정한다.

7. **선 자세를 취하도록 한다. 2~4분간 기다렸다가 대상자의 혈압과 맥박을 측정한다[그림 3]. 현기증이 있는지를 관찰한다.**
   이론적 근거: 만약 혈압이 갑자기 떨어져, 대상자가 가벼운 현기증을 일으키면 측정 전에 침대로 다시 눕혀야 할 수도 있다.

8. **사정이 끝나면 편안한 체위를 취하게 한다.**

9. **체위변경 시 나타난 측정치와 증상을 기록한다. 수축기 혈압이 25mmHg 정도 떨어지거나 이완기 혈압이 10mmHg 정도 떨어졌다면 의사에게 알린다.**
   이론적 근거: 기록은 법적 자료가 되며, 건강관리팀과의 의사소통을 유지시킨다.

10. **대상자에게 측정결과를 알려준다.**
    이론적 근거: 만약 기립성 저혈압이 있다면, 낙상이나 현기증을 예방하기 위해 걷기 전에 몇 분간 침대에 걸터앉아 있거나 앉아 있도록 한다.

기록

2016/9/13 08:00
- 누운 자세: 142/80, p 72
- 앉은 자세: 110/60, p 96
- 어지러움을 호소하여 침상에 눕히고 의사에게 알림

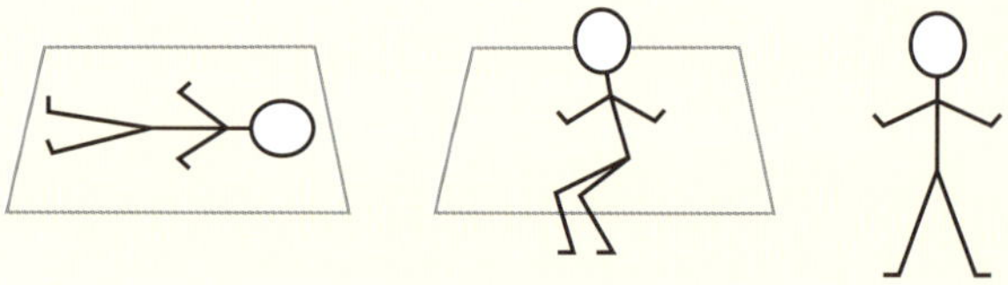

Stick man drawing.

- RN 김수지

협력과 위임

- 간호사는 간호보조인력에게 기립성 저혈압 측정을 위임하기도 한다. 간호보조인력에게 혈압 측정 순서를 설명한다: 앙와위-좌위-선 자세. 가장 중요하게 고려해야 할 것은 안전임을 경고한다. 만약 대상자가 현기증이 있다면, 사정을 멈추고, 대상자를 침대에 눕힌다.
- 대상자가 일어서면서 현기증을 느꼈다고 의료진에게 이야기했다면, 기립성 저혈압을 측정하기 위함이라고 설명한다.

절차 1-5 기립성 저혈압 사정(계속)

자가학습 체크리스트

수행항목	충분	부족	안 함
1. 손을 씻는다.			
2. 필요물품을 준비하여 침상 옆에 둔다.			
3. 대상자의 이름을 물어 대상자를 확인하고, 입원팔찌와 대조하여 대상자를 확인한다.			
4. 문을 닫거나 커튼을 치고 대상자에게 절차를 설명한다.			
5. 침대를 편평하게 하고 10분 동안 앙와위를 취하게 한다.			
6. 앙와위에서 혈압과 맥박을 측정하고 기록한다. 혈압계의 커프는 그대로 둔다.			
7. 침대 끝으로 다리를 떨어뜨린 채 좌위를 취하게 도와준다. 2~4분간 기다렸다가 혈압과 맥박수를 측정한다.			
8. 선 자세를 취하도록 한다. 2~4분간 기다렸다가 대상자의 혈압과 맥박을 측정한다. 현기증이 있는지를 관찰한다.			
9. 사정이 끝나면 편안한 체위를 취하게 한다.			
10. 체위변경 시 나타난 측정치와 증상을 기록한다. 수축기 혈압이 25mmHg 정도 떨어지거나, 이완기 혈압이 10mmHg 정도 떨어졌다면 의사에게 알린다.			
11. 대상자에게 측정결과를 알려준다.			

CHAPTER 2 무균술과 감염관리

절차 2-1 손씻기

실습목적
1. 손의 상주균과 단기균의 수를 감소시킨다.
2. 건강관리팀이 대상자와 다른 사람에게 미생물을 전파하는 것을 방지한다.

필요물품
따뜻한, 흐르는 물
비누(대부분의 의료기관은 싱크대에 부착된 용기에 살균제가 든 액상비누를 제공한다.)
종이타올 또는 알코올 함유 손소독제

사정
- 피부와 손톱 뿌리 옆은 외피(cuticles)의 갈라진 틈과 상처를 점검한다.
- 대상자와 접촉 전후의 올바른 손씻기 시간을 확인한다.
- 시술하는 동안 손이 오염되는 것을 방지하기 위해 반복적인 손씻기의 필요성을 확인한다.
- 알코올 함유 손소독제 사용이 적절한지, 물과 비누로 손씻기가 필요한지를 판단한다.

절차

1. 단순한 결혼반지를 제외한 모든 반지를 뺀다. 손목에서 10~13cm 위로 손목시계를 올린다.
   이론적 근거: 미생물은 보석류의 불규칙한 면에 머문다.

알코올 함유 손소독제정

2. 적절한 양의 손소독제를 손바닥에 적용한다[그림 1].
   이론적 근거: 충분한 손소독제 양은 손의 모든 피부에 적절하게 적용되어 충분한 손위생이 일어나게 한다.
3. 손바닥을 마주대고 비벼 손소독제를 손의 모든 피부에 적용되게 한다[그림 2]. 각 손바닥으로 다른손 손등을 문지르고 난 후 깍지를 끼어 손가락 사이를 문질러 손의 각 표면에 손소독제가 적용될 수 있게 한다.
   이론적 근거: 모든 표면에 적용과 마찰은 감염성 세균의 전파를 방지하고 항균작용을 촉진한다.

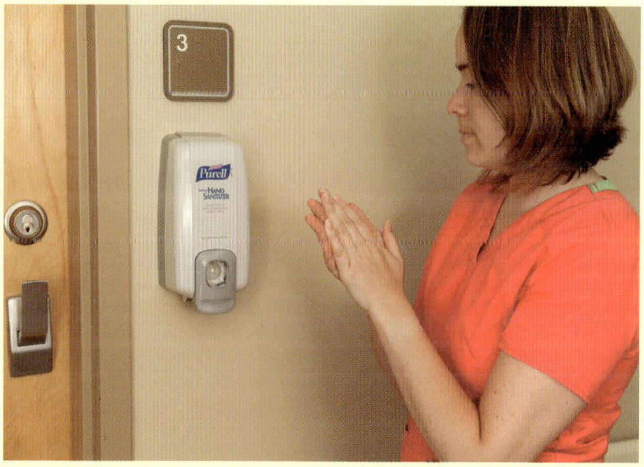

그림 2 모든 피부 표면에 적용한다.

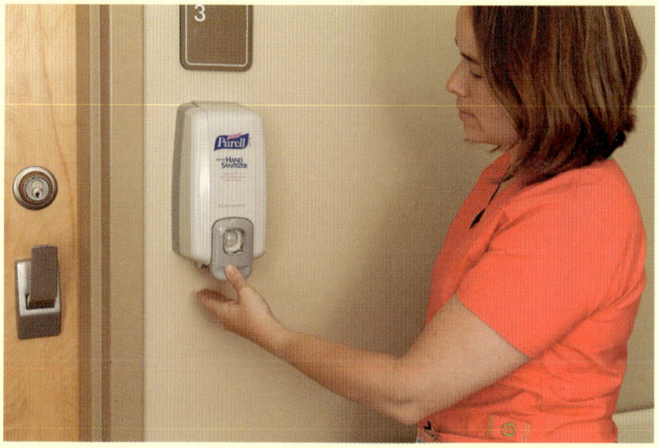

그림 1 알코올 함유 손소독제를 적용한다.

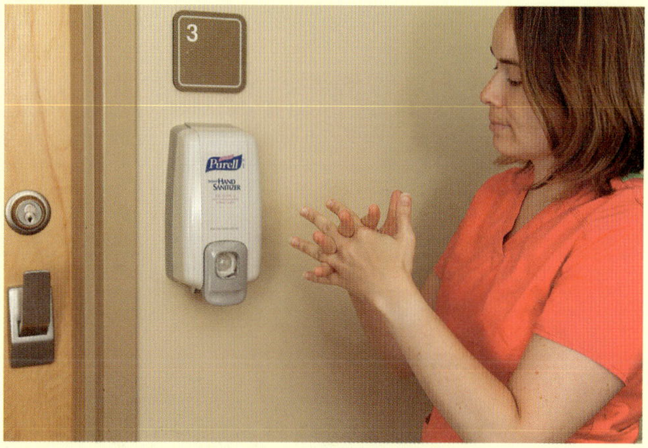

그림 3 손가락 깍지를 낀다.

절차 2-1 손씻기(계속)

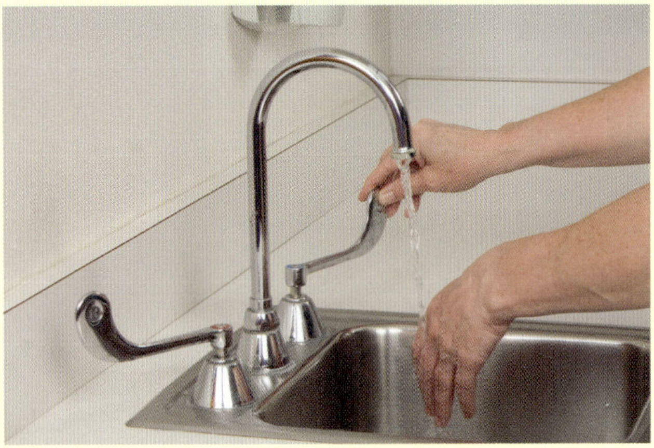

그림 4 물을 틀어서 온도를 맞춘다.

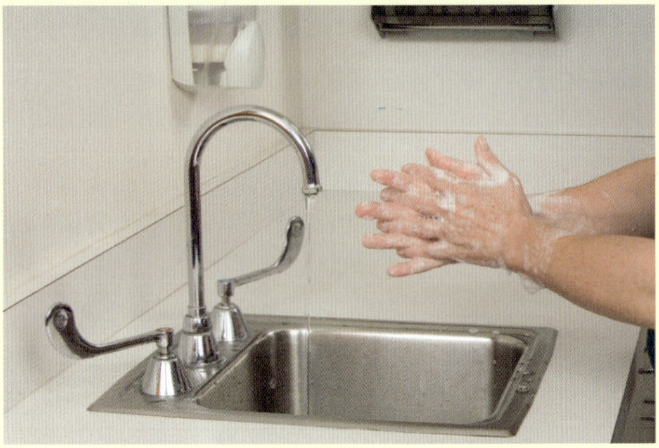

그림 6 마찰을 이용하여 비누거품을 충분히 낸다.

4. **알코올 성분이 마를 때까지 몇초간 손을 문지른다. 만약 장갑을 착용해야 한다면 완전히 마를수 있도록 충분한 시간 동안 문지른다.**
   이론적 근거: 항균작용과 용이한 장갑 착용을 위해 충분한 시간을 두고 실시한다.

물과 비누로 손씻기

1. **단순한 결혼반지를 제외한 모든 반지를 뺀다. 손목에서 10~13cm 위로 손목시계를 올린다.**
   이론적 근거: 미생물은 보석류의 불규칙한 면에 머문다.
2. **물을 틀고 따뜻하게 온도를 맞춘다[그림 4]. 물을 튀지 않도록 하고 젖은 싱크대에 기대지 않는다. 수도꼭지는 대개 손이나 무릎 혹은 발 페달로 조절할 수 있다.**
   이론적 근거: 따뜻한 물은 뜨거운 물보다 피부보호막(protective oil)을 덜 제거하므로 잦은 손씻기로 인한 손의 균열을 감소시킨다. 미생물 제거를 위해서는 습기가 필요하다. 물이 튀지 않게 하고 싱크대와 접촉을 피하는 것은 옷의 오염을 예방한다.
3. **손목은 팔꿈치보다 낮게 유지하고 흐르는 물에 손과 아래팔을 충분히 적신다[그림 5].**
   이론적 근거: 헹구는 것은 미생물과 먼지를 씻어서 없애주고 깨끗한 피부의 재오염을 방지한다.
4. **비누를 묻히고 손바닥, 손목, 손등을 회전하며 충분히 문지른다. 손가락은 깍지를 끼어 손을 앞뒤로 움직인다. 오염된 부분의 2.5cm 정도 위까지를 문지른다. 비누거품을 충분하게 내면서 각각의 손을 15~30초간 문지른다[그림 6]. 손씻기 시간은 씻는 목적과 오염 정도에 따라 달라진다.**
   이론적 근거: 마찰은 기계적으로 손의 모든 면에 있는 먼지와 미생물을 제거하고 감소시킨다.
5. **반대편 손의 손톱이나 비누를 이용하여 손톱 밑을 씻는다. 필요시 오렌지우드 스틱(orangewood stick)을 사용한다[그림 7].**
   이론적 근거: 미생물이 손톱 밑에 상주할 수 있다.
6. **손과 손목을 아래팔보다 아래로 유지한 채 철저하게 헹군다.**

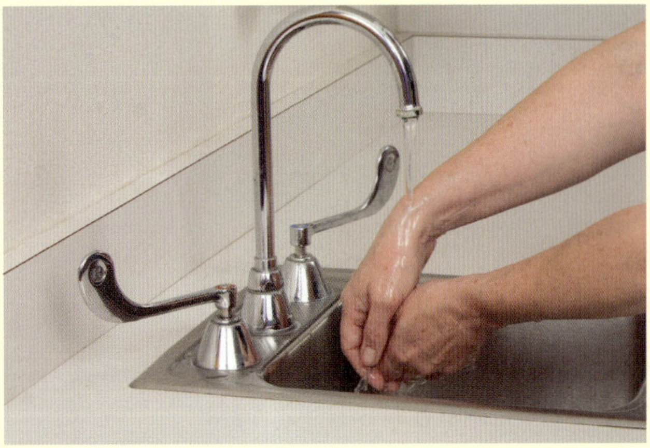

그림 5 손목을 아래로 향하게 하여 물을 적신다.

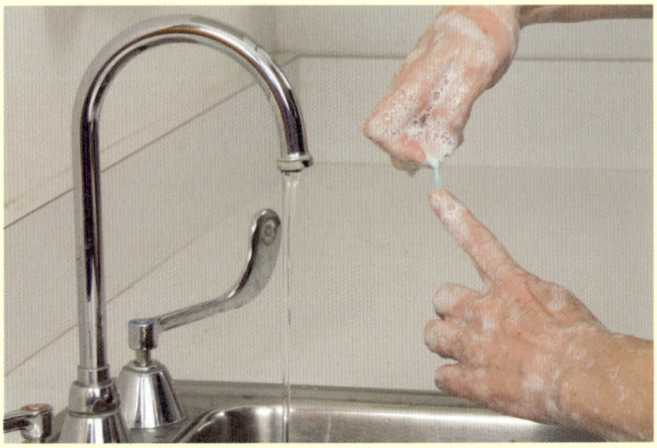

그림 7 오렌지우드 스틱은 손톱 밑을 청소할 때 사용할 수 있다.

절차 2-1 손씻기(계속)

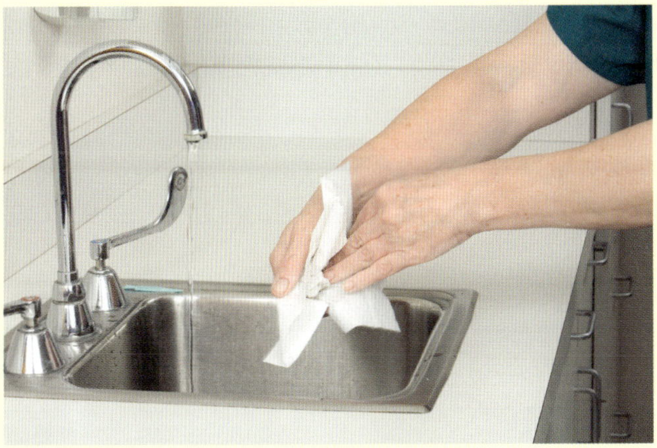

그림 8 종이타월로 손을 닦는다.

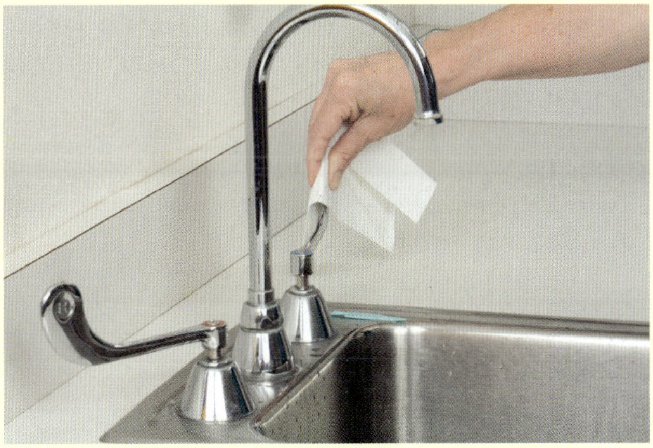

그림 9 깨끗한 종이타월로 수도꼭지를 잠근다.

이론적 근거: 헹구는 것은 미생물과 먼지를 씻어서 없애주고 깨끗한 피부의 재오염을 방지한다.

7. 손가락에서 아래팔 방향으로 종이타월을 이용하여 철저하게 닦아 손과 팔을 건조시킨다[그림 8]. 종이타월은 적절한 폐기물 통에 버린다.
이론적 근거: 손을 건조시켜 피부가 트고 갈라지는 것을 방지한다. 가장 깨끗한 곳(손가락 끝)으로부터 덜 깨끗한 쪽으로 말리는 것이 오염의 기회를 감소시킨다.

8. 수도꼭지 손잡이에 깨끗하고 마른 종이타월을 대고 물을 잠근다[그림 9].
이론적 근거: 종이타월은 미생물이 수도꼭지에서 손으로 이동하는 것을 막는다.

9. 건조하다면 오일프리 로션을 바른다.
이론적 근거: 피부를 부드럽게 하여 피부가 갈라지는 것을 예방한다.

기록

- 이 절차는 기록하지 않아도 됨.

절차 2-1 손씻기(계속)

가정간호 시 고려사항

- 알코올이 함유된 손소독제는 주로 가정간호 시 눈에 보이는 오염이 없는 손을 소독할 때 자주 사용된다. 대상자의 가정을 방문할 때에는 알코올이 함유된 세척제품을 가지고 간다. 특히 감염통제가 중요하고 가족구성원의 면역력이 떨어진 경우, 대상자가 가정에서 이와 같은 제품을 구입해서 사용하도록 격려한다.

협력과 위임

- 모든 건강관리팀 구성원은 간호를 제공할 때 적절한 손씻기 방법을 따라야 한다. 손씻기 수행 정도를 감시하고 손씻기 중요성을 상기시키는 것은 100%의 손위생 수행을 보장하기 위해 중요하다.

자가학습 체크리스트

수행항목	충분	부족	안 함
알코올 함유 손소독제			
1. 단순한 결혼반지를 제외한 모든 반지를 빼고 손목에서 10~13㎝ 위로 손목시계를 올린다.			
2. 적절한 양의 손소독제를 손바닥에 적용한다.			
3. 손바닥을 마주대고 비벼 손소독제를 손의 모든 피부에 적용되게한다. 각 손바닥으로 다른 손 손등을 문지르고 난 후 깍지를 끼어 손가락 사이를 문질러 손의 각 표면에 손소독제가 적용될 수 있게 한다.			
4. 알코올 성분이 마를 때까지 몇초간 손을 문지른다.			
물과 비누로 손씻기			
1. 단순한 결혼반지를 제외한 모든 반지를 빼고 손목에서 10~13㎝ 위로 손목시계를 올린다.			
2. 물을 틀고 따뜻하게 온도를 맞춘다. 물이 튀지 않도록 하고 싱크대에 기대지 않는다.			
3. 손목을 팔꿈치보다 낮게 유지하고 흐르는 물에 손과 아래팔을 충분히 적신다.			
4. 비누를 묻히고 손바닥, 손목, 손등을 회전하며 충분히 문지른다. 손가락은 깍지를 끼어 손을 앞뒤로 움직인다. 오염된 부분의 2.5cm 정도 위까지를 문지른다. 비누거품을 충분하게 내면서 각각의 손을 15~30초간 문지른다.			
5. 반대편 손의 손톱이나 비누를 이용하여 손톱 밑을 씻는다.			
6. 손과 손목을 아래팔보다 아래로 유지한 채 철저히 헹군다.			
7. 종이타월로 철저하게 손가락에서 아래팔 방향으로 닦아 손과 팔을 건조시킨다.			
8. 수도꼭지 위에 깨끗하고 마른 종이타월을 대고 물을 잠근다.			
9. 물기를 철저히 말리고 오일프리 로션을 바른다.			

절차 2-2 개인보호장구 착용하고 벗기

실습목적
1. 접촉, 비말 혹은 공기를 통해 미생물이 전파되는 것을 방지한다.
2. 대상자를 간호하는 동안 간호사 혹은 유니폼을 통해 미생물이 전파되는 것을 방지한다.

필요물품

대부분 필요한 모든 PPE는 병실에 들어가기 전, 공간에 비치되어 있다.
- 장갑
- 마스크
- 가운
- 필요시 고글 혹은 안면가리개(만약 혈액 및 체액이 튈 우려가 있는 경우)

알코올 함유 손소독제, 비누, 물

사정
- 의심 또는 진단된 미생물, 감염, 전파성 질환을 예방하기 위한 보호장구를 감염관리 실무에 기초하여 선택할 수 있다.
- 혈액이나 체액의 잠재적 노출 가능성을 확인한다.
- 필요한 보호장구의 이용 가능성을 확인한다.
- 요구되는 감염관리방법을 모든 건강관리팀이 알 수 있도록 병실 앞에 표시한다.

절차

1. 손을 씻는다.
   이론적 근거: 우연히 장갑에 구멍이 나거나 찢어졌을 때 옮길 수 있는 미생물의 수를 감소시키기 위해 손을 청결히 한다.

보호장구 착용하기

2. 가운 내부가 착용할 간호사를 향하도록 가운을 펼친다.
   이론적 근거: 가운을 가장 먼저 착용하고, 그 후 마스크와 장갑을 착용한다.
3. 손을 소매로 넣고 가운의 목과 뒤쪽 끈을 묶는다[그림 1].
   이론적 근거: 가운이 몸에 맞도록 착용해야 불편하지 않으며, 유니폼이 미생물에 노출될 가능성도 최소화한다.

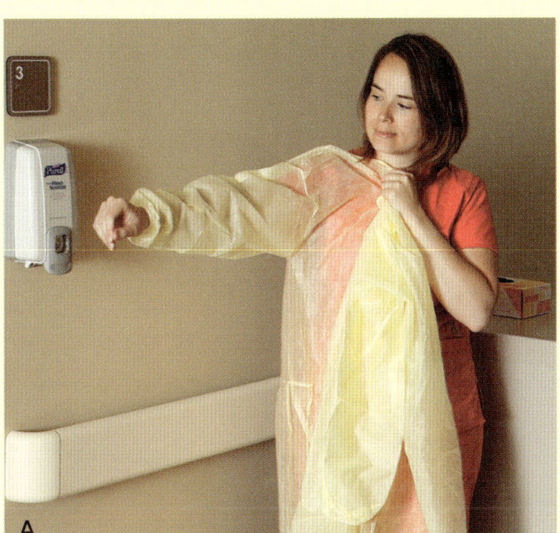
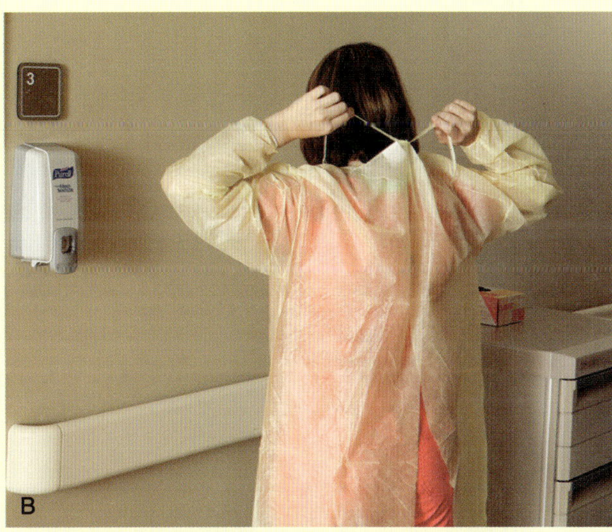
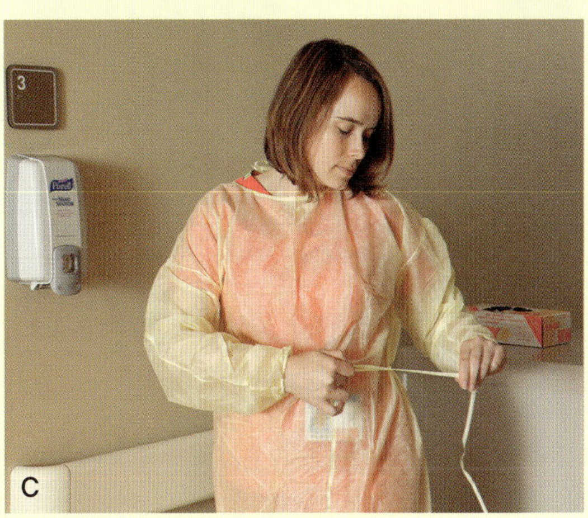

그림 1 A: 소매에 팔을 넣고, B: 가운의 목과 등 뒤 끝을 묶고 C: 허리끈을 묶는다.

절차 2-2 개인보호장구 착용하고 벗기(계속)

4. 마스크는 입과 코가 완전히 가려지도록 착용한다. 마스크를 묶어야 하는 경우 위끈을 먼저 묶고 아래끈을 묶는다[그림 2]. 고글을 착용할 경우 고글 밑이 마스크 가장자리에 오도록 착용한다. 마스크가 적절히 착용되었는지 확인한다.
   이론적 근거: 코와 입을 완전히 막아야 공기와 비말전파를 방지할 수 있다. 마스크를 꼭 맞게 편안하게 착용했는지 확인하고, 오염된 손으로 얼굴을 만져서 오염되는 것을 방지한다.

5. 혈액이나 체액이 튈 위험이 있는 경우 고글이나 안면가리개를 얼굴에 꼭 맞게 착용한다[그림 3].
   이론적 근거: 고글이 눈과 얼굴에 꼭 맞아야 감염 위험을 높일 수 있는 처치 중 재착용을 막을 수 있다. 또한 시야가 잘 보인다.

6. 장갑을 가장 마지막에 착용한다. 장갑 가장자리가 가운 소매단 위로 오도록 착용한다[그림 4].
   이론적 근거: 장갑의 가장자리가 가운 소매단 위에 오도록 하여 미생물로부터의 노출을 방지한다.

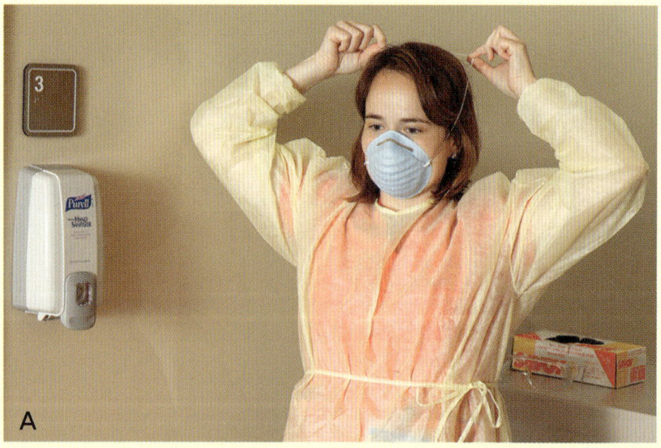

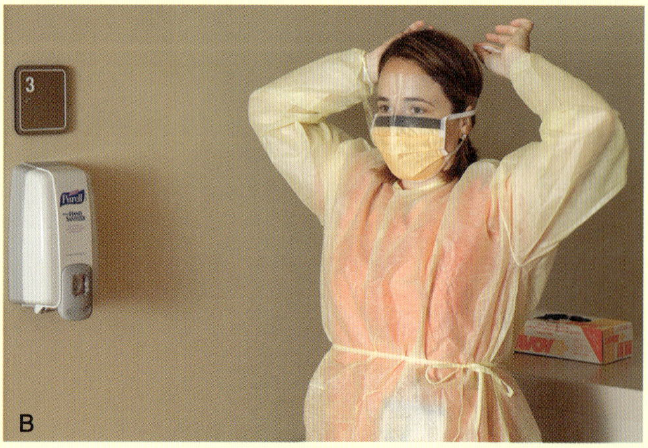

그림 2 A: 마스크를 착용한다. B: 만약 마스크를 묶어야 하는 경우 위끈을 먼저 묶는다.

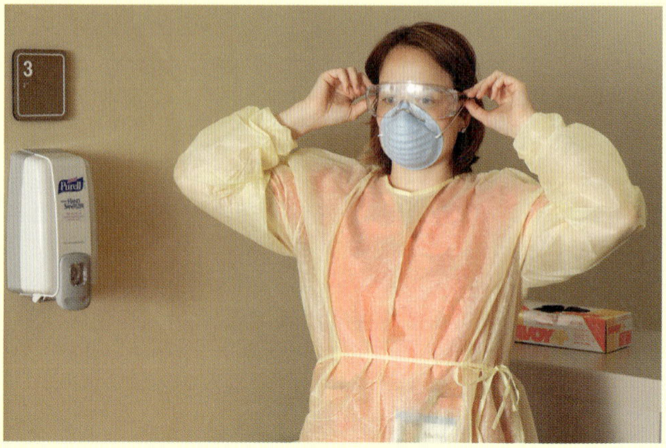

그림 3 혈액이나 체액이 튈 우려가 있는 경우, 고글을 착용한다.

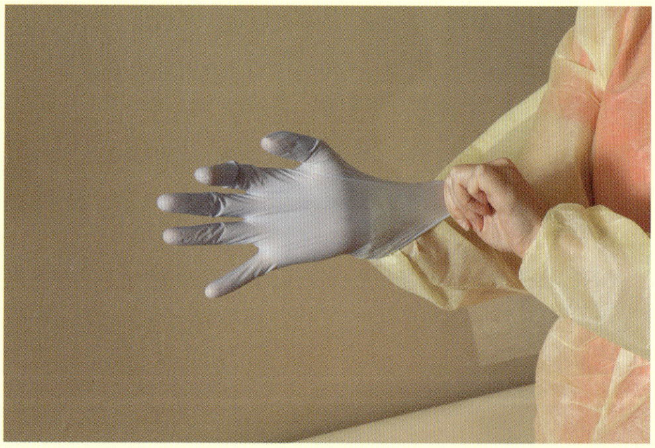

그림 4 장갑 끝이 가운 위로 올라오도록 착용한다.

보호장구 벗기

1. 눈에 보이는 오염이 없다 하더라도 대상자의 병실에서 보호장구를 벗어야 한다. 한 번 사용한 보호장구는 절대 재사용하지 않는다.
   이론적 근거: 대상자 병실에서 착용했던 보호장구는 사용 여부에 상관없이 오염된 것으로 간주한다. 보호장구를 대상자 병실 밖에서 벗으면 다른 사람에게 전파시킬 위험이 크다.

2. 장갑을 벗는다. 잘 쓰는 손으로 엄지손가락은 아래로 한 채 잘 쓰지 않는 손의 장갑의 바깥면을 잡고, 노출된 손목을 만지지 않으면서 벗겨낸다. 장갑의 내면이 밖으로 뒤집히도록 벗는다. 장갑을 벗은 손으로 아직 장갑을 착용하고 있는 손의 장갑 내면을 잡아당겨 장갑의 내면이 밖으로 뒤집히도록 벗으면서 먼저 벗은 장갑이 안으로 들어가게 한다[그림 5]. 벗은 장갑은 폐기물통에 버린다. 손을 씻는다.
   이론적 근거: 사용한 장갑을 먼저 벗는 이유는 마스크나 고글을 벗을 때 얼굴이나 눈을 오염시키지 않기 위함이다. 장갑의 내면이 바깥으로 뒤집히도록 벗는 것과 노출된 피부를 만지지 않는 것은 오염을 방지한다.

절차 2-2 개인보호장구 착용하고 벗기(계속)

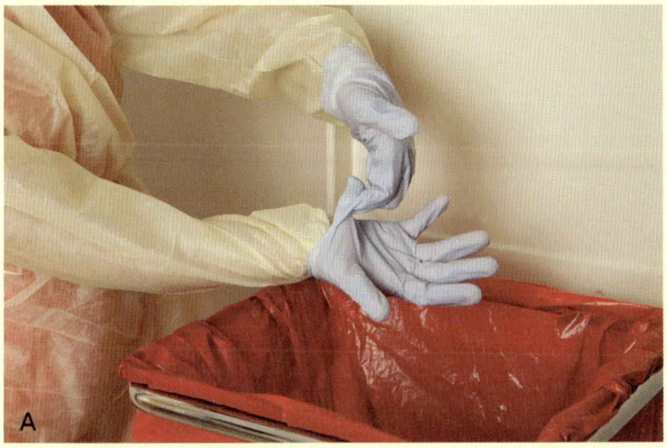

A

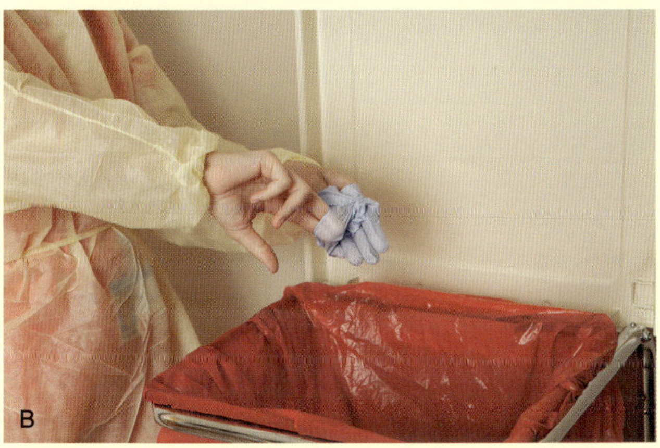

B

그림 5 A: 노출된 손목을 잡지 않도록 하며, 첫 번째 장갑의 외면을 잡는다 B: 장갑이 벗겨진 손을 다른 장갑 내면으로 들어가게 하여 두 번째 장갑을 벗는다.

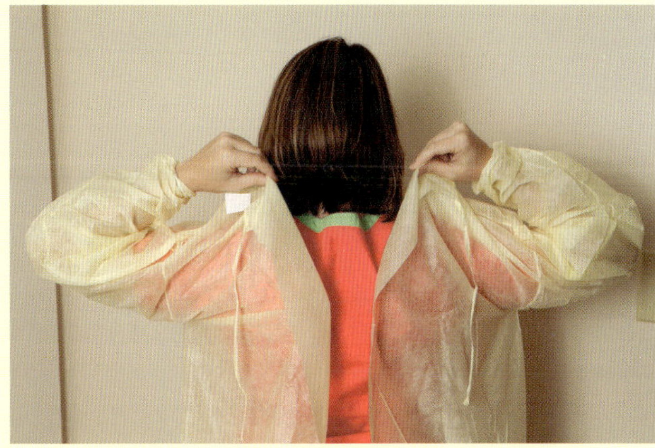

그림 6 목끈을 풀고 가운의 내면을 잡고 앞쪽으로 당겨 벗는다.

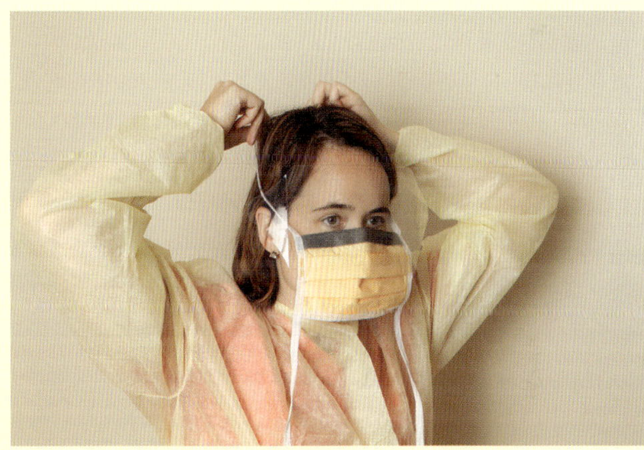

그림 7 위쪽 끈을 잡고 앞쪽으로 벗으며, 얼굴에 닿지 않도록 주의하여 벗는다.

3. **가운을 벗는다. 목끈을 풀고 가운이 어깨로 흘러내리게 하여 가운 외면에 접촉하지 않도록 주의하면서 소매에서 손을 빼고 내면이 밖으로 향하도록 동그랗게 말아서 폐기물통에 버린다[그림 6].**
   이론적 근거: 장갑을 벗은 손으로 가운의 바깥면을 만지면 오염이 될 수 있다. 가운의 내면이 바깥쪽으로 나오도록 접어서 병실의 다른 물건이나 자신을 오염시키기 않도록 한다.

4. **고글이나 안면가리개를 벗는다. 머리끈이나 안경다리만 잡고 얼굴에서 떨어지도록 든다. 재사용을 위한 수거함 또는 폐기물통에 버린다[그림 7].**
   이론적 근거: 고글이나 안면가리개의 외면은 오염된 것으로 접촉을 피하기 위함이다.

5. **마스크를 벗는다. 마스크의 귀 뒤쪽 끝 또는 묶은 끈만 잡는다. 마스크의 아래끈을 먼저 풀고 위끈을 푼다. 마스크의 외면에 접촉하지 않도록 얼굴에서 최대한 멀게 하여 주의하면서 마스크를 벗어 지정된 수거함에 버린다.**
   이론적 근거: 질병관리본부 지침에 따르면 호흡기감염을 예방하기 위해 마스크는 가장 늦게 벗는다. 마스크의 외면은 오염이 눈에 보이지 않더라도 오염으로 간주한다. 마스크의 아래끈을 먼저 푸는 이유는 오염된 마스크가 떨어져 옷이 오염되는 것을 방지하기 위함이다. N95마스크를 벗을 때는 공기전파를 예방하기 위해 병실 밖에서 마스크를 벗어야 한다.

6. **손에 눈에 보이는 오염이 없다면 알코올이 함유된 손소독제를 이용하여 손씻기를 한다. 만약 눈에 보이는 오염이 있다면 비누와 물을 이용하여 손씻기를 실시한다. 대상자가 설사를 하거나 노로바이러스(Norovirus)가 있다면 비누와 물을 이용하여 손씻기를 한다.**
   이론적 근거: 개인보호장구를 착용했더라도 대상자 간호 후 손씻기를 실시해야 한다. 알코올이 함유된 손소독제는 클로스트리듐 디피실리균(*clostridium difficile*)이나 노로바이러스에는 효과가 없다.

기록

- 이 절차는 기록하지 않아도 됨.

절차 2-2 개인보호장구 착용하고 벗기(계속)

자가학습 체크리스트

수행항목	충분	부족	안 함
보호장구 착용하기			
1. 손을 씻는다.			
2. 가운 내부가 착용할 간호사를 향하도록 가운을 펼친다.			
3. 손을 소매로 넣고 가운의 목과 뒤쪽 끈을 묶는다.			
4. 마스크는 입과 코가 완전히 가려지도록 착용한다. 마스크를 묶어야 하는 경우 위끈을 먼저 묶고 아래끈을 묶는다.			
5. 혈액이나 체액이 튈 위험이 있는 경우 고글이나 안면가리개를 얼굴에 꼭 맞게 착용한다.			
6. 장갑을 가장 마지막에 착용하여 장갑 가장자리가 가운 소매단 위로 오도록 한다.			
개인보호장구 벗기			
1. 장갑은 잘 쓰는 손으로 엄지손가락은 아래로 한 채 잘 쓰지 않는 손의 장갑의 바깥면을 잡고, 노출된 손목을 만지지 않으면서 벗겨낸다.			
2. 장갑을 벗은 손으로 아직 장갑을 착용하고 있는 손의 장갑 내면을 잡아당겨 장갑의 내면이 밖으로 뒤집히도록 벗으면서 먼저 벗은 장갑이 안으로 들어가게 한다.			
3. 벗은 장갑은 폐기물통에 버린다.			
4. 가운을 벗는다. 목끈을 풀고 가운이 어깨에 흘러내리게 하여 가운 외면에 접촉하지 않도록 주의하면서 소매에서 손을 빼고 내면이 밖으로 향하도록 동그랗게 말아서 폐기물통에 버린다.			
5. 고글이나 안면가리개는 머리끈이나 안경다리만 잡고 얼굴에서 떨어지도록 들어 폐기물통에 버린다.			
6. 마스크를 벗는다. 마스크의 아래끈을 먼저 풀고 위끈을 풀어 마스크의 외면에 접촉하지 않도록 주의하면서 마스크를 벗어 폐기물통에 버린다.			
7. 손에 눈에 보이는 오염이 없다면 알코올이 함유된 손소독제를 이용하여 손씻기를 한다. 만약 눈에 보이는 오염이 있다면 비누와 물을 이용하여 손씻기를 실시한다.			

절차 2-3 멸균영역 준비와 유지

실습목적

1. 멸균이 필요한 시술 동안 미생물 전파를 막기 위한 환경을 만든다.
2. 멸균이 필요한 시술 동안 물품과 필요물품의 멸균성을 유지하기 위한 환경을 만든다.

필요물품

편평한 작업대
멸균꾸러미
멸균포
필요한 멸균용품(멸균거즈, 멸균용기, 용액, 가위, 섭자)

사정

- 필요한 멸균물품을 확인한다.
- 허리선이나 허리선 위의 깨끗한 영역을 선정한다.
- 특정 영역이 잠재적 오염원(예: 습기, 더러움)으로부터 멸균영역으로서 성립할 수 있는지 평가하고, 필요하다면 깨끗이 한다.
- 모든 물품의 멸균성을 확인하기 위해 포장상태, 지시기 스트립, 유효일자를 확인한다.
- 시술에 사용할 물품의 순서를 확인하여 맨 처음 사용할 물품을 맨 나중에 멸균영역에 추가하도록 한다.

절차

포장된 멸균꾸러미를 이용하여 멸균영역 준비하기

1. **손을 씻는다.**
   이론적 근거: 손의 상주균 수를 감소시켜, 미생물의 전파를 감소시킨다.
2. **모든 멸균꾸러미의 포장상태, 오염과 습기를 확인한다[그림 1].**
   이론적 근거: 습기, 개방된 포장, 육안으로 보이는 오염은 더 이상 멸균 상태가 아니므로 사용하지 않아야 한다.
3. **준비하는 동안 멸균영역 쪽으로 등을 돌려서는 안 되고 손을 멸균 영역 아래로 내리면 안 된다.**
   이론적 근거: 멸균영역을 확실히 하기 위함이다.
4. **멸균꾸러미의 외부 포장지를 제거하고 내부 포장지를 작업대의 중앙, 허리선 위에 놓는다. 모퉁이 덮개는 영역의 가장자리에 위치시킨다.**
   이론적 근거: 멸균꾸러미의 멸균을 유지하고 멸균영역을 오염시키지 않으면서 꾸러미를 개방하는 방법이다.
5. **손이 멸균영역 위를 가로지르지 않도록 주의하면서 간호사의 가장 먼 쪽의 멸균꾸러미 끝부분을 잡고 반대쪽으로 연다[그림 2].**
   이론적 근거: 멸균영역의 멸균성을 유지한다.
6. **같은 방법으로, 오른쪽 끝부분은 오른손으로 왼쪽 끝부분은 왼손으로 잡고 연다[그림 3].**
   이론적 근거: 손이 멸균영역 위를 가로지르는 것을 피하여 멸균성을 유지한다.
7. **마지막으로 옷이나 다른 물품에 닿지 않도록 주의하면서 안쪽의 포장지 끝을 잡고 간호사 쪽으로 연다[그림 4].**
   이론적 근거: 멸균영역의 멸균성을 유지한다.

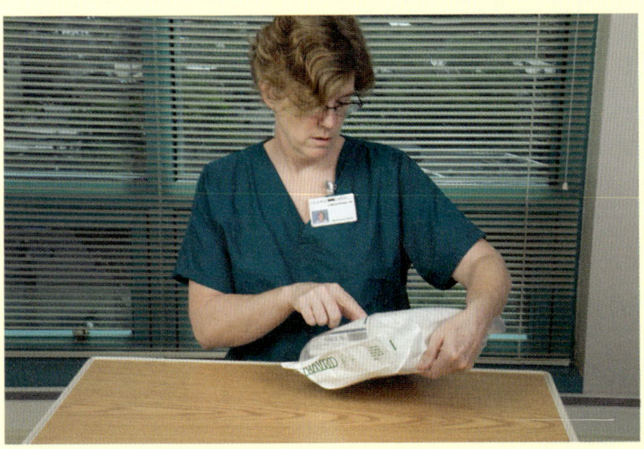

그림 1 멸균꾸러미의 포장상태, 오염이나 습기를 확인한다.

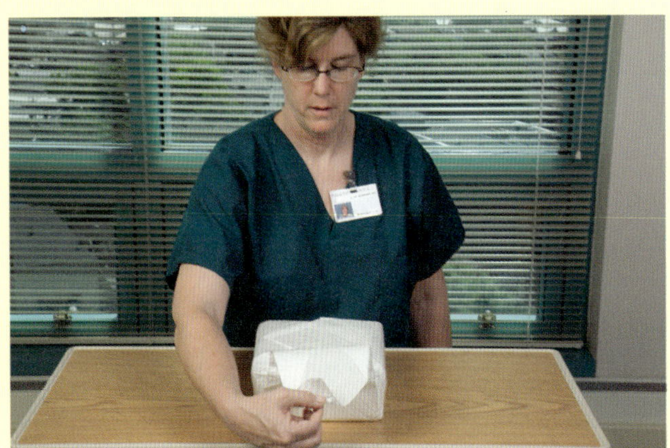

그림 2 간호사의 가장 먼 쪽의 포장지 끝을 잡고 개방한다.

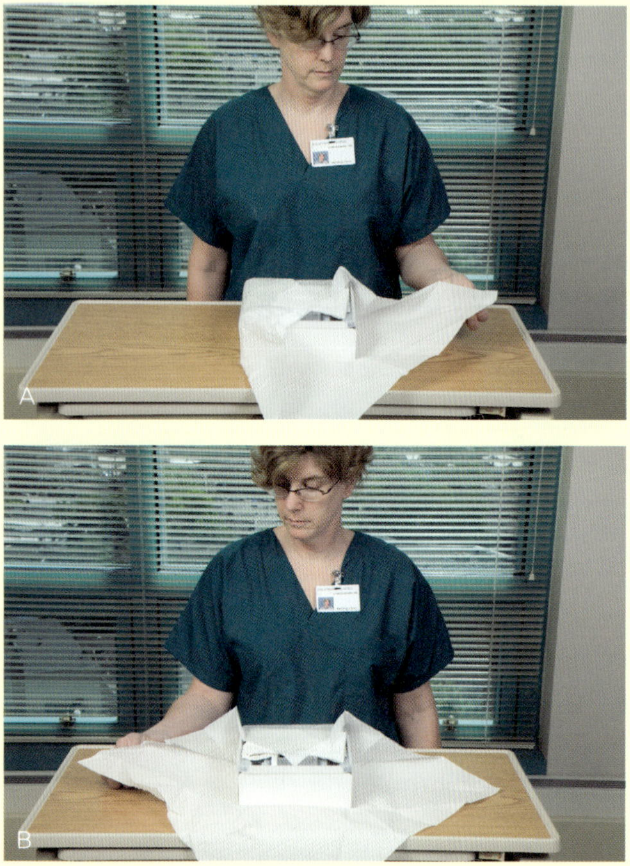

그림 3 A: 왼손으로 왼쪽 포장지 끝부분을, B: 오른손으로 오른쪽 포장지 끝부분을 잡고 개방한다.

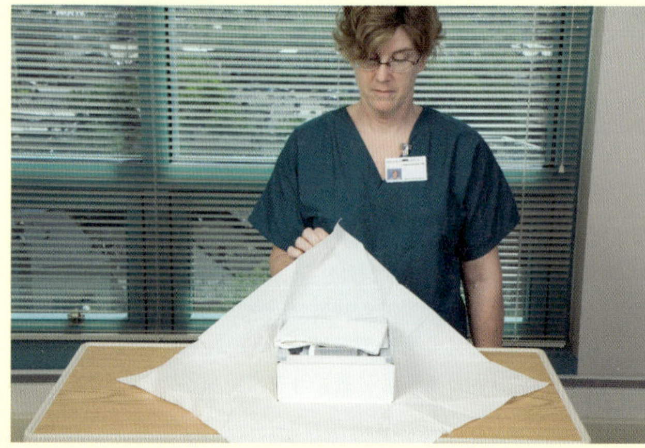

그림 4 옷에 닿지 않도록 주의하면서 가장 가까운 쪽을 개방한다.

포장된 멸균포를 이용하여 멸균영역 준비하기

1. 포장된 멸균천의 겉포장지를 벗긴다[그림 5].
   이론적 근거: 포장을 벗기기 위함이다.
2. 멸균천의 위 양쪽 가장자리를 꼬집듯이 잡고(가장자리 2.5cm 바깥 부분), 멸균천의 아랫면(아래, 방수가 되는 면)에만 손이 닿게 한다. 간호사 몸과 작업대에 닿지 않도록 주의하면서 허리보다 높이 들어올리며 겉포장지에서 완전히 벗겨지게 한다[그림 6].
   이론적 근거: 멸균천의 위 끝부분을 잡는 이유는 멸균영역을 확보하기 위함이다. 멸균천에 신체가 접촉하거나 작업대에 닿는 것은 오염으로 간주한다.
3. 멸균천의 가장자리만을 계속 잡아서 신체표면이나 작업대에 접촉되지 않게 한다.
   이론적 근거: 표면에 접촉된 것은 오염으로 간주한다.
4. 멸균천의 방수면(빛나거나 파란색인 면)이 아래로 가도록 하여 작업대 위에 멸균천을 펼친다[그림 7]. 멸균천이 다른 표면이나 물건에 닿지않게 주의한다.

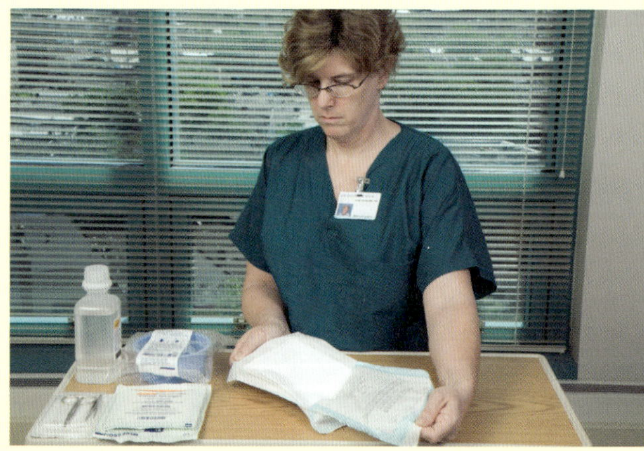

그림 5 포장된 멸균천의 겉포장지를 벗긴다.

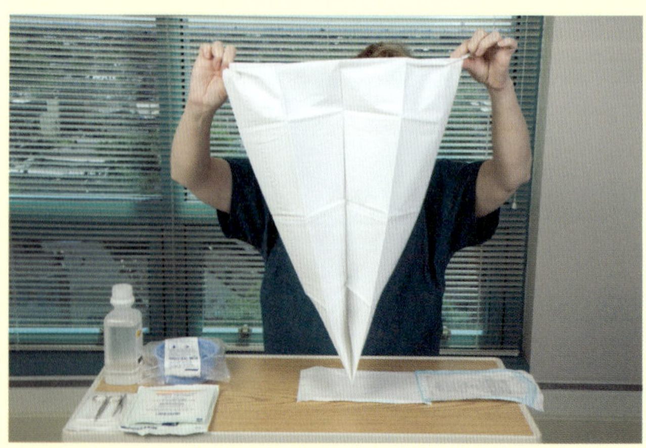

그림 6 멸균천 위 양쪽 가장자리(2.5cm)를 잡고 포장지에서 꺼내 들어 올린다. 이때 멸균천이 간호사의 몸이나 작업대 표면에 닿지 않도록 주의하면서 허리높이 위로 올린다.

절차 2-3 멸균영역 준비와 유지(계속)

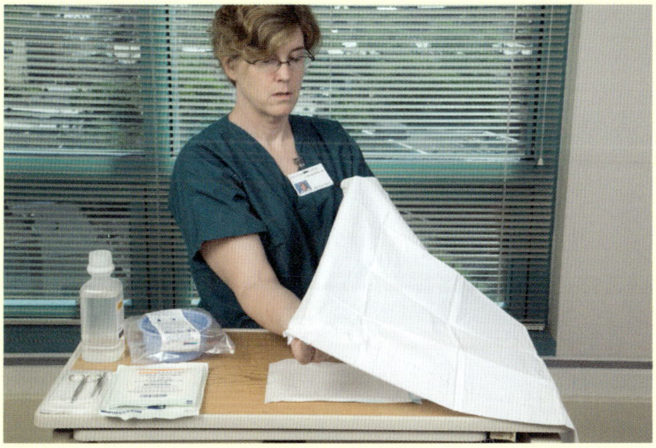

그림 7 멸균천의 방수되는 면이 아래로 가도록 하여 작업대 위에 멸균천을 펼친다.

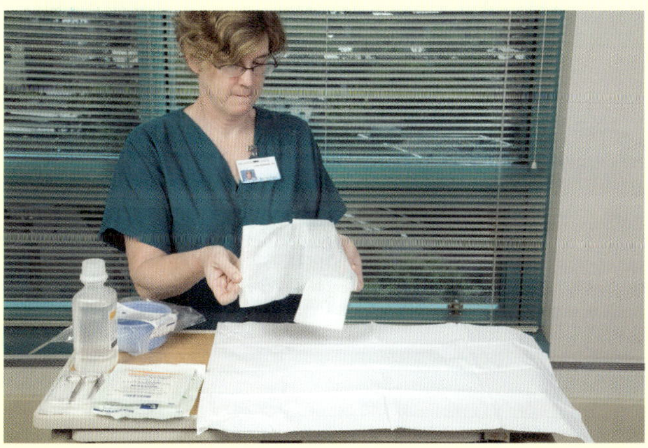

그림 8 멸균물품을 멸균영역 위 15~20cm 지점 멸균영역 중앙에 위치하도록 한다.

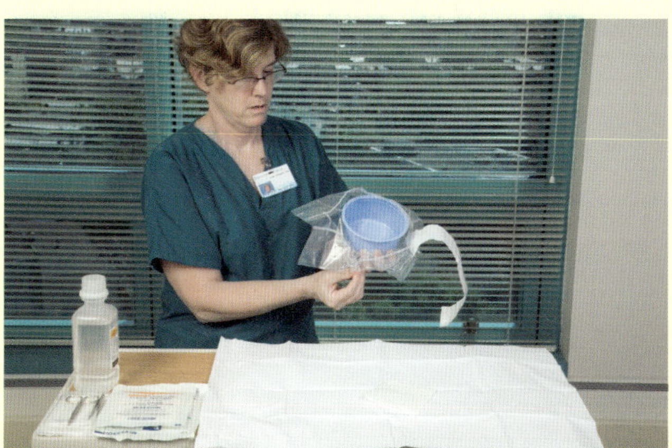

그림 9 한 손으로 멸균물품을 잡고, 다른 손으로 포장지를 개봉한다.

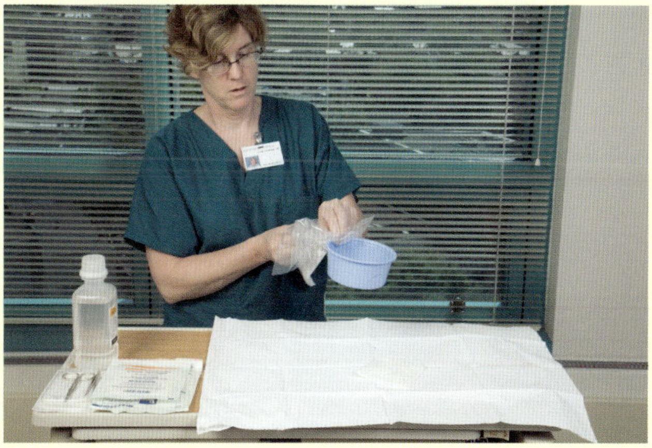

그림 10 멸균물품을 잡지 않은 손으로 외부 포장지의 가장자리를 잡고 멸균물품을 잡은 손목을 지지하면서 물품이 멸균영역 중앙에 위치하도록 떨어뜨린다.

이론적 근거: 방수되는 면은 멸균천이 젖어서 오염되는 것을 방지한다.

멸균영역에 멸균물품 추가하기

5. 포장된 멸균물품을 양손을 이용해 부분적으로 봉인된 가장자리를 벗기거나, 열려 있는 부분으로 들어올린다. 이때 손에 물품이 닿지 않도록 주의한다.
   이론적 근거: 물품의 멸균상태를 유지한다.
6. 멸균영역 위 15~20cm 지점에서 물품을 잡고 멸균영역의 중앙에 떨어뜨린다[그림 8].
   이론적 근거: 멸균영역으로부터 너무 가까운 위치에서 물품을 잡으면 손과 접촉이 생겨 영역 전체가 오염될 수 있다. 물품을 너무 높은 위치에서 잡고 있으면 물품이 멸균영역의 가장자리로 떨어질 수 있고 결과적으로 오염된다. 영역의 가장자리는 멸균되지 않은 것으로 간주한다.
7. 포장된 멸균물품은 한 손으로 잡고, 다른 손으로는 덮개를 열면서 추가한다[그림 9].
   이론적 근거: 물품의 멸균상태를 유지한다.
8. 멸균영역 위로 물품을 조심스럽게 떨어뜨리는 동안 멸균물품을 잡지 않은 손으로 포장지의 모서리를 잡으면서 멸균물품을 잡은 손의 손목을 지지한다[그림 10].
   이론적 근거: 멸균영역과 멸균물품의 멸균을 유지한다.
9. 용액의 라벨과 유효일자를 확인하고 오염 여부를 주의 깊게 관찰한다.
   이론적 근거: 올바른 용액을 사용하는지, 용액은 멸균상태인지를 확인하기 위함이다.
10. 뚜껑을 열고 평평한 면 위에 뚜껑 내부가 위를 향하게 놓는다. 뚜껑 안쪽이나 병 입구를 만지지 않는다.
   이론적 근거: 용액과 병의 멸균을 유지하기 위함이다.

절차 2-3 멸균영역 준비와 유지(계속)

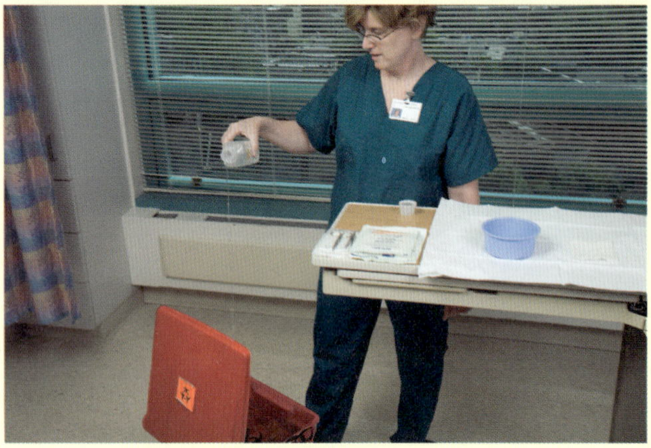

그림 11 이전에 개봉된 병의 경우, 멸균용액을 폐기물통에 소량 따라 버린다.

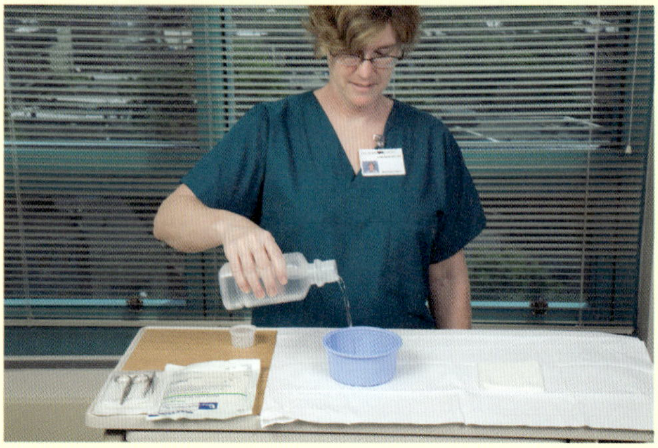

그림 12 멸균용기의 15cm 높이에서 병을 잡고 천천히 붓는다.

11. **이전에 사용했던 병이라면 멸균용액을 폐기물통에 소량 따라 버린다[그림 11].**
    이론적 근거: 병의 입구를 깨끗하게 한다.
12. **멸균영역의 15cm 위 높이에서 용액을 잡고 튀지 않게 조심하면서 천천히 붓는다[그림 12].**
    이론적 근거: 멸균영역으로 유출된 용액은 오염을 유발한다. 영역이 젖으면 미생물이 표면에서 이동할 수 있기 때문에 오염으로 간주한다.
13. **재사용할 수 있는 용액이라면 용액 병의 뚜껑을 덮고 개봉한 날짜와 시간을 라벨에 표시한다.**
    이론적 근거: 병 속의 용액을 멸균상태로 유지하고, 유효기간이 지난 용액의 사용을 피하기 위함이다.
14. **다른 물품을 추가하고 시술을 시작하기 전에 멸균장갑을 착용한다.**
    이론적 근거: 시술을 시작하기 바로 전에 멸균장갑을 착용하는 것이 확실한 멸균을 보장한다.

기록

- 대상자에게 위험할 수 있는 멸균영역의 오염이 일어나지 않는다면 보통 기록은 필요하지 않음.

가정간호 시 고려사항

- 가정에서 멸균영역을 확보하기 위해서 깨끗한 영역을 선택한다. 애완동물이 자주 나타나거나 오염물질이 보이는 곳은 피한다. 표면을 깨끗이 하기 위해 알코올을 사용할 수도 있다. 가정에서는 멸균보다는 청결기술을 사용한다.
- 가정에서는 미리 포장되고 물품이 모두 들어 있는 1회용 멸균꾸러미를 편리하게 사용할 수 있다.
- 오염물질을 처리하기 위해 방수성 비닐봉지를 사용한다.

협력과 위임

- 적절하게 훈련받은 간호보조인력이 분만실과 수술실과 같은 특별한 영역에서 멸균영역을 관리하기도 한다.
- 함께 일하는 모든 직원은 멸균영역에서 오염을 발견했을 때, 다시 멸균영역이 확보될 수 있도록 알릴 책임이 있다.
- 때때로 멸균장갑을 착용한 사람이 멸균물품이 필요할 때마다 꺼내서 건네주는 것이 더 편리할 수도 있다.

절차 2-3 멸균영역 준비와 유지(계속)

자가학습 체크리스트

수행항목	충분	부족	안 함
포장된 멸균꾸러미를 이용하여 멸균영역 준비하기			
1. 손을 씻는다.			
2. 모든 멸균꾸러미의 포장상태, 오염과 습기를 확인한다.			
3. 준비하는 동안 멸균영역 쪽으로 등을 돌려서는 안 되고 손을 멸균영역 아래로 내리면 안 된다.			
4. 멸균꾸러미의 겉포장지를 제거하고 내부 포장지를 작업대의 중앙, 허리선 위에 놓는다. 모퉁이 덮개는 영역의 가장자리에 위치시킨다.			
5. 손이 멸균영역 위를 가로지르지 않도록 주의하면서 간호사 가장 먼 쪽의 꾸러미 끝부분을 잡고 반대쪽으로 연다.			
6. 같은 방법으로, 오른쪽 끝부분은 오른손으로 왼쪽 끝부분은 왼손으로 잡고 연다.			
7. 마지막으로 옷이나 다른 물품에 닿지 않도록 주의하면서 안쪽의 포장지 끝을 잡고 간호사 쪽으로 연다.			
포장된 멸균포를 이용하여 멸균영역 준비하기			
1. 포장된 멸균포의 겉포장지를 벗긴다.			
2. 멸균포의 위 가장자리를 잡고(가장자리 2.5cm 바깥 부분), 간호사의 신체나 작업대에 닿지 않도록 주의하면서 허리보다 높이 들어올린다.			
3. 멸균포의 가장자리만을 계속 잡아서 신체 표면이나 작업대에 접촉되지 않게 한다.			
4. 멸균천의 방수면(빛나거나 파란색인 면)이 아래로 가도록 하여 작업대 위에 멸균천을 펼친다.			
멸균영역에 멸균물품 추가하기			
5. 포장된 멸균물품을 부분적으로 봉해진 부분에서 양손으로 뒤로 벗기거나, 열린 부분으로 들어 올린다. 이때 손에 물품이 닿지 않도록 주의한다.			
6. 멸균영역 위 15~20cm 지점에서 물품을 잡고 멸균영역의 중앙에 떨어뜨린다.			
7. 포장된 멸균물품은 한 손으로 잡고 다른 손으로는 덮개를 열면서 추가한다.			
8. 멸균영역 위로 물품을 조심스럽게 떨어뜨리는 동안 멸균물품을 잡지 않은 손으로 포장지의 모서리를 잡으면서 멸균물품을 잡은 손의 손목을 지지한다.			
멸균영역에 멸균용액 추가하기			
9. 용액의 라벨과 유효일자를 확인하고 오염 여부를 주의 깊게 관찰한다.			
10. 뚜껑을 열고 편평한 면 위에 뚜껑 내부가 위를 향하게 놓는다. 뚜껑 안쪽이나 병 입구를 만지지 않는다.			
11. 이전에 사용했던 병이라면 멸균용액을 폐기물통에 소량 따라 버린다.			
12. 멸균영역의 15cm 위 높이에서 용액을 잡고 튀지 않게 조심하면서 천천히 붓는다.			
13. 재사용할 수 있는 용액이라면 용액 병의 뚜껑을 덮고 개봉한 날짜와 시간을 라벨에 표시한다.			
14. 다른 물품을 추가하고 시술을 시작하기 전에 멸균장갑을 착용한다.			

절차 2-4 멸균장갑 착용하기와 벗기

실습목적 1. 미생물이 손에서 멸균물품이나 개방 상처로 이동하는 것을 예방한다.

필요물품 적절한 크기의 멸균장갑
편평한 작업대

사정
- 필요한 멸균물품을 확인한다.
- 멸균장갑 포장이 건조하거나 손상되지 않았는지, 유효기간을 확인한다.
- 손톱이 짧게 다듬어졌고 보석류가 제거되었는지 확인한다.
- 장갑을 끼지 않은 손에 미생물이 자리잡을 수 있는 개방상처나 병변이 있는지 확인한다.
- 라텍스 알러지가 있는지 확인한다.

절차

장갑 착용하기

1. 손을 씻는다.
이론적 근거: 우연히 장갑에 구멍이 나거나 찢어졌을 때 옮길 수 있는 미생물의 수를 감소시키기 위해 손을 청결히 한다.

2. 각각의 면을 분리하여 겉포장지를 제거한다[그림 1].
이론적 근거: 우연히 장갑이 열리거나 오염되는 것으로부터 속포장지를 보호한다.

3. 속포장지를 허리 높이의 깨끗하고 편평한 면에 놓는다. 속포장지의 외면을 잡고 펼치며 장갑이 속포장 안쪽에 위치하도록 한다[그림 2].
이론적 근거: 허리선 아래의 물품은 오염된 것으로 간주한다. 포장의 안쪽 면은 멸균된 것으로 간주한다.

4. 주로 사용하는 손(dorminant hand)의 엄지와 검지로 먼저 착용할 장갑의 접어진 소매 가장자리를 잡는다. 손을 허리 위로 유지한 채 반대편 손에 장갑을 낀다. 장갑의 접힌 부분은 그대로 둔다[그림 3].
이론적 근거: 손의 피부와 맞닿게 펼쳐진 끝의 안쪽 면은 일단 닿으면 멸균상태가 아니다. 맨손으로 장갑을 낀 손을 만지면 오염된다.

5. 장갑을 낀 손으로 두 번째 장갑의 접힌 부분 아래로 넣은 다음, 다른 손에 장갑을 끼우고 손목까지 장갑을 당겨서 착용한다[그림 4]. 이때 장갑 낀 손의 엄지손가락을 바깥으로 하여 장갑끼지 않은 손과 닿지 않게 한다.
이론적 근거: 커프는 장갑 낀 손이 오염되는 것을 방지한다. 장갑 낀 손의 엄지는 쉽게 오염될 수 있다.

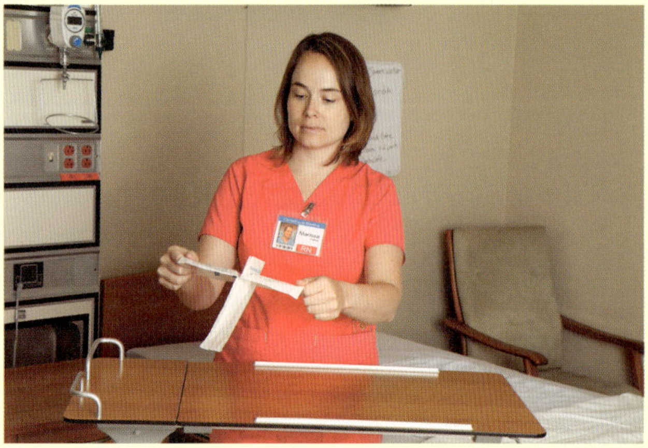

그림 1 겉포장지를 제거하기 위해 벗긴다.

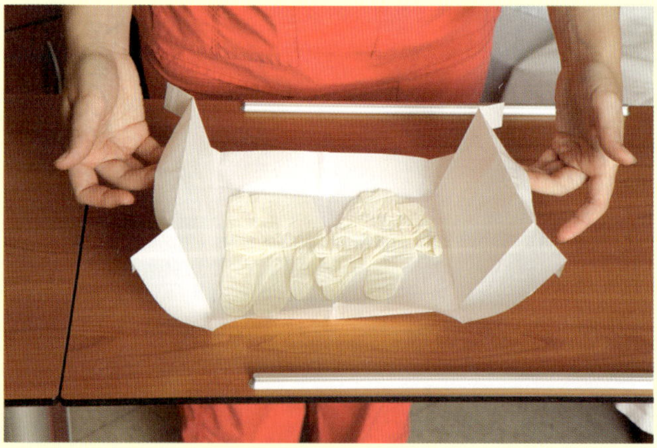

그림 2 속포장지를 열어서 장갑착용을 위한 멸균영역을 만든다.

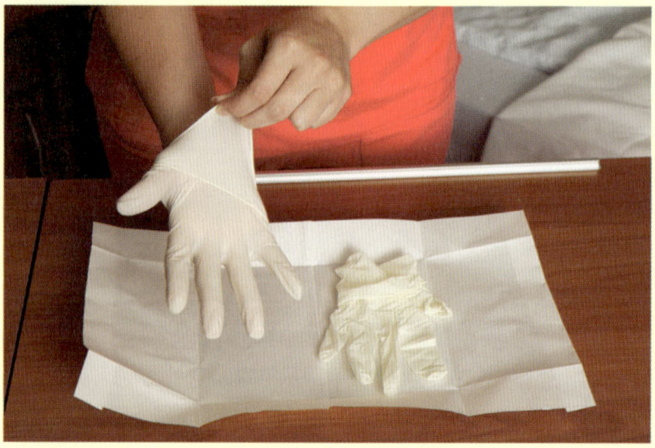

그림 3 첫 번째 장갑의 안쪽 내면을 잡고 손을 밀어 넣는다.

절차 2-4 멸균장갑 착용하기와 벗기(계속)

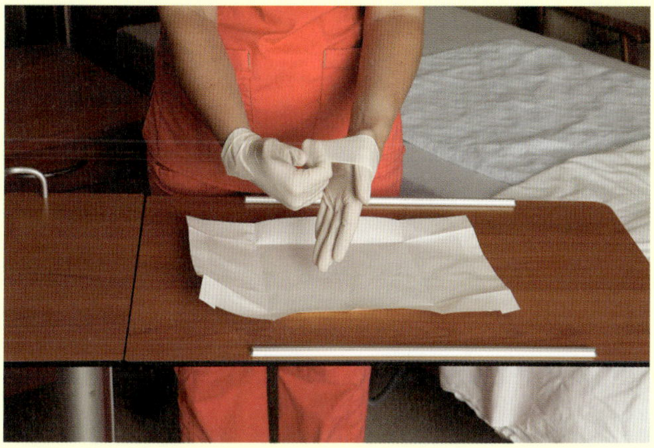

그림 4 장갑을 착용한 손으로 다른 장갑의 접힌 안쪽 면을 잡고 착용한다.

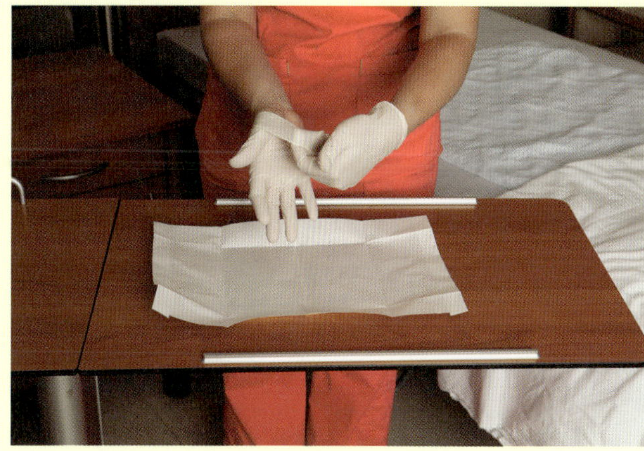

그림 6 노출된 손목에 장갑이 접촉되지 않도록 하며 장갑 외면을 잡고 벗는다.

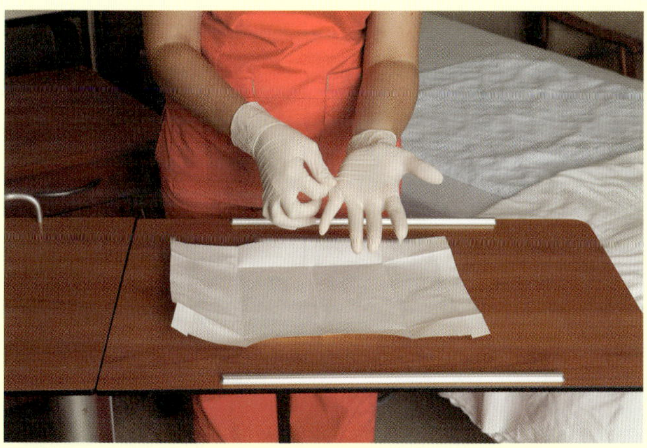

그림 5 장갑이 손에 꼭 맞게 끼고, 두 장갑 모두 멸균을 유지한다.

6. **장갑을 꼭 맞게 끼고, 손을 허리 위로 유지하고, 멸균영역만 만진다**[그림 5].
   이론적 근거: 장갑이 손가락에 잘 맞아야 잠재적 오염을 막는다.

장갑 벗기

7. **잘 쓰는 손으로 엄지손가락은 아래로 한 채 잘 쓰지 않는 손의 장갑의 바깥면을 잡는다. 노출된 손목을 만지지 않으면서 벗겨낸다**[그림 6].
   이론적 근거: 사용한 장갑의 바깥면은 오염되었기 때문에 간호사의 손목으로 미생물이 이동하는 것을 방지하기 위함이다.
8. **장갑을 벗은 손이 두 번째 장갑의 안쪽을 잡아당겨 장갑의 내면이 밖으로 뒤집어지면서 먼저 벗은 장갑이 안으로 들어가게 한다. 벗은 장갑은 폐기물통에 버린다**[그림 7].
   이론적 근거: 오염된 장갑 면이 다른 부분과 접촉하는 것을 줄여 미생물 전파의 기회를 최소화한다.

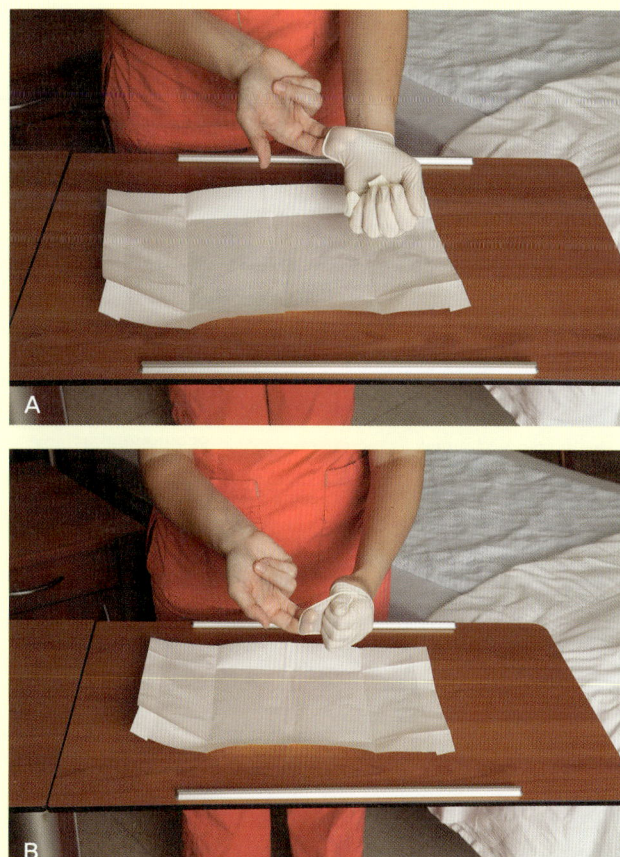

A

B

그림 7 **A:** 장갑을 벗은 손을 두 번째 장갑의 아래로 밀어넣는다. **B:** 먼저 벗은 장갑이 두 번째 장갑 안으로 들어가게 하며 두 번째 장갑을 벗는다.

절차 2-4 멸균장갑 착용하기와 벗기(계속)

9. 손을 씻는다.
   이론적 근거: 장갑이 착용된 상태였더라도 손은 오염될 수 있으며 특히 적절하게 벗겨지지 않은 경우 손이 오염된다.

기록

- 이 절차는 기록하지 않아도 됨.

가정간호 시 고려사항

- 가정에서는 대부분의 경우 멸균장갑보다는 깨끗한 장갑을 사용한다.

협력과 위임

- 장갑 착용 시 혹은 장갑은 오염시킬 수 있는 실수가 있는 경우 서로 알리도록 해야 한다. 멸균적 절차를 수행해야 하는 경우, 멸균장갑을 주고 착용하도록 한다.

자가학습 체크리스트

수행항목	충분	부족	안 함
장갑 착용하기			
1. 손을 씻는다.			
2. 각각의 면을 분리하여 겉포장지를 제거한다.			
3. 속포장지를 허리 높이의 깨끗하고 편평한 면에 놓는다. 속포장지의 외면을 잡고 펼친다.			
4. 잘 사용하는 손(dorminant hand)의 엄지와 검지로 먼저 착용할 장갑의 접힌 소매 가장자리를 잡는다. 손을 허리 위로 유지한 채 빈대편 손에 장갑을 낀다. 장갑의 접힌 부분은 그대로 둔다.			
5. 장갑을 낀 손으로 두 번째 장갑의 접힌 부분 아래로 넣은 다음, 다른 손에 장갑을 끼우고 손목까지 장갑을 당겨서 착용한다. 이때 장갑 낀 손의 엄지손가락을 바깥으로 하여 장갑끼지 않은 손과 닿지 않게 한다.			
6. 장갑을 꼭 맞게 끼고, 손을 허리 위로 유지하고, 멸균영역만 만진다.			
장갑 벗기			
7. 잘 쓰는 손의 엄지손가락은 아래로 한 채, 잘 쓰지 않는 손의 장갑의 바깥면을 잡는다. 노출된 손목을 만지지 않으면서 벗겨낸다.			
8. 장갑을 벗은 손을 두 번째 장갑의 안쪽을 잡아당겨 장갑의 내면이 밖으로 뒤집어지면서 먼저 벗은 장갑이 안으로 들어가게 한다. 벗은 장갑은 폐기물통에 버린다.			
9. 손을 씻는다.			

CHAPTER 3 투약

절차 3-1 경구 투여

실습목적

1. 안전하고 효과적이며 경제적인 경로로 투약한다.
2. 최소한의 불편감으로 약물작용의 지속성을 유지한다.

필요물품

투약기록지(MAR) 또는 전자투약기록지(EMAR)
약물보관함
일회용 약컵 또는 경구용 점적기
주스 또는 우유 및 빨대(금기가 아닌 경우)
약물분쇄기(필요한 경우)

사정

- 익숙하지 않은 약물은 간호약물핸드북, 컴퓨터자원 또는 표준화된 문헌을 이용하여 해당 약물과 관련된 정보를 찾아본다.
- 대상자의 알레르기 과거력을 사정한다.
- 대상자의 경구 투약 능력을 사정한다.
  - 의식 정도
  - 연하반사 정도
  - 오심, 구토의 유무
  - 최근 위장관계 수술 혹은 장폐색의 유무
  - 흡인기에 연결된 위영양관의 유무
  - 식이 처방
- 맥박, 혈압, 임상검사 및 투약에 영향을 미칠 수 있는 요인을 투약 전에 사정한다.
- 정확한 약물명과 용량을 확인하고, 정해진 투약시간에 투여한다.

절차

1. 의사의 처방을 정확하고 안전하게 수행하기 위해 대상자의 이름, 약물명, 용량, 경로, 시간 및 적응증 등 투약의 여섯 가지 기본원칙을 지키면서 투약기록지를 확인한다.
이론적 근거: 투약의 오류를 예방하기 위함이다.

2. 손을 씻는다.
이론적 근거: 손으로부터 약물과 기구로 미생물의 전파를 감소시킨다.

3. 약물보관함 옆에 투약기록지를 둔다.
이론적 근거: 시간을 절약하고 과실의 기회를 줄일 수 있도록 작업 환경을 조정한다.

4. 한 번에 한 대상자의 약물을 준비한다. 약물을 준비할 때 대상자의 알레르기 여부를 확인한다.
이론적 근거: 투약을 준비하는 동안의 과실을 예방한다.

5. 약물보관함에서 처방된 약물을 꺼낸다. 투약기록 또는 전자투약기록과 약물보관병의 라벨을 비교하고[그림 1], 투약의 여섯 가지 기본원칙을 확인한다. 바코드투약체계(BCMA)를 이용한다면 바코드를 스캔한다. 만일 투약기록과 약물의 라벨이 일치하지 않는다면 대상자의 차트와 투약처방을 다시 확인한다.
이론적 근거: 투약의 여섯 가지 기본원칙을 두 번 확인한다. 첫 번째 확인은 약물을 약물보관함에서 꺼낼 때 확인한다.

6. 필요하다면 정확한 약물 용량을 계산한다.
이론적 근거: 투여될 약물 용량의 과실을 예방한다.

7. 선택된 약물을 준비한다.
a. 1회 용량 약물: 포장된 1회 용량 약물을 개봉하여 약컵에 직접 넣거나 개봉하지 않고 약물 트레이에 준비한다[그림 2A].
b. 약물보관병의 약물: 정제 또는 교갑을 약물보관병 뚜껑에 붓고, 약컵에 옮겨 담는다. 여분의 정제는 약물보관병에 다시 넣는다. 준비된 모든 약물에는 라벨이 있어야 한다. 처방된 용량을 투여하기 위해서 필요한 경우, 정제를 약물 절단기로 잘라서 준비한다[그림 2B].
이론적 근거: 약물을 청결하게 준비한다. 침상에서 최종적으로 투약의 여섯 가지 기본원칙을 확인한 후, 대상자에게 약물을 투여하기 위하여

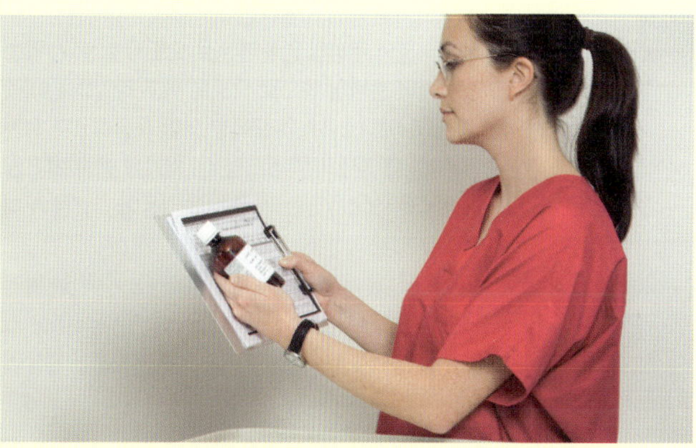

그림 1 약물명, 약물보관병의 라벨과 투약기록을 비교하여 확인한다.

절차 3-1 경구 투여(계속)

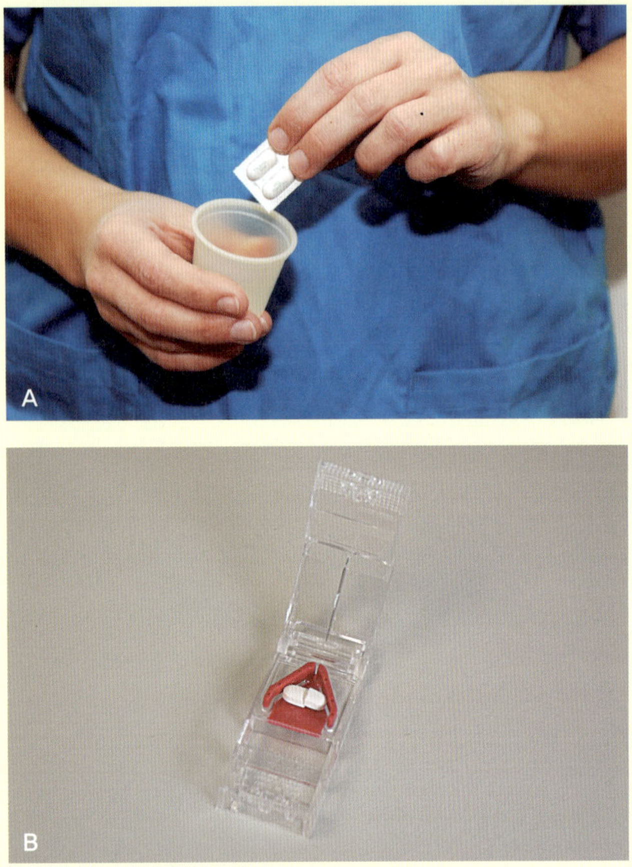

그림 2 A: 정제를 약컵에 넣는다. B: 정제를 약물절단기로 잘라서 준비한다.

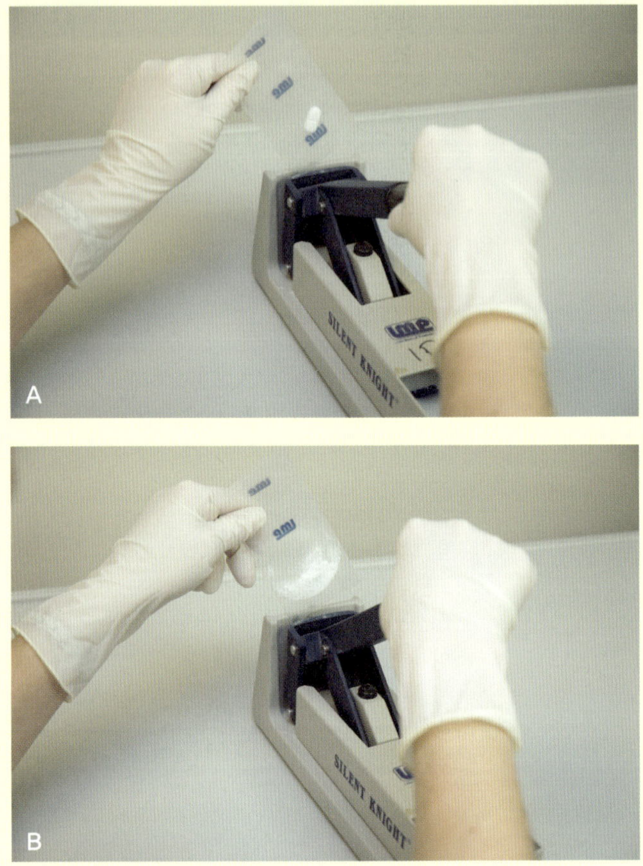

그림 3 A: 포장된 정제를 약물분쇄기에 넣는다. B: 포장된 정제가 분쇄되어 분말 형태가 된다.

모든 약물에는 라벨이 부착되어 있어야 한다.

c. 빙고카드의 약물: 정확한 약물이 담겨져 있는 둥근 덮개를 툭 꺾어서 약물을 직접 약컵에 넣는다. 이때 약물에 손을 대지 않도록 한다.

d. 연하장애: 만일 대상자가 정제를 삼키는 데 어려움이 있다면 약물분쇄기로 약물을 부드럽게 갈아서 소량의 푸딩 혹은 사과소스에 섞는다[그림 3A, 그림 3B]. 장용정이나 지속형 정제는 갈지 않도록 한다.

이론적 근거: 장용정을 갈게 되면 위점막을 자극하고, 지속형 정제를 갈게 되면 약물흡수와 약물효과의 기간이 달라진다.

e. 물약: 물 약병의 뚜껑을 열어 뚜껑의 안쪽이 위로 오도록 놓는다. 약병의 라벨이 붙어 있는 쪽이 손바닥 쪽으로 오도록 쥐고 라벨의 반대쪽 방향으로 용액을 따른다. 메니스커스의 오목한 면이 측정하고자 하는 용량의 눈금선과 일치할 때까지 따른다[그림 4]. 처방된 용량보다 많은 양은 버리고, 약병에 다시 넣지 않는다. 준비된 약물에 라벨을 부착한다.

이론적 근거: 물약을 따를 때, 물 약병의 라벨이 더러워지는 것과 물 약병의 약물이 오염되는 것을 예방한다. 침상에서 최종적으로 투약의 여섯 가지 기본원칙을 확인한 후 대상자에게 약물을 투여하기 위하여 모든 약물에는 라벨이 있어야 한다.

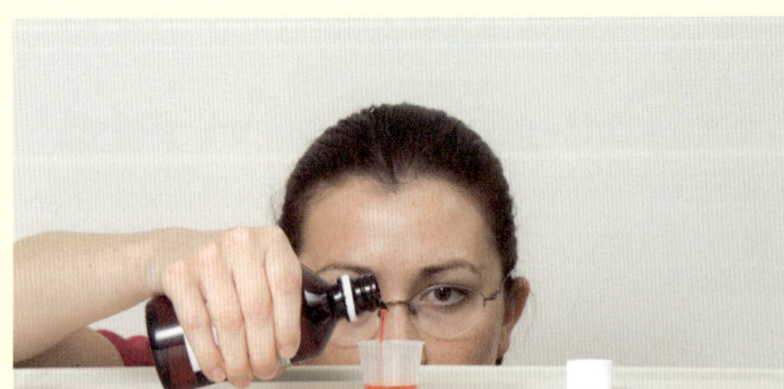

그림 4 물약을 약컵에 따른다.

8. 대상자의 방에 약물을 직접 가지고 간다. 약물만 내려놓고 대상자의 방을 떠나서는 안 된다.
   이론적 근거: 잠재적인 투약과실을 예방한다.

9. 투약기록의 대상자 이름과 두 가지 확인지표를 사용하여 대상자를 확인한다(예: 이름, 의무기록번호, 주민등록번호 또는 생년월

절차 3-1 경구 투여(계속)

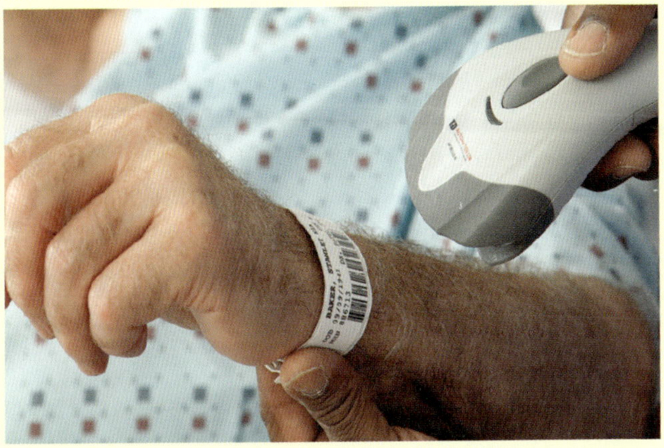

그림 5 바코드투약체계를 이용한 대상자 신원확인용 팔찌를 스캔한다.

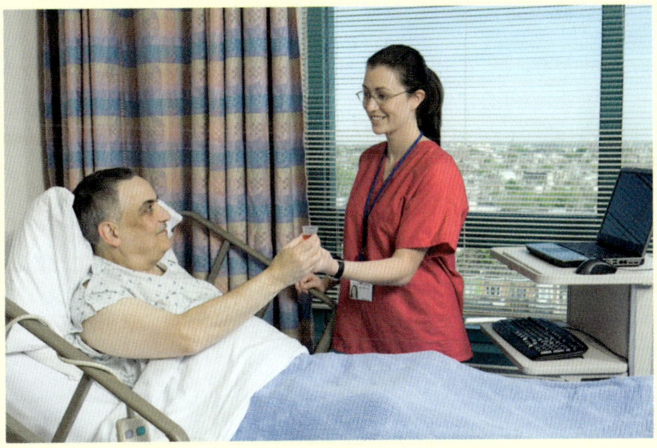

그림 7 대상자에게 투여할 약물을 준다.

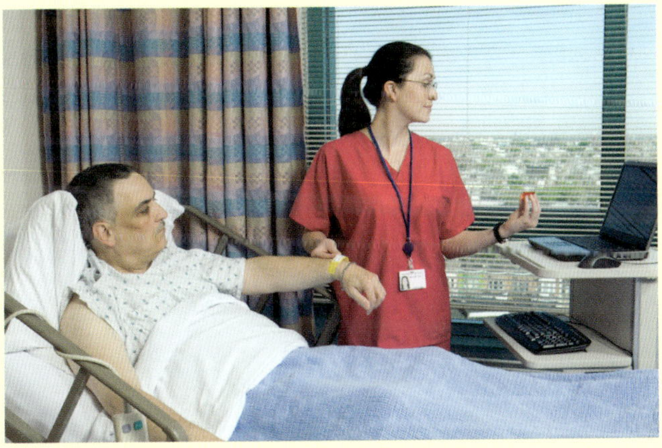

그림 6 약물을 투약기록과 비교하여 확인하면서 투약의 여섯 가지 기본원칙을 재확인한다.

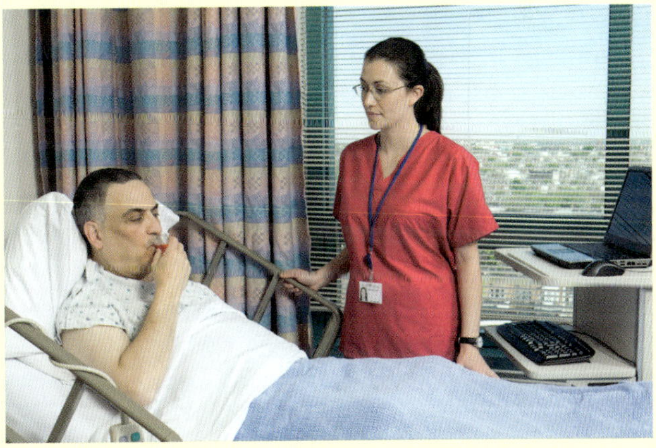

그림 8 대상자가 모든 약물을 삼킬 때까지 대상자 곁에 머문다.

일). 만일 대상자가 신원확인용 팔찌를 착용하고 있지 않다면 약물을 투여하지 않는다. 바코드투약체계(BCMA)를 이용한다면 대상자 신원확인용 팔찌를 스캔한다[그림 5].

이론적 근거: 꼼꼼하게 확인하여 대상자에게 정확한 약물을 투여하도록 한다.

10. 특정 약물을 투여할 때 필요로 하는 투약 전 사정(예: 혈압, 맥박)을 한다.
이론적 근거: 맥박 또는 혈압을 떨어뜨리는 작용을 하는 약물의 안전한 투약을 위하여 투약 전에 필요한 사정을 한다.

11. 투약기록과 비교하여 확인하면서 투약의 여섯 가지 기본원칙을 재확인한다[그림 6]. 다음 번에 대상자에게 투여할 약물을 일회용량으로 준비할 때 투약의 여섯 가지 기본원칙을 확인하기 전이면 약물을 개봉하지 않은 채로 약컵에 담아둔다.
이론적 근거: 투약의 여섯 가지 기본원칙의 두 번째 확인은 약물을 대상자에게 투여하기 전에 한다.

12. 대상자에게 약물을 투여하는 목적을 설명한다.
이론적 근거: 대상자의 권리를 보호하고 치료에 대상자의 참여를 격려하고 약물에 대한 교육을 시작한다. 대상자는 일상적인 자신의 약물요법에 대한 실수를 발견할 수 있다.

13. 가능하면 대상자가 앉은 자세를 취하도록 돕는다. 대상자에게 약컵과 물을 준다[그림 7].
이론적 근거: 앉은 자세는 삼키는 것을 돕고 흡인을 예방한다.

14. 대상자가 손으로 약컵을 잡을 수 없으면 약컵을 대상자의 입 가까이 대서 약물을 대상자의 입으로 넣는다. 만일 정제 또는 교갑(캡슐)을 바닥에 떨어뜨리면 버리고 다시 준비한다.
이론적 근거: 바닥에 떨어진 약은 오염된 것으로 간주한다.

15. 대상자가 모든 약물을 삼킬 때까지 대상자 곁에 머문다[그림 8]. 대상자에게 인지장애가 있거나 연하장애가 있다면 약물을 잘 삼켰는지 대상자의 입 안을 살펴본다.
이론적 근거: 간호사는 처방된 약물을 대상자에게 정확하게 투여할 책임이 있다.

절차 3-1 경구 투여(계속)

16. 사용한 물품을 버리고 손을 씻는다.

17. 투약시간과 투약 전 사정 자료를 기록한다. 필요시 처방에 의해 약물을 투여하였으면 투약의 효율성에 대해 사정한 자료와 투약 후 사정시간을 기록한다. 약물이 투여시간에 대상자에게 투약되지 않았으면 표기한다(일반적으로 투약기록지에 투여되지 않은 약물을 원으로 그려서 표기한다). 그리고 약물이 대상자에게 투여되지 못한 이유를 기록한다.

    이론적 근거: 법적 기록을 유지하고 잠재적 의료과실을 예방한다. 약물의 효과가 나타나는 시간에 대상자의 반응을 평가한다(예: 경구 투여 30~45분 후).

기록

2017/7/15 08:00 – 대상자는 통증사정척도(VAS) 0~10점 중 7점의 통증을 느끼고 있음. 열이 나고 피로해 보였으며 왼쪽 배를 움켜지고 있었음. 옥시코돈(oxycodone) 5mg을 경구로 투여함. 대상자는 경구투여 30분 후에 2점으로 통증이 감소함. 대상자는 편안해 보이며 침대머리를 30° 올린 상태에서 편안하게 쉬고 있음. 30분 후에 재사정할 것임.
– RN 김영희

생애주기별 고려사항

유아와 아동

- 5세 이하 아동에게는 경구용 약물 형태의 정제와 교갑을 권장하지 않는다. 5세 이하 아동은 정제와 교갑을 안전하게 삼킬 수 없다. 그러므로 아동에게 투여하는 가장 일반적인 약물 형태는 물약이다. 유아에게 소량의 약물을 투여할 때는 눈금 있는 점적기로 측정한다. 약품을 생산한 회사마다 점적기의 크기가 서로 다를 수 있으므로 약물용량의 정확한 측정을 위하여 약물에 따라 구분하여 사용한다.
- 간호사가 투여하는 것이 사탕이 아니라 약물이라는 사실을 아동이 알도록 한다.
- 가능한 경우, 약물을 복용할 때 함께 섭취할 음료수의 종류를 아동이 선택할 수 있도록 한다.

노인

- 노화가 진행됨에 따라 정상적인 생리기능의 변화에 따른 타액의 감소로 인한 구강건조와 식도 청소율 지연으로 연하장애가 있을 수 있다. 이러한 문제점은 경구용 약물을 섭취하는 대상자의 능력에 영향을 미칠 수 있으므로 필요한 경우에는 물약의 형태를 이용한다.
- 노화가 진행됨에 따라 위 연동운동, 위산도, 결장운동성이 감소하면 경구용 약물을 복용하는 대상자의 능력에 영향을 미친다.
- 노인에게 부적절한 투약 목록을 참조한다.

가정간호 시 고려사항

- 대상자 또는 돌봄제공자의 약물치료에 대한 지식을 사정한다.
- 대상자의 감각기능(시력, 청력, 촉각)을 사정하여 투약을 위한 특별한 교육과 전략이 필요한지 결정한다. 투약과 관련된 교육을 할 때, 대상자가 안경 또는 청력보조기를 착용하도록 한다.
- 관절염이 있는 대상자는 아동보호용으로 장착된 약물의 뚜껑을 개봉하는 데 어려움이 있을 수 있으므로 약물을 제조하는 약사에게 특수포장을 의뢰할 수 있다.
- 대상자의 읽기 능력을 사정한다. 대상자는 준비된 책자 또는 약물명을 읽지 못할 수 있다.
- 대상자 또는 돌봄제공자에게 투약의 목적, 약물 용량, 투약 시간 및 일반적인 부작용과 투약과 관련된 문제가 발생하면 누구에게 도움을 요청해야 하는지, 투약시간에 투약을 하지 못한 경우에는 어떻게 해야 하는지에 대한 내용을 설명한다.
- 안전한 투약을 위한 지침을 제공한다: 유효기한이 지난 약물의 폐기, 아동의 손이 닿지 않는 곳에 약물 보관, 약물의 냉장보관
- 필요하다면 대상자의 정확하고 안전한 투약과 관련된 교육용 도구를 개발한다.
- 교육용 도구의 사용을 포함한 대상자 교육내용을 기록한다.

협력과 위임

- 분명하지 않은 처방은 명확히 한다. 불분명하거나 승인되지 않은 약어를 사용한 처방은 받아들이지 않는다.
- 대상자의 상태 변화로 인한 투약처방의 변경이 필요하면 처방자에게 알린다.
- 간호보조인력이 대상자에게 투약하지 않도록 한다. 간호사는 간호보조인력이 대상자를 돌보도록 할 때, 치료적 효과와 부작용을 관찰하고 보고하는 법을 교육한다. 그리고 대상자에게 어떤 불편감이나 상태 변화가 발생하면 간호사에게 즉각 알리도록 교육한다.

절차 3-1 경구 투여(계속)

자가학습 체크리스트

수행항목	충분	부족	안 함
1. 의사의 처방을 정확하고 안전하게 수행하기 위해서 대상자의 이름, 약물명, 용량, 경로, 시간 및 적응증 등 투약의 여섯 가지 기본원칙을 확인하면서 투약기록지를 기록한다.			
2. 손을 씻는다.			
3. 약물보관함 옆에 투약기록지를 둔다.			
4. 한 번에 한 대상자의 약물을 준비한다. 약물을 준비할 때 대상자의 알레르기 여부를 확인한다.			
5. 약물보관함에서 처방된 약물을 꺼낸다. 투약기록 또는 전자투약기록과 약물보관병의 라벨을 비교하고 투약의 여섯 가지 기본원칙을 확인한다.			
6. 필요하다면 정확한 약물 용량을 계산한다.			
7. 선택된 약물을 준비한다. a. 1회 용량 약물: 포장된 1회 용량 약물을 개봉하여 약컵에 직접 넣거나 개봉하지 않고 약물 트레이에 준비한다. b. 약물보관병의 약물: 정제 또는 교갑을 약물보관병 뚜껑에 붓고, 약컵에 옮겨 담는다. c. 빙고카드의 약물: 정확한 약물이 담겨 있는 둥근 덮개를 꺾어서 약물을 직접 약컵에 넣는다. d. 연하장애: 만일 대상자가 정제를 삼키는 데 어려움이 있으면 약물분쇄기로 약물을 부드럽게 갈아서 소량의 푸딩 혹은 사과소스에 섞는다. e. 물약: 메니스커스의 오목한 면이 측정하고자 하는 용량의 눈금선과 일치할 때까지 따른다.			
8. 대상자의 방에 약물을 직접 가지고 간다.			
9. 투약기록의 대상자 이름과 대상자의 이름을 물어 대상자를 확인하고, 입원팔찌와 투약기록의 대상자 이름을 비교하여 대상자를 확인한다.			
10. 특정 약물을 투여할 때 필요한 투약 전 사정을 한다.			
11. 투약기록과 비교하여 확인하면서 투약의 여섯 가지 기본원칙을 재확인한다.			
12. 대상자에게 약물을 투여하는 목적을 설명한다.			
13. 가능하면 대상자가 앉은 자세를 취하도록 돕는다. 대상자에게 약컵과 물을 준다.			
14. 대상자가 모든 약물을 삼킬 때까지 대상자 곁에 머문다.			
15. 사용한 물품을 버리고 손을 씻는다.			
16. 투약시간과 투약 전 사정 자료를 기록한다.			

절차 3-2 정량식 분무흡입기를 통한 약물투여

실습목적 1. 기관과 폐에 정해진 용량의 약물을 투여한다.

필요물품
목욕수건 1~2장
투약기록지(MAR) 또는 전자투약기록지(EMAR)
약물통(medication canister)
흡입용 마우스피스
스페이서(spacer)
회음부 간호를 위한 일회용 청결장갑

사정
- 대상자의 병력, 투약력, 알레르기 상태를 검토한다.
- 처방된 약물의 형태, 용량, 투여경로를 확인한다.
- 대상자의 호흡기계 상태(호흡의 용이성, 호흡수, 보조근 사용, 호흡음)를 사정한다[그림 1].

절차

1. **의사의 처방을 정확하고 안전하게 수행하기 위해 대상자의 이름, 약물명, 용량, 경로, 시간 및 적응증 등 투약의 여섯 가지 기본원칙을 지키면서 투약기록지를 확인한다(절차 3-1, 단계 1~6 참조).**
   이론적 근거: 투약오류를 예방하기 위함이다.

2. **두 가지 확인지표를 사용하여 대상자를 확인한다.**
   이론적 근거: 대상자에게 올바르고 적절한 사정이나 치료를 받도록 제공하며, 오류를 감소시킨다.

3. **문을 닫거나 커튼을 치고 대상자에게 투약과정을 설명한다.**
   이론적 근거: 대상자의 사생활을 보호하고, 대상자가 지침에 따르도록 불안을 감소시킨다.

4. **대상자가 앉거나 서 있는 자세를 취하도록 한다. 투약의 여섯 가지 기본원칙을 재확인한다.**
   이론적 근거: 앉거나 선 자세에서는 흉곽이 완전히 확장되므로 약물이 깊게 흡입된다. 투약의 여섯 가지 기본원칙의 두 번째 확인은 대상자에게 투약을 투여하기 전에 이루어진다. 잠재적 투약과실을 최소화하기 위하여 여섯 가지 기본원칙을 반드시 확인한다.

5. **약물통, 흡입용 마우스피스, 스페이서(필요한 경우)를 준비하고 정리한다. 마우스피스의 끝에 금속관을 삽입하여 약물통을 흡입용 마우스피스에 장착한다. 약물통을 여러 번 흔든다.**
   이론적 근거: 약물통을 흔들어서 약물을 고루 혼합하여 정해진 용량이 전달되도록 한다.

6. **절차 6~8단계는 한 단계씩 올바르고 부드럽게 진행한다. 대상자에게 구강을 통해 숨을 내쉬도록 한다[그림 2].**
   이론적 근거: 폐를 비우면 약물이 더 깊게 흡입된다.

7. **마우스피스를 대상자의 구강으로부터 1~2인치 떨어진 곳에 위치하도록 한다. 대상자에게 입을 통해 천천히 숨을 쉬도록 한다. 대상자가 스페이서를 사용하면, 대상자에게 스페이서의 마우스피스를 약물이 새지 않도록 입술로 잘 막으면서 물도록 한다. 대상자가 흡입을 시작하면 약물통을 눌러서 1회 용량의 약물이 분사되도록 한다[그림 3].**
   이론적 근거: 입으로부터 1~2인치 떨어진 곳에서 약물이 분사되어 구인두를 통해서 소화기계로 삼켜지지 않고 기관지를 통해서 약물이 정확하게 기도로 흡입되도록 한다.

8. **대상자에게 10초간 숨을 참도록 한다(가능한 경우). 그 다음 입술을 오므리고 천천히 숨을 내쉬도록 한다[그림 4].**
   이론적 근거: 약물의 완전한 흡수를 돕는다.

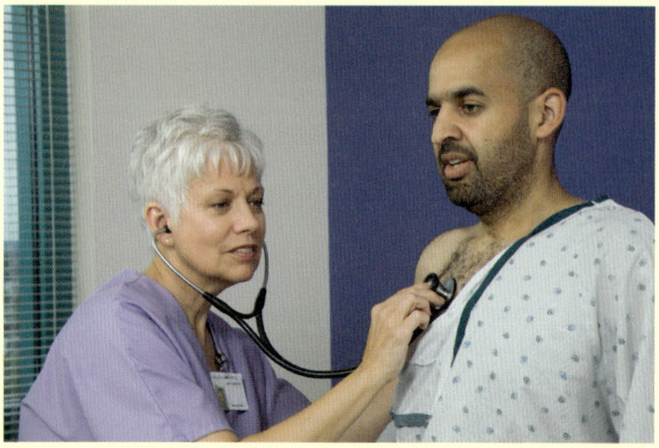

그림 1 대상자의 호흡기 상태를 사정한다.

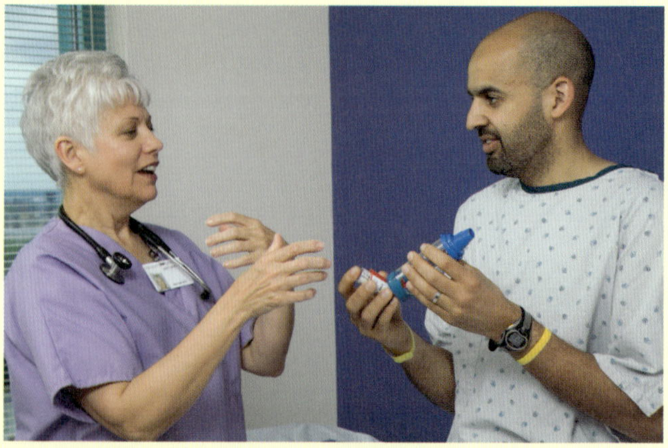

그림 2 대상자에게 구강을 통해 숨을 내쉬도록 한다.

절차 3-2 정량식 분무흡입기를 통한 약물투여(계속)

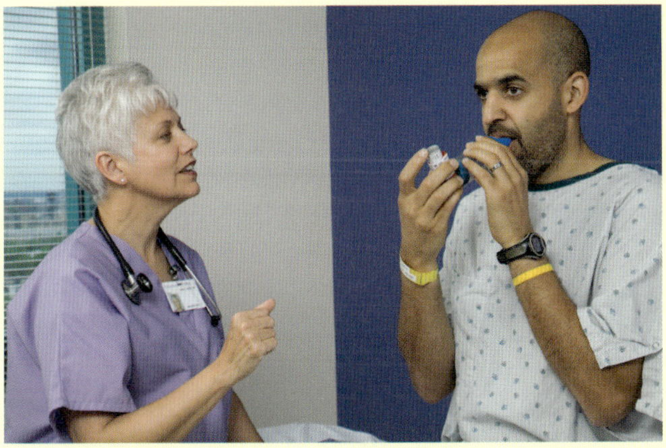

그림 3 스페이서의 마우스피스를 약물이 새지 않도록 입술로 잘 막으면서 물고 약물통을 눌러서 1회 용량의 약물을 흡입한다.

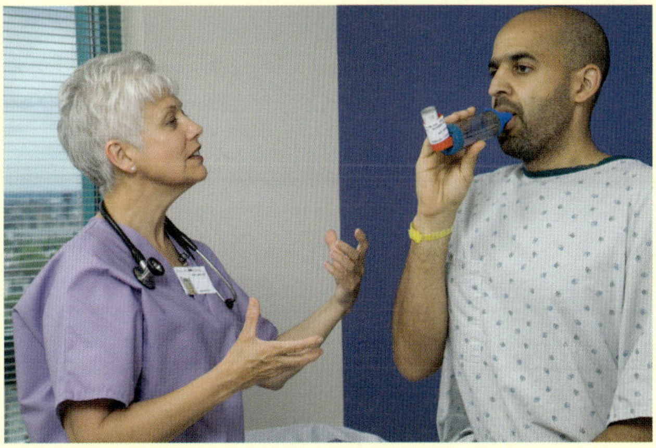

그림 4 대상자에게 10초간 숨을 참도록 한다.

9. **정량식 분무흡입기(MDI)를 이용한 두 번째 약물흡입 또는 다른 종류의 약물흡입은 적어도 1분 정도 기다린 후 투여하도록 한다. 다른 흡입용 약물을 투여하기 전에 정량식 분무흡입기로 기관지 확장제를 먼저 투여한다.**
   이론적 근거: 첫 번째로 분사된 용량이 분포되어 흡수될 때까지 기다린다. 첫 번째로 기관지 확장제를 흡입하면 기도가 개방되어 그 다음에 흡입되는 약물의 빠른 흡수를 돕는다. 일반적으로 2회 흡입이 처방된다.
10. **손을 씻고 마우스피스를 깨끗이 닦는다. 대상자가 스테로이드 약물을 흡입한 경우에는 입을 헹구도록 한다.**
   이론적 근거: 손과 물품을 깨끗이 닦으면 감염의 전파는 최소화되고 흡입의 효율성은 최대화된다. 입 안에 흡입된 스테로이드 약물이 남아 있으면 구강에 진균 감염이 발생할 수 있다.
11. **호흡의 용이성, 호흡수, 보조근 사용 및 호흡음을 재사정한다.**
   이론적 근거: 추후 사정은 흡입된 약물의 효율성을 평가할 수 있는 자료를 제공한다.
12. **투약과 투약 전후의 대상자 상태를 기록한다.**
   이론적 근거: 약물의 효율성이 포함된 기록은 대상자 기록의 정확성을 유지하도록 하고 투약과실을 예방한다.

스페이서 사용(정량식 분무흡입기)

13. **흡입용 마우스피스에 스페이서(spacer)를 부착한다. 대상자에게 숨을 내쉬고 입 안에 마우스피스를 넣고 입술을 부드럽게 단도록 한다. 약물통을 누르고 대상자가 약물을 흡입하도록 한다. 대상자가 깊은 호흡을 할 수 없다면, 스페이서를 통해서 약물이 흡입되도록 2~3회 짧은 숨을 쉬도록 한다.**
   이론적 근거: 흡입용 마우스피스에 부착된 스페이서는 약물용량을 보유하여 천천히 그리고 깊은 흡입이 어려운 대상자와 약물이 흡입되는 동시에 약물통을 누를 수 없는 대상자가 충분한 약물을 흡입할 수 있도록 돕는다.

기록

2017/6/14 08:00 - RR 24, O_2 Sat 88%였으며, 청진 시 천명음과 거친 수포음이 들리고 호흡곤란을 호소하여 암부테롤(albuterol) 복용과 함께 스페이서를 사용한 정량적 분무흡입기(MDI)를 PRN으로 사용함. 치료 후 RR 20, O_2 Sat 90%였고, 대상자는 고통이 줄었다고 표현함. 수포음과 호기 시 천명음은 여전히 들림. 30분마다 계속적으로 모니터할 것임.

- RN 김영희

절차 3-2 정량식 분무흡입기를 통한 약물투여(계속)

생애주기별 고려사항

영아와 유아

- 영유아에게 분무흡입기로 약물을 투여할 때에는 얼굴 마스크와 함께 스페이스나 분무기(nebulizer)를 사용한다.
- 돌봄제공자에게 기관지 확장제 처치가 요구되는 영유아의 증상에 대해서 교육한다.

아동과 청소년

- 학령기 아동은 학교에 있는 시간 또는 응급상황에서 자주 처치가 필요할 수 있다. 정량식 분무흡입기(MDI)의 필요성에 대한 정보를 학교의 보건교사에게 제공하여야 한다. 또한 학교의 약물사용에 관한 정책을 확인한다.
- 때때로 아동은 학교에서 정량식 분무흡입기(MDI)를 사용하는 것에 대해 당황스러워할 수 있다. 격려와 지지를 해주고 호흡기계 기능에 대한 건강교육을 한다.

성인과 노인

- 필요한 경우에는 스페이스를 사용한다. 스페이스는 특히 깊은 흡입이 어려운 대상자와 약물이 흡입되는 동시에 약물통을 누를 수 없는 대상자가 분무약물을 흡입할 수 있도록 돕는다.

가정간호 시 고려사항

- 응급상황에서 사용하는 정량식 분무흡입기(MDI)의 중요성과 의학적 처치의 도움이 필요한 시기 결정의 중요성을 강조한다.
- 정량식 분무흡입기(MDI)를 남용하지 않도록 주의를 준다.
- 감염예방을 위하여 매일 흡입기를 따뜻한 물에 헹구고, 한 주일에 2회씩 마우스피스를 비누와 물로 닦고 흐르는 물에 헹구도록 한다.
- 약물통에 약물이 부족한 경우를 대비하여 대상자에게 언제나 여분의 약물을 지니고 다니도록 교육한다. 대상자에게 흡입기의 약물통을 물이 담긴 용기에 넣어서 약물통에 약물이 어느 정도 남아 있는지 확인하는 방법을 알려준다. 약물통에 약물이 차 있을 때는 약물통이 무거워서 물 밑으로 가라앉는다. 약물통이 물 위에 떠 있으면 약물이 거의 없는 상태이므로 교체하여야 한다.

협력과 위임

- 호흡치료사는 정량식 분무흡입기(MDI) 사용법에 관한 초기 교육을 해준다. 정량식 분무흡입기(MDI)를 사용하는 대상자에게 문제가 발생하였을 경우 필요하면 호흡치료사에게 도움을 요청한다.
- 대상자의 호흡기계 증상이 악화되면 가능한 한 빨리 의사 또는 호흡기계 전문가에게 보고한다.

절차 3-2 정량식 분무흡입기를 통한 약물투여(계속)

자가학습 체크리스트

수행항목	충분	부족	안 함
1. 의사의 처방을 정확하고 안전하게 수행하기 위해서 대상자의 이름, 약물명, 용량, 경로, 시간 및 적응증 등 투약의 여섯 가지 기본원칙을 지키면서 투약기록지를 확인한다.			
2. 대상자의 이름을 물어 대상자를 확인하고, 입원팔찌와 대조하여 대상자를 확인한다.			
3. 문을 닫거나 커튼을 치고 대상자에게 투약과정을 설명한다.			
4. 대상자가 앉거나 서 있는 자세를 취하도록 한다.			
5. 투약의 여섯 가지 기본원칙을 재확인한다.			
6. 약물통, 흡입용 마우스피스, 스페이서(필요한 경우)를 준비하고 정리한다.			
7. 마우스피스의 끝에 금속관을 삽입하여 약물통을 흡입용 마우스피스에 장착한다.			
8. 약물통을 여러 번 흔든다.			
9. 마우스피스를 대상자의 구강으로부터 1~2인치 떨어진 곳에 위치하도록 한다.			
10. 대상자에게 입을 통해 천천히 숨을 쉬도록 한다.			
11. 대상자가 스페이서를 사용하면, 대상자에게 스페이서의 마우스피스를 약물이 새지 않도록 입술로 잘 막으면서 물도록 한다.			
12. 대상자가 흡입을 시작하면 약물통을 눌러서 1회 용량의 약물이 분사되도록 한다.			
13. 대상자에게 10초간 숨을 참도록 한다(가능한 경우).			
14. 그 다음 입술을 오므리고 천천히 숨을 내쉬도록 한다.			
15. 손을 씻고 마우스피스를 깨끗이 닦는다. 대상자가 스테로이드 약물을 흡입한 경우에는 입을 헹구도록 한다.			
스페이서 사용(정량식 분무흡입기)			
16. 흡입용 마우스피스에 스페이서(spacer)를 부착한다.			
17. 대상자에게 숨을 내쉬고 입 안에 마우스피스를 넣고 입술을 부드럽게 다물도록 한다.			
18. 약물통을 누르고 대상자가 약물을 흡입하도록 한다.			
19. 대상자가 깊은 호흡을 할 수 없다면, 스페이서를 통해서 약물이 흡입되도록 2~3회 짧은 숨을 쉬도록 한다.			
20. 호흡의 용이성, 호흡수, 보조근 사용 및 호흡음을 재사정한다.			
21. 투약과 투약 전후의 대상자 상태를 기록한다.			

절차 3-3 바이알에서 약물 뽑아내기

실습목적 1. 무균술을 지키면서 바이알에서 정확한 용량의 약물을 뽑아낸다.

필요물품
투약기록지(MAR) 또는 전자투약기록지(eMAR)
약이 들어 있는 바이알
바이알을 소독할 알코올솜
멸균된 주사기와 바늘
약물이 가루 형태일 경우, 용해시킬 수 있는 증류수 또는 생리식염수(필요한 경우)
필터 바늘(필요한 경우)

사정
- 처방자의 처방을 확인하고, 바늘과 주사기를 선택하기 전에 약물의 투여경로를 사정한다(예: 피하, 근육, 정맥).
- 처방된 수용성 약물의 투명도, 결정체 유무, 유효기간을 확인한다.

절차

1. 처방을 확인하고 처방된 약물명과 약물이 들어있는 바이알의 약물명을 비교하여 확인한다(절차 3-1, 단계 1~6 참조).
2. 주사기에 주사바늘을 꽂는다.
   이론적 근거: 잠재적 감염을 예방한다.
3. 바이알을 잡는다. 바이알의 약물이 재조제된 상태이거나 현탁액이면 바이알을 양 손바닥 사이에 두고 앞뒤로 굴린다[그림 1]. 이때 바이알을 흔들면 안 된다.
   이론적 근거: 굴리면 약물이 혼합되면서 골고루 분산된다. 수용성 약물을 흔들면 기포가 발생하여 정확한 측정을 방해한다.
4. 바이알의 뚜껑을 벗긴 후 알코올솜으로 바이알의 고무마개를 소독하고 바늘 뚜껑을 뺀다. 다회 용량의 약물이 들어있는 바이알(예, 사용한 인슐린)에서 약물을 뽑을 때는 바이알의 개봉날짜와 유효기간을 표기한다. 약물을 뽑아내기 전에 알코올솜으로 바이알의 고무마개를 닦는다[그림 2].
   이론적 근거: 무균상태를 유지한다.
5. 주사기의 내관을 뒤로 당겨서 처방된 약물의 용량과 동일한 용량의 공기를 주사기에 채운다. 한 손으로는 엄지손가락과 다른 손가락으로 바이알을 잡고 다른 손으로 주사바늘을 바이알 용기의 고무마개 안으로 삽입하여 바이알의 빈 공간에 공기를 주입한다. 이때 바늘 끝이 용액에 닿지 않도록 주의한다[그림 3].
   이론적 근거: 바이알에 공기를 주입하면, 바이알 내의 음압생성을 예방하여 약물을 보다 용이하게 뽑아낼 수 있다. 용액에 공기를 주입하면 기포가 생성되어 정확한 용량의 약물을 뽑아내는 것을 방해할 수 있다.
6. 바이알을 거꾸로 들고 주사기의 내관을 뒤로 당기면서 처방된 용량의 약물을 뽑아낸다. 이때는 주사바늘이 약물의 용액 내에 위치하여야 한다[그림 4].
   이론적 근거: 바이알을 거꾸로 들면 바이알로부터 약물을 뽑아낼 수 있도록 바늘이 약물 용액 내에 삽입된다.
7. 주사기의 공기방울과 여분의 약물용량은 버린다.
   이론적 근거: 공기방울이 용액에 들어가면 공간을 만들어 그 공간만큼 약물로 채울 수 없으므로 처방된 정확한 용량의 약물을 주사기에 넣기 위함이다.
8. 바이알에서 바늘을 빼고 보호덮개로 바늘을 덮는다. 손을 씻는다.
   이론적 근거: 무균술을 지키고 바늘에 찔리는 사고의 위험을 줄인다.

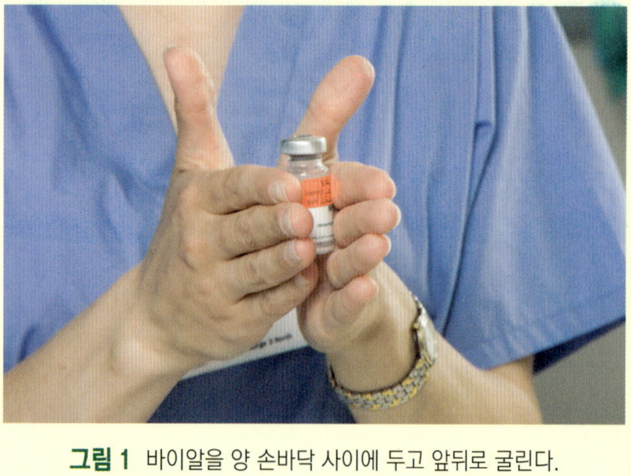

그림 1 바이알을 양 손바닥 사이에 두고 앞뒤로 굴린다.

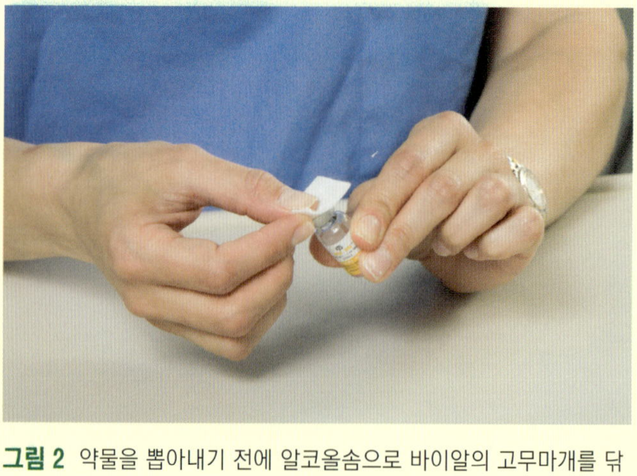

그림 2 약물을 뽑아내기 전에 알코올솜으로 바이알의 고무마개를 닦는다.

절차 3-3 바이알에서 약물 뽑아내기(계속)

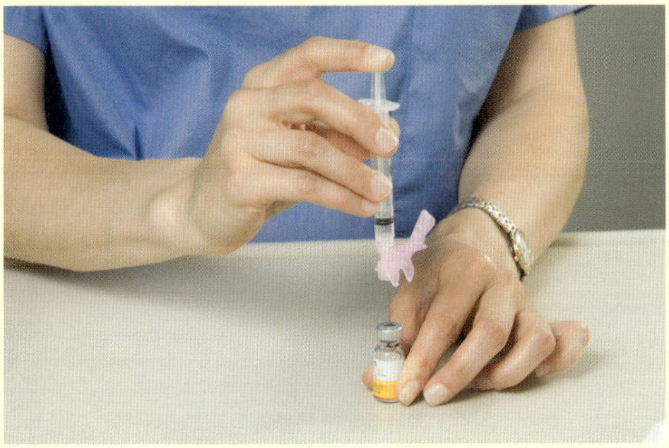

그림 3 바이알에 공기를 주입한다.

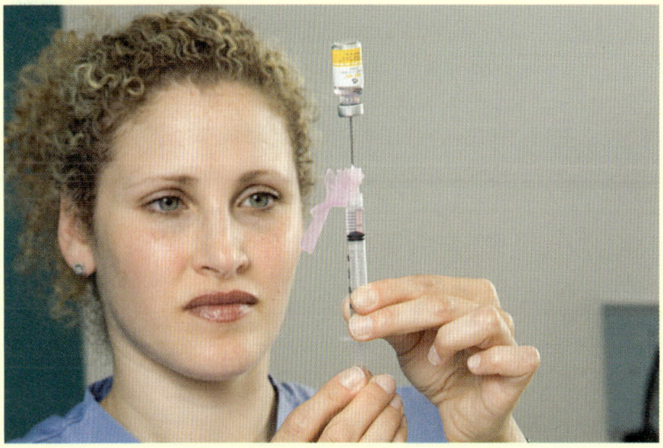

그림 4 바이알에서 약물을 뽑아낸다.

자가학습 체크리스트

수행항목	충분	부족	안 함
1. 처방을 확인하고 처방된 약물명과 약물이 들어있는 바이알의 약물명을 비교하여 확인한다.			
2. 주사기에 주사바늘을 꼽는다.			
3. 바이알을 잡는다. 바이알의 약물이 재조제된 상태이거나 현탁액이면 바이알을 양 손바닥 사이에 두고 앞뒤로 굴린다.			
4. 바이알의 뚜껑을 벗긴 후 알코올솜으로 바이알의 고무마개를 소독하고 바늘 뚜껑을 뺀다.			
5. 약물을 뽑아내기 전에 알코올솜으로 바이알의 고무마개를 닦는다.			
6. 주사기의 내관을 뒤로 당겨서 처방된 약물의 용량과 동일한 용량의 공기를 주사기에 채운다.			
7. 바이알을 거꾸로 들고 주사기의 내관을 뒤로 당기면서 처방된 용량의 약물을 뽑아낸다.			
8. 주사기의 공기방울과 여분의 약물용량은 버린다.			
9. 바이알에서 바늘을 빼고 보호덮개로 바늘을 덮는다.			
10. 손을 씻는다.			
11. 다회 용량의 약물이 들어 있는 바이알(예: 사용한 인슐린)로부터 약물을 뽑을 때는 바이알의 개봉날짜와 유효기간을 표기한다.			

절차 3-4 앰플에서 약물 뽑아내기

실습목적 1. 무균술을 지키면서 앰플에서 정확한 용량의 약물을 뽑아낸다.

필요물품
투약기록(MAR) 또는 전자투약기록(EMAR)
약물이 들어있는 앰플
멸균주사기와 바늘
필터 바늘(필요한 경우)
멸균거즈패드 또는 알코올솜

사정 절차 3-3과 같다.

절차

1. 투약 처방을 확인하고 처방된 용액과 앰플 용액이 일치하는지 확인한다(절차 3-1, 단계 1~6 참조).

2. 주사기에 주사바늘을 꼽는다. 기관의 정책에 따라 필터 바늘을 사용하기도 한다.

3. 한 손으로 앰플을 잡고 다른 쪽 손의 손톱으로 앰플의 목 부분 위를 여러 번 가볍게 친다[그림 1].
이론적 근거: 손톱으로 가볍게 치면 앰플의 목 부분 위에 있던 약물이 아래로 내려간다.

4. 알코올솜으로 앰플의 목 부위를 닦고 버린 후 멸균거즈패드 또는 알코올솜을 앰플의 목 부위에 대고 앰플의 목 부위에 그어진 선을 따라 바깥쪽으로 절단한다[그림 2].
이론적 근거: 멸균거즈는 깨진 유리 파편으로부터 손가락을 보호하고 날카로운 파편을 거즈에 걸러준다. 그리고 손에 손상을 입히는 사고를 예방한다.

5. 절단된 앰플의 목 부위는 버리고 아래 방법 중 하나를 이용하여 앰플에서 약물을 뽑아낸다.
   a. 앰플을 세워 편평한 표면에 놓고 앰플의 용액에 바늘을 삽입하고 주사기의 내관을 뒤로 당겨서 정확한 용량의 약물을 뽑아낸다. 이때 바늘이 유리 용기의 가장자리에 닿지 않도록 주의한다[그림 3].
   이론적 근거: 바늘이 앰플 용기와 접촉하면 오염된다.
   b. 앰플을 옆으로 기울인다. 정확한 용량의 약물을 뽑아낸다.
   이론적 근거: 바늘을 용액에 삽입하면 주사기의 용액에 공기가 들어가는 것을 방지하여 정확한 용량의 약물을 뽑아낸다.

6. 앰플 용액에서 바늘을 뺀다. 주사기에 정확한 용량의 약물을 채우고 여분의 약물은 버린다. 주사기에 라벨을 부착한다.
이론적 근거: 약물의 용량을 정확하게 측정한다.

7. 바늘을 보호덮개로 덮는다. 기관의 정책에 의해 필터 바늘을 사용하였으면 바늘을 교환한다. 앰플을 지정된 폐기물통에 버린다.
이론적 근거: 폐기물의 적절한 처리는 건강관리팀원을 손상으로부터 보호할 수 있다. 필터 바늘은 약물을 준비할 때 유리 파편을 걸러내는 데 사용하고 주사 시에는 사용하면 안 된다.

8. 손을 씻는다.
이론적 근거: 미생물의 전파를 감소시킨다.

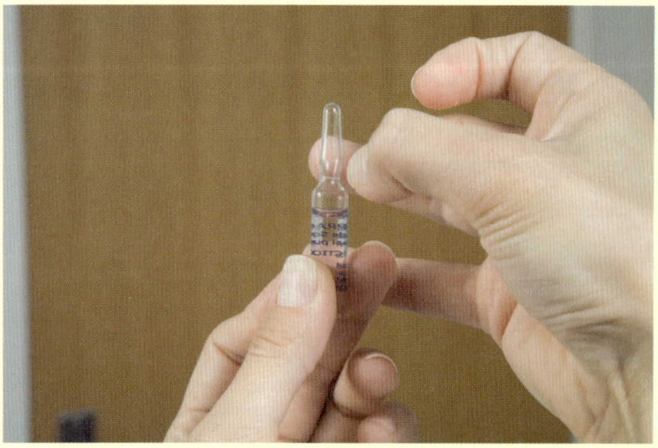

그림 1 앰플의 목 부분 위를 손톱으로 여러 번 가볍게 친다.

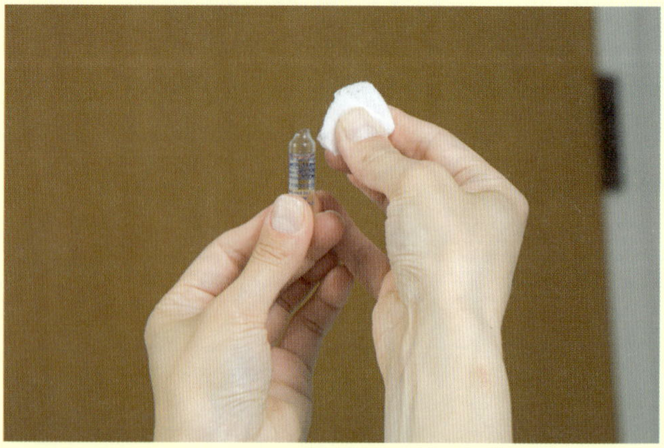

그림 2 앰플의 목 부분을 절단한다.

절차 3-4 앰플에서 약물 뽑아내기(계속)

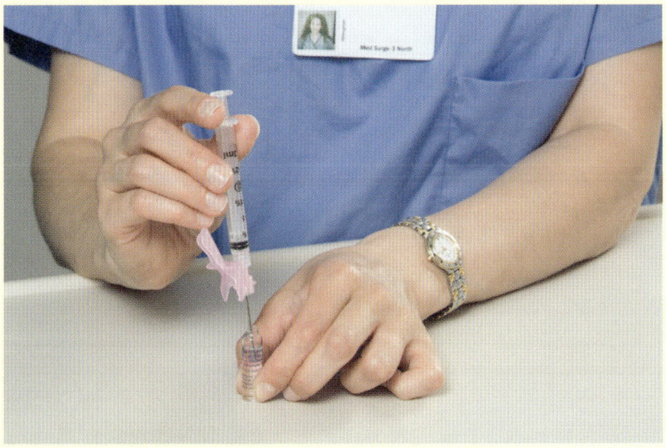

그림 3 앰플을 똑바로 세우고 약물을 뽑아낸다.

자가학습 체크리스트

수행항목	충분	부족	안 함
1. 투약처방을 확인하고 처방된 용액과 앰플 용액이 일치하는지 확인한다.			
2. 주사기에 주사바늘을 꼽는다.			
3. 한 손으로 앰플을 잡고 다른 쪽 손의 손톱으로 앰플의 목 부분 위를 여러 번 가볍게 친다.			
4. 알코올솜으로 앰플의 목 부위를 닦고 버린 후 멸균거즈패드 또는 알코올솜을 앰플의 목 부위에 대고 앰플의 목 부위에 그어진 선을 따라 바깥쪽으로 절단한다.			
5. 절단된 앰플의 목 부위는 버리고 아래 방법 중 하나를 이용하여 앰플로부터 약물을 뽑아낸다. a. 앰플을 세워 평편한 표면에 놓고 앰플의 용액에 바늘을 삽입하여 주사기의 내관을 뒤로 당겨서 정확한 용량의 약물을 뽑아낸다. b. 앰플을 옆으로 기울여 정확한 용량의 약물을 뽑아낸다.			
6. 앰플 용액에서 바늘을 뺀다.			
7. 바늘을 위로 가게 세워서 주사기의 공기를 제거한다.			
8. 주사기에 정확한 용량의 약물을 채우고 여분의 약물은 버린다.			
9. 주사기에 라벨을 부착한다.			
10. 바늘을 보호덮개로 덮는다.			
11. 앰플을 지정된 폐기물통에 버린다.			
12. 손을 씻는다.			

절차 3-5 두 약물을 주사기 하나에 뽑아내기

실습목적
1. 대상자의 주사횟수를 최소화한다.
2. 한 바이알의 약물이 또 다른 바이알의 약물로 오염되는 것을 예방한다.

필요물품
투약기록지(MAR) 또는 전자투약기록지(eMAR)
처방된 2개의 바이알
적절한 굵기와 길이의 바늘이 부착된 1~3mL 크기의 주사기

사정
- 투약처방을 확인한다.
- 2개 약물의 부적합성을 약물 관련 문헌을 통해 확인한다.

절차

1. **처방을 확인하고 처방된 약물명과 약물이 들어있는 바이알의 약물명을 비교하여 확인한다(절차 3-1, 단계 1~6 참조).**
2. **두 바이알 모두 위쪽 고무마개를 알코올솜으로 소독한다[그림 1].**
   이론적 근거: 무균술을 지키고 가능한 한 미생물이 바이알에 주입되는 것을 예방한다.
3. **바이알 A에서 뽑아내야 할 약물의 용량과 동일한 용량의 공기를 주사기에 흡입시킨다.**
4. **바이알 A에 공기를 주입한다. 이때 바늘이 바이알의 용액에 닿지 않도록 주의한다[그림 2].**
   이론적 근거: 바이알에 공기를 주입하면 바이알 내부가 양압 상태가 되어 바이알의 용액이 밀려나오기가 용이하다. 바이알 B의 약물을 뽑아낼 때에도 같은 바늘을 사용하므로 바이알 A의 약물이 바늘에 묻으면 안 된다.
5. **바이알 A에 삽입한 바늘을 뽑는다.**
   a. 바이알 B에서 뽑아내야 할 약물의 용량과 동일한 용량의 공기를 주사기에 흡입한다[그림 3].
   b. 바이알 B에 공기를 주입한다[그림 4].
   이론적 근거: 단계 4와 동일하다.
6. **바이알 B를 거꾸로 들고 필요한 용량을 주사기에 뽑아낸다[그림 5]. 모든 공기방울을 제거하고 바이알 B에 삽입된 바늘을 뺀다.**
   이론적 근거: 약물의 정확한 용량을 주사기에 뽑아내기 위하여 공기를 배출한다.
7. **두 약물이 합쳐질 전체 용량이 얼마인지 확인한다.**
   이론적 근거: 바이알 A로부터 과도한 용량의 약물을 뽑아내는 사고를 예방한다.
8. **바이알 A에 바늘을 삽입하고, 바이알 A를 거꾸로 들고 조심스럽게 필요한 용량만큼 주사기에 뽑아낸다[그림 6]. 바이알 A에 삽입한 바늘을 빼고 바늘 보호덮개를 씌운다.**
   이론적 근거: 만약에 약물의 용량이 초과되었다면 1번 과정부터 다시 한다.
9. **바이알 A에서 바늘에 빼고 지정된 폐기물통에 버린다.**
   이론적 근거: 건강관리팀원의 상해를 예방한다.
10. **바이알을 버리기 전에 약물과 용량을 재확인한다.**
    이론적 근거: 투약과실의 위험을 줄이기 위하여 약물의 용량을 재확인한다.

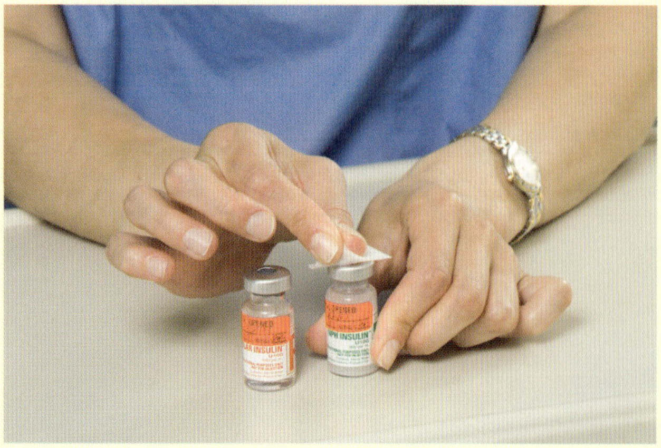

그림 1 두 바이알 모두 위쪽 고무마개를 알코올솜으로 소독한다.

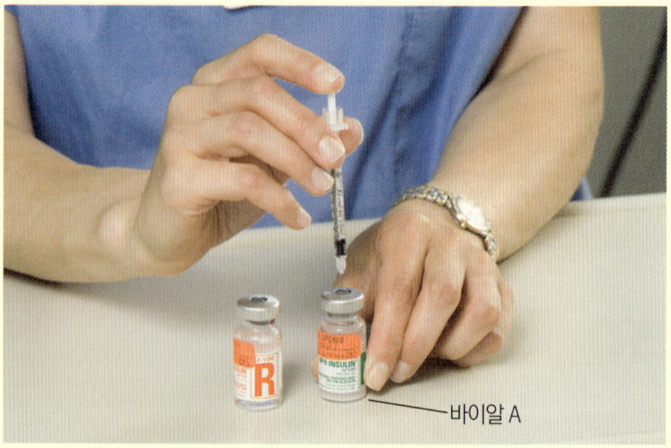

그림 2 바이알 A에 공기를 주입한다.

절차 3-5 두 약물을 주사기 하나에 뽑아내기(계속)

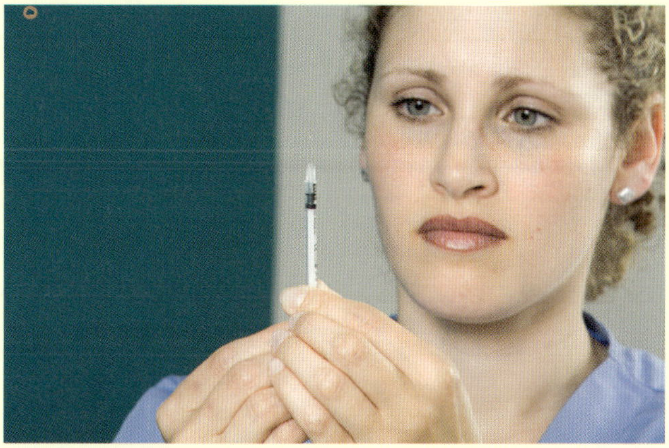

그림 3 바이알 B에서 뽑아내야 할 약물의 용량과 동일한 용량의 공기를 주사기에 흡입한다.

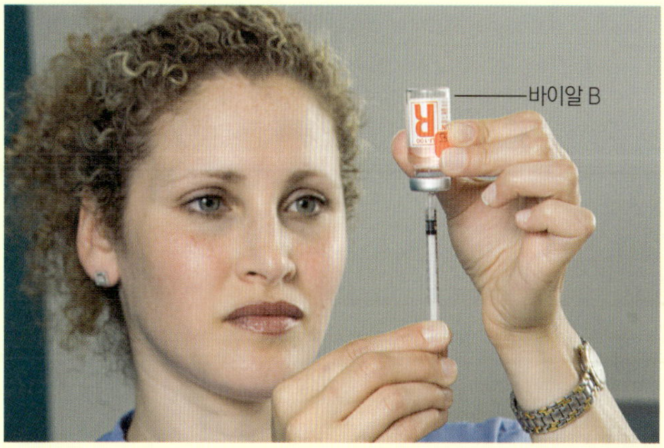

그림 5 바이알 B를 거꾸로 들고 필요한 용량을 주사기에 뽑아낸다.

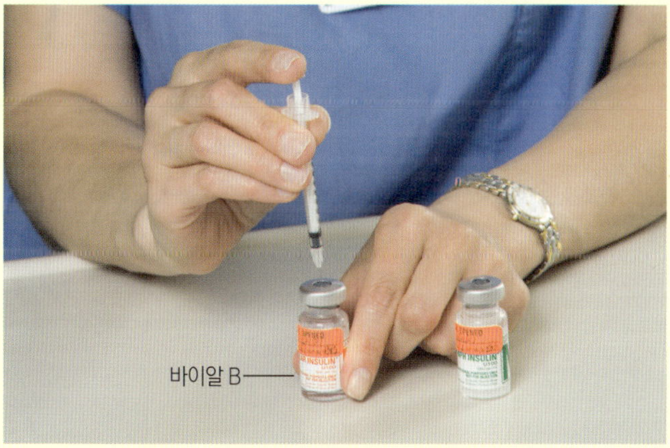

그림 4 바이알 B에 공기를 주입한다.

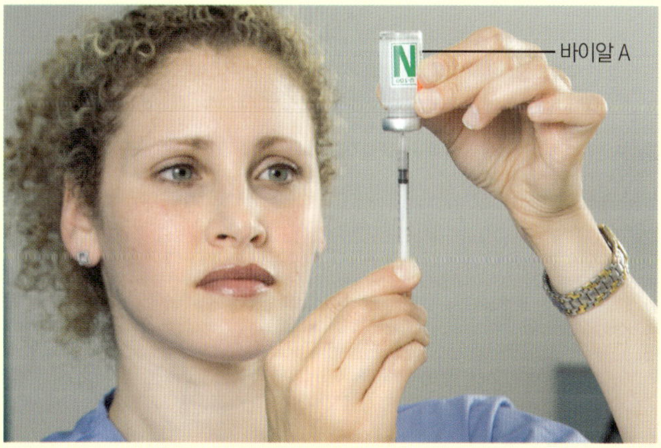

그림 6 바이알 A에 바늘을 삽입하고, 필요한 용량만큼 주사기에 뽑아낸다.

인슐린 투여

물품

100unit 인슐린 주사기
처방된 100unit 인슐린 바이알

1. **손을 씻는다.**
   이론적 근거: 미생물의 전파를 감소시킨다.
2. **준비된 바이알의 인슐린이 현탁액이면 손바닥 사이에 바이알을 두고 현탁액이 고루 섞이도록 부드럽게 굴린다.**
   이론적 근거: 보관하는 동안 현탁액에서 약물이 분리된다. 현탁액을 부드럽게 굴리면 약물이 용액에 고루 분산되어 정확한 농도로 혼합된다. 이때 바이알을 너무 세게 흔들면 인슐린의 효능이 변화할 수 있으며, 거품이 생겨서 정확한 용량을 측정하는 데 방해가 될 수 있다.
3. **앞에서 제시한 2~8단계를 반복한다.**
4. **바이알의 인슐린을 뽑아내기 위하여 정규 처방을 확인한다. 속효성 인슐린을 먼저 주사기에 뽑아내고, 그 다음에 중간형 인슐린을 뽑아낸다. 글라진(glargine)(란투스; Lantus) 인슐린은 다른 형태의 인슐린과 혼합할 수 없다.**
   이론적 근거: 인슐린을 혼합할 때 투약과실을 예방하기 위해서는 표준화된 순서를 활용한다(CDC, 2011).

절차 3-5 두 약물을 주사기 하나에 뽑아내기(계속)

가정간호 시 고려사항

- 대상자가 두 바이알에서 약물을 뽑아내는 데 어려움이 있으면 약물준비를 도와준다.
- 돌봄제공자에게 인슐린을 주사기에 준비하는 방법을 교육하여 대상자를 위하여 주사기에 약물을 준비해두도록 한다. 인슐린 펜은 시력장애가 있거나 손으로 조작하는 것이 어려운 대상자에게 유용할 수 있다. 대상자에게 인슐린 펜의 적절한 사용법을 교육한다.
- 대상자에게 도움이 되는 돋보기, 주사기 홀더, 인슐린 펜과 같은 적절한 보조기구를 사용하도록 한다.
- 약물 바이알에 바이알 #1, 바이알 #2와 같이 표기를 하여 대상자가 어느 바이알의 약물을 먼저 뽑아야 하는지 기억할 수 있도록 도와준다.

자가학습 체크리스트

수행항목	충분	부족	안 함
두 약물을 주사기 하나에 뽑아내기			
1. 투약기록과 약물을 비교하여 확인한다.			
2. 두 바이알 모두 위쪽 고무마개를 알코올솜으로 소독한다.			
3. 바이알 A에서 뽑아내야 할 약물의 용량과 동일한 용량의 공기를 주사기에 흡입한다.			
4. 바이알 A에 공기를 주입한다.			
5. 바이알 A에 삽입한 바늘을 뽑는다. a. 바이알 B에서 뽑아내야 할 약물의 용량과 동일한 용량의 공기를 주사기에 흡입한다. b. 바이알 B에 공기를 주입한다.			
6. 바이알 B를 거꾸로 들고 필요한 용량을 주사기에 뽑아낸다.			
7. 모든 공기방울을 제거하고 바이알 B에 삽입된 바늘을 뺀다.			
8. 두 개의 약물이 합쳐질 전체 용량이 얼마인지 확인한다.			
9. 바이알 A에 바늘을 삽입하고, 바이알 A를 거꾸로 들고 조심스럽게 필요한 용량만큼 주사기에 뽑아낸다.			
10. 바이알 A에 삽입한 바늘을 빼고 바늘 보호덮개를 씌운다.			
11. 바이알 A에서 바늘에 빼고 지정된 폐기함에 버린다.			
12. 바이알을 버리기 전에 약물과 용량을 재확인한다.			
인슐린 투여하기			
1. 손을 씻는다.			
2. 준비된 바이알의 인슐린이 현탁액의 인슐린이면 손바닥 사이에 바이알을 두고 현탁액이 고루 섞이도록 부드럽게 굴린다.			
3. 바이알 모두 위쪽 고무마개를 알코올솜으로 소독한다.			
4. 바이알 A에서 뽑아내야 할 약물의 용량과 동일한 용량의 공기를 주사기에 흡입한다.			
5. 바이알 A에 공기를 주입한다.			
6. 바이알 A에 삽입한 바늘을 뽑는다. a. 바이알 B에서 뽑아내야 할 약물의 용량과 동일한 용량의 공기를 주사기에 흡입한다. b. 바이알 B에 공기를 주입한다.			
7. 바이알 B를 거꾸로 들고 필요한 용량을 주사기에 뽑아낸다.			
8. 모든 공기방울을 제거하고 바이알 B에 삽입된 바늘을 뺀다.			
9. 두 개의 약물이 합쳐질 전체 용량이 얼마인지 확인한다.			
10. 바이알 A에 바늘을 삽입하고, 바이알 A를 거꾸로 들고 조심스럽게 필요한 용량만큼 주사기에 뽑아낸다.			
11. 바이알 A에 삽입한 바늘을 빼고 바늘 보호덮개를 씌운다.			
12. 바이알 A에서 바늘에 빼고 지정된 폐기함에 버린다.			
13. 바이알을 버리기 전에 약물과 용량을 재확인한다.			
14. 바이알의 인슐린을 뽑아내기 위하여 정규 처방을 확인한다. 속효성 인슐린을 먼저 주사기에 뽑아내고, 그 다음에 중간형 인슐린을 뽑아낸다.			

절차 3-6 피내주사

실습목적 1. 알레르기(항원-항체) 피부반응을 검사하기 위하여 피내조직으로 약물을 투여한다.

필요물품
투약기록지(MAR) 또는 전자투약기록지(EMAR)
알코올솜
약물이 들어있는 바이알
멸균주사기와 바늘(26~28G, 0.5인치 바늘이 부착된 1mL 주사기)
장갑(필요한 경우)

사정
- 처방된 약물의 종류, 용량, 투여경로를 확인한다.
- 주사 공포와 관련된 대상자의 불안 정도를 사정한다.
- 주사 부위의 병변, 발진, 반상출혈 여부를 시진한다.
- 대상자의 알레르기 과거력을 확인한다.

절차

1. **처방을 확인하고 처방된 약물명과 약물이 들어있는 바이알의 약물명을 비교하여 확인한다(절차 3-1, 단계 1~6 참조).**

2. **주사기에 주사바늘을 꽂는다.**

3. **바늘 보호덮개를 벗기고 바이알에서 약물을 뽑아낸다(절차 3-3 참고).**

4. **두 가지 확인지표를 사용하여 대상자를 확인한다(이름, 의무기록번호, 주민등록번호, 생년월일)[그림 1]. 바코드투약체계를 사용하면 대상자의 팔찌를 스캔한다. 대상자에게 투약절차를 설명한다. 투약의 여섯 가지 기본원칙을 재확인한다.**
   이론적 근거: 대상자에게 투약을 하기 전에 투약과실을 예방하기 위하여 재확인한다.

5. **문을 닫거나 커튼을 치고 대상자에게 투약과정을 설명한다.**
   이론적 근거: 대상자의 사생활을 보호하고, 대상자가 지침에 따르도록 불안을 감소시킨다.

6. **장갑을 착용한다. 주사부위는 털이 적고 압통, 부종, 흉터 및 염증이 없는 부위를 선택한다[그림 2].**
   이론적 근거: 비정상적인 양상이 나타나는 피부에 주사를 하게 되면, 투여된 약물의 흡수와 피부반응의 정확한 판독을 방해할 수 있다.

7. **알코올솜으로 주사부위를 닦고 피부를 건조시킨다[그림 3].**
   이론적 근거: 피부에 있는 병원균이 바늘을 통해 조직으로 침투되는 것을 예방한다. 소독된 피부를 건조시키는 것은 알코올이 조직으로 들어가 조직을 자극하고 불편을 유발하는 것을 방지한다.

8. **바늘 보호덮개를 벗긴다. 한 손으로 주사기를 잡고 또 다른 한 손으로는 주사할 피부 부위를 부드럽고 팽팽하게 당긴다.**
   이론적 근거: 피부를 팽팽하게 당기면 주사부위가 안전하게 고정되어 약물이 정확하게 진피조직에 투여될 수 있도록 한다.

9. **주사기를 10~15° 각도로 잡고(거의 피부와 평행하게 잡는다), 바늘의 사면이 위로 향하도록 하여 사면이 피내로 들어갈 때까지 부드럽게 삽입한다[그림 4].**
   이론적 근거: 약물이 진피조직에 정확하게 투여되는 것이 중요하다. 주사기의 각도가 15° 이상이면 약물이 피하조직으로 투여될 수 있다. 바늘 사면이 위로 향하면서 완전하게 진피조직으로 삽입되면 약물이 투여되었을 때 팽진(wheal)이 생긴다. 대상자는 바늘의 사면이 위로 향하도록 하면서 피내에 삽입하였을 때 더 편안하다고 보고한다(Tarnow & King, 2004).

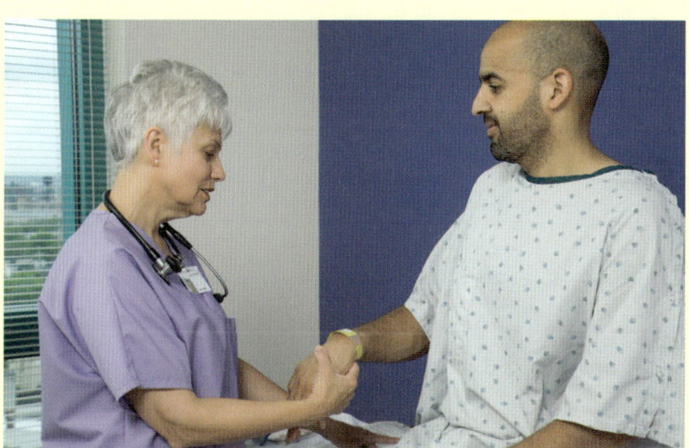

그림 1 두 가지 확인지표를 사용하여 대상자를 확인한다.

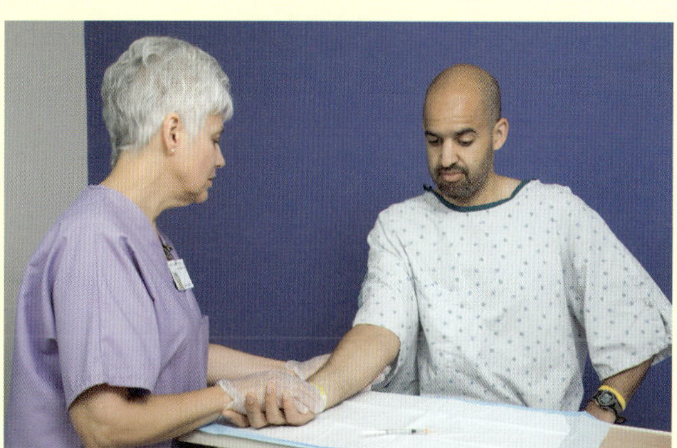

그림 2 주사부위를 선택한다.

절차 3-6 피내주사(계속)

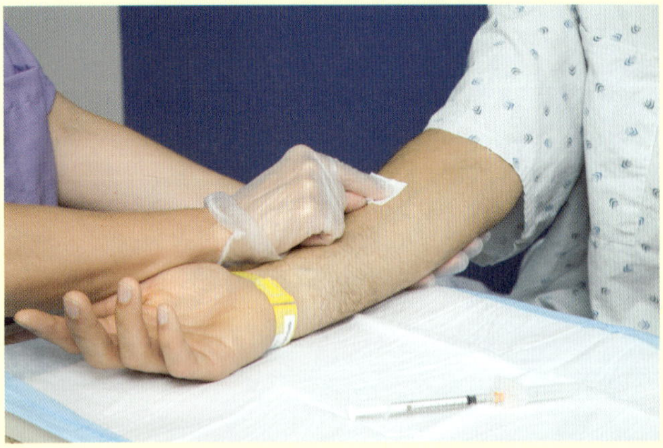

그림 3 알코올솜으로 주사부위를 닦는다.

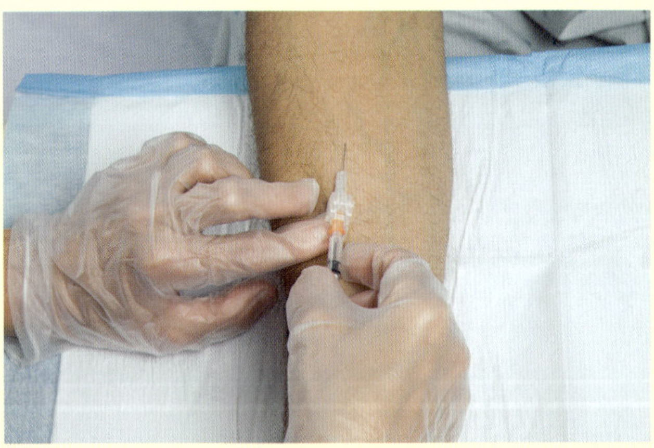

그림 4 바늘의 사면이 위로 향하도록 하여 사면이 피내로 들어갈 때까지 부드럽게 삽입한다.

10. **바늘을 안전하게 고정하고, 팽진이 생기는지 관찰하면서 3~5초 동안 천천히 약물을 투여한다[그림 5].**
    이론적 근거: 약물을 천천히 주입하면 주사로 인한 불편감이 감소되고 약물이 정확하게 진피조직으로 투여되어 주사부위에 팽진이 형성된다.

11. **팽진된 부위를 표시해둔다. 바늘을 삽입한 각도와 동일한 각도를 유지하면서 바늘을 뺀다. 주사부위를 닦거나 마사지하지 않는다.**

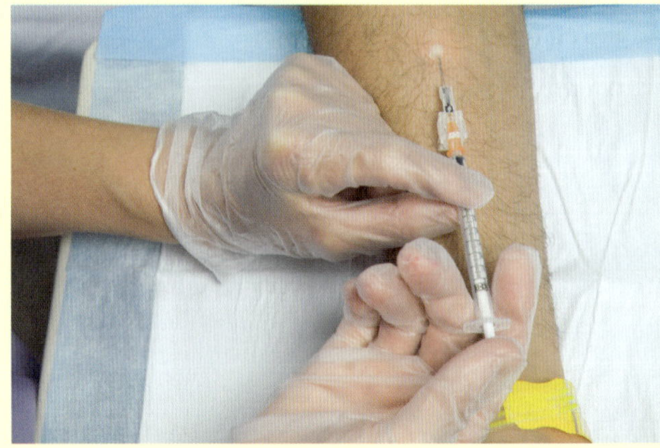

그림 5 약물을 천천히 투여하면 주사부위에 팽진이 생긴다.

이론적 근거: 주사부위를 닦거나 문지르면 투여된 약물이 제거되거나 또는 피하조직으로 흡수될 수 있다.

12. **바늘에 보호덮개를 다시 씌우지 않는다. 주사기와 바늘을 지정된 폐기물통에 버린다.**
    이론적 근거: 물품의 적절한 폐기는 바늘에 찔리는 사고를 예방할 수 있다.

13. **기관의 규정에 따라 주사시간과 부위를 기록한다.**
    이론적 근거: 기록은 법적 자료가 되며 건강관리팀과의 의사소통을 유지시킨다.

14. **대상자에게 알레르기 반응 검사는 주사 후 15~60분이 지나면 피부반응을 판독하고, 투베르쿨린 반응검사는 주사 후 48~72시간 후에 피부반응을 판독한다고 설명한다.**
    이론적 근거: 검사 후 적절한 시간에 주사부위의 피부를 사정하는 것은 항체 반응을 해석하는 데 도움이 된다.

기록

> 2017/7/15 13:00 – 투베르쿨린 5 단위를 오른쪽 상박 안쪽에 피내주사함. 발진이 나타났고 48~72시간 내에 결과를 확인할 것임.
>
> – RN 김영희

절차 3-6 피내주사(계속)

자가학습 체크리스트

수행항목	충분	부족	안 함
1. 투약 처방을 확인한다.			
2. 주사기에 주사바늘을 꼽는다.			
3. 바늘 보호덮개를 제거하고 바이알에서 약물을 뽑아낸다			
4. 대상자의 이름을 물어 대상자를 확인하고 입원팔찌와 대조하여 대상자를 확인한다.			
5. 바코드투약체계를 사용하면 대상자의 팔찌를 스캔한다.			
7. 투약의 여섯 가지 기본원칙을 재확인한다.			
8. 문을 닫거나 커튼을 치고 대상자에게 투약과정을 설명한다.			
9. 장갑을 착용한다.			
10. 주사부위는 털이 적고 압통, 부종, 흉터 및 염증이 없는 부위를 선택한다.			
11. 알코올솜으로 주사부위를 닦고 피부를 건조시킨다.			
12. 바늘 보호덮개를 벗긴다.			
13. 한 손으로 주사기를 잡고 또 다른 한 손으로는 주사할 피부 부위를 부드럽고 팽팽하게 당긴다.			
14. 주사기를 10~15° 각도로 잡고(거의 피부와 평행하게 잡는다), 바늘의 사면이 위로 향하도록 하여 사면이 피내로 들어갈 때까지 부드럽게 삽입한다.			
15. 바늘을 안전하게 고정하고, 팽진이 생기는지 관찰하면서 3~5초 동안 약물을 천천히 투여한다.			
16. 바늘을 삽입한 각도와 동일한 각도를 유지하면서 바늘을 뺀다.			
17. 팽진된 부위를 표시해둔다.			
18. 바늘에 보호덮개를 다시 씌우지 않는다.			
19. 주사기와 바늘을 지정된 폐기함에 버리다			
20. 기관의 규정에 따라 주사시간과 부위를 기록한다.			
21. 대상자에게 알레르기 반응검사는 주사 후 15~60분이 지나면 피부반응을 판독하고, 투베르쿨린 반응검사는 주사 후 48~72시간 후에 피부 반응을 판독한다고 설명한다.			

절차 3-7 피하주사

실습목적

1. 경구투여보다 약물의 흡수와 효과가 빠르다.
2. 경구로 약물을 투여할 수 없는 대상자에게 약물을 투여한다(예: 무의식, 오심/구토, 금식상태).
3. 경구투여로는 활성화되지 않는 약물 또는 소화효소에 의해서 비활성화되는 약물을 대상자에게 투여한다(예: 헤파린, 인슐린).

필요물품

투약기록지(MAR) 또는 전자투약기록지(EMAR)
알코올솜
처방된 바이알 또는 앰플
멸균거즈나 솜(앰플 개방 및 주사부위 지혈)
멸균주사기와 주사바늘(1~3mL 크기의 주사기, 25~29G, 길이 5/8~1/2인치의 주사바늘)
장갑

사정

- 대상자의 과거병력, 투약력, 알레르기 반응을 확인한다.
- 순환성 쇼크 또는 조직관류가 감소된 신체의 국소부위 등과 같은 피하주사의 금기사항을 사정한다.
- 투약의 두려움과 관련된 불안을 사정한다.
- 이전의 주사부위에 대한 기록을 차트에서 확인한다. 인슐린이나 헤파린을 투여할 때에는 미리 계획된 주사부위를 확인한다.
- 주사부위에 병변, 발진, 반상출혈, 지방이상증 및 다른 이상이 있는지 관찰한다.
- 약물의 적절성, 약물의 용량, 일반적인 부작용, 약물 투여 시 적용되는 간호 등에 대한 내용을 약물 관련 문헌을 참조하여 확인한다.

절차

1. **처방을 확인하고 처방된 약물명과 약물이 들어있는 바이알 또는 앰플의 약물명을 비교하여 확인한다(절차 3-1, 단계 1~6 참조).**
2. **주사기에 주사바늘을 꼽는다.**
3. **주사바늘의 보호덮개를 벗기고 약물 용기에서 약물을 뽑아낸다(절차 3-3, 절차 3-4 참조).**
4. **두 가지 확인지표를 사용하여 대상자를 확인한다. 바코드투약체계를 사용하면 대상자의 팔찌를 스캔한다. 투약의 여섯 가지 기본원칙을 재확인한다.**
   이론적 근거: 투약과실을 예방하기 위하여 알레르기와 투약의 여섯 가지 기본원칙을 투약 전에 확인한다.
5. **문을 닫거나 커튼을 치고 대상자에게 투약과정을 설명한다.**
   이론적 근거: 대상자의 사생활을 보호하고 대상자의 이행을 증진시키며 불안을 감소시키고 이해를 돕는다.
6. **장갑을 낀다.**
   이론적 근거: 장갑을 끼면 주사부위에서 피가 흘러나올 때, 대상자의 혈액에 접촉되는 위험을 예방한다.
7. **주사부위는 압통, 부종, 흉터, 국소염증이 없는 부위를 선택한다.**
   이론적 근거: 비정상적인 상태의 피부에 주사하면 약물의 흡수가 방해받고 국소농양이나 감염을 유발할 수 있다.
8. **알코올솜으로 피부를 소독한다. 주사부위의 중앙에서 시작하여 바깥으로 둥글게 원을 그리면서 닦는다[그림 1]. 소독한 부위가 완전히 마를 때까지 기다린다.**

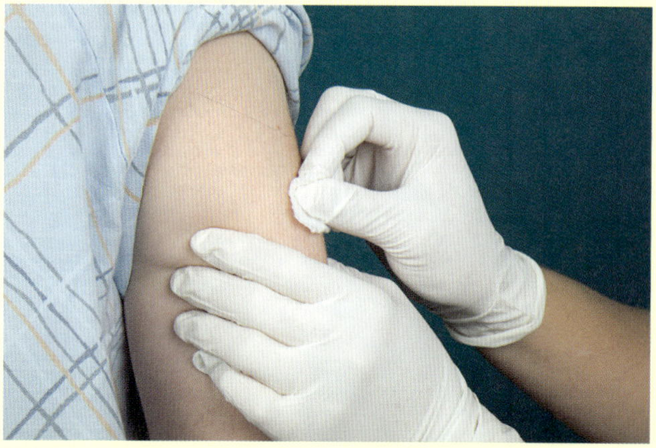

그림 1 주사부위를 중앙에서 시작하여 바깥으로 둥글게 원을 그리면서 닦는다.

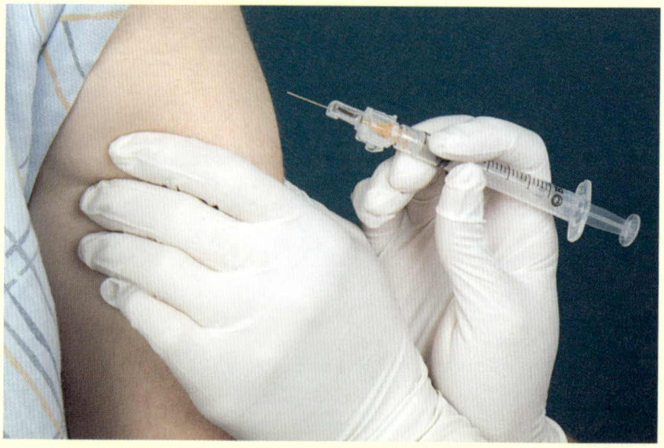

그림 2 피부를 집어 올려서 주사부위를 고정한다.

절차 3-7 피하주사(계속)

이론적 근거: 주사부위를 소독할 때에는 가장 깨끗한 부위에서 시작하여 오염된 부위 쪽으로 닦는다.

9. 주사바늘의 보호덮개를 벗긴다. 한 손으로 주사기를 잡는다. 다른 손은 주사부위에 놓고 피부를 편평하게 펴거나 집어 올려서 주사부위를 고정하고 피하조직을 확인한다[그림 2].
   이론적 근거: 피하조직의 양은 신체부위와 개인에 따라 다르다. 간호사는 약물을 정확하게 피하조직으로 투여하기 위해서 대상자의 신체상태에 따라 주사부위의 피부를 집어 올릴 것인지 편평하게 펼 것인지를 결정한다.

10. 한 손의 엄지와 집게손가락으로 주사기를 잡는다. 피하조직의 양에 따라 45°~90° 정도의 각도로 바늘을 빠르게 삽입한다[그림 3]. 집어 올렸던 피부를 제자리에 둔다.
   이론적 근거: 바늘을 빠르게 삽입하면 불편감이 최소화된다. 적절한 바늘의 삽입 각도는 약물이 피하조직으로 보다 정확하게 주입되도록 돕는다.

11. 약물을 천천히 주입한다[그림 4].
   이론적 근거: 대상자의 안위감을 증진시키고 조직손상을 방지한다.

12. 주사부위를 알코올솜으로 지지하면서 바늘을 삽입한 각도와 동일한 각도로 재빨리 뺀다. 주사바늘을 빼고 난 후 주사부위를 알코올솜으로 부드럽게 누르고 마사지는 하지 않는다.
   이론적 근거: 주사바늘을 빼는 동안 조직을 지지하여 대상자의 불편감을 최소화한다.

13. 대상자가 편안한 자세를 취하도록 돕는다.

14. 바늘의 보호덮개를 다시 씌우지 않는다. 주사기와 바늘을 지정된 폐기물통에 버린다.
   이론적 근거: 건강관리팀원이 바늘에 찔리는 사고를 당하지 않도록 보호한다.

15. 손을 씻는다.
   이론적 근거: 미생물의 전파를 감소시킨다.

16. 기관의 정책에 따라 투약과 관련된 내용을 기록한다.
   이론적 근거: 대상자 기록의 정확성을 유지하고 발생 가능한 투약과실을 예방한다.

인슐린 피하주사

1. 주사바늘 삽입 후 주사기 내관을 뒤로 잡아당겨서 흡인해볼 필요가 없다(ADA, 2011).

2. 주사부위를 체계적으로 교체하여 지방이상증(피하조직이 위축하여 피부가 함몰됨)을 예방하고 투여해야 할 용량의 인슐린이 주입되도록 한다.

3. 대상자에게 신체부위에 따라 약물흡수에 차이가 있음을 설명한다. 약물흡수는 복부가 가장 빠르고 상외부(팔), 대퇴부(허벅지), 엉덩이 순이다(ADA, 2011). 근육운동은 약물흡수를 촉진시킨다.

4. 인슐린을 자가투여하는 대상자에게 항상 약병의 라벨을 확인하고, 처방된 시간과 동일한 시간에 인슐린을 약병에서 뽑아내도록 교육한다.

5. 당뇨대상자의 인슐린 투여를 위한 인슐린 펜의 사용이 점차적으로 증가하고 있다. 인슐린 펜 사용지침은 다음과 같다.
   1. 처방된 인슐린을 카트리지에 준비한다.
   2. 주사바늘을 끼워서 고정한다.
   3. 처방된 용량을 다이얼로 맞춘다[그림 5].
   4. 적절한 부위에 바늘을 삽입하고 주입버튼을 눌러서 인슐린을 투여한다[그림 6].
   5. 바늘을 빼고 지정된 폐기물통에 버린다.

6. 미리 혼합하여 재량된 인슐린은 사용하기 전에 펜을 흔들어서 혼합된 인슐린이 잘 섞일 수 있도록 한다.

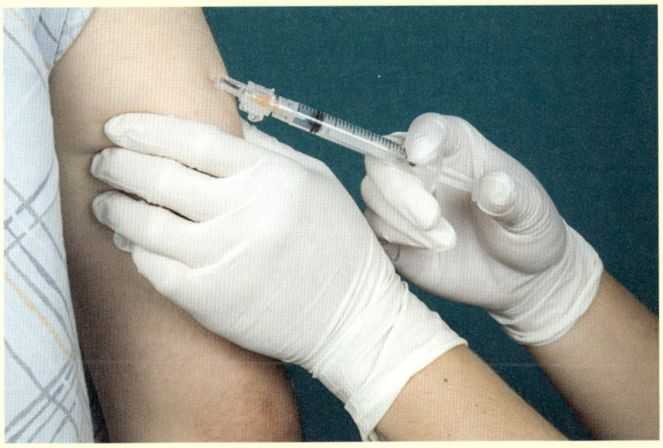

그림 3 피하조직의 양에 따라 45~90° 정도의 각도로 빠르게 바늘을 삽입한다.

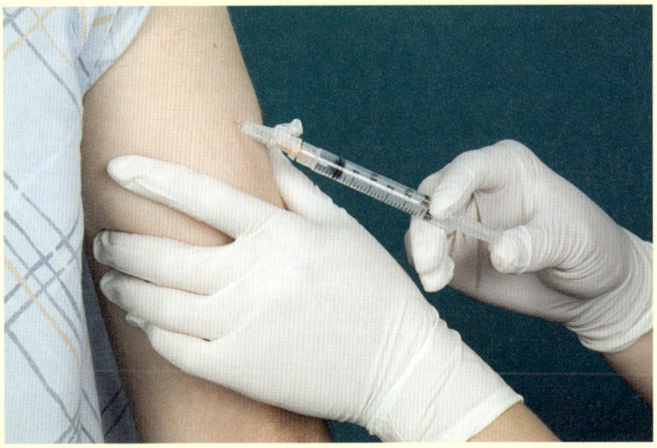

그림 4 약물을 천천히 주입한다.

절차 3-7 피하주사(계속)

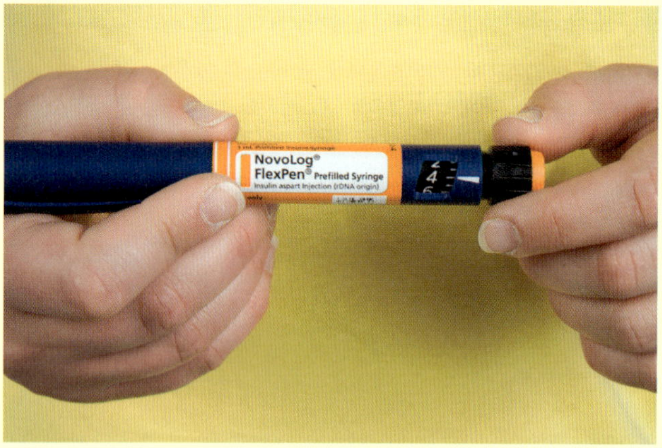

그림 5 처방된 용량을 다이얼로 맞춘다.

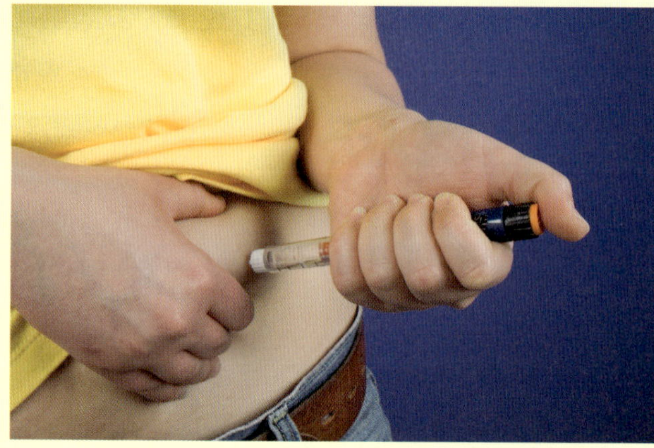

그림 6 적절한 부위에 바늘을 삽입하고 주입버튼을 눌러서 인슐린을 투여한다.

헤파린 피하주사

1. 복부는 헤파린을 투여할 때(배꼽으로부터 반경 2인치 이내에는 투여를 피한다) 가장 자주 사용되는 주사부위이다. 복부에는 비교적 큰 근육이 없고 근육운동에 관여하지 않으므로 혈종형성의 가능성이 낮기 때문이다.
2. 엄지와 집게손가락으로 주사부위를 집어 올려서 피부를 팽팽하게 고정하여 헤파린이 피하조직으로 투여되도록 한다.
3. 헤파린은 항응고제이므로 주사기 내관을 뒤로 잡아당겨 혈액이 역류되는지 흡인해보지 않아도 되며, 주사 후에도 주사부위를 마사지하지 않는다.
4. 주사 후에는 피하조직에서 약물이 유출되는 것을 막기 위하여 천천히 부드럽게 주사바늘을 뺀다.

기록

> 2017/7/15 21:30 – 오른쪽 배에 에녹사파린(enoxaparin) 75mg을 피하주사함. 약간 불편해하였지만 더 이상 힘들어하지 않았음.
>
> – RN 김영희

생애주기별 고려사항

영유아와 아동

- 5살 이전의 영유아는 주사를 할 때 안전하게 움직임을 억제하여야 한다. 바늘이 삽입되었을 때의 빠른 움직임은 손상과 약물의 손실을 유발할 수 있다.
- 아동의 움직임을 안전하게 억제할 수 있도록 보조자의 협조를 구한다. 아동에게는 "내가 너를 안전하게 붙잡아 줄게."라고 말하면서 아동의 협조를 구한다.
- '안전구역(safe zone)'인 아동의 침대에서 통증을 유발하는 시술을 하지 않는다. 그리고 부모 역시 '안전 보호자(safe protectors)'임을 명심하고 통증을 유발하는 시술을 할 때 아동의 움직임을 억제하도록 하지 않는다. 부모는 주사 후 아동을 편안하게 지지하도록 한다.
- 주사 후에는 투약이 성공적으로 이루어진 것에 대해서 아동을 칭찬하며 '착한 아동' 스티커 등과 같은 보상을 제공한다.

비만한 성인

- 비만한 성인의 경우에는 피하층 위에 두꺼운 지방층이 있다. 그러므로 피하조직층에 약물을 주입하기 위해서는 대상자의 신체적 조건에 따라 적절한 길이의 주사바늘을 선택하여야 한다.
- 피하조직층으로 투약을 용이하게 하기 위해서는 주사부위의 피부를 한 손으로 잡아 당겨서 잡고 있는 조직 아래로 바늘을 삽입한다.

절차 3-7 피하주사(계속)

가정간호 시 고려사항

- 시력장애가 있는 대상자가 약물을 자가투여해야 한다면, 여러 개의 주사기에 미리 약물을 준비하는 방법을 가족구성원에게 교육하여 대상자가 스스로 자가투여할 수 있도록 도와준다 .
- 매일 주사로 약물을 투여해야 하는 대상자는 주사부위 도표를 만들어 매일 주사를 할 때마다 도표에 기록하여 주사부위를 체계적으로 순환할 수 있도록 함으로서 신체 조직의 손상을 최소화할 수 있도록 도와준다.
- 인슐린 보관에 대해 점검한다. 사용하지 않은 인슐린 바이알은 냉장보관하여야 하고, 사용한 주사용 인슐린은 실온에서 보관한다.
- 대상자가 주사로 약물을 자가투여할 때 주사부위를 알코올로 소독할 필요는 없지만, 주사 전과 후의 손씻기를 꼭 하도록 강조한다.
- 대상자가 비용을 줄이기 위해 주사기를 재사용하는 경우가 있는데, 이는 주사기 제조사에서 권장하지 않는 사항이다. 기구의 비용 감소에 도움을 제공할 수 있는 프로그램에 대상자를 연계한다.
- 주사바늘에 의한 손상을 예방하기 위해 사용한 주사기 및 바늘의 적절한 폐기방법에 대해 설명한다.

자가학습 체크리스트

수행항목	충분	부족	안 함
1. 투약처방을 확인한다.			
2. 주사기에 주사바늘을 꼽는다.			
3. 주사바늘의 보호덮개를 벗기고 약물 용기에서 약물을 뽑아낸다.			
4. 대상자의 이름을 물어 대상자를 확인하고 입원팔찌와 대조하여 대상자를 확인한다.			
5. 투약의 여섯 가지 기본원칙을 재확인한다.			
6. 문을 닫거나 커튼을 치고 대상자에게 치료과정을 설명한다.			
7. 장갑을 낀다.			
8. 압통, 부종, 흉터, 국소염증이 없는 주사부위를 선택한다.			
9. 알코올솜으로 피부를 소독하고 소독한 부위가 완전히 마를 때까지 기다린다.			
10. 주사바늘의 보호덮개를 벗긴다.			
11. 한 손으로 주사기를 잡는다. 다른 손은 주사부위에 놓고 피부를 편평하게 펴거나 집어 올려서 주사부위를 고정하고 피하조직을 확인한다.			
12. 한 손의 엄지와 집게손가락으로 주사기를 잡는다.			
13. 피하조직의 양에 따라 45~90° 정도의 각도로 빠르게 바늘을 삽입한다. 집어 올렸던 피부를 제자리에 둔다.			
14. 약물을 천천히 주입한다.			
15. 주사부위를 알코올솜으로 지지하면서 바늘을 삽입한 각도와 동일한 각도로 재빨리 뺀다.			
16. 주사바늘을 빼고 난 후, 주사부위를 알코올솜으로 부드럽게 누르고 마사지는 하지 않는다.			
17. 대상자가 편안한 자세를 취하도록 돕는다.			
18. 바늘의 보호덮개를 다시 씌우지 않는다. 주사기와 바늘을 지정된 폐기함에 버린다.			
19. 손을 씻는다.			
20. 기관의 정책에 따라 투약과 관련된 내용을 기록한다.			

절차 3-7 피하주사(계속)

수행항목	충분	부족	안 함
인슐린 피하주사			
1. 처방된 인슐린을 카트리지에 준비한다			
2. 미리 혼합하여 재량된 인슐린은 사용하기 전에 펜을 흔들어서 혼합된 인슐린이 잘 섞일 수 있도록 한다.			
3. 주사바늘을 끼워서 고정한다.			
4. 처방된 용량을 다이얼로 맞춘다.			
5. 적절한 부위에 바늘을 삽입하고 주입버튼을 눌러서 인슐린을 투여한다.			
헤파린 피하주사			
1. 엄지와 집게손가락으로 주사부위를 집어 올려서 피부를 팽팽하게 고정하여 헤파린이 피하조직으로 투여되도록 한다.			
2. 헤파린은 항응고제이므로 주사기 내관을 뒤로 잡아당기지 않는다.			
3. 주사 후에는 피하조직에서 약물이 유출되는 것을 막기 위하여 천천히 부드럽게 주사바늘을 뺀다.			
4. 주사 후에도 주사부위를 마사지하지 않는다.			

절차 3-8 근육주사

실습목적

1. 대상자에게 손상을 입히지 않으면서 약물을 근육조직으로 투여한다.
2. 피하조직에 자극을 주지 않으면서 경구투여보다 빠른 흡수와 작용이 요구되는 약물을 투여한다.

필요물품

투약기록지(MAR) 또는 전자투약기록지(EMAR)
알코올솜
바이알, 앰플 또는 약물이 미리 조제된 주사기(prefilled catridge syringe)
주사기(2~3mL: 성인)
멸균바늘(1.5~3인치, 21~23G: 성인)
장갑

사정

- 대상자의 과거병력, 투약력, 알레르기 상태를 확인한다.
- 순환성 쇼크, 혈류량 감소 또는 근육위축과 같은 근육주사 금기사항에 대해 사정한다.
- 주사부위를 사정한다. 피하출혈, 압통, 경결, 부종, 염증 및 흉터가 있는 부위는 주사부위로 선정하지 않는다.
- 주사 공포와 관련된 불안을 사정한다.
- 대상자가 반복적으로 주사를 맞으면, 이전 주사 부위의 기록을 확인한다.
- 약물과 관련된 문헌을 검색하여 약물의 적절성, 용량, 일반적인 부작용, 투약 시 요구되는 간호를 확인한다.
- 지방조직과 근육량을 사정하여 바늘의 크기를 정한다.

절차

1. **처방을 확인하고 처방된 약물명과 약물이 들어있는 바이알의 약물명을 비교하여 확인한다(절차 3-1). 단계 1~6를 참조한다. 주사기에 주사바늘을 꼽는다.**

2. **바늘, 주사기, 약물을 절차 3-3 또는 절차 3-4와 같이 준비한다. 피하조직을 자극하는 약물이면 약물을 주사기에 뽑은 다음에 바늘을 교환한다.**
   이론적 근거: 바늘이 근육으로 삽입될 때, 바늘 기둥에 묻어있던 약물이 피하조직을 자극하는 것을 예방한다.

3. **알레르기 유무를 사정한다. 두 가지 확인지표를 사용하여 대상자를 확인한다. 바코드투약체계를 사용하면 대상자의 팔찌를 스캔한다. 투약의 여섯 가지 기본원칙을 재확인한다.**
   이론적 근거: 투약과실을 예방하기 위하여 알레르기 여부와 여섯 가지 기본원칙을 투약 전에 확인한다.

4. **문을 닫거나 커튼을 치고 대상자에게 투약과정을 설명한다.**
   이론적 근거: 대상자의 사생활을 보호하고, 대상자가 지침에 따르도록 불안을 감소시킨다.

5. **장갑을 착용한다. 대상자가 편안한 자세를 취하도록 도와주고 주사할 부위만 노출한다.**
   이론적 근거: 주사 부위로부터 혈액이 유출될 수 있으므로 표준화된 예방조치를 지킨다. 최소한의 부위만 노출하여 대상자의 안위와 프라이버시를 지켜준다.

6. **근육의 크기와 통합성을 시진하여 적절한 주사부위를 선택한다. 투여할 약물의 용량을 고려한다.**
   이론적 근거: 근육의 크기가 클수록 많은 용량의 약물이 흡수될 수 있다.

7. **정확한 주사부위를 찾기 위하여 그림과 같이 해부학적 지표를 사용한다([그림 1] 기본간호학 그림 20-18~20-22 참조).**

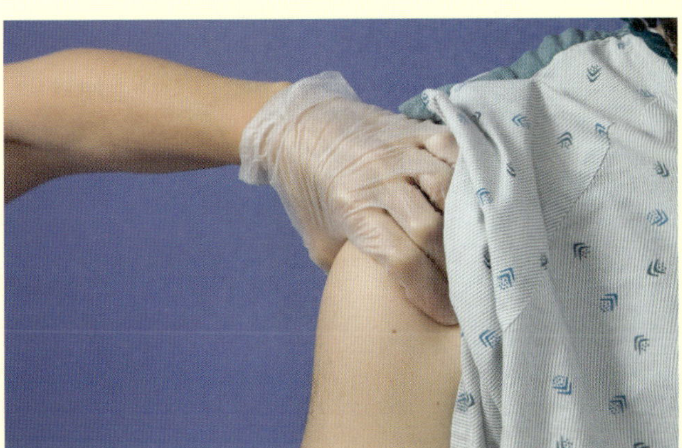

그림 1 정확한 주사부위를 선정한다.

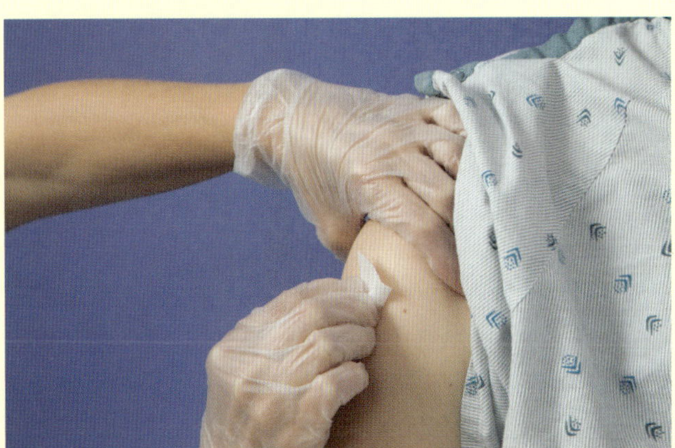

그림 2 알코올솜으로 주사부위를 닦는다.

절차 3-8 근육주사(계속)

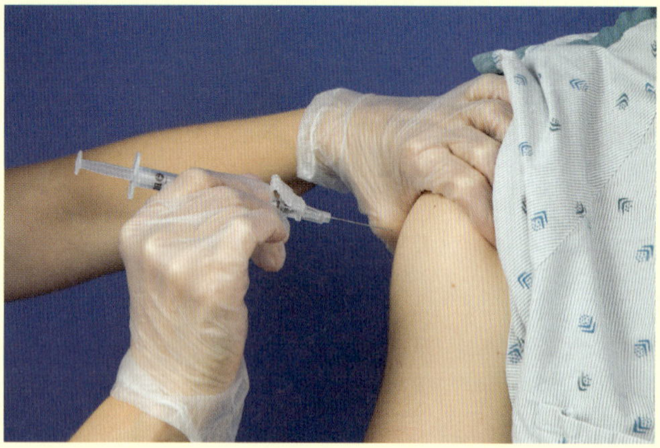

그림 3 바늘을 90° 각도로 빠르게 삽입한다.

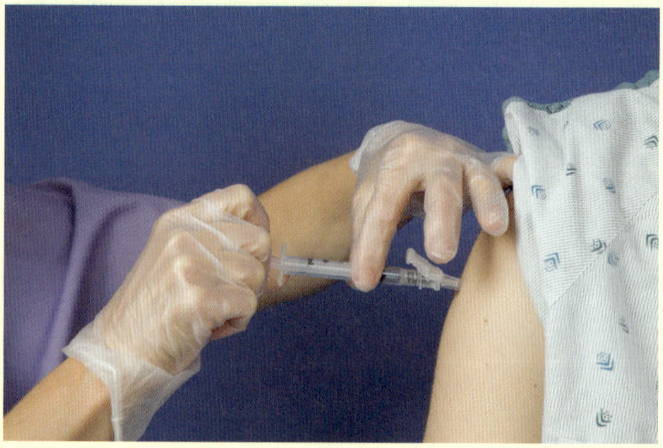

그림 4 주사기의 내관을 천천히 뒤로 당겨 혈액이 나오는지 확인한다.

이론적 근거: 정확한 주사부위의 선택은 뼈, 신경 및 혈관의 손상을 예방한다.

8. **알코올솜으로 주사부위의 중앙에서 바깥쪽으로 원을 그리면서 닦는다[그림 2].**
   이론적 근거: 주사부위를 소독할 때에는 가장 깨끗한 부위에서 시작하여 오염된 부위 쪽으로 닦는다.

9. **바늘의 보호덮개를 제거한다. 한 손의 엄지손가락과 집게손가락으로 주사기를 잡고, 다른 손으로 주사할 부위의 피부를 편평하게 편다. 대상자에게 근육을 이완하도록 한다.**

10. **대상자의 피부 표면에 바늘을 90° 각도로 빠르게 삽입한다[그림 3].**
    이론적 근거: 바늘을 90° 각도로 삽입하면 깊은 근육층으로 바늘이 삽입된다(기본간호학 그림 20-16 참조). 바늘을 빠르게 삽입하면 대상자의 불편감이 최소화된다.

11. **다른 한 손으로 주사기의 내관을 천천히 뒤로 당겨 흡입해 본다[그림 4]. 약물을 근육으로 천천히 주입한다[그림 5].**

12. **알코올솜으로 주사부위를 가볍게 누르면서 바늘을 뺀다.**
    이론적 근거: 바늘을 빼는 동안 조직을 지지함으로써 불편감을 최소화한다.

13. **마른 거즈로 주사부위를 부드럽게 누른다.**
    이론적 근거: 주사부위의 출혈을 멈추게 하고 불편감을 감소시킨다.

14. **바늘의 보호덮개를 다시 씌우지 않는다. 사용한 물품은 지정된 폐기함에 폐기한다.**
    이론적 근거: 사용한 물품의 적절한 폐기는 건강관리팀원이 바늘에 찔리는 사고를 예방한다.

15. **손을 씻는다.**
    이론적 근거: 미생물의 전파를 감소시킨다.

16. **기관의 정책에 따라 투약과 대상자의 반응을 기록한다.**
    이론적 근거: 정확한 기록은 대상자의 상태에 대한 올바른 정보를 제공하고 투약과실의 위험을 감소시킨다.

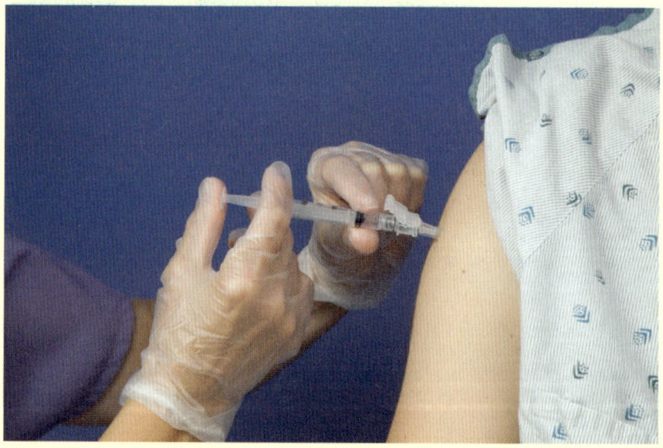

그림 5 약물을 근육으로 천천히 주입한다.

Z-자형 근육주사법(Variations for Z-Track Injection)

일부 약물은 약품을 제조한 회사의 투약지침이 '깊은 근육층으로만 투여' 또는 '상대적으로 큰 근육에 깊이 투여'일 수 있다. 이와 같은 경우에 Z-자형 근육주사법을 사용한다. Z-자형 근육주사법은 다음과 같다.

1. **주사부위를 준비하고 피부와 피하조직을 주사하려는 부위에서 한쪽 방향으로 1~1.5인치 정도 측면으로 잡아당긴다.**
   이론적 근거: 조직에서 Z-자형의 지그재그를 형성하여 바늘을 뺄 때, 근육층에서 약물이 역류되어 새어 나오는 것을 예방한다.

2. **주사기를 90° 각도로 삽입한다.**

3. **피부를 계속 한쪽 방향으로 잡아당긴 상태에서 주사기의 내관을 뒤로 당겨 흡인을 해보고 약물을 투여한다.**

4. **약물이 주입된 후에도 피부를 한쪽으로 잡아당긴 상태를 10초 정도 유지하다가 바늘을 뺀다.**

절차 3-8 근육주사(계속)

이론적 근거: 약물이 고르게 분산되어 근육에서 흡수되기 시작한다.

5. 바늘을 빼는 동시에 피부를 잡아당긴 손을 놓아 피부가 제 위치로 가도록 한다.

이론적 근거: 주사바늘이 들어간 경로가 Z-자형의 지그재그를 형성하여 주사바늘이 들어갔던 경로가 차단되어 약물이 근육조직에서 역류되어 새어 나갈 수 없게 된다.

기록

> 2017/7/15 09:30 - 폐구균 백신 PPV 23 0.5mL를 오른쪽 삼각근에 근육 주사함. 주사부위에 부종도 없고 불편감도 없음.
>
> - RN 김영희

생애주기별 고려사항

영아와 아동

- 절차 3-7을 참조한다.
- 아동에게는 1~2mL 크기의 주사기와 0.5~1인치, 25~27G 바늘을 사용한다.
- 외측광근과 대퇴직근은 영아의 근육주사 부위로 선호되는 부위이다. 아동의 경우 근육량이 적절하면 삼각근도 근육주사 부위가 될 수 있다(Nicoll & Hesby, 2002).
- 주사부위에 EMLA(리도카인과 프릴로카인의 혼합물)를 통증을 감소시키기 위해 주사 60분 전에 적용할 수 있다(Hockenberry & Wilson, 2011).

가정간호 시 고려사항

- 돌봄제공자에게 주사로 투약하는 기술을 교육할 때에는 불안을 감소시키고 정신운동기술이 숙달되도록 충분한 시간을 배려한다.
- 사용한 바늘과 주사기는 폐기물통을 이용하여 안전하게 폐기하도록 한다.

절차 3-8 근육주사(계속)

자가학습 체크리스트

수행항목	충분	부족	안 함
1. 투약처방을 확인한다.			
2. 주사기에 주사바늘을 꼽는다.			
3. 약물을 준비한다.			
4. 알레르기 유무를 사정한다.			
5. 대상자의 이름을 물어 대상자를 확인하고, 입원팔찌와 대조하여 대상자를 확인한다.			
6. 투약의 여섯 가지 기본원칙을 재확인한다.			
7. 문을 닫거나 커튼을 치고 대상자에게 투약과정을 설명한다.			
8. 장갑을 착용한다.			
9. 대상자가 편안한 자세를 취하도록 도와주고 주사할 부위만 노출한다.			
10. 근육의 크기와 통합성을 시진하여 적절한 주사부위를 선택한다.			
11. 알코올솜으로 주사부위의 중앙에서 바깥쪽으로 원을 그리면서 닦는다.			
12. 바늘의 보호덮개를 벗긴다.			
13. 한 손의 엄지손가락과 집게손가락으로 주사기를 잡고, 다른 손으로 주사할 부위의 피부를 편평하게 편다. 대상자에게 근육을 이완하도록 한다.			
14. 대상자의 피부표면에 바늘을 90° 각도로 빠르게 삽입한다.			
15. 한 손으로 주사기의 외관을 안전하게 고정한다. a. 다른 한 손으로 주사기의 내관을 천천히 뒤로 당겨 혈액이 흡인되는지 확인한다. b. 혈액이 흡인되지 않으면 약물을 천천히 주입한다.			
16. 알코올솜으로 주사부위를 가볍게 누르면서 바늘을 뺀다.			
17. 마른 멸균거즈로 주사부위를 부드럽게 누른다.			
18. 바늘의 보호덮개를 다시 씌우지 않는다. 사용한 물품은 지정된 폐기물통에 폐기한다.			
19. 손을 씻는다.			
20. 기관의 정책에 따라 투약과 대상자의 반응을 기록한다.			
Z-자형 근육주사법			
1. 주사부위를 준비하고 피부와 피하조직을 주사하려는 부위에서 한쪽 방향의 1~1.5인치 정도 측면으로 잡아당긴다.			
2. 주사기를 90° 각도로 삽입한다.			
3. 피부를 계속 한쪽 방향으로 잡아당긴 상태에서 주사기의 내관을 뒤로 당겨 흡인을 해보고 약물을 투여한다.			
4. 약물이 주입된 후에도 피부를 한쪽으로 잡아당긴 상태를 10초 정도 유지하다가 바늘을 뺀다.			
5. 바늘을 빼는 동시에 피부를 잡아당긴 손을 놓아 피부가 제 위치로 가도록 한다.			

CHAPTER 4 정맥요법

절차 4-1 정맥요법 시작하기

실습목적

1. 일일 필요 수액요구량을 유지 및 보충한다.
2. 전해질 균형을 유지하고 재구축하기 위한 전해질을 제공한다.
3. 에너지원으로 사용하는 포도당과 영양을 공급한다.
4. 약물이나 수혈을 공급한다.

필요물품

깨끗한 일회용 장갑
지혈대(tourniquet)
IV 접근 장치(access device)
IV 라벨
클로르헥시딘 면봉 또는 포비돈-아이오딘 면봉(클로르헥시딘에 알레르기가 있다면)을 포함하고 있는 IV 스타트 키트(start kit)
IV 수액
IV 수액세트와 주입펌프
투명 반투과 드레싱
테이프(비알레르기성)
타월 또는 일회용 패드
국소마취연고나 국소마취제(기관의 방침에 따라)
필요시 연장튜브세트(extension set tubing)

사정

- 대상자의 의무기록을 확인하여 알레르기나 질병 과거력을 확인한다; 활력징후, 섭취량과 배설량 기록지, 치료에 영향을 미칠 수 있는 관련 검사수치에 대해 주의 깊게 살펴본다.
- 처방된 정맥주사용액의 종류나 용량, 주입속도, 혼합 약물 등 의사의 처방을 확인한다.
- 약물 주입속도를 주의 깊게 조절할 필요가 있다면, 전자주입장치가 필요한지를 결정한다.
- 수액이 투명한지, 수액용기가 새는 곳은 없는지를 관찰한다.
- 정맥요법의 필요성에 대해 대상자의 이해 정도를 사정한다. 과거 정맥주사 투여경험과 관련 과거력에 대해 질문한다. 대상자에게 주로 사용하는 사지를 확인하고, 자주 사용하지 않는 사지에 적절한 정맥주사 삽입위치를 확인한다.

절차

1. **수액의 종류, 양, 혼합 약물, 주입속도 등을 포함하여 의사의 수액 처방을 확인한다.**
   이론적 근거: 대상자에게 올바른 수액을 투여하고 약물사고를 예방하기 위해 확인한다.

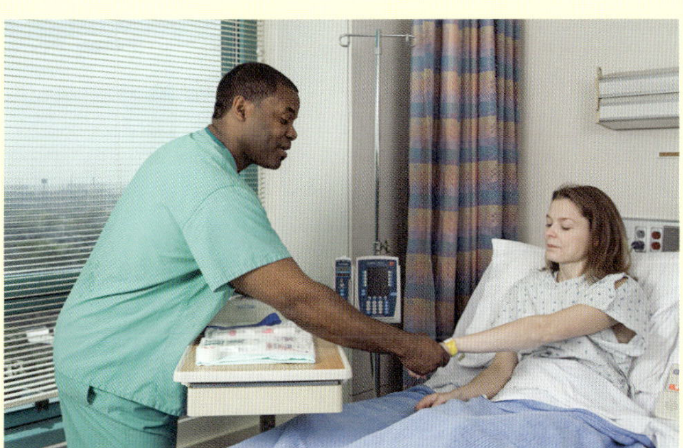

그림 1 대상자를 확인한다.

2. **모든 물품을 준비하여 대상자의 침상 옆으로 가져간다.**
   이론적 근거: 효율성을 증진시킨다.
3. **손을 씻는다.**
   이론적 근거: 미생물의 전파를 감소시킨다.
4. **두 가지 확인지표를 사용하여 대상자를 확인한다[그림 1].**
   이론적 근거: 약물사고를 예방한다.
5. **문을 닫거나 커튼을 치고 대상자에게 절차를 설명한다[그림 2].**
   이론적 근거: 대상자의 사생활을 보호하고, 대상자가 지침에 따르도록 불안을 감소시킨다.

수액 준비하기

6. **수액용기를 싸고 있는 비닐포장을 제거하고 수액용기를 꺼낸다[그림 3]. 모든 준비품의 포장 시 멸균술을 적용하여 벗긴다.**

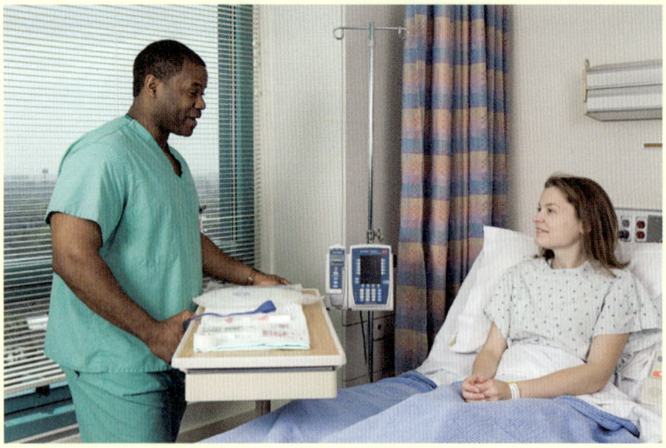

그림 2 정맥요법의 실시 이유와 절차에 대해 설명한다.

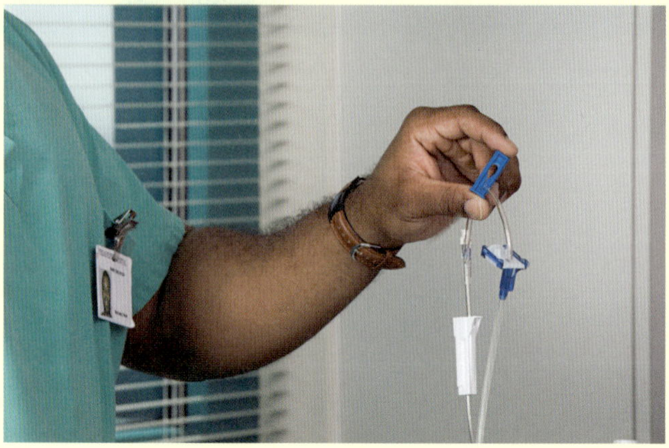

그림 4 정맥수액세트의 조절기를 잠근다.

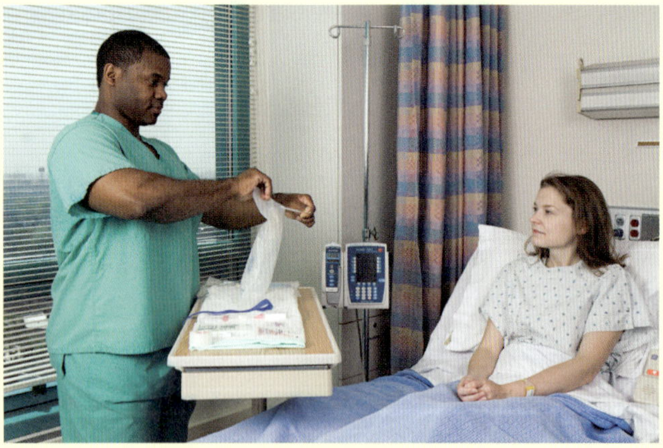

그림 3 물품을 개봉하고 준비한다.

이론적 근거: 비닐포장을 제거하는 것은 수액용기 및 수액용기의 주입구에 접근하기 위한 것이다. 준비품의 멸균상태를 유지하는 것은 감염 예방에 있어 필수적이다.

7. 정맥수액세트의 조절기를 잠근다[그림 4]. 필요시 연장수액세트를 연결할 수 있다.

   이론적 근거: 수액세트 조절기를 잠그는 것은 수액용기에 삽입침을 꽂으려 할 때, 수액세트관을 통해 수액이 흘러나오는 것을 예방하기 위함이다. 연장튜브세트를 사용하는 경우, 세트 조작 시 위험이나 혈액의 노출을 감소시킬 수 있다. 최근 새로 나온 세트는 별도의 연장튜브세트가 필요없는 경우도 있다.

8. 수액세트 삽입침의 보호덮개를 제거하고 삽입침을 수액용기의 주입구에 꽂는다. 한 손으로 수액용기의 주입구를 조심스럽게 다루고 단단히 잡은 다음, 재빠르게 다른 손으로 삽입침을 수액용기의 주입구에 꽂는다[그림 5].

   이론적 근거: 수액용기에 수액세트를 삽입하여 수액에 접근이 가능한 밀폐시스템을 만들게 된다.

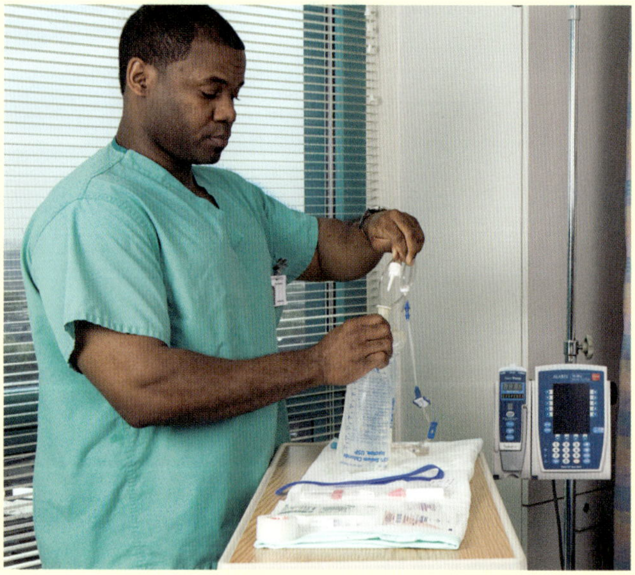

그림 5 수액용기의 주입구에 삽입침을 삽입한다.

9. 수액용기를 수액펌프가 있는 수액걸대에 건다. 수액세트 점적통에 수액이 반 정도 채워질 때까지 누른다[그림 6A]. 수액세트(또는 필요시 연장수액세트) 주입구 끝의 보호덮개를 제거한다. 빈 용기에 보호덮개를 벗긴 수액세트 끝을 향하게 한 다음, 조절기를 열어 수액이 수액세트 전체에 차고 공기가 제거될 때까지 흐르게 둔다. 그 다음은 조절기를 잠그고 수액세트 주입구에 보호덮개를 씌운다[그림 6B]. 수액세트 주입구에 보호덮개를 씌운다.

   이론적 근거: 수액튜브를 채워야 공기가 대상자 혈관에 주입되는 것을 예방할 수 있고 전자주입장치의 알람이 울리는 것을 예방한다.

10. 수액과 수액세트를 제조사의 지시대로 수액주입조절장치에 연결시킨다[그림 7A]. 수액용기에 대상자의 이름, 등록번호, 처방수액, 연결시간, 담당간호사 이름을 기록한 라벨을 붙인다[그림 7B].

절차 4-1 정맥요법 시작하기(계속)

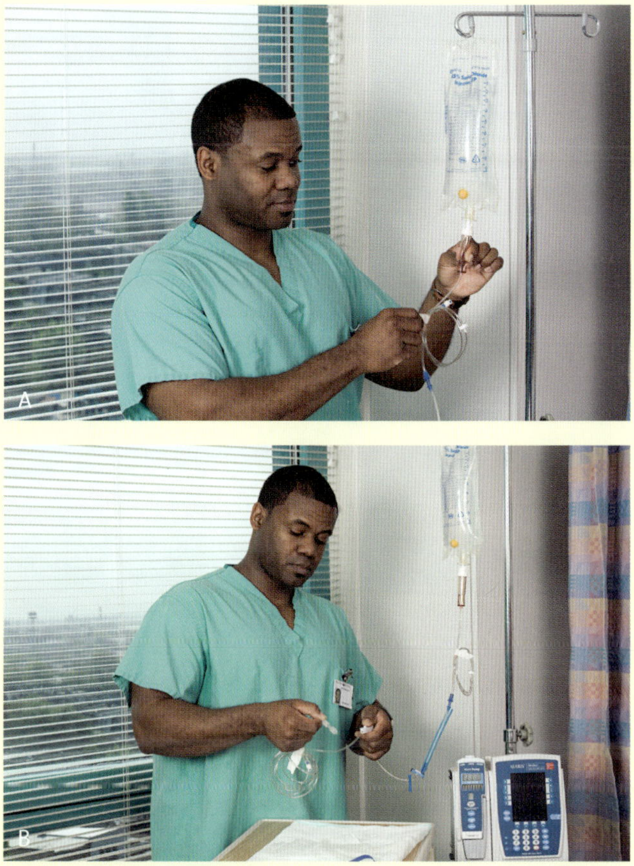

그림 6 A: 수액세트 점적통에 수액이 반 정도 찰 때까지 점적통을 누른다. B: 수액세트에 공기를 제거하고 수액을 채운다.

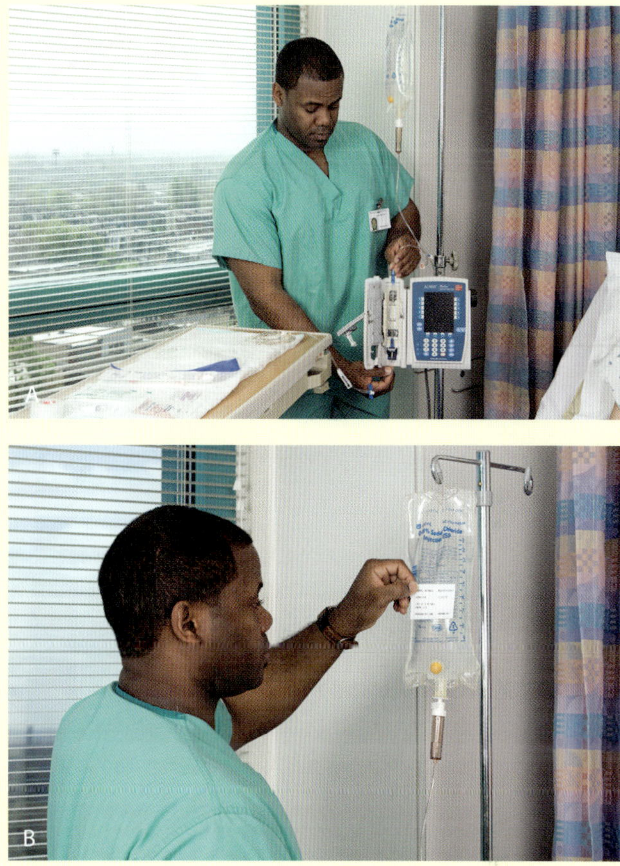

그림 7 A: 주입조절장치에 수액과 튜브를 설치한다. B: 수액용기에 라벨을 부착한다.

이론적 근거: 정맥주입장치에 올바르게 수액을 설치함으로써 정확한 수액투여가 가능하기 때문이다.

정맥천자 부위 선택하기

11. 대상자를 편안하게 눕히고 팔을 아래로 향하게 놓는다. 타월이나 패드를 팔 밑에 놓는다. 대상자의 팔에 정맥주입에 적절한 정맥이 있는지 관찰하고 촉진해본다[그림 8]. 정맥천자 위치를 선택하는 데 있어 만약 장기간 정맥요법이 예상된다면, 다음 정맥주사 위치를 고려하여 중심부에서 가장 먼 곳에서부터 정맥주사 부위를 선정한다.

    이론적 근거: 적절한 정맥의 선택은 대상자에게 손상과 불편감을 최소화시킨다.

12. 깨끗한 장갑을 착용하고 천자하려는 위치보다 15cm 위에 지혈대를 적용한다[그림 9]. 지혈대 위치가 천자하려는 부위와 적절하게 떨어져 있는지 다시 한 번 확인한다. 요골맥박을 확인하고 맥박이 안 잡힌다면 지혈대를 풀고 압력을 약간 낮추어 지혈대를 다시 적용한다.

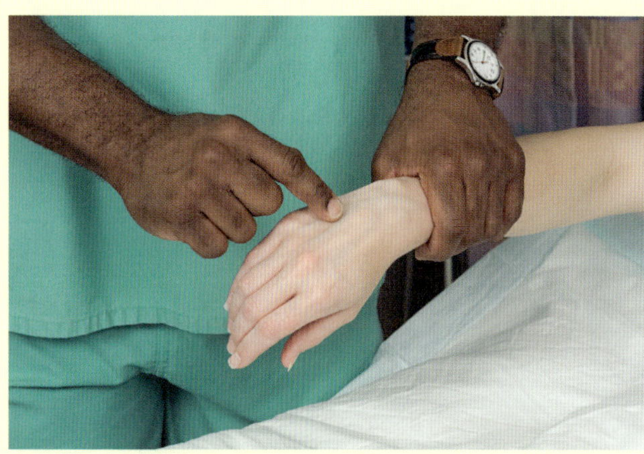

그림 8 대상자 팔에 적절한 정맥을 확인하고 점검한 후 촉진한다.

이론적 근거: 지혈대는 동맥의 흐름은 차단하지 않고 정맥만 팽창시켜야 한다. 지혈대를 너무 꽉 조이게 되는 경우, 동맥폐쇄를 유발할 수 있다. 지혈대 끝이 천자 부위와 떨어져 있어야 천자 시 발생할 수 있는 천자 부위의 오염을 예방할 수 있다.

절차 4-1 정맥요법 시작하기(계속)

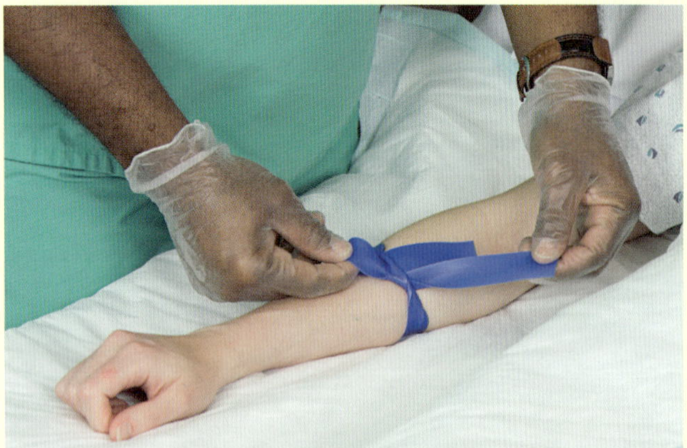

그림 9 천자하고자 하는 위치보다 15cm 이상 떨어진 곳에 지혈대를 적용한다.

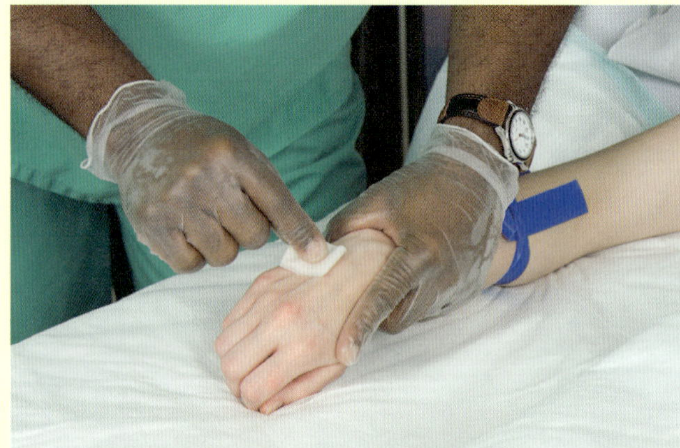

그림 10 천자할 부위를 소독한다.

13. 둘째, 셋째 손가락으로 정맥을 가볍게 촉진한다. 정맥을 촉진해서 정맥이 단단하고 밧줄 같은 느낌이 있다면 다른 곳을 선택한다.
    이론적 근거: 정맥은 정맥장치가 삽입될 수 있을 만큼 팽창되어야 한다.

카테터 삽입과 수액주입 시작하기

14. 기관의 방침에 따라 국소마취제를 투여한다(예: 피내로 에피네프린이 없는 1% 리도카인을 0.1~0.2mL 사용). EMLA 등의 국소마취연고가 처방되면 국소마취제가 효과를 나타날 때까지의 시간을 고려한다.
    이론적 근거: 국소마취제 적용은 천자 부위의 통증을 감소시킨다. 국소마취 연고제가 적절한 효과를 내기 위해서는 약 1시간이 소요된다.

15. 기관의 정책이 허용한다면, 체모가 있는 부위의 경우 천자부위 주위 5cm 정도를 제모한다. 이때 면도기나 제모제를 사용하지 않는데, 이는 피부를 손상시키거나 감염위험을 증가시키기 때문이다. 천자부위는 기관의 정책에 따라 승인된 항균제(클로르헥시딘 또는 포비돈-아이오딘)를 사용한다[그림 10]. 약간의 압력을 사용해서 안쪽에서 바깥쪽 방향으로 소독한다. 그리고 항균제가 건조될 때까지 기다린다.
    이론적 근거: 천자 부위 소독은 감염전파의 위험을 줄인다. 면도날로 인해 피부에 베인 자국이 생기면 미생물의 침입구가 될 수 있는데, 필요시 털을 깎는 것은 이러한 위험을 줄이고 털에 부착해 있는 미생물을 제거해준다.

16. 한 손으로 카테터를 잡고 반대편 엄지손가락으로 천자 부위 아래 피부가 당겨지도록 한다. 만약 손의 정맥을 사용하는 경우 피부가 약간 팽팽하게 잡아당겨지도록 손을 약간 구부린다[그림 11]. 대상자에게 바늘이 삽입될 것이라고 알려주고 자세를 그대로 유지하도록 한다.
    이론적 근거: 피부를 팽팽하게 유지함으로써 혈관이 고정되도록 한다. 대상자에게 설명함으로써 대상자의 불안을 감소시킬 수 있고 더욱 협조적인 분위기를 만들 수 있다.

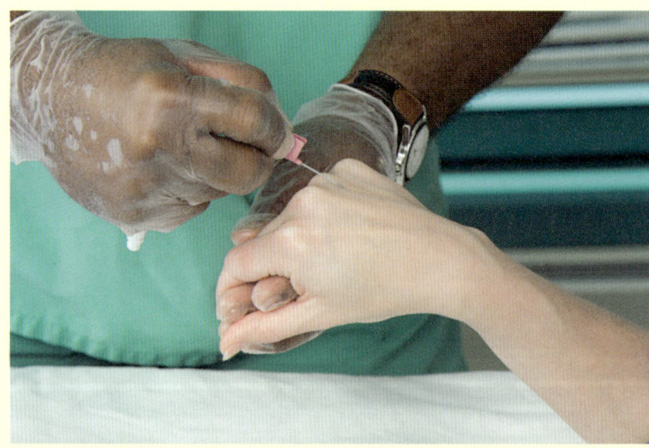

그림 11 천자하고자 하는 위치의 피부를 팽팽하게 당긴다.

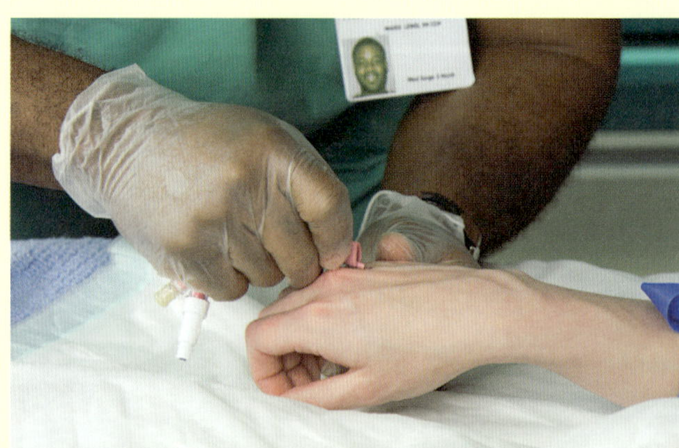

그림 12 바늘의 허브가 정맥천자 부위에 완전히 위치할 때까지 바늘을 정맥과 평행하게 유지시키면서 삽입한다.

절차 4-1 정맥요법 시작하기(계속)

17. 약 20~30° 각도로 바늘 사면이 위로 가게 하여 정맥과 평행하게 유지하면서 정맥으로 삽입한다. 피부와 거의 평행이 될 때까지 바늘 각도를 15°까지 낮추고 정맥 위 또는 옆에서 바늘을 바로 삽입하고 정맥으로 들어가도록 한다[그림 12]. 혈액이 바늘 끝에 맺히는 것을 확인한 다음, 앞으로 전진시켜 바늘이 피부와 평행하도록 위치시키고 카테터 허브가 천자 위치에 도달할 때까지 밀어 넣는다.
이론적 근거: 바늘이 제 위치를 벗어나지 않도록 완전히 삽입한다. 혈액이 역류하는 것은 정맥이 천자되었음을 의미한다.

18. 바늘 지지대를 빼는 동안 카테터 끝 부분을 손가락으로 누른다.
이론적 근거: 수액세트를 연결하기 전에 카테터로 인한 출혈을 예방하도록 살짝 누른다. 오염된 바늘에 창상을 입게 되는 부주의한 사고를 예방하기 위한 안전장치가 있는 카테터를 사용할 수 있다.

19. 지혈대를 재빨리 제거한다. 반대편 손으로 카테터 허브를 잡은 상태에서 수액세트 끝의 보호덮개를 제거하고 연결한다.
이론적 근거: 지혈대를 제거하고 수액주입을 시작하면 수액이 정맥으로 흐르며 개방성이 유지된다. 허브를 안정적으로 고정하면 바늘이 제 위치를 벗어나지 않는다. 침윤은 바늘이 정맥 내에 있지 않음을 의미한다

드레싱하기

20. 천자 부위에 드레싱을 적용한다(대부분 투명하거나 반투명한 드레싱 사용). 때로는 저알레르기성 테이프나 2×2 거즈로 드레싱하기도 한다.
이론적 근거: 드레싱은 바늘이 제 위치에 있도록 돕는다. 투명한 드레싱은 공기가 통하게 하지만 미생물이 침투하지는 못한다. 또한 천자 부위의 피부상태를 사정하기에 유용하다.

21. 수액세트를 대상자의 팔등 위에 원형으로 감고 테이프로 고정한다.
이론적 근거: 원 모양으로 수액세트를 감는 것은 정맥주입장치가 제 위치를 벗어나지 않도록 여유를 제공한다.

22. 천자 날짜, 시간, 바늘 크기, 담당 간호사 이름을 기록한 라벨을 드레싱 위에 붙인다.
이론적 근거: 적절한 기록은 타 의료인과의 의사소통을 촉진한다. 기관의 정책과 간호표준에 따라 수액세트, 드레싱, 수액을 관리한다.

23. 수액주입을 시작하고 주입펌프를 처방된 속도에 따라 적용한다[그림 13A]. 수액의 흐름과 주입조절장치의 기능을 사정한다. 침윤 징후를 관찰한다[그림 13B].

24. 사용한 모든 물품을 버리고 장갑을 벗는다. 손을 씻는다.
이론적 근거: 감염의 위험을 줄인다.

25. 필요시 부목이나 천자 부위를 보호할 장치를 적용한다.
이론적 근거: 정맥주입장치를 안정화하는 데 기여하여 불필요한 움직임으로 인하여 제 위치에서 벗어나거나 이로 인한 침윤이나 감염으로부터 예방한다.

26. 대상자가 편안한 자세를 취하도록 돕는다. 대상자가 처치과정 동안 힘든 점은 없었는지 사정한다.

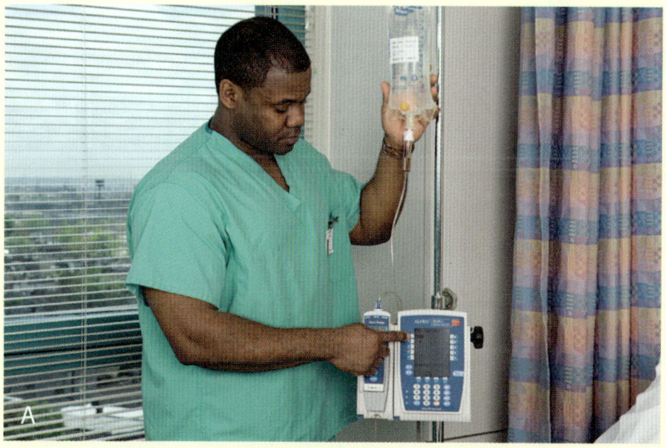

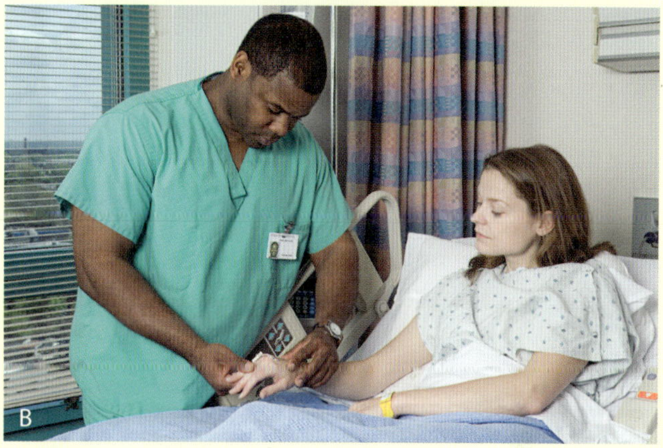

그림 13 A: 처방된 주입속도로 수액주입 펌프장치를 세팅한다. B: 천자 부위의 침윤 징후를 관찰한다.

이론적 근거: 대상자의 편안함을 증진하고 기록을 위한 정보를 제공한다.

27. 정맥천자 날짜, 시간, 바늘 형태 및 크기, 천자 위치 및 수액의 외관, 형태, 주입속도, 대상자의 반응(부작용 포함), 대상자 교육시행 내용, 교육에 대한 대상자의 이해 정도 등에 대해 기록한다.
이론적 근거: 기록은 의료진 간의 지속적 관리와 의사소통을 증진시킨다.

28. 정맥주입 초기 30분간 동안 주입속도, 천자 부위 상태, 대상자의 불평 등에 대해 기관의 정책에 따라 모니터링한다. 드레싱, 수액세트, 수액도 기관의 정책에 따라 교체한다.
이론적 근거: 정맥주입 직후 모니터는 정맥요법의 효과성과 관련된 정보를 제공하고 합병증을 조기 발견하는 데 도움이 된다.

기록

2017/07/01 13:15 – 0.1ml lidocaine 피내주사 후 오른 손에 20G, 1¼인치 정맥주사바늘을 삽입함. 대상자는 절차 동안 잘 참았음. 정맥주사는 지금까지 잘 들어가고 있으며 합병증은 없음.
– RN 김영희

절차 4-1 정맥요법 시작하기(계속)

생애주기별 고려사항

영아 및 아동

- 아동의 통증을 최소화하기 위하여 천자 전에 국소마취연고제 사용을 고려한다.
- 6개월 미만의 영아는 정맥천자 부위로 두피의 정맥을 사용한다. 유아의 경우 발등 쪽의 정맥을 사용한다.
- 정맥천자 바늘의 굵기는 아동의 손상 위험을 최소화하기 위해 가능한 한 작은 것을 사용한다.

노인

- 정맥이 쉽게 촉진이 되지만 충분히 팽창되지 않는다면 다음의 기술을 사용할 수 있다. 주사하고자 하는 팔을 수 초 동안 아래로 향한 채 놓고 가볍게 정맥 위를 두드리거나 지혈대 방향의 위로 문지르거나 두드린다. 또는 주먹을 쥐었다 폈다를 반복하도록 한다. 대상자의 피부가 차다면 마찰을 통해 따뜻하게 하고 팔을 가볍게 두드리거나 따뜻한 팩을 사용하여 정맥이 팽창되도록 5~10분 동안 팔 전체를 덮는다.
- 재빠르게 정맥천자 시행 후 지혈대를 신속히 제거하여 멍들거나 정맥이 손상되지 않도록 예방한다.
- 노인의 정맥은 피부가 투명하고 탄력이 감소되어 구불구불해 보인다.
- 정맥천자 부위를 고정하기 위해서 한 손으로 피부를 천자 부위에 가깝게 잡아당긴 다음 정맥을 고정한다.

가정간호 시 고려사항

- 대상자와 돌봄제공자에게 정맥천자 부위의 관리와 합병증을 확인하는 방법에 대해 교육한다. “수액이 멈춘 경우” 또는 “정맥주사 부위가 붉게 변하거나 부어오르거나 아픈 경우” 등의 예를 들어 문제를 보고하도록 한다.
- 대상자가 가정에서 사용하는 물품으로 교육한다; 가정에서 사용하는 물품은 기관에서 사용하는 것과 다를 수 있다.
- 퇴원하기 전에 대상자가 가정에서 사용 가능한 물품을 제공해준다.
- 가정에서 지속적인 간호를 받을 수 있는 가정 건강관리부서에 의뢰한다.
- 대상자와 돌봄제공자에게 문제해결 안내, 건강관리 간호사 전화번호 등이 서면화된 지침서를 제공한다.
- 대상자와 돌봄제공자에게 목욕 동안 정맥주사 관리에 대해 명확하게 안내한다.

협력과 위임

- 모든 정맥 처방은 건강관리제공자에 의해 기록되어야 한다. 간호사는 정맥주사 투여에 책임이 있다.
- 병원에서는 주로 정맥주사팀이 주사를 놓고 유지 · 관리하며 정맥주사로 문제가 발생되면 관련부서에 의뢰한다.
- 말초정맥삽입장치는 자격을 가진 의료진이 삽입한다.
- 어떤 약물이라도 반드시 투약의 여섯 가지 기본원칙으로 확인한다. 또한 주입속도와 적합성을 확인한다.
- 건강관리팀원에게는 대상자가 정맥주사에 대해 불편을 호소하거나 정맥주입장치에 알람이 울리면 바로 간호사에게 보고하도록 교육한다. 보조인력이 알람을 꺼서는 안 된다.

자가학습 체크리스트

수행항목	충분	부족	안 함
1. 수액의 종류, 양, 혼합 약물, 주입속도 등을 포함하여 의사의 수액처방을 확인한다.			
2. 모든 물품을 준비하여 대상자의 침상 옆으로 가져간다.			
3. 손을 씻는다.			
4. 두 가지 확인지표를 사용하여 대상자를 확인한다.			
5. 문을 닫거나 커튼을 치고 대상자에게 목적과 절차를 설명한다.			

절차 4-1 정맥요법 시작하기(계속)

수행항목	충분	부족	안 함
수액 준비하기			
6. 수액용기를 싸고 있는 비닐포장을 제거하여 수액용기를 꺼낸다.			
7. 정맥수액세트의 조절기를 잠근다. 필요시 연장튜브세트를 연결한다.			
8. 수액세트 삽입침의 보호덮개를 제거하고, 삽입침을 수액용기의 주입구에 꽂는다.			
9. 수액용기를 수액펌프가 있는 수액걸대에 건다.			
10. 수액세트 점적통에 수액이 반 정도 채워질 때까지 누른다.			
11. 수액세트(또는 필요시 연장튜브세트) 주입구 끝의 보호덮개를 벗기고, 빈 용기에 수액세트 끝을 향하게 한 다음 조절기를 열어 수액이 수액세트 전체에 차고 공기가 제거될 때까지 흐르게 둔다. 그 다음은 조절기를 잠그고 수액세트주입구에 보호덮개를 씌운다.			
12. 수액과 수액세트를 제조사의 지시대로 수액주입조절장치에 연결시킨다.			
13. 수액용기에 대상자의 이름, 등록번호, 처방수액, 연결시간, 담당간호사 이름을 기록한 라벨을 부착한다.			
정맥천자 위치 선택하기			
14. 대상자를 편안하게 눕히고 팔을 아래로 향하게 놓은 후, 타월이나 패드를 팔 밑에 놓는다.			
15. 대상자의 팔에 적절한 정맥이 있는지 관찰하고 촉진해본다.			
16. 깨끗한 장갑을 착용하고, 천자하고자 하는 위치보다 15cm 위에 지혈대를 적용한다.			
17. 지혈대 위치가 천자하고자 하는 부위와 적절하게 떨어져 있는지 다시 한 번 확인한다.			
18. 둘째, 셋째 손가락으로 정맥을 가볍게 촉진한다.			
카테터 삽입과 수액주입 시작하기			
19. 기관의 정책에 따라 적절한 항균제를 사용하여 천자 부위를 소독한다. 5~10cm 원 모양으로 안에서 바깥 방향으로 적용하고 소독제가 마를 때까지 기다린다. 기관의 정책이 허용한다면, 체모가 있는 부위의 경우 천자부위 주위 약 5cm 정도를 제모한다.			
20. 한 손으로 카테터를 잡고 반대편 엄지손가락으로 천자부위 아래 피부가 당겨지도록 한다.			
21. 약 10~15° 각도로 바늘 사면이 위로 가게 해서 피부와 평행하게 놓고 정맥으로 삽입한다. 혈액이 바늘 끝에 맺히는 것을 확인한 다음, 앞으로 전진시켜 바늘이 피부와 평행하게 위치시키고 카테터 허브가 천자 위치에 도달할 때까지 밀어 넣는다.			
22. 카테터 지지대를 제거하는 동안 카테터 끝 부위를 손가락으로 누른다.			
23. 지혈대를 재빨리 제거한다. 반대편 손으로 카테터 허브를 잡은 상태에서 수액세트의 보호덮개를 제거하고 끝을 연결한다.			
드레싱하기			
24. 천자부위에 드레싱을 적용한다.			
25. 수액세트를 대상자 팔등 위에 원형으로 감고 테이프로 고정한다.			
26. 천자 날짜, 시간, 바늘 크기, 담당간호사 이름을 기록한 라벨을 드레싱 위에 붙인다.			
27. 수액주입을 시작하고 주입펌프를 처방된 속도에 따라 적용한다.			
28. 수액의 흐름과 주입조절장치의 기능을 사정한다. 침윤 징후를 관찰한다.			
지속적 간호제공하기			
29. 사용한 모든 물품을 버리고 장갑을 벗은 후 손을 씻는다.			
30. 필요시 부목이나 천자부위 보호장비를 적용한다.			
31. 대상자가 편안한 자세를 취하도록 돕는다.			
32. 정맥천자 날짜, 시간, 바늘 형태. 크기, 천자 위치 및 수액의 외관, 형태, 주입속도, 대상자의 반응(부작용 포함), 대상자 교육시행 내용, 교육에 대한 대상자의 이해 정도 등에 대해 기록한다.			
33. 정맥주입 초기 30분 동안 주입속도, 천자 부위 상태, 대상자의 불평 등에 대해 기관의 정책에 따라 모니터링한다. 드레싱, 수액세트, 수액도 기관의 정책에 따라 교체한다.			

절차 4-2 정맥주입 감시

실습목적
1. 정맥주입 통로의 안전성과 개방성을 제공한다.
2. 정맥수액의 올바른 주입을 확인한다.
3. 정맥주입의 가능한 합병증을 즉시 확인한다.

필요물품
멸균생리식염수가 채워진 10mL 주사기
알코올솜이나 베타딘 솜
깨끗한 일회용 장갑
드레싱 물품

사정
- 정맥요법에 필요한 진단과 투약계획에 대한 대상자의 기록을 검토한다.
- 수액이나 전해질 불균형에 대한 임상증상을 사정한다.
- 정맥주사용 용액의 종류, 혼합 약물, 주입속도에 대한 의사의 처방을 확인한다.
- 시간당 주입속도, 분당 방울수, 전자주입장치 사용 시 시간당 mL를 계산한다. 정맥주입간호사회(Infusion Nursing Society, INS)에서는 전자주입장치를 정맥주입에 사용하는 것을 강력히 추천하고 있다.

절차

1. **손을 씻는다.**
   이론적 근거: 미생물의 전파를 감소시킨다.
2. **두 가지 확인지표를 사용하여 대상자를 확인한다.**
   이론적 근거: 대상자에게 올바르고 적절한 사정이나 치료를 받도록 제공하며, 오류를 감소시킨다.
3. **문을 닫거나 커튼을 치고 대상자에게 절차를 설명한다.**
   이론적 근거: 대상자의 사생활을 보호하고, 대상자가 지침에 따르도록 불안을 감소시킨다.
4. **주입되고 있는 정맥용액을 처방된 용액과 대조한다.**
   이론적 근거: 정맥주입의 오류를 즉시 발견하고 수정하기 위해 비교한다.
5. **적어도 매시간 주입속도를 확인한다[그림 1]. 중력에 의한 수액주입 시에는 15초 동안 주입속도를 확인하고 4를 곱하여 분당 속도를 측정한 후 처방된 속도와 비교한다. 만약 예상보다 빠르게 들어가고 있다면 주입속도를 느리게 하여 계획된 시간에 마치도록 조정한다. 만약 예상보다 주입량이 적은 경우 주입속도를 증가시키기 전에 기관의 정책을 확인하고 대상자에 대한 사정을 완벽하게 해야한다. 일부 기관에서는 주입속도를 증가시켜야하는 경우 의사의 처방이 필요할 수 있다. 만약 전자주입장치가 사용되고 있다면 시간당 mL를 입력한다.**
   이론적 근거: 너무 빠르게 주입된 수액은 순환과다를 일으켜 폐부종이나 심부전을 초래할 수 있다. 또한 너무 천천히 주입되면 수액과 영양소가 불충분하게 공급된다.
6. **정맥주입을 하는 수액세트에서 새는 곳이 있는지 점검하고 만약 있다면 위치를 확인한다[그림 2]. 모든 연결부분을 단단히 조인다. 만약 누출이 있다면 주입속도를 천천히 유지하면서 멸균된 수액세트로 교환한다.**
   이론적 근거: 정맥요법은 무균적인 절차이다. 수액세트가 깨져 있거나 누출이 있다면 미생물이 침입하여 전체 시스템을 감염시킬 수 있다.
7. **수액세트가 꼬여 있는지, 막혔는지를 확인하고, 느슨하게 감아서 침대 위에 놓아둔다.**
   이론적 근거: 튜브가 막히면 수액주입에 방해가 되므로 대상자에게 필요

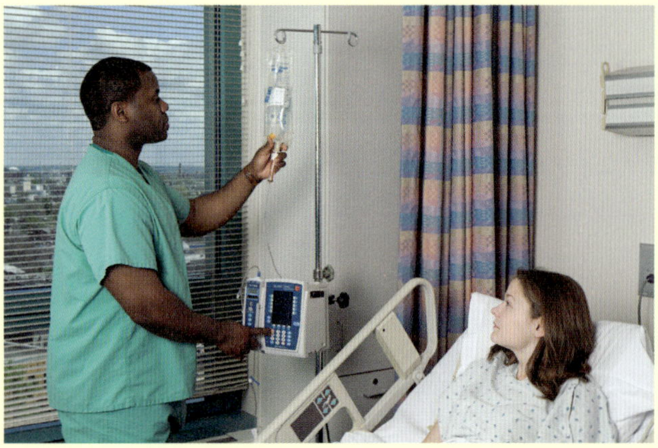

그림 1 최소한 매시간 주입속도를 확인한다.

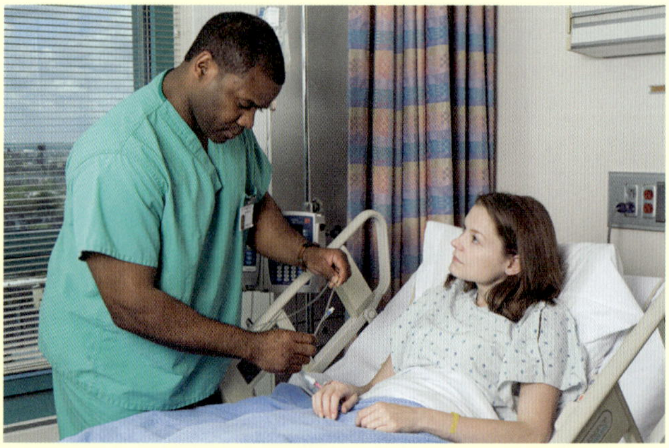

그림 2 수액세트 튜브를 관찰한다.

절차 4-2 정맥주입 감시(계속)

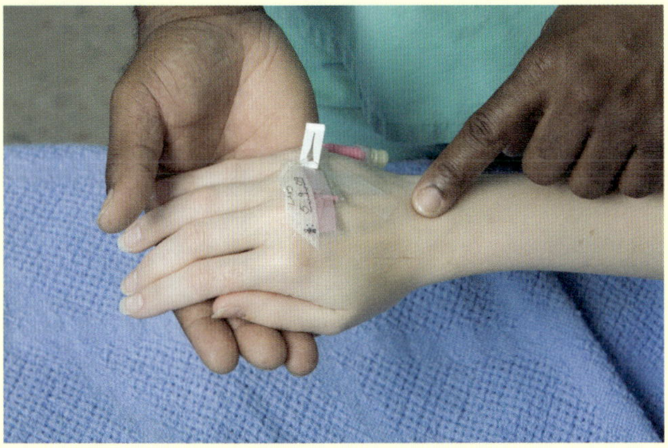

그림 3 정맥천자 부위를 관찰한다.

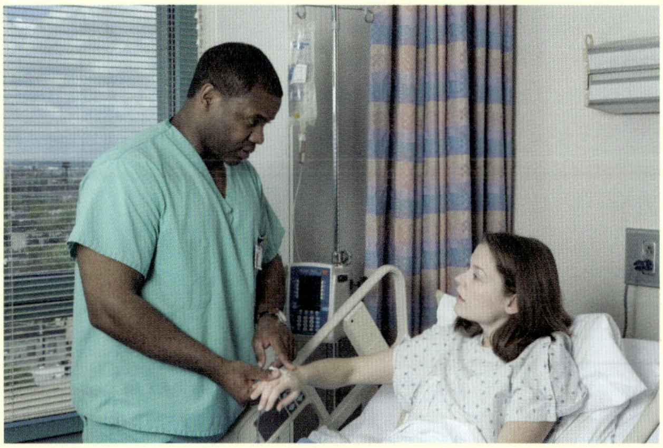

그림 4 정맥천자 부위에 화끈거림 또는 통증이 있는지 대상자에게 질문한다.

한 수액과 영양분을 공급하지 못하게 되거나 정맥주입장치의 알람이 울리게 된다.

8. 정맥주사 천자 부위를 확인하고, 수액이 새는지 드레싱을 확인한다[그림 3].
   이론적 근거: 누출은 바늘 허브와 수액세트 연결 부위에서 일어날 수 있고, 이는 수액의 소실을 유발한다.

9. 정맥주입 부위에 침윤이 있는지 사정한다. 침윤은 바늘이 정맥에서 벗어났을 때 수액이 간질강 조직으로 흘러 들어가 발생한다. 주입속도의 감소, 부종, 창백, 차가운 느낌, 바늘 삽입 부위의 불편감 등 침윤의 징후가 발견되면 다른 부위에 다시 천자한다. 만약 과량의 수액이 침윤되었다면, 베개를 사용하여 팔을 심장 높이보다 위로 올린다.
   이론적 근거: 신속한 발견은 대상자의 안위증진과 조기치료에 매우 중요하다. 주사부위를 높이게 되면 정맥과 림프 배액이 용이해진다.

10. 수액주입 정맥을 따라 발적, 종창, 열감, 통증과 같은 정맥염 징후를 사정한다. 만약 이런 징후가 있다면 정맥주입을 중단하고 다른 정맥으로 주입한다. 대상자에게 주사 부위에 화끈거림이나 통증이 있는지 물어본다[그림 4]. 정맥염이 발견되면, 정맥주사팀이나 의사에게 알리고 정맥염 치료를 위한 기관의 정책을 확인한다.
    이론적 근거: 정맥염은 외상이나 정맥 내 약물 또는 수액의 pH에 의한 화학적 자극의 결과로 발생한다. 정맥염 징후가 관찰되기 전에 대부분의 대상자는 통증을 경험한다.

11. 정맥주사 부위에 출혈이 있는지 관찰한다.
    이론적 근거: 출혈은 정맥천자 부위의 외상에 의해 발생한다.

12. 발적, 농, 열감, 경화, 통증 등 국소적 감염증상을 확인한다. 이는 정맥주사 부위에 감염이 있음을 의미한다. 대상자의 오한, 발열, 빈맥, 저혈압 등 전신상태를 관찰하고 국소적 증상 동반 여부도 함께 확인한다. 정맥요법의 추가적 합병증(체액과다 등)을 위해 대상자를 면밀히 관찰한다.
    이론적 근거: 합병증을 신속하게 발견하는 것은 대상자의 안위를 증진하는데 중요하며 조기치료가 가능하다.

13. 전자주입장치 알람 설정을 확인하고, 알람이 울리면 즉시 확인해야 한다.
    이론적 근거: 전자주입장치의 알람은 항상 들릴 수 있도록 가장 크게 맞추어 놓아야 하고 절대로 알람 스위치를 꺼서는 안 된다. 모든 알람에는 신속하게 주의를 기울여야 하며, 이는 정맥주입상의 문제를 발견해서 교정하기 위함이다.

14. 비록 정맥요법에 대한 감시가 간호사의 책임일지라도 대상자에게 다음과 같은 상황이 발생할 경우, 간호사에게 연락하도록 대상자를 교육한다.
    a. 주입속도가 갑자기 변했을 때
    b. 수액용기가 거의 비워졌을 때
    c. 혈액이 수액튜브 내에 있을 때
    d. 주사 부위가 불편해질 때
    이론적 근거: 간호에 대상자를 참여시키면 합병증의 발견과 예방에 도움이 되고, 대상자의 통제감을 향상시킨다.

15. 정맥요법의 어떠한 합병증(침윤 등)이라도 발견되면 기록한다.
    이론적 근거: 기록은 법적 자료가 되며 건강관리팀과의 의사소통을 유지시킨다.

기록

2017/07/06 08:30 - 오른손에 전자주입장치를 통해 125mL/hr로 정맥주입을 연결함. 발적, 부종 없음. 투명 드레싱을 제공함. 대상자의 불편감 호소 없음.

– RN 김영희

절차 4-2 정맥주입 감시(계속)

생애주기별 고려사항

영아와 아동

- 아동은 자주 움직이므로 수액 튜브가 쉽게 꼬이거나 분리될 수 있다. 모든 연결 부위는 테이프로 고정하고 정맥주사의 개방성을 유지하기 위해 천자부위는 안정되게 고정할 수 있는 제품으로 보호하고 단단한 팔 지지대를 사용하여 정맥수액의 개방성을 유지한다.
- 정서적 지지를 제공한다. 정맥요법은 아동과 부모에게 스트레스가 될 수 있기 때문이다.

가정간호 시 고려사항

- 가정방문을 해줄 가정간호사업소와 협력한다. 대상자에게 가정간호사업소의 이름, 전화번호, 간호를 담당할 간호사의 이름을 알려준다.
- 대상자나 돌봄제공자에게 다음과 같이 교육한다.
  - 적어도 하루에 4회 이상, 투명 드레싱을 통하여 주사부위를 관찰한다.
  - 침윤, 정맥염, 카테터 이동을 사정한다. 만약 이런 경우가 발생한다면, 돌봄제공자는 정맥주입 수액세트를 잠근 후 간호사에게 전화한다.
  - 주입속도나 약물이 떨어지는 속도가 줄어들었는지를 관찰한다. 이러한 현상이 관찰되었다면, 돌봄제공자는 수액세트가 꼬였는지 살펴보아야 한다. 만약 문제가 지속되면 건강관리제공자에게 알린다.

협력과 위임

- 급성치료 의료기관에서 안전하고 효과적인 정맥관리를 위해서는 정맥주사팀원과 밀접하게 협력해야 한다.
- 만약 의료기관 내에 정맥주사팀이 없다면 정맥요법상의 문제나 정맥천자 시 어려움이 있을 경우 마취과와 협의한다.
- 정맥요법을 받고 있는 대상자에게 위생관리를 안전하게 제공하고 보행 시 보조하는 방법을 돌봄제공자에게 교육한다. 만약 알람이 울리거나 수액용기를 바꿔야 할 경우에는 간호사에게 알리도록 교육한다.

절차 4-2 정맥주입 감시(계속)

자가학습 체크리스트

수행항목	충분	부족	안 함
1. 손을 씻는다.			
2. 필요물품을 준비하여 침상 옆에 둔다.			
3. 대상자의 이름을 물어 대상자를 확인하고, 입원팔찌와 대조하여 대상자를 확인한다.			
4. 문을 닫거나 커튼을 치고 대상자에게 목적과 절차를 설명한다.			
5. 주입되고 있는 정맥수액을 처방된 용액과 비교한다.			
6. 적어도 매시간 주입속도를 확인한다.			
7. 정맥주입을 하는 수액세트에서 새는 곳이 있는지 확인한다. 만약 누출이 있다면 주입속도를 천천히 유지하면서 멸균된 수액세트로 교환한다.			
8. 수액세트가 꼬여 있는지, 막혔는지를 확인한다.			
9. 정맥주사 부위를 확인하고 수액이 새는지 드레싱을 확인한다.			
10. 정맥천자 부위에 침윤이 있는지를 사정한다.			
11. 주사 부위의 발적, 종창, 열감, 통증과 같은 정맥염 징후를 사정한다.			
12. 대상자에게 주사 부위에 화끈거림이나 통증이 있는지 물어본다.			
13. 정맥주사 부위에 출혈이 있는지 관찰한다.			
14. 발적, 온감, 경화, 통증 등 국소적 증상을 확인한다.			
15. 전자주입장치 알람 설정을 확인하고, 알람이 울릴 시 즉시 확인한다.			
16. 다음과 같은 상황이 발생할 경우 간호사에게 연락하도록 대상자를 교육시킨다. a. 주입속도가 갑자기 변했을 때 b. 수액용기가 거의 비워졌을 때 c. 혈액이 수액튜브 내에 있을 때 d. 주사 부위가 불편해질 때			
17. 정맥요법의 합병증을 나타내는 결과를 기록한다.			

절차 4-3 말초정맥주사 부위 관리

실습목적

1. 감염으로부터 정맥주사 부위를 보호한다.
2. 정맥요법의 합병증을 신속히 발견하기 위하여 정맥주사 부위를 육안으로 감시한다.

필요물품

2% 클로르헥시딘 용액
소독솜
반창고 제거제(선택사항)
2.5cm 폭 반창고
투명 반투과성 멸균드레싱(또는 멸균거즈드레싱)
깨끗한 장갑
방수패드

사정

- 드레싱을 교환할 필요가 있는지 확인하기 위해 드레싱의 통합성을 사정한다. 보통 말초정맥 드레싱은 정기적으로 교환하지는 않지만 느슨해졌거나 혈흔이 묻었거나 젖었을 때에는 시행한다. 이는 주사부위의 오염을 유발할 수 있고 카테터 위치가 제자리를 벗어날 수 있기 때문이다.

절차

1. **손을 씻는다.**
   이론적 근거: 미생물의 전파를 감소시킨다.

2. **두 가지 확인지표를 사용하여 대상자를 확인한다.**
   이론적 근거: 대상자에게 올바르고 적절한 사정이나 치료를 받도록 제공하며, 오류를 감소시킨다.

3. **문을 닫거나 커튼을 치고 대상자에게 절차를 설명한다.**
   이론적 근거: 대상자의 사생활을 보호하고, 대상자가 지침에 따르도록 불안을 감소시킨다.

4. **깨끗한 장갑을 착용한다. 정맥주사 부위 아래에 방수포를 펴둔다.**
   이론적 근거: 무균술을 유지하기 위함이다.

5. **감염, 침윤 및 정맥염 징후를 관찰한다.**
   이론적 근거: 합병증이 있게 되면 드레싱 교환이 아닌 정맥주사 카테터를 바꿔야 할 필요가 있기 때문이다.

6. **한 손으로 정맥주사 카테터를 잡고 나머지 손으로 부드럽게 드레싱과 테이프를 제거한다[그림 1]. 투명드레싱의 경우, 피부와 평행되도록 필름을 부드럽게 잡아당긴다.**
   이론적 근거: 카테터를 안정되게 잡고 드레싱을 제거해야 하는 이유는 카테터가 이동하여 제 위치를 벗어나 침윤을 유발하는 것을 예방할 수 있기 때문이다.

7. **정맥주사 천자 부위에 클로르헥시딘 소독액으로 원을 그리며 중심에서 바깥쪽 방향으로 닦는다[그림 2]. 완전히 건조할 때까지 기다린다. 입으로 불어서 말리지 않는다.**
   이론적 근거: 바깥쪽으로 원을 그리며 닦는 것은 피부의 미생물을 제거하고 정맥주사 부위의 오염을 최소화하기 위함이다. 자연건조는 항균의 효과를 증가시키기 위함이다.

8. **카테터가 이동하지 않도록 새로 나온 비봉합성 고정테이프 장치를 사용하여 부착한다. 투명 반투과성 드레싱을 정맥주사 부위에 적용한다. 정맥주사 연결부위나 정맥주사 카테터에 테이프가 붙지 않도록 주의한다[그림 3, 4].**
   이론적 근거: 정맥주사 연결부위에 테이프가 붙으면, 드레싱 교환 없이 정맥주사 수액세트를 바꾸기가 어렵기 때문이다.

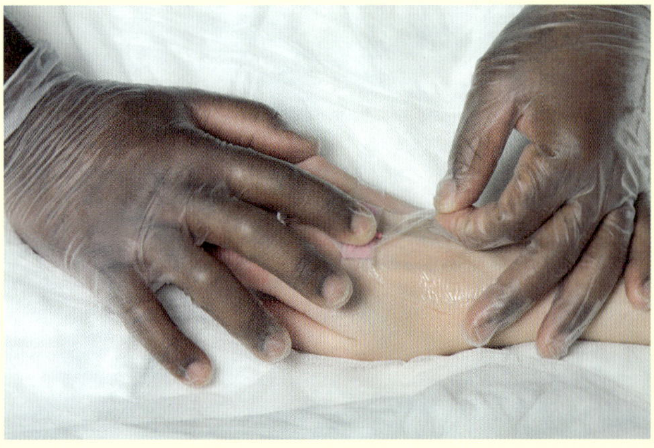

그림 1 기존 드레싱을 제거한다.

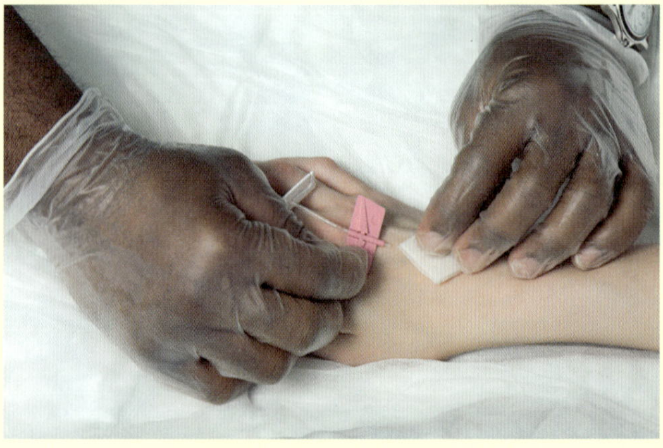

그림 2 천자 부위를 소독한다.

절차 4-3 말초정맥주사 부위 관리(계속)

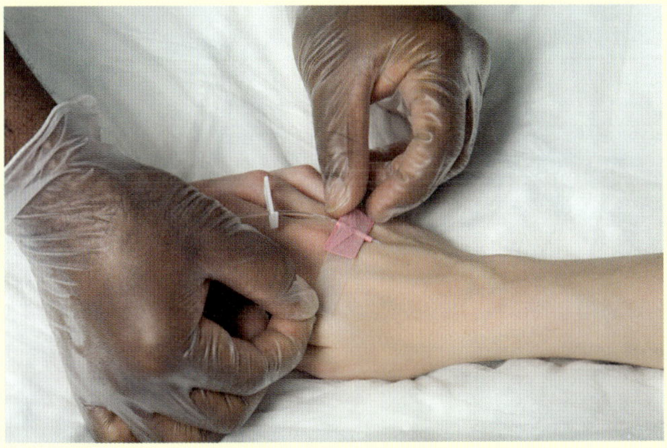

그림 3 고정테이프로 붙인다.

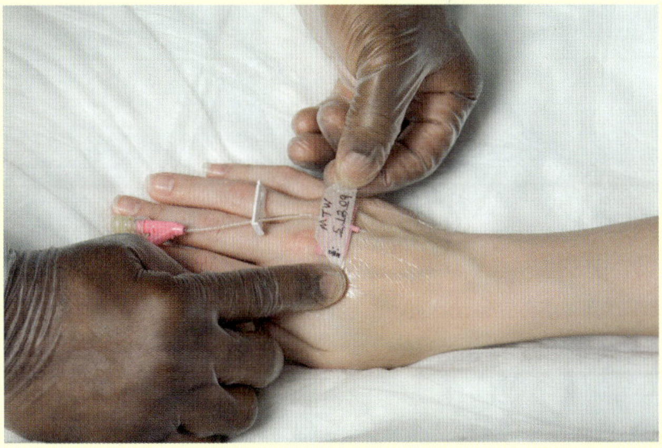

그림 5 라벨을 부착한다.

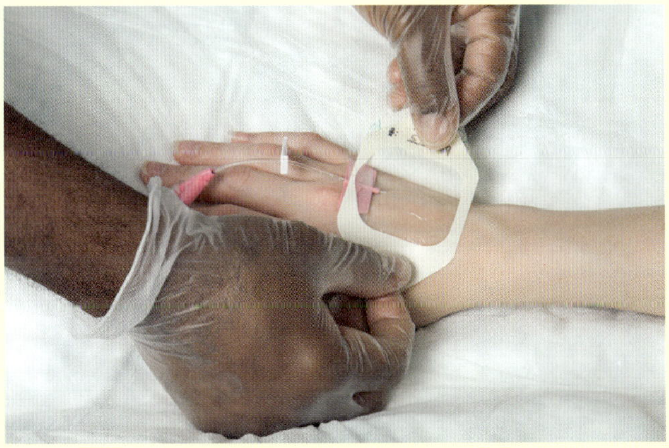

그림 4 새로운 투명드레싱을 붙인다.

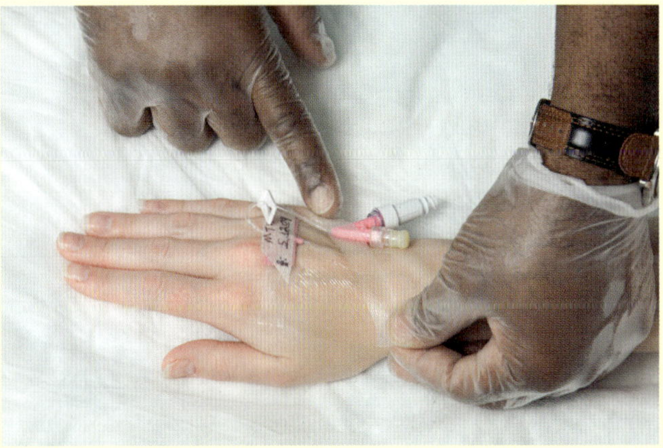

그림 6 수액튜브를 테이프로 고정한다.

9. **날짜, 시간, 담당간호사 이름을 적은 라벨을 붙인다[그림 5]. 필요하다면 수액튜브에 테이프를 추가로 붙인다[그림 6].**
   이론적 근거: 라벨은 드레싱 교환 시 의료진 간의 의사소통에 정보로 활용되며 기관의 방침에 따른 규칙적인 드레싱 교환이 이루어질 수 있다.

10. **수액 주입속도가 정확한지, 전체적 수액체계가 잘 유지되는지 확인한다.**
    이론적 근거: 드레싱 교환 동안 정맥카테터의 조작은 정맥에서 빠지거나 수액 주입속도를 변화시킬 수 있기 때문이다.

11. **장갑을 벗고 손을 씻는다. 드레싱 교환과 관찰내용에 대해 기록한다.**
    이론적 근거: 기록은 법적 자료가 되며 건강관리팀과의 의사소통을 유지시킨다.

기록

2017/07/06 14:00 – 말초정맥주사 부위의 드레싱을 교환함.
침윤이나 정맥염 징후 없음.

– RN 김영희

※주의: 기관에 따라 정맥주사 기록지에 기록할 수도 있다.

절차 4-3 말초정맥주사 부위 관리(계속)

생애주기별 고려사항

영아와 아동

- 영아나 어린 아동의 경우, 말초정맥주사 드레싱 교환 시 아동의 순간적인 움직임으로 인해 정맥카테터가 제 위치를 벗어날 수 있으므로 특히 주의한다.

노인

- 노인의 경우, 피부가 약하므로 테이프 제거 시 세심한 주의를 기울인다.

협력과 위임

- 말초정맥주사 드레싱 교환은 면허가 없는 직원에게 위임해서는 안 되며, 드레싱이 느슨해지거나 젖은 경우 간호사에게 보고하도록 교육시킨다.
- 질문이나 궁금한 사항이 있는 경우, 정맥주사팀에 의뢰한다. 드레싱교환에 대한 기관의 정책은 명확히 수립되어야 한다.

자가학습 체크리스트

수행항목	충분	부족	안 함
1. 손을 씻는다.			
2. 필요물품을 준비하여 침상 옆에 둔다.			
3. 두 가지 확인지표를 사용하여 대상자를 확인한다.			
4. 문을 닫거나 커튼을 치고 대상자에게 목적과 절차를 설명한다.			
5. 깨끗한 장갑을 착용한다. 정맥주사 부위 아래에 방수포를 펴둔다.			
6. 감염, 침윤, 정맥염 징후를 관찰한다.			
7. 반대편 손으로 정맥주사 카테터를 잡고 부드럽게 드레싱과 테이프를 제거한다.			
8. 정맥주사 천자 부위에 클로르헥시딘 소독액으로 원을 그리며 중심에서 바깥쪽으로 닦는다. 완전히 건조할 때까지 기다린다.			
9. 투명 반투과성 드레싱을 정맥주사 부위에 적용한다.			
10. 날짜, 시간, 담당간호사 이름이 적힌 라벨을 붙인다.			
11. 수액의 속도가 정확한지 전체적 수액체계가 잘 유지되는지 확인한다.			
12. 장갑을 벗고 손을 씻는다.			
13. 드레싱 교환과 관찰내용에 대해 기록한다.			

절차 4-4 말초삽입 중심정맥관 삽입 부위 관리

실습목적

1. 감염으로부터 말초삽입 중심정맥관(Peripherally Inserted Central Venous Access Device, PICC) 주사부위를 보호한다.
2. 치료요법의 합병증을 신속히 발견하기 위하여 PICC 주사부위를 육안으로 감시한다.

필요물품

2% 클로르헥시딘 소독액
항균솜
멸균테이프
멸균 반투과성 투명 드레싱(또는 거즈 드레싱), 기관정책에 따라 클로르헥시딘 거즈드레싱을 사용할 수 있다.
깨끗한 장갑
멸균장갑과 마스크 2개
멸균포
멸균피부보호제
비봉합성 카테터 고정 테이프
PICC 주사용 보호덮개
생리식염수 바이알과 10mL 주사기 또는 미리 재어둔 생리식염수 주사기
(주의: 대부분 정맥주사장치는 멸균생리식염수로 세척하고 있다. 그러나 일부 중심정맥장치는 아래의 절차에서 기술한 생리식염수 대신 개방성을 유지하기 위해 희석된 헤파린을 사용하기도 한다. 기관의 정책과 제조사의 권고내용을 참고한다.)

사정

- PICC에 대한 기관의 정책을 확인한다.
- 마지막으로 드레싱을 교체한 시점을 평가하여 드레싱 교환 여부를 사정한다.
- 제조사의 권고에 따라 중심정맥카테터 종류를 사정한다.

절차

1. **손을 씻는다.**
   이론적 근거: 미생물의 전파를 감소시킨다.
2. **두 가지 확인지표를 사용하여 대상자를 확인한다.**
   이론적 근거: 대상자에게 올바르고 적절한 사정이나 자료를 받도록 제공하며, 오류를 감소시킨다.
3. **문을 닫거나 커튼을 치고 대상자에게 절차를 설명한다.**
   이론적 근거: 대상자의 사생활을 보호하고, 대상자가 지침에 따르도록 불안을 감소시킨다.
4. **대상자가 편안한 자세를 취하도록 한다.**
   이론적 근거: 무균술을 유지하고 대상자의 안위를 증진시킨다.
5. **마스크를 착용한다. 대상자에게도 마스크를 착용하도록 하고 고개를 반대편으로 돌리도록 한다. 멸균영역을 준비하고 멸균포로 방포한다. 멸균장갑을 착용한다.**
   이론적 근거: 엄격한 무균술 적용은 감염과 패혈증을 예방하는 데 필수적이다.
6. **감염과 정맥염 징후를 사정한다[그림 1].**
   이론적 근거: 합병증에 대한 신속한 발견은 이환율과 사망률을 감소시키고, 중심정맥요법을 지속할 수 있도록 한다.
7. **잘 사용하지 않는 쪽의 엄지손가락으로 정맥카테터를 잡으면서 나머지 손으로 기존 드레싱을 잡고 먼 곳부터 가까운 쪽으로 제**

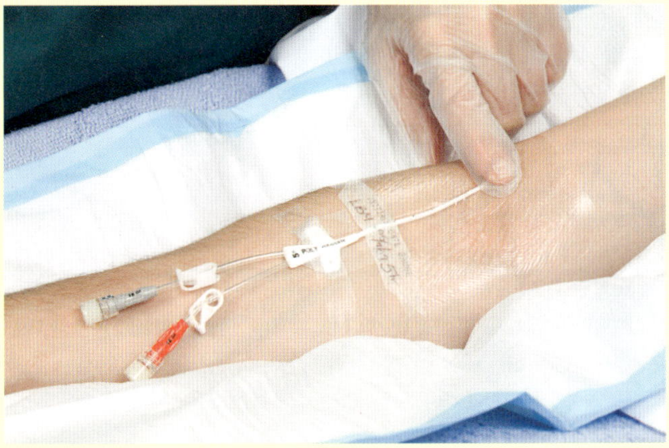

그림 1 PICC 천자부위를 사정한다.

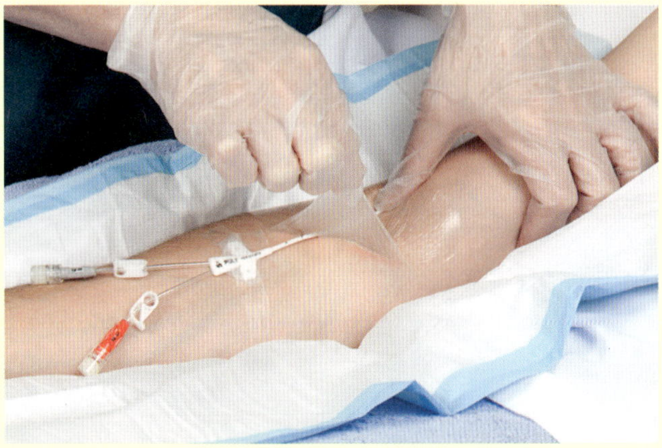

그림 2 카테터를 안정되게 고정하고 기존 드레싱을 제거한다.

절차 4-4 말초삽입 중심정맥관 삽입 부위 관리(계속)

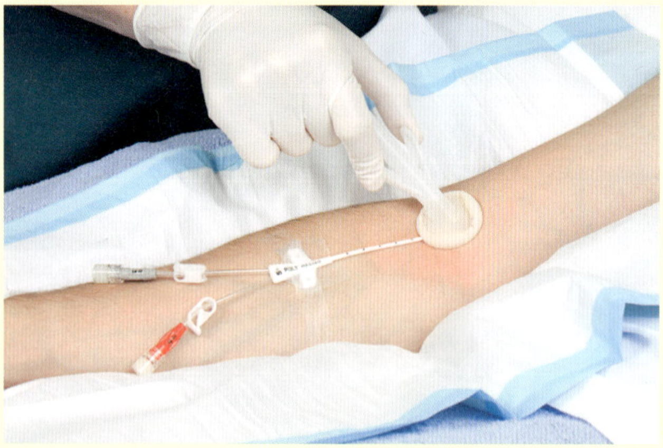

그림 3 주위를 소독한다.

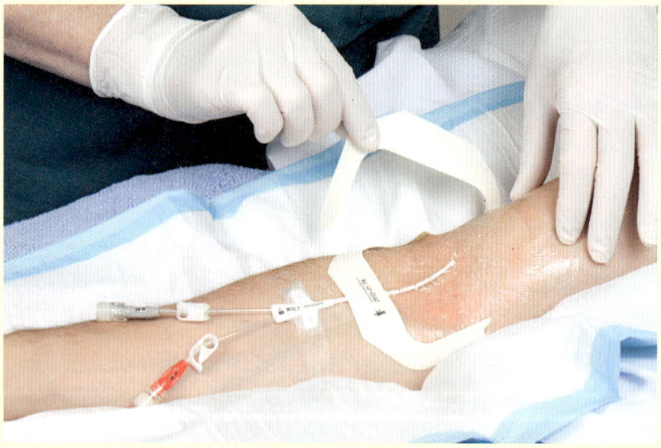

그림 4 새로운 드레싱을 적용한다.

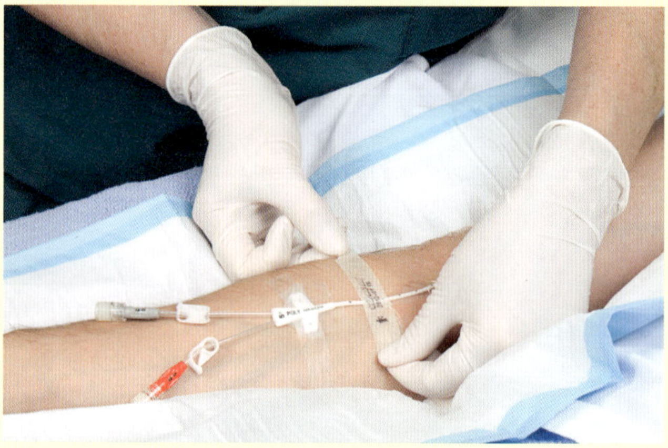

그림 5 라벨을 붙인다.

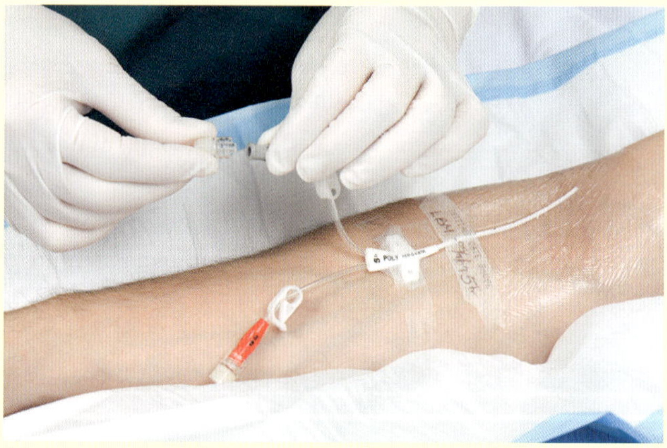

그림 6 주입구 보호덮개를 제거한다.

거한다[그림 2]. 조심스럽게 고정장치를 제거한다. 장갑을 벗는다.

이론적 근거: 무균술을 유지하며, 정맥카테터가 제 위치에서 벗어나는 것을 예방한다.

8. 멸균장갑을 착용한 후, 클로르헥시딘으로 정맥카테터 천자 부위를 소독한다. 원형을 그리며 소독하고 천자 위치에서 약 5~8cm를 소독한다[그림 3]. 충분히 건조되도록 기다린다.

이론적 근거: 중심정맥카테터 천자 위치의 오염을 줄이기 위해 깨끗한 영역에서 바깥쪽으로 미생물을 제거하기 위함이다. 충분한 건조는 항균 효과를 높이기 위함이다.

9. 기관의 정책에 따라 반투과성 투명드레싱으로 다시 드레싱한다[그림 4]. 중심정맥카테터와 모든 Luer lock 연결부위를 점검한다.

이론적 근거: 투명드레싱은 천자 위치 관찰이 용이하다. 연결부위 상태를 점검하는 것은 천자 부위의 압박이나 당김을 예방한다.

10. 날짜, 시간, 담당간호사 이름을 적은 라벨을 붙인다[그림 5].

이론적 근거: 라벨을 붙이는 것을 건강관리팀의 프로토콜에 따라 시행하여 드레싱 교환시기에 대한 의료진 간의 의사소통 정보로 활용된다.

11. 모든 튜브의 잠금장치를 잠그고 주사주입구 보호덮개(cap)를 제거한다[그림 6]. 소독솜으로 카테터 끝을 닦고 새로운 주입구 보호덮개로 교체한다[그림 7, 8].

이론적 근거: 주입구 보호덮개는 미생물의 은신처를 제공하며, 감염을 유발할 수 있다.

12. 기관의 정책에 따라 10mL 주사기를 사용하여 카테터를 세척한다[그림 9]. 주입하고 멈추고 다시 주입하고 멈추는 'pulse-pause' 기술을 사용하여 세척하며 항상 세척을 끝내기 전에 양압으로 마친다.

이론적 근거: pulse-pause 기술은 세척 시 마찰을 증가시키며, 장치의 개방성을 유지시킨다. 양압으로 마치는 것은 혈액이 카테터 안으로 다시 역류하여 막히는 것을 예방한다. 주사기가 너무 크면 관이 터질 만큼 강한 압력을 유발할 수 있으므로 10mL 주사기를 사용하는 것이 좋다.

절차 4-4 말초삽입 중심정맥관 삽입 부위 관리(계속)

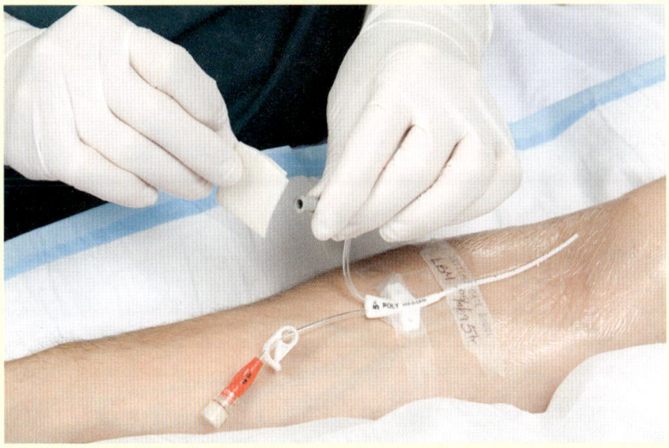

그림 7 소독솜을 사용하여 카테터 끝을 소독한다.

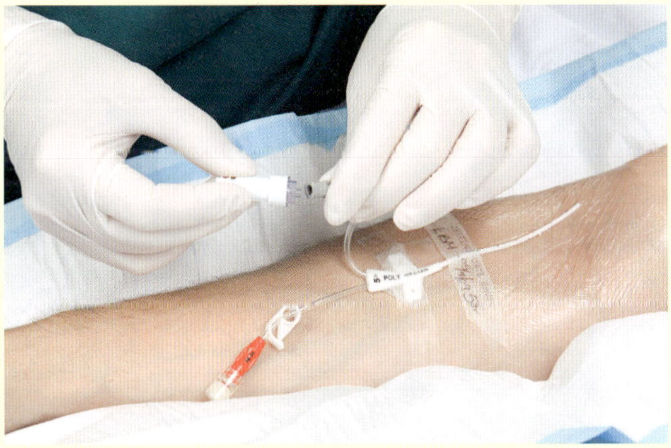

그림 8 새로운 보호덮개로 교체한다.

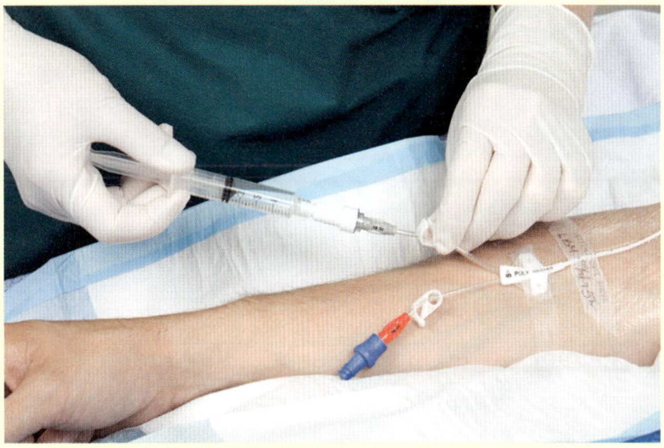

그림 9 튜브라인을 세척한다.

13. **사용한 물품을 버리고 정리한다. 대상자를 편안하게 눕힌다. 드레싱 교환과 관찰한 내용에 대해 기록한다.**

    이론적 근거: 기록은 법적 자료가 되며 건강관리팀과의 의사소통을 유지시킨다.

기록

2017/08/23 14:00 – 말초삽입 중심정맥카테터 드레싱 교환함. 합병증 징후 없음.

– RN 김영희

※주의: 합병증이 없다면 주로 정맥주입 기록지에 기록한다.

절차 4-4 말초삽입 중심정맥관 삽입 부위 관리(계속)

생애주기별 고려사항

영아와 아동

- 다른 의료진과 같이 아동을 안정시키고 잡아줄 수 있다면, 드레싱 동안 아동의 갑작스러운 움직임으로 인한 정맥카테터의 위치 이동을 예방할 수 있다. 부모나 돌봄제공자가 처치 동안 아동에게 부드럽게 얘기하거나 주위를 환기시킬 수 있다.
- 신생아인 경우, 출생 후 7일 전이나 임신 26주가 안 된 경우에는 클로르헥시딘이나 클로르헥시딘 거즈드레싱을 사용하지 않는다.

가정간호 시 고려사항

- PICC 관리는 주로 가정에서도 이루어질 수 있다. 가정간호사가 대상자에게 필요한 정맥요법을 관리하게 된다. 가정방문 시나 건강관리자의 교육을 통해 가정에서 드레싱을 교환할 수 있다.

협력과 위임

- 대부분의 병원에서는 정맥주사팀이 모든 중심정맥카테터 관리를 책임지며, 세심하게 무균술과 프로토콜을 이행하는 것이 잠재적으로 치명적인 감염을 예방하는 데 필수적이다.
- 정맥주사팀에게 중심정맥카테터와 관련된 사항을 알려준다. 만약 기관이 정맥주사팀을 운영하지 않고 있다면, 대부분 마취과와 협진하게 된다.

자가학습 체크리스트

수행항목	충분	부족	안 함
1. 손을 씻는다.			
2. 필요물품을 준비하여 침상 옆에 둔다.			
3. 두 가지 확인지표를 사용하여 대상자를 확인한다.			
4. 문을 닫거나 커튼을 치고 대상자에게 목적과 절차를 설명한다.			
5. 대상자가 편안한 자세를 취하도록 한다.			
6. 마스크를 착용한다. 대상자에게도 마스크를 착용하도록 하고 고개를 반대편으로 돌리도록 한다.			
7. 멸균영역을 준비하고 멸균포로 방포한다.			
8. 감염과 정맥염 징후를 사정한다.			
9. 깨끗한 장갑을 착용하고, 한 손의 엄지손가락으로 정맥카테터를 잡으면서 다른 한 손으로 기존 드레싱을 잡고, 먼 곳부터 가까운 쪽으로 제거한다. 장갑을 벗는다.			
10. 멸균장갑을 착용한 후 클로르헥시딘 소독액으로 정맥카테터 삽입 부위를 원형을 그리며 소독하고, 삽입 위치에서 약 5~8cm를 소독한 후 건조되도록 기다린다.			
11. 기관의 정책에 따라 반투과성 투명드레싱으로 다시 드레싱한다.			
12. 중심정맥카테터와 모든 Luer lock 연결부위를 점검한다.			
13. 날짜, 시간, 담당 간호사 이름을 기록한 라벨을 붙인다.			
14. 모든 장치의 선을 잠그고 주사주입구 보호덮개를 제거한다.			
15. 소독제로 관의 끝을 닦고 새로운 주입구 보호덮개로 교체한다.			
16. 기관의 정책에 따라 10mL 주사기를 사용하여 관을 세척한다. 주입하고 멈추고 다시 주입하고 멈추는 'pulse-pause' 기술로 세척하며 항상 세척을 끝내기 전에 양압으로 마친다.			
17. 대상자를 편안하게 눕힌다.			
18. 사용한 물품을 버리고 정리한다.			
19. 드레싱 교환과 관찰한 내용에 대해 기록한다.			

절차 4-5 수액과 수액세트 교환

실습목적
1. 처방된 정맥요법을 수행한다.
2. 대상자의 감염 위험성을 낮춘다.

필요물품
처방된 양과 형태의 멸균된 수액용기
적절하게 멸균된 수액세트
수액용기와 수액세트의 명칭과 시간을 적을 수 있는 접착테이프
수액세트를 고정할 테이프
깨끗한 일회용 장갑(수액세트 교환 시)
정맥주입 부위 드레싱 교환이 필요한 경우, 드레싱 물품과 소독제

사정
- 다음 수액의 교환시기를 확인한다. 1시간 전에 수액을 준비해서 수액용기에 50mL 미만이 남았을 때 교환할 수 있도록 계획한다.
- 주입되고 있는 수액에 대한 의사의 처방을 확인한다.
- 주입되고 있는 현재의 수액과 수액세트의 사용된 날짜와 시간에 대한 라벨을 확인한다(만약 24시간 이상이 지났다면, 정맥주입용 수액은 무균적이지 않은 것으로 간주한다).
- 수액세트 교환날짜와 시간을 결정한다. 수액세트의 무균성을 유지하기 위해서 최소 72시간마다 교환한다.
- 사용할 수 있는 여러 종류의 수액세트가 있으므로 어떤 종류가 필요한지를 결정한다.
- 기관의 정책과 제조사의 권고사항을 검토한다.

절차

1. **손을 씻는다.**
   이론적 근거: 미생물의 전파를 감소시킨다.
2. **두 가지 확인지표를 사용하여 대상자를 확인한다.**
   이론적 근거: 대상자에게 올바르고 적절한 사정이나 자료를 받도록 제공하며, 오류를 감소시킨다.
3. **문을 닫거나 커튼을 치고 대상자에게 절차를 설명한다.**
   이론적 근거: 대상자의 사생활을 보호하고, 대상자가 지침에 따르도록 불안을 감소시킨다.

수액 교환

4. **의사의 처방과 수액을 비교하고[그림 1], 대상자에게 알레르기 반응이 있는지 사정한다. 투약의 여섯 가지 기본원칙을 따라 확인한다[그림 2].**
   이론적 근거: 정맥주입 수액은 약물로 간주되므로 투약과오는 대상자에게 심각하고 부정적인 결과를 초래할 수 있다.
5. **겉포장지를 열고 수액용기를 꺼내서 새는 곳이나 불순물이 있는지를 확인하고 수액용기에 있는 유효기간을 확인한다.**
   이론적 근거: 비닐포장이 젖어 있을 수 있는데 있다면 수액용기가 오염되었을 수 있다. 유효기간이 지난 수액제품은 사용해서는 안된다.
6. **주입되고 있는 수액용기 라벨에서 대상자의 이름, 수액 종류, 혼합약물, 주입 날짜와 시간을 확인한다. 만약 약국에서 라벨이 부착되어 왔다면, 의사의 투약처방 내용을 다시 한 번 확인한다.**
   이론적 근거: 적절한 라벨과 기록이 투약 사고를 예방할 수 있다.

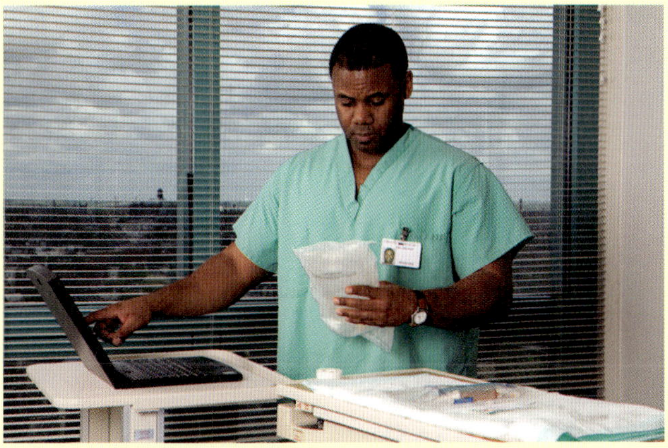

그림 1 의사의 처방과 수액을 비교해본다.

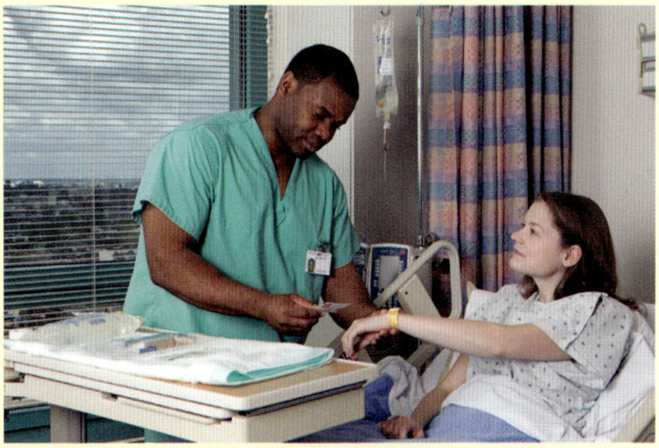

그림 2 두 가지 확인지표를 사용하여 대상자를 확인한다.

절차 4-5 수액과 수액세트 교환(계속)

7. 교환할 수액을 준비한다.
   a. 수액용기가 플라스틱 주머니인 경우는 주입구의 멸균성을 유지하면서 보호덮개를 제거한다.
   b. 수액용기가 유리병인 경우는 보호덮개의 멸균성을 유지하면서 금속 씌우개와 고무마개를 제거한다.

   이론적 근거: 멸균적으로 준비 시 삽입침이 수액용기 내로 들어갈 때, 세균이 침입하는 것을 예방할 수 있다.

8. 현재 사용하고 있는 수액세트 조절기를 닫는다. 전자주입장치를 사용하고 있으면, '중지' 버튼을 누른다.

   이론적 근거: 조절기를 닫음으로써 점적통의 수액이 비워지는 것을 막고, 교환 동안 수액세트에 공기가 들어가는 것을 막을 수 있다.

9. 주입 중인 수액용기를 수액걸대에서 내려 거꾸로 든다. 재빨리 사용한 수액용기에서 삽입침 부분을 제거하고 삽입침을 멸균적으로 유지한다[그림 3].

   이론적 근거: 수액세트를 제거할 때, 용기 내에 남아 있는 수액이 바닥으로 쏟아지는 것을 막을 수 있다.

10. 사용한 수액용기에서 무균적으로 수액세트의 삽입침을 뽑아서 새로운 수액용기에 삽입한다. 수액걸대에 새로운 수액용기를 건다. 또는 수액용기를 먼저 수액걸대에 건 후, 삽입침을 삽입할 수도 있다[그림 4].

    이론적 근거: 멸균을 유지하며 중력에 의해 점적통에 수액이 채워지도록 할 수 있다.

11. 수액튜브 내에 공기방울이 있는지를 확인하고, 점적통의 반 정도가 수액으로 채워지도록 한다.

    이론적 근거: 수액튜브 내로의 공기 유입을 줄이게 된다. 이는 공기유입으로 인한 전자주입장치의 알람 발생 원인이 되기 때문이다.

12. 처방대로 주입속도를 조절기로 맞추거나 전자주입장치에 주입속도를 입력한다.

    이론적 근거: 수분균형을 유지하기 위해서는 처방대로 수액이 공급되어야 한다.

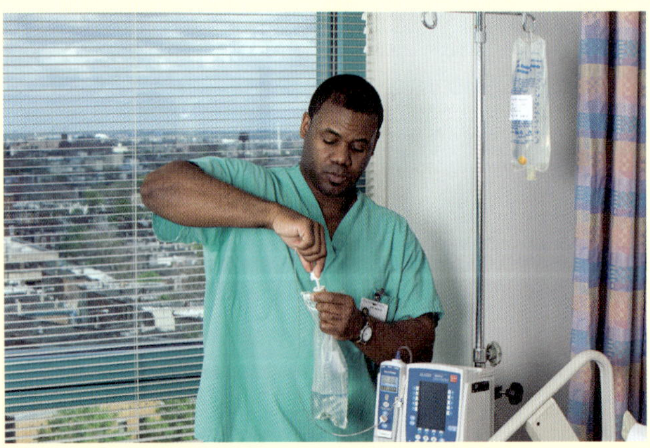

그림 3 기존 수액용기에서 삽입침을 제거한다.

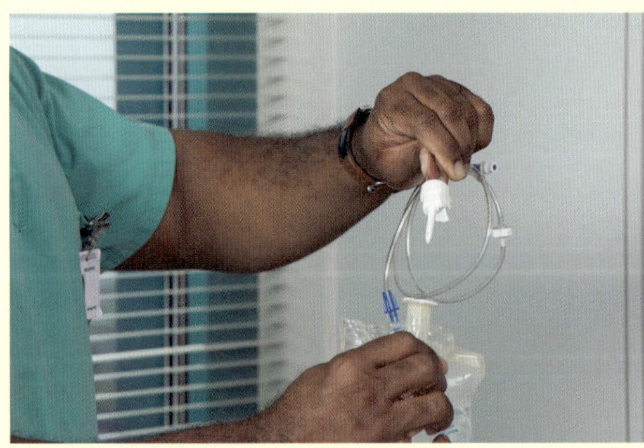

그림 5 새로운 수액용기에 새로운 수액세트 삽입침을 꽂는다.

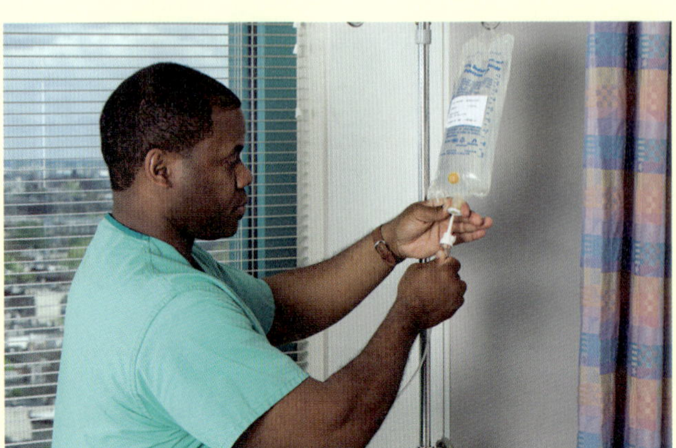

그림 4 새로운 수액용기에 삽입침을 꽂는다.

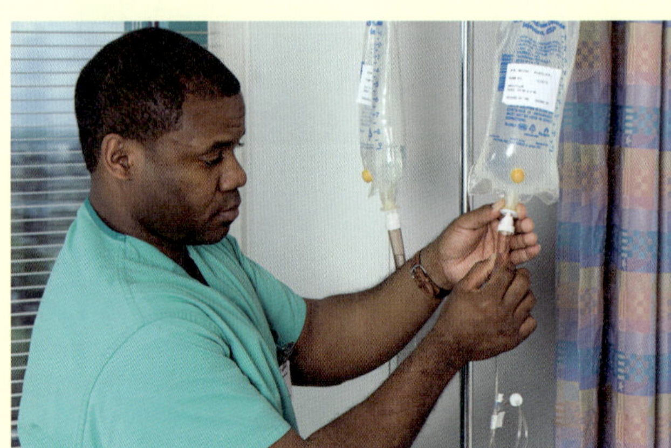

그림 6 수액세트의 점적통의 반 정도에 수액을 채운다.

절차 4-5 수액과 수액세트 교환(계속)

정맥카테터 허브에 직접 연결된 수액튜브 교환

1. 〈수액 교환〉의 1~6단계까지 동일하다.
2. 새로운 수액세트를 개봉한다. 이때 수액세트 주입구와 삽입침의 보호덮개가 벗겨지지 않도록 한다.
   이론적 근거: 새로운 수액세트는 멸균이 유지되어야 한다.
3. 새로운 수액세트의 수액 조절기를 완전히 닫는다.
   이론적 근거: 수액 조절기를 닫음으로써 공기가 들어가는 것을 방지한다.
4. 새로운 수액용기는 수액교환의 5단계와 동일하게 준비한다.
5. 무균적으로 수액세트 삽입침의 보호덮개를 벗겨내고, 새로운 수액용기에 삽입침을 꽂는다[그림 5].
6. 수액용기를 수액걸대에 걸고 수액세트의 점적통을 조심스럽게 쥐어짜면서 용액을 점적통에 반 정도 채운다[그림 6].
   이론적 근거: 이 과정은 수액에 연결된 수액세트 안에 공기가 들어가는 것을 방지한다.
7. 튜브세트 주입구의 보호덮개를 벗겨내고[그림 7], 수액이 튜브에 채워지도록 조절기를 조정하여 공기를 제거한 후 다시 주입구에 보호덮개를 씌워둔다.
   이론적 근거: 공기색전증의 위험으로부터 대상자를 보호하기 위해 수액세트 내 공기를 제거하고, 멸균성을 유지하기 위해 보호덮개를 사용한다.
8. 사용했던 수액세트의 조절기를 완전히 닫는다.
   이론적 근거: 튜브 분리 시 수액이 새는 것을 막기 위함이다.
9. 타월이나 일회용 패드를 팔 아래에 놓는다. 깨끗한 일회용 장갑을 착용한다.
   이론적 근거: 혈액이 손에 우발적으로 묻어 간호사에게 미생물이 전파되는 것을 예방할 수 있다.
10. 손으로 카테터 허브를 잡는다(겸자 사용 가능). 다른 손으로 사용했던 수액세트를 부드럽게 돌리면서 제거한다(주의: 드레싱이 제거된 후 시행해야 한다).
    이론적 근거: 카테터 허브를 단단히 잡고 있는 것은 바늘이 정맥 안에 있도록 하기 위함이다.

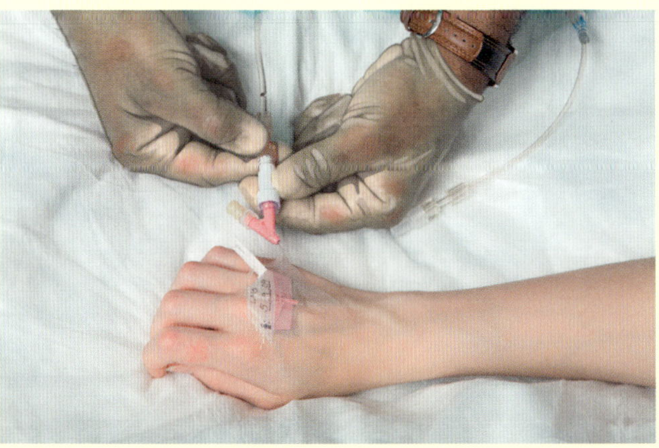

그림 7 짧은 연장튜브세트에 있는 재사용 가능한 보호덮개에서 기존 수액주입튜브를 제거한다.

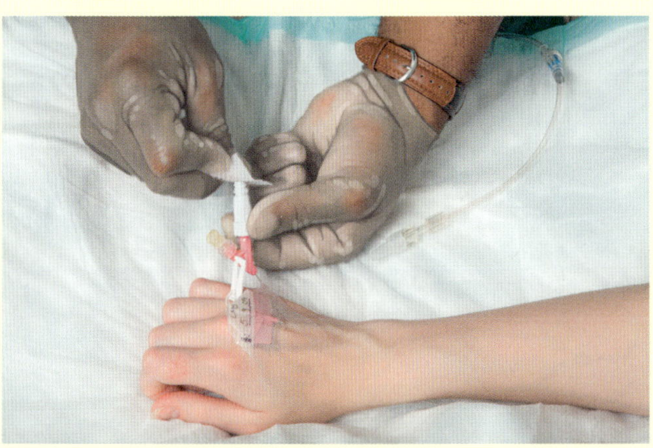

그림 8 보호덮개를 소독한다.

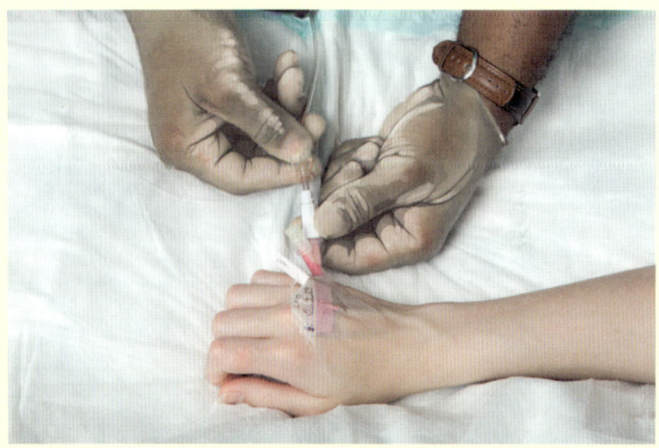

그림 9 보호덮개 쪽으로 새로운 수액 튜브를 삽입한다.

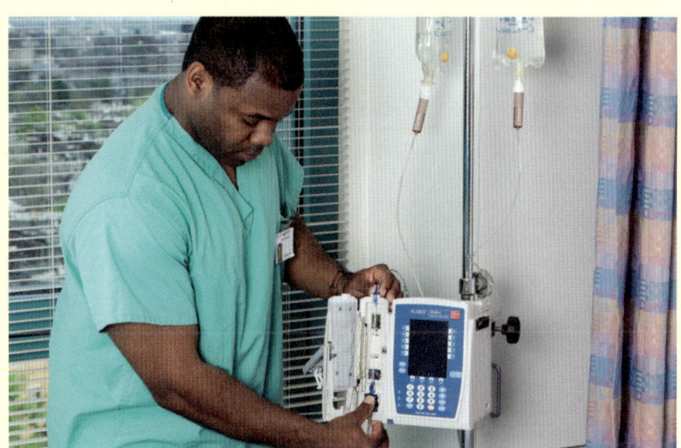

그림 10 전자주입장치에 튜브를 삽입한다.

절차 4-5 수액과 수액세트 교환(계속)

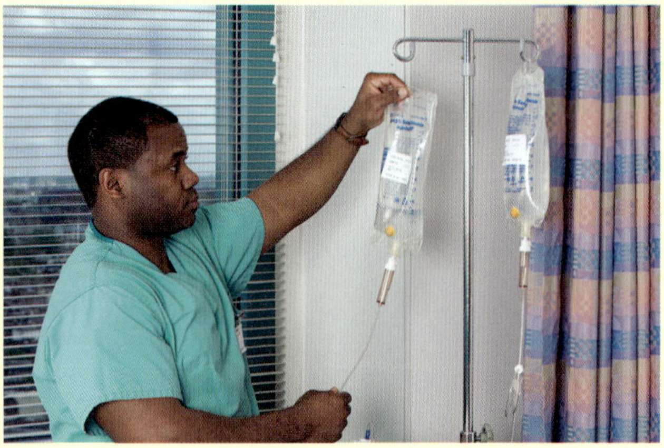

그림 11 기존 수액용기와 수액세트를 제거한다.

11. 마찰을 사용하여 소독솜으로 덮개를 소독한다[그림 8]. 새로운 수액세트를 잡고, 카테터 보호덮개를 제거하고 정맥 수액튜브를 분리시킨다. 그리고 다른 손으로 카테터 허브를 단단히 잡으면서 새로운 튜브세트를 카테터 허브에 연결시킨다[그림 9].
    이론적 근거: 카테터 허브를 안전하게 잡고 있는 것은 정맥으로부터 이탈되는 사고를 막는다.

12. 장갑을 벗는다.
    이론적 근거: 테이프가 장갑에 달라붙을 수 있기 때문에 장갑을 벗는다.

13. 테이프로 튜브를 고정한다.
    이론적 근거: 튜브를 고정함으로써 위치가 이동되는 것을 예방한다.

14. 드레싱이 제거되었다면, 기관의 정책에 따라 정맥천자 부위에 새로운 드레싱을 적용한다.

15. 전자주입조절장치나 조절기를 사용하여 의사의 처방대로 수액주입을 시작한다[그림 10].
    이론적 근거: 수액주입이 올바른지 확인하기 위함이다.

16. 교환된 수액세트에 날짜, 시간 및 담당간호사의 이름을 기입한 라벨을 붙인다.
    이론적 근거: 간호사가 다음 교환이 언제 필요한지 알 수 있도록 한다.

17. 수액용기에 대상자의 이름, 수액 종류, 혼합약물, 주입 날짜와 시간을 기록한 라벨을 붙인다. 수액과 수액세트의 교환에 대해 기록한다.
    이론적 근거: 기록을 통해 다른 의료진의 모니터링을 도울 수 있다.

18. 사용했던 수액용기와 수액세트를 제거한다[그림 11].

기록

2017/08/12 09:00 – D5$^1/_2$NS 1,000mL에 20mEq KCl 용액을 섞어 전자주입장치를 통해 125mL/hr로 주입되고 있음. 튜브세트 교환함. IV는 잘 주입되고 있으며 합병증 징후 없음.

– RN 김영희

※주의: 정맥수액과 속도는 보통 투약기록지에 기록된다. 수액세트 교환은 정맥사정과 함께 기록한다.

생애주기별 고려사항

영아와 아동

- 영아와 아동은 순환과다의 위험이 있으므로 수액이 너무 빨리 주입되지 않도록 한다. 가능하면 250~500mL의 용기에 있는 수액을 사용한다.
- 용액 과다는 치명적인 결과를 유발할 수 있으므로, 아동에게 사용되는 수액은 적절한 수액주입이 가능한 전자주입장치를 항상 사용한다.

가정간호 시 고려사항

- 대상자와 돌봄제공자는 수액용기를 무균적으로 교환할 수 있도록 교육받아야 한다. 충분히 연습할 시간을 주고 대상자가 직접 시범도 보이게 한다.
- 문제가 발생했을 때 대상자와 돌봄제공자가 도움을 요청할 수 있는 가정간호사업소의 이름이나 전화번호를 알고 있는지를 확인한다.

협력과 위임

- 정맥주사팀은 정규적으로 수액세트와 드레싱을 교환할 책임이 있으며, 특히 중심정맥관의 경우 더욱 책임이 크다.
- 모든 건강관리팀원에게 전자주입장치의 알람이 울리면, 간호사에게 즉시 연락해서 문제를 해결할 수 있도록 교육한다.

절차 4-5 수액과 수액세트 교환(계속)

자가학습 체크리스트

수행항목	충분	부족	안 함
1. 손을 씻는다.			
2. 필요물품을 준비하여 침상 옆에 둔다.			
3. 두 가지 확인지표를 사용하여 대상자를 확인한다.			
4. 문을 닫거나 커튼을 치고 대상자에게 목적과 절차를 설명한다.			
수액 교환			
5. 의사의 처방과 수액을 비교하고, 대상자에게 알레르기 반응이 있는지 사정한다.			
6. 겉포장지를 열고 수액용기를 꺼내서 새는 곳이나 불순물이 있는지를 확인하고, 수액용기에 표기된 유효기간을 확인한다.			
7. 주입 중인 수액용기 라벨에서 대상자의 이름, 수액 종류, 혼합 약물, 주입 날짜와 시간을 확인한다.			
8. 교환할 수액을 준비한다. a. 수액용기가 플라스틱 주머니인 경우는 주입구의 멸균성을 유지하면서 보호덮개를 제거한다. b. 수액용기가 병인 경우는 보호덮개의 멸균성을 유지하면서 금속 씌우개와 고무덮개를 제거한다.			
9. 현재 사용하고 있는 수액세트 조절기를 닫는다. 전자주입장치를 사용하고 있으면 '중지'버튼을 누른다.			
10. 주입 중인 수액용기를 수액걸대에서 내려 거꾸로 든다.			
11. 사용한 수액용기에서 무균적으로 수액세트의 삽입침을 뽑아서 새로운 수액용기의 주입구에 삽입한다. 수액걸대에 새로운 수액용기를 건다.			
12. 수액세트 내에 공기방울이 있는지를 확인하고, 점적통의 반 정도가 수액으로 채워지도록 한다.			
13. 처방대로 주입속도를 조절기로 맞추거나 전자주입장치에 주입속도를 입력한다.			

절차 4-5 수액과 수액세트 교환(계속)

수행항목	충분	부족	안 함
수액과 수액세트 교환			
1. 손을 씻는다.			
2. 필요물품을 준비하여 침상 옆에 둔다.			
3. 두 가지 확인지표를 사용하여 대상자를 확인한다.			
4. 문을 닫거나 커튼을 치고 대상자에게 절차를 설명한다.			
5. 의사의 처방과 수액을 비교하고, 대상자에게 알레르기 반응이 있는지 사정한다.			
6. 겉포장지를 열고 수액용기를 꺼내서 새는 곳이나 불순물이 있는지를 확인하고 수액용기에 표기된 유효기간을 확인한다.			
7. 주입 중인 수액용기 라벨에서 대상자의 이름, 수액 종류, 혼합 약물, 주입 날짜와 시간을 확인한다.			
8. 새로운 수액세트를 개봉한다. 이때 주입구와 삽입침의 보호덮개가 벗겨지지 않도록 한다.			
9. 새로운 수액세트의 수액 조절기를 완전히 닫는다.			
10. 무균적으로 수액세트 삽입침의 보호덮개를 벗겨내고 새로운 수액용기의 주입구에 삽입한다.			
11. 수액용기를 걸고 수액세트 점적통을 조심스럽게 쥐어짜면서 용액을 반 정도 채운다.			
12. 수액세트 주입구의 보호덮개를 벗겨내고 수액이 수액세트에 채워지도록 하고 공기를 제거한 후 조절기를 잠그고 다시 주입구에 보호덮개를 씌워둔다.			
13. 사용한 수액세트의 조절기를 완전히 닫는다. 또한 짧은 연장튜브세트의 조절기도 완전히 잠근다.			
14. 타월이나 일회용 패드를 팔 아래에 놓는다. 깨끗한 일회용 장갑을 착용한다.			
15. 한 쪽 손으로 카테터 허브를 잡고고, 나머지 손으로 사용했던 수액세트를 부드럽게 돌리면서 제거한다.			
16. 소독솜으로 카테터 보호덮개를 소독한다. 새로운 수액세트를 잡고, 주입구의 보호덮개를 벗기고, 다른 손으로 카테터 중심 부위를 안전하게 계속 잡으면서 새로운 수액세트를 카테터에 씌운 보호덮개에 연결시킨다.			
17. 전자주입조절장치나 조절기를 사용하여 의사의 처방대로 수액주입을 시작한다.			
18. 장갑을 벗는다.			
19. 테이프로 수액세트를 안전하게 고정한다.			
20. 만약 드레싱을 제거했다면, 기관의 규정에 따라 정맥천자 부위에 새로운 드레싱을 적용한다.			
21. 교환된 수액세트에 날짜, 시간 및 담당간호사의 이름을 기입한 라벨을 붙인다.			
22. 대상자의 이름, 수액 종류, 혼합 약물, 주입 날짜와 시간을 기록한 라벨을 수액용기에 붙인다.			
23. 수액과 수액세트의 교환에 대해 기록한다.			

절차 4-6 간헐적 주입장치로의 전환과 세척

실습목적

1. 투약과 응급상황 시 정맥접근을 위해 간헐적으로 사용 중인 정맥주입장치의 개방성을 유지한다.
2. 지속적 정맥주입이 필요하지 않은 대상자의 이동성과 자유를 증진시킨다.

필요물품

장갑
소독솜
적절한 간헐적 주입포트 어댑터(연장튜브장치에서 간헐적 주입장치로 전환이 되었다면)
멸균 생리식염수가 채워진 10mL 멸균주사기
멸균된 보호덮개
제조사의 권고사항이나 기관의 정책에 따른 헤파린 세척용액: 농도는 기관의 정책에 따른다. 희석된 헤파린(헤파린 10units/1mL)이 일부 중심정맥관 세척에 사용된다.

사정

- 정맥주입세트에서 간헐적 주입장치로 전환시키기 위해 처방을 확인한다.
- 알레르기 반응이 있는지 확인한다.
- 주사부위에 홍반, 통증, 압통, 부종이 있는지 사정한다.
- 정맥용 기구의 사용날짜와 시간에 대해 라벨과 기록을 사정한다.
- 생리식염수나 헤파린으로 세척하는 것에 관한 기관의 정책에 대한 절차 매뉴얼을 검토한다.

절차

1. **손을 씻는다.**
   이론적 근거: 미생물의 전파를 감소시킨다.
2. **두 가지 확인지표를 사용하여 대상자를 확인한다.**
   이론적 근거: 대상자에게 올바르고 적절한 사정이나 치료를 받도록 제공하며, 오류를 감소시킨다.
3. **문을 닫거나 커튼을 치고 대상자에게 절차를 설명한다.**
   이론적 근거: 대상자의 사생활을 보호하고, 대상자가 지침에 따르도록 감소시킨다.
4. **정맥염, 침윤 또는 감염징후가 있는지 사정한다. 만약 합병증이 발견되면 정맥주입을 중단하고 새로운 곳에 다시 놓는다.**
5. **10mL 주사기에 생리식염수 3mL를 준비한다(또는 헤파린 세척액을 기관의 정책 또는 제조사의 권고사항에 따라 준비한다). 미리 생리식염수를 재워둔 10mL 주사기 제품이 오염을 예방할 수 있어 유용하다. 미리 채워진 주사기 제품이 없다면, 주사기에 라벨을 붙인다.**
   이론적 근거: 생리식염수는 헤파린만큼 말초삽입관의 개방성을 유지시켜주는 데 효과적인 것으로 나타났다. 일부 중심정맥관(Hickman과 인체 내 삽입이 되어 있는 관)은 간헐적 헤파린 세척을 통해서 개방성을 유지할 필요가 있다. 모든 주사기에는 투약사고를 예방하기 위해 라벨을 붙인다.

연장수액세트 사용에 간헐적 주입장치로 전환하기

6. **정맥주입 수액세트를 조절기로 잠근다.**
   이론적 근거: 정맥주사 카테터와 세트 분리 시 혈액손실을 예방하기 위함이다.
7. **깨끗한 장갑을 착용한다. 연장튜브세트를 잠근다[그림 1]. 수액세트에서 연장수액세트를 분리한다[그림 2].**

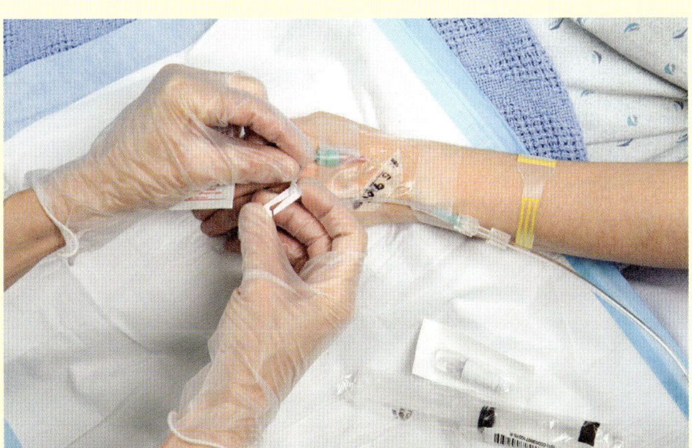

그림 1 연장튜브세트를 잠근다.

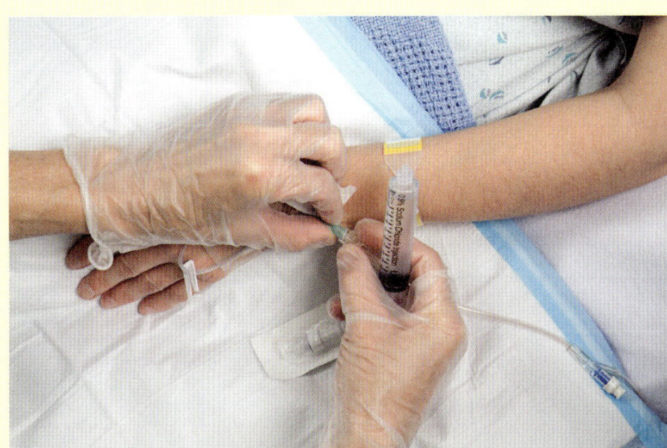

그림 2 수액세트에서 연장수액세트를 분리한다.

절차 4-6 간헐적 주입장치로의 전환과 세척(계속)

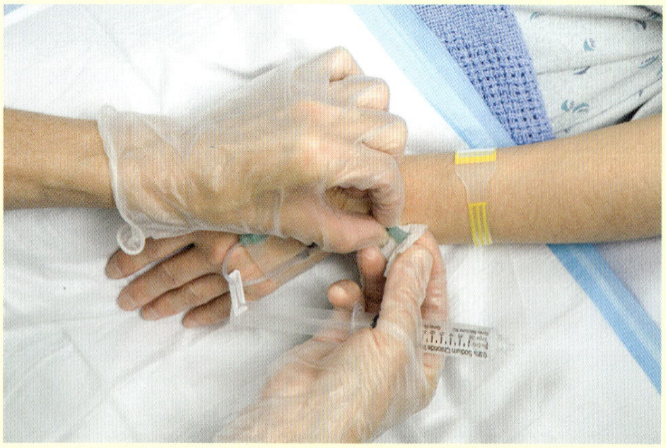

그림 3 연장수액세트의 입구를 소독한다.

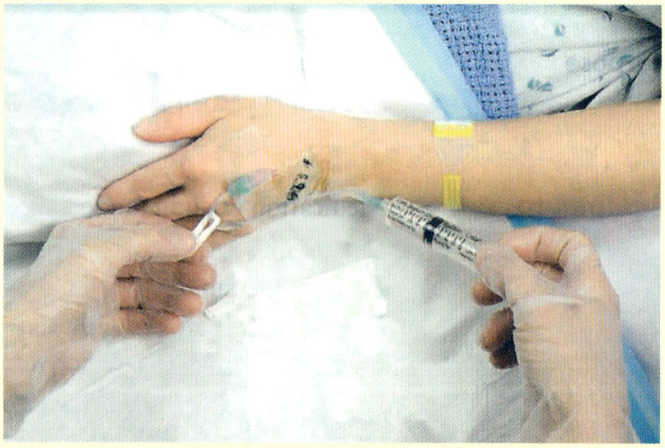

그림 4 생리식염수로 세척한다.

이론적 근거: 조절기로 잠그면 세트에 공기가 유입되는 것을 예방한다.

8. 15초 동안 마찰을 사용하여 소독솜으로 연장튜브세트 입구를 소독한다[그림 3].
   이론적 근거: 오염의 기회를 감소시킨다.

9. 연장수액세트를 열고 생리식염수나 헤파린 세척 주사기를 연결포트에 연결한다. 기관의 정책에 따라 헤파린이나 생리식염수로 세척한다[그림 4]. 주입하였다가 멈추고 다시 주입하고 멈추는 'pulsating technique'을 사용하여 생리식염수와 헤파린을 권장량만큼 주입하고 주사기에 0.5mL 정도 남긴다. 만약 저항이 느껴진다면 억지로 밀어 넣지 않는다. 연장수액세트를 다시 잠그고 주사기를 제거한다[그림 5]. 멸균보호덮개를 부착한다.

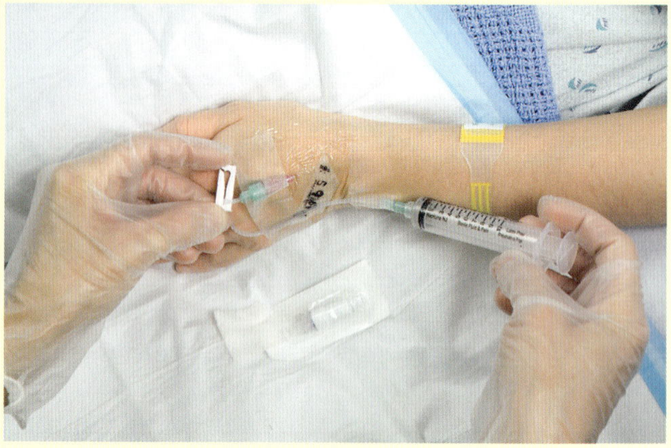

그림 5 연장수액세트를 다시 잠근다.

(주의: 이 절차는 개방성을 확보하기 위해 최소한 8시간마다 또는 투약을 위해 카테터를 사용한 후 매번 시행해야 한다. 대부분 기관은 72시간마다 정맥주사 부위를 교환하도록 추천하여 정맥 개방성을 유지하고 정맥요법의 합병증을 예방하고 있다.)
이론적 근거: 양압을 유지하는 것은 혈액이 카테터로 역류되는 것을 예방한다. 역류는 카테터 폐쇄를 유발할 수 있다. 강제로 세척하면 카테터 끝에 있던 혈괴가 떨어져나가 합병증을 일으킬 위험이 증가한다.

10. 주사기는 적절한 폐기물통에 버린다. 장갑을 벗고 일회용 물품을 버린다.
    이론적 근거: 테이프가 장갑에 달라 붙는다.

11. 연결부위와 연장튜브세트를 테이프로 고정한다.
    이론적 근거: 설치한 장치가 적절한 위치에 있도록 테이프로 고정해 준다.

12. 손을 씻는다.
    이론적 근거: 미생물의 전파를 감소시킨다.

13. 날짜, 시간, 세척 부위, 양, 세척액 종류 등을 기록한다. 천자 부위를 관찰하고 기록한다.
    이론적 근거: 기록은 다른 건강관리팀원의 모니터를 용이하게 한다.

기록

> 2017/08/04 13:00 – 정맥주사를 간헐적 주입장치로 전환함. 천자 부위의 발적이나 종창은 없으며, 통증 호소도 없음
>
> – RN 김영희

절차 4-6 간헐적 주입장치로의 전환과 세척(계속)

생애주기별 고려사항

영아와 아동

- 사용되는 세척용액의 필요량과 종류를 결정하기 위해 기관의 정책이나 의사의 처방을 주의 깊게 확인한다.

가정간호 시 고려사항

- 사용된 정맥주입 장치의 종류를 확인한다. 장기간의 정맥요법이 필요한 대상자는 보통 장기간 사용할 목적으로 고안된 물품, 예를 들면, Hickman이나 Groshong과 같은 터널형 카테터와 Port-a-Cath와 같은 매립형 카테터가 포함된 물품을 사용한다. 이러한 카테터는 세척 시 각각에 맞는 필요한 물품과 절차가 있다. 제조사의 권고사항이나 기관의 프로토콜을 참조한다.

협력과 위임

- 정맥을 세척하는 일이 무균적으로 행해지지 않으면 폐혈증이 발생하게 되므로 면허가 없는 보조인력에게 위임해서는 안 된다.

자가학습 체크리스트

수행항목	충분	부족	안 함
1. 손을 씻는다.			
2. 필요물품을 준비하여 침상 옆에 둔다.			
3. 두 가지 확인지표를 사용하여 대상자를 확인한다.			
4. 문을 닫거나 커튼을 치고 대상자에게 목적과 절차를 설명한다.			
5. 정맥염, 침윤, 감염징후가 있는지 사정한다.			
6. 기관의 정책에 따라 헤파린 용액이나 생리식염수를 준비하고 주사기에 라벨을 붙인다.			
연장수액세트 사용 시 간헐적 주입장치로 전환하기			
7. 정맥주입 수액세트를 조절기로 잠근다.			
8. 깨끗한 장갑을 착용한다. 연장수액세트를 잠그고, 수액세트를 연장수액세트와 분리한다.			
9. 15초 동안 마찰을 사용하여 소독제로 연장수액세트 입구를 소독한다.			
10. 연장수액세트를 열고 생리식염수나 헤파린 세척 주사기를 보호덮개에 연결한다.			
11. 주입하였다가 멈추고 다시 주입하고 멈추는 'pulsating technique'를 사용하여 생리식염수와 헤파린을 권장량만큼 주입하고 주사기에 0.5mL 정도 남긴다.			
12. 연장수액세트를 다시 잠그고 주사기를 뺀다.			
13. 멸균보호덮개를 부착한다.			
14. 주사기용 폐기물통에 주사기를 버리고, 장갑과 기타 일회용품을 버린다.			
15. 연장수액세트를 테이프로 고정한다.			
16. 손을 씻는다.			
17. 날짜, 시간, 세척 부위, 양, 세척액 종류 등을 기록한다.			

절차 4-7 주사기용 펌프를 활용한 간헐적 정맥 약물 투여

실습목적

1. 대상자 혈액으로 치료적 약물농도를 유지하기 위함이다.
2. 자극적인 정맥약물을 희석하기 위함이다.
3. 오랜 시간에 걸쳐 약물이 투여되므로 투약과 관련된 합병증을 예방한다.
4. 배합금기 약물이 혼합되는 것을 예방한다.

필요물품

약물투여기록지 또는 전자 약물투여기록지(EMAR)
20~60mL 주사기에 라벨을 붙여 준비한 약물
주사기용 정맥주입펌프
미세구경 연장튜브세트(microbore extension tubing)
1~3mL 멸균생리식염수를 채운 주사기 2개
수액세트입구 보호덮개
스마트펌프(사용가능하다면), 특히 고위험 약물인 경우

사정

- 투약처방과 적절한 주입속도를 검토한다.
- 현재 수액세트 라인에 막힌 곳이 없는지 사정한다.
- 침윤이나 정맥염 여부를 확인하기 위해 주사 부위를 시진한다.
- 대상자의 약물에 대한 알레르기 유무를 결정한다.
- 발생가능한 배합금기 약물을 확인한다. 수혈이나 TPN이 주입되고 있는 튜브에 정맥주사용 약물을 주입하지 않는다.

절차

1. **약물 처방을 확인한다.** 절차 3-1의 1~6단계를 참고한다.

주사기용 펌프와 간헐적 주입장치를 통한 정맥내 투여

2. **약물 주사기와 정맥 수액세트를 준비한다. 주사기에 공기가 있는지 확인하고 공기를 제거한다. 연장튜브세트에 주사기를 연결하고 부드럽게 주사기를 수액세트에 밀어 넣는다. 보호덮개를 씌운다.**
   이론적 근거: 수액세트에서 공기를 제거하여 먼저 대상자 정맥에 공기가 들어가는 것을 예방한다. 보호덮개를 씌워서 멸균상태를 유지하도록 한다.
3. **잠금장치 안에 약물이 든 주사기를 펌프에 설치한다**[그림 1].
   이론적 근거: 주사기는 제조사의 안내지침에 따라 펌프에 알맞고 절절하게 놓는다.

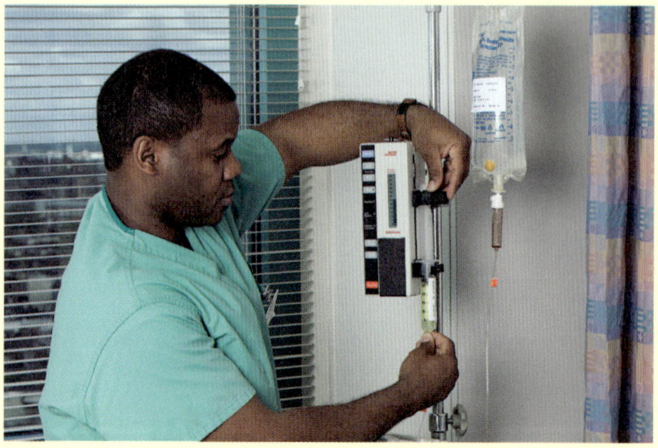

그림 1 약물이 든 주사기를 펌프에 설치한다.

4. **대상자에게 알레르기 여부를 사정한다. 두 가지 확인지표를 사용하여 대상자를 확인하고 투약의 여섯 가지 기본원칙으로 다시 확인한다. 만약 BCMA(Bar Coded Medication Administration)를 사용하고 있다면, 대상자 확인용 팔찌를 스캔한다.**
   이론적 근거: 약물을 투여하기 전에 다시 확인함으로써 투약 오류를 예방한다. 정맥주사용 약물은 일단 주입되면 빠르게 흡수되어 제거하지 못하므로 실수가 발생되면 치명적인 결과를 초래할 수 있기 때문이다.
5. **주사 부위 염증이나 침윤이 있는지 사정한다.**
   이론적 근거: 침윤이나 정맥염이 있으면, 정맥투여를 시행하지 않는다.
6. **장갑을 착용한다.**
   이론적 근거: 미생물의 전파를 감소시키고 표준지침을 따른다.
7. **생리식염수가 들어 있는 주사기를 고정장치에 연결하여 생리식염수를 한 번 통과시킨다.**
   이론적 근거: 정맥카테터의 개방성을 확인하고, 주사 부위의 침윤이나 정맥염의 징후를 사정한다.
8. **튜브세트를 고정장치에 연결한다**[그림 2]. **정맥 주사주입부에 튜브세트를 연결하고 테이프로 고정한다.**
   이론적 근거: 우발적으로 정맥카테터가 빠지는 것을 예방한다.
9. **적절한 주입속도를 펌프에 입력하고 시작 버튼을 누른다**[그림 3]. **약물 주사기는 보통 30~60분 동안 주입되도록 라벨이 부착되어 있다. 만약 불확실하다면, 약전을 찾아보거나 약사와 상의한다.**
   이론적 근거: 주입속도를 주의 깊게 조절하는 것은 안전한 정맥주사의 기본이다. 주입속도가 너무 빠른 경우, 심각한 부작용을 일으킬 수 있다.
10. **약물투약에 대해 기록한다.**
    이론적 근거: 적절한 기록은 투약 오류의 위험성을 감소시키고 건강관리팀과의 의사소통을 유지시킨다.

절차 4-7 주사기용 펌프를 활용한 간헐적 정맥 약물 투여(계속)

11. **주입이 시작된 후 5~10분 동안 대상자를 사정한다.**
    이론적 근거: 이러한 사정은 약물과 관련하여 부작용에 대한 정보를 제공하고 주입펌프가 제대로 기능하는지 파악할 수 있다.

12. **약물주입 완료를 알리는 알람이 울리면, 대상자 방으로 가서 중단 버튼을 누른다.**

13. **장갑을 착용한다. 고정장치에서 튜브세트를 제거한다. 1~3mL 생리식염수가 든 주사기를 연결하여 주입하고 멈추고 다시 주입하고 멈추는 'push pulse' 기술을 사용하여 식염수를 통과시킨 후 마지막에 양압을 적용한다.**
    이론적 근거: 정맥주입 후 즉시 연결 고정장치를 세척하는 것은 약물 용량을 모두 주입하도록 하며 카테터 개방성을 유지시킨다.

14. **연결 고정장치는 새로운 멸균보호덮개로 잠근다.**
    이론적 근거: 새로운 보호덮개를 사용하여 멸균 시스템을 유지한다.

15. **폐기물통에 주사기를 버리고 손위생을 시행한다.**

Piggyback을 활용한 간헐적 정맥 투여

필요물품

MAR 또는 EMAR
이차 정맥수액용기에(보통 50~250mL) 라벨이 부착되어 준비된 약물
이차 정맥튜브세트
생리식염수가 든 20mL 주사기(선택사항-투여할 약물이 약물투여 전후에 정맥라인을 세척하기 위해 기존 정맥수액과 배합이 불가능한 경우에만)
전자주입장치나 스마트펌프

1. **투약처방을 확인한다. 절차 20-1의 1~6단계를 시행한다. 약물, 수액세트, 전자주입장치를 준비한다.**

2. **대상자의 알레르기 여부를 사정한다. 두 가지 확인지표를 사용하여 대상자를 확인하고, 투약의 여섯 가지 기본원칙을 재확인한다. 만약 BCMA(Bar Coded Medication Administration)를 사용하고 있다면, 대상자 확인용 팔찌를 스캔한다.**

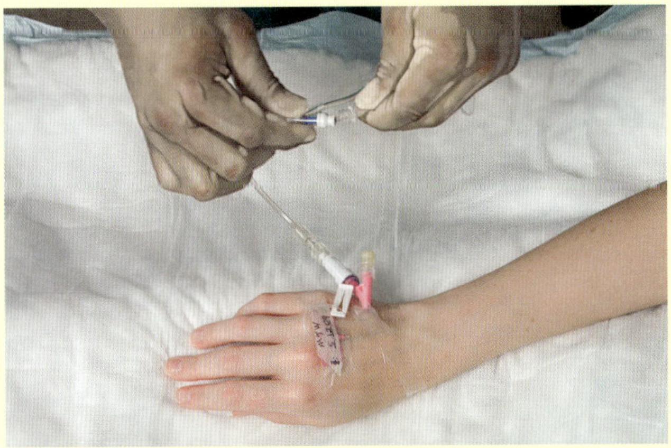

그림 2 튜브세트를 고정장치에 연결한다.

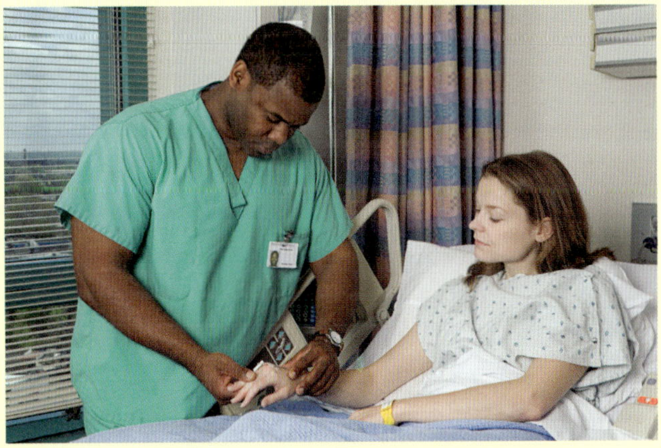

그림 4 정맥주사 부위를 사정한다.

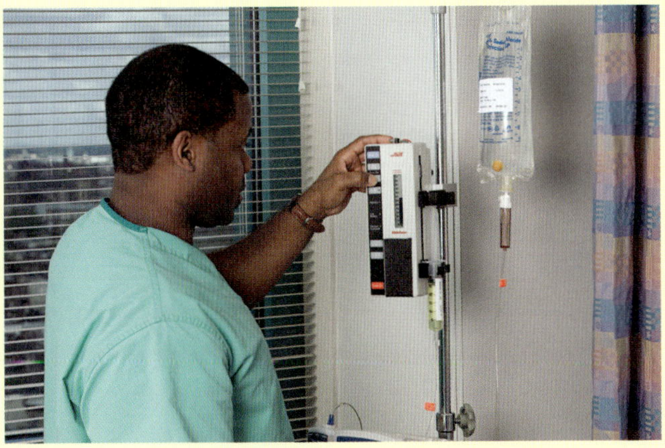

그림 3 적절한 속도로 펌프를 작동시킨다.

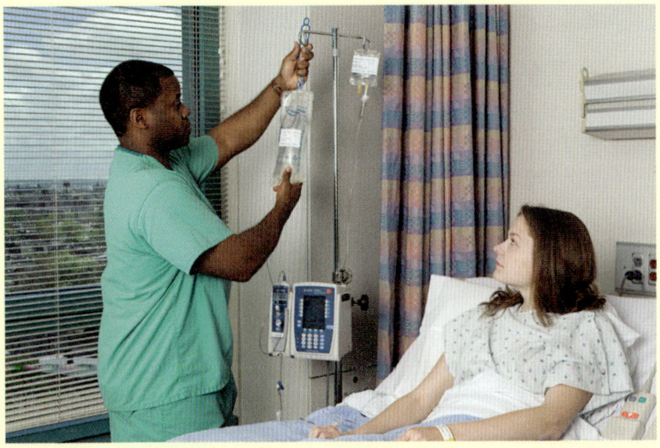

그림 5 Piggyback 투여 동안, 이차 정맥수액용기를 일차 정맥수액용기보다 더 높은 위치에 걸어둔다.

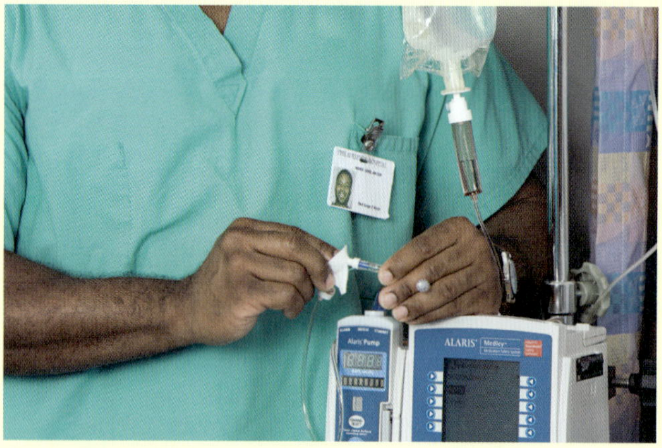

그림 6 소독제를 사용하여 삽입마개 부위를 깨끗이 닦는다.

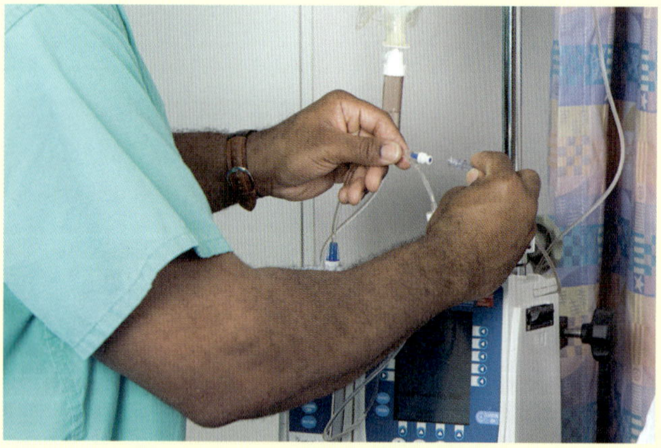

그림 7 Piggyback을 삽입 포트에 연결한다.

이론적 근거: 투약 오류의 위험성을 감소시킨다.

3. **주사 부위에 염증이나 침윤이 있는지 사정한다[그림 4].**
   이론적 근거: 침윤이나 정맥염이 있으면, 정맥 투약을 하지 않는다.

4. **이차 정맥수액용기를 일차 정맥수액용기 보다 더 높은 곳에 걸어 놓는다[그림 5]. 연결포트에 이차 수액세트를 삽입한다.**
   이론적 근거: 대부분 수액세트는 'back-check valve'를 가지고 있어서 약물이 주입되는 동안 일차 정맥용액의 주입이 중단되고, 약물주입이 중단될 때 자동적으로 열리게 되어 있다. 이러한 장치를 사용할 때, 이차 수액용기는 일차 수액용기보다 더 높이 매달아 놓는다.

5. **주입되고 있는 정맥수액과 투여되는 약물이 배합가능한지 확인한다. 약물이 일차 수액과 배합이 불가능하면, 일차 수액을 잠그고, 20mL 생리식염수 용액이 든 주사기를 사용하여 정맥수액세트를 통과시켜 세척한다. 혈액제제나 TPN(총비경구영양제)이 투여되는 경우 약물을 수액세트로 주입하지 않는다.**
   이론적 근거: 생리식염수를 사용한 세척은 부적합한 용액에 대한 반응이나 침전이 일어나는 것을 예방한다. 혈액제나 TPN을 투여하기 위해 설치된 라인인 경우, 약물과의 배합이 불가능할 수도 있으며 감염의 위험이 있으므로 피해야 한다.

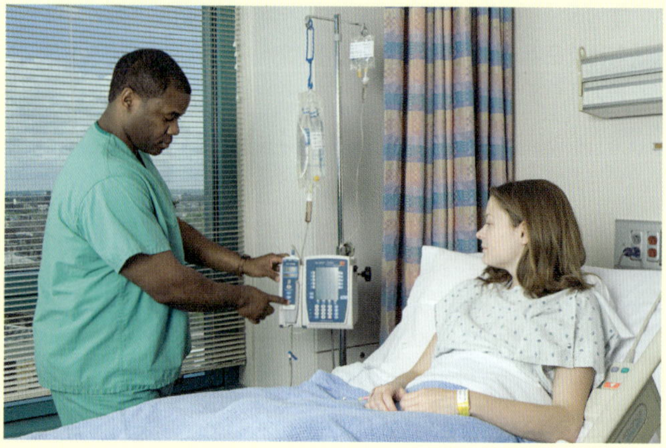

그림 8 전자주입장치를 올바른 양과 주입속도로 설정한다.

6. **일차 정맥수액세트에 있는 주입포트를 소독솜으로 소독한다[그림 6].**
   이론적 근거: piggyback 장치가 삽입마개에 연결되는 경우 미생물이 들어가지 않도록 한다.

7. **이차 수액세트를 삽입마개에 연결한다. 또는 수액 연결부위인 Y 포트에 삽입한다[그림 7].**
   이론적 근거: 혈관을 따라 이동하는 것을 증가시키고 수액튜브에 남는 약물을 최소화한다.

8. **이차 주입을 위해 전자주입장치나 스마트펌프에 정확한 양과 주입속도를 설정한다[그림 8]. 잠금장치를 풀고 시작버튼을 누른다.**
   이론적 근거: 올바른 속도로 약물이 주입되도록 한다.

9. **약물 주입이 완료되면, 수액세트를 잠그고 제거한다. 다음 용량을 주입하기 전에 교환해야 하는 경우는 이차 약물용기와 수액세트를 버린다. Y 포트에 같이 감아놓지 않는다.**
   이론적 근거: 올바른 속도로 약물이 주입되도록 한다. 대부분의 전자주입장치는 이차수액 주입 부분이 분리되어 있다. 전자주입장치는 계산된 속도로 이차수액을 주입하게 되며 이차수액이 주입된 후 일차수액 주입은 스위치로 전환하게 된다. 스마트펌프는 약물 주입속도가 펌프에 설정해둔 한도를 초과하는지 여부를 표시하게 된다. 유연한 한계치 설정인 'soft limit'과 엄격한 한계치 설정 모드인 'hard limit'는 주입속도를 더욱 안전하게 유지할 수 있도록 한다.

10. **손을 씻는다.**
    이론적 근거: 손씻기는 무균법을 유지시킨다.

11. **약물투여를 기록하고 정맥으로 투여된 양을 섭취량에 기록한다.**
    이론적 근거: 기록은 대상자 기록의 정확성을 유지시켜주며, 투약 오류의 위험성을 감소시킨다.

기록

- MAR이나 EMAR에 주입속도를 포함하여 기록함.

절차 4-7 주사기용 펌프를 활용한 간헐적 정맥 약물 투여(계속)

생애주기별 고려사항

영아와 아동

- 영아에게는 성인보다 적은 양의 수액이 주입된다.

자가학습 체크리스트

수행항목	충분	부족	안 함
주사기용 펌프와 간헐적 주입장치를 통한 정맥 투여			
1. 약물 처방을 확인한다. 경구투여 1~6단계를 수행한다.			
2. 약물 주사기와 정맥 수액세트를 준비한다.			
3. 주사기에 공기가 있는지 확인하고 공기를 제거한다.			
4. 연장수액세트에 주사기를 연결하고 부드럽게 주사기를 수액세트에 밀어 넣는다.			
5. 보호덮개를 씌운다.			
6. 잠금장치 안에 주사기 테두리를 놓고 펌프 안으로 주사기를 꽂는다.			
7. 필요물품을 준비하여 침상 옆에 둔다.			
8. 대상자의 알레르기 여부를 사정한다.			
9. 두 가지 확인지표를 사용하여 대상자를 확인한다.			
10. 문을 닫거나 커튼을 치고 대상자에게 목적과 절차를 설명한다.			
11. 주사 부위 염증이나 침윤이 있는지 사정한다.			
12. 장갑을 착용한다.			
13. 생리식염수가 들어 있는 주사기를 가지고 고정장치에 연결하여 생리식염수를 한 번 통과시킨다.			
14. 고정장치를 수액세트와 연결한 후, 정맥주사 주입부에 정맥수액세트를 연결하고 테이프로 고정한다.			
15. 적절한 주입속도를 펌프에 입력하고 시작버튼을 누른다.			
16. 약물투여를 기록한다.			
17. 주입 후 5~10분 동안 대상자를 사정한다.			
18. 약물주입 완료를 알리는 알람 경보가 울릴 때, 대상자의 방으로 가서 중단 버튼을 누른다.			
19. 장갑을 착용하고 고정장치에서 수액세트를 제거한다.			
20. 1~3mL 생리식염수가 든 주사기를 연결하여 주입하고 멈추고 다시 주입하고 멈추는 'push pulse' 기술을 사용하여 식염수를 통과시킨 후 마지막에 양압을 적용한다.			
21. 새로운 멸균 보호덮개로 잠근다.			
22. 주사기용 폐기물통에 주사기를 버린다.			
23. 손을 씻는다.			
24. 수행한 것을 기록한다.			

절차 4-7 주사기용 펌프를 활용한 간헐적 정맥 약물 투여(계속)

수행항목	충분	부족	안 함
전자주입장치나 스마트펌프를 사용한 간헐적 정맥 투여			
1. 투약 처방을 확인한다. 경구투여 1~6단계를 시행한다.			
2. 약물, 수액세트, 전자주입장치를 준비한다.			
3. 대상자의 알레르기 여부를 사정한다.			
4. 두 가지 확인지표를 확인하여 대상자를 확인한다.			
5. 주사 부위에 염증이나 침윤이 있는지 사정한다.			
6. 이차 정맥수액용기를 일차 정맥수액용기보다 높게 걸어 놓는다.			
7. 정맥용액에 투여되는 약물이 적합한지 확인한다. 약물이 일차 수액과 배합이 불가능하면, 일차 수액을 잠그고, 20mL 생리식염수 용액이 든 주사기를 사용하여 정맥수액세트를 통과시켜 세척한다.			
8. 일차 정맥수액세트에 있는 주입포트를 소독솜으로 소독한다.			
9. 이차 수액세트를 주입포트에 연결하거나 가장 가까운 Y 포트에 삽입한다.			
10. 전자주입장치나 스마프펌프에 이차 주입을 위한 정확한 양과 속도를 설정한다.			
11. 잠금장치를 풀고 시작 버튼을 누른다.			
12. 약물 주입이 완료되면, 수액세트를 잠그고 제거한다.			
13. 손을 씻는다.			
14. 약물투여를 기록하고 정맥으로 투여된 양을 섭취량에 기록한다.			
15. 수행한 것을 기록한다.			

절차 4-8 약물 bolus 정맥 주입하기(5분 내)

실습목적
1. 짧은 시간 동안 약물을 고농도로 유지하기 위함이다.
2. 약물의 즉각적 효과와 최대 효과를 유도하기 위함이다.

필요물품
약물기록지(MAR) 또는 전자약물기록지(EMAR)
소독솜
바이알 또는 앰플에 들어 있는 약물
시계
5~10mL 생리식염수 주사기 2개(만약 약물이 현재 수액과 혼합되면 안 되는 경우)
약물용량에 맞는 주사기
멸균바늘(간호사가 바이알이나 앰플에서 준비해야 한다면)
장갑
각 주사기에 부착할 라벨

사정
- 약물의 종류, 용량, 주입경로, 적응증 및 시간 등 투약처방을 확인한다.
- 처방된 약물과 수액의 혼합이 가능한지를 확인한다.
- 모든 관련 알레르기를 확인한다.
- 정맥주사 부위의 개방성, 홍반, 통증, 압통 또는 부종을 사정한다.
- 약물을 안전하게 투여하기 위해 약물의 작용, 목적, 부작용, 용량, 최대 효과시간과 간호 의미 등을 포함한 필요한 모든 정보를 조사한다. 고위험약물은 대상자를 지속적으로 관찰할 수 있을 때만 투여되어야 한다.
- 맥박, 혈압 등 적절한 신체사정과 칼륨수치 등의 검사결과를 확보한다.

절차

1. 의사의 약물처방을 확인한다. 절차 3-1의 1~6단계를 참고한다.

2. 약물이 준비되어 있지 않거나 약국에서 라벨이 부착되어 있지 않다면 간호사는 약물을 준비하게 된다. 처방된 약물을 바이알이나 앰플에서 처방된 용량만큼 재어둔다. 희석을 위한 적절한 양과 수액을 삽입하기 위해 설명서를 읽는다. 수액주입 시 혼합 여부에 대한 정보뿐만 아니라 주입속도도 확인한다. 대상자의 이름, 약물 이름, 용량에 대해 라벨을 작성하고 주사기에 부착한다. 바늘을 제거하고 적절하게 버린다.
   이론적 근거: 바늘이 없는 장치는 주사침 찔림 사고를 예방하고 감염위험을 낮출 수 있다. 주사기에 라벨을 부착하는 것은 투약사고를 예방할 수 있다.

3. 대상자의 알레르기 여부를 사정한다. 두 가지 대상자 확인지표를 사용하여 대상자를 확인하며 투약의 여섯 가지 기본원칙을 사용하여 재확인한다. 만약 BCMA(Bar Coded Medication Administration)를 사용하고 있다면 대상자 확인용 팔찌를 스캔한다.
   이론적 근거: 약물을 투여하기 전에 다시 확인함으로써 투약 오류를 예방한다. 정맥주사용 약물은 일단 주입되면 빠르게 흡수되어 제거하지 못하므로 실수가 발생되면 치명적인 결과를 초래할 수 있기 때문이다.

4. 문을 닫거나 커튼을 치고 대상자에게 절차를 설명하고 약물에 대한 교육을 한다.
   이론적 근거: 대상자의 사생활을 보호하고, 대상자가 지침에 따르도록 불안을 감소시킨다.

5. 침윤 또는 정맥염이 있는지 사정한다.
   이론적 근거: 침윤이나 정맥염이 발견되면, 정맥주입을 중단하고 새로운 곳에 다시 놓는다.

6. 깨끗한 장갑을 착용한다.
   이론적 근거: 표준주의 지침을 준수한다.

약물을 기존 정맥주사 라인에 투여하기

7. 정맥천자 부위와 가장 가까운 주입용 포트나 Y 포트를 주입구로 선택한다. 소독솜으로 포트를 소독한다[그림 1].
   이론적 근거: 대상자의 혈액체계에 약물희석을 최소화하여 약물이 수월하게 통과되도록 하기 위함이다. 천자부위에 근접해 있다면 카테터 위치 파악과 혈액이 역류되는지 확인이 유용하다. 소독은 주사부위 포트의 미생물 유입을 차단한다.

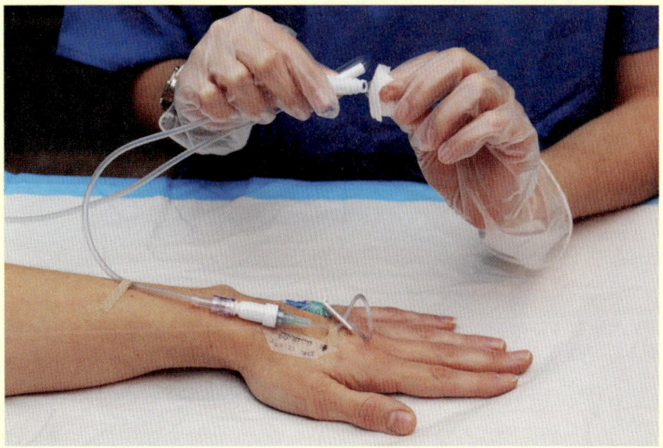

그림 1 주입포트를 소독한다.

절차 4-8 약물 bolus 정맥 주입하기(5분 내)(계속)

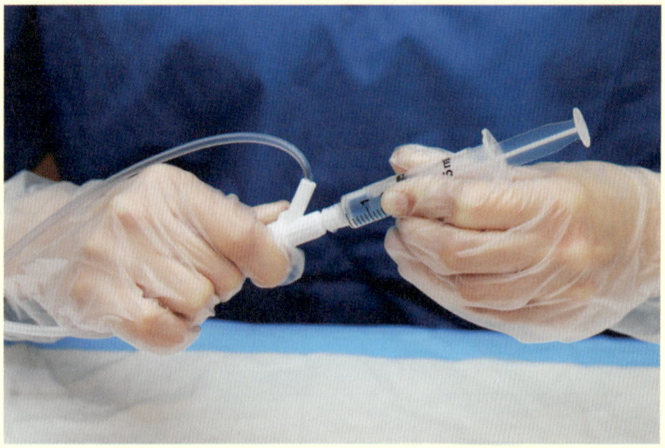

그림 2 주입포트에 바늘 없는 주사기를 연결한다.

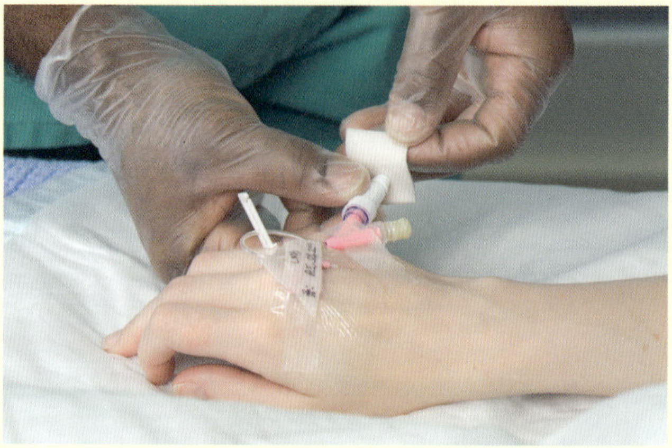

그림 4 소독솜으로 닦는다.

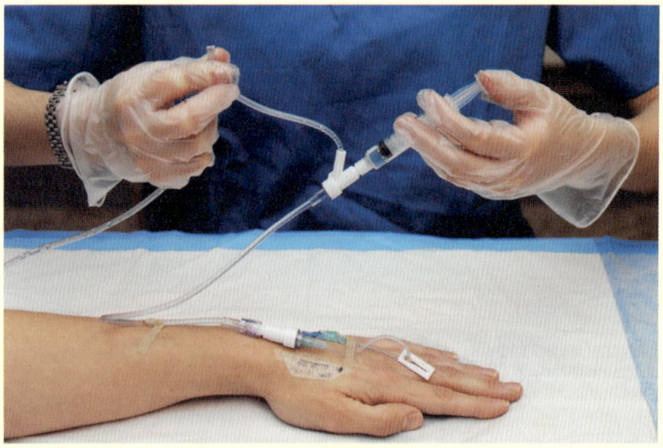

그림 3 기존 수액 주입을 차단하고 약물을 주사한다.

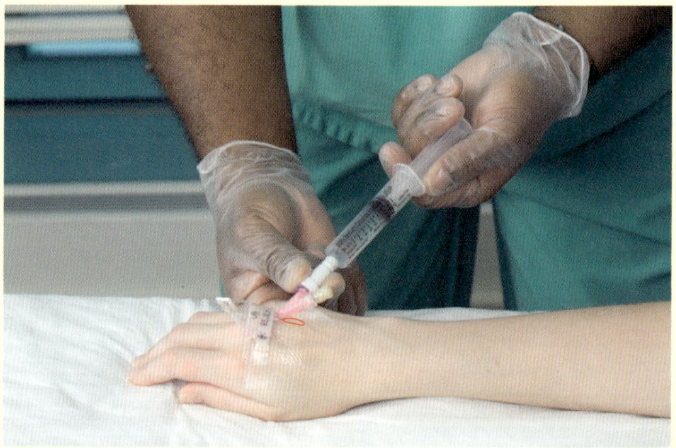

그림 5 혈액이 역류되는지 확인하기 위해 부드럽게 흡인한다.

8. 주사기의 바늘을 제거한다. 포트를 안정적으로 잡고 주입 포트 중앙으로 바늘 없는 주사기를 연결한다[그림 2].
   이론적 근거: 주입포트를 지지하여 정맥라인이 의도치 않게 이탈되지 않도록 하고 포트로 올바르게 들어가도록 돕는다.

9. TPN과 지방제제를 투여할 때는 TPN 주입세트를 별도로 사용한다. 다른 어떤 이유로도 TPN 주입세트를 약물투여에 사용해서는 안 된다.
   이론적 근거: TPN 주입세트를 별도로 사용하는 것이 주입세트의 완전성을 유지하여 감염을 예방할 수 있다.

10. 정맥주입 포트로 처방된 주입속도로 천천히 약물을 주사한다[그림 3]. 주입속도를 맞추기 위해 시계를 사용하는 것이 도움이 된다.
    이론적 근거: 제조사의 지침에 따라 적절한 간격으로 약물을 올바른 용량으로 주입한다. 너무 빠르게 주입하면 일부 약물은 치명적 결과를 가져올 수 있다.

11. 만약 정맥주입 약물과 튜브에 남아 있는 수액이 서로 혼합이 불가능한 약물이라면, 포트 위쪽은 잠겨 있는 채로 생리식염수로 라인을 세척한다. 처방된 주입속도로 약물을 투여하고 멸균생리식염수 10mL로 세척하고 잠금장치를 푼다.
    이론적 근거: 약물과 수액이 서로 혼합되어서는 안 되는 성질을 가진 경우 처치 전후에 생리식염수를 사용하여 튜브를 세척하는 것으로 해결할 수 있다.

간헐적 주입장치에 약물 투여하기

7. 마찰을 이용하여 소독솜으로 포트를 소독한다[그림 4].
   이론적 근거: 무균술을 유지한다.

8. 한 손으로 포트를 안정적으로 잡고, 주입포트에 생리식염수 1mL가 채워진 주사기를 연결한다.
   이론적 근거: 잠금장치에 조심스럽게 주입할 수 있다.

9. 연장튜브세트에 있는 약물 주입구 쪽의 잠금장치를 연다[그림 5].
   이론적 근거: 카테터가 정맥내에 위치해있는지 확인한다. 특히 작은 바늘이 사용된 경우 카테터가 정맥 내에 있어도 혈액 역류가 보이지 않을 수 있다. 침윤 증상이 없다면 정맥주입을 시작한다.

절차 4-8 약물 bolus 정맥 주입하기(5분 내)(계속)

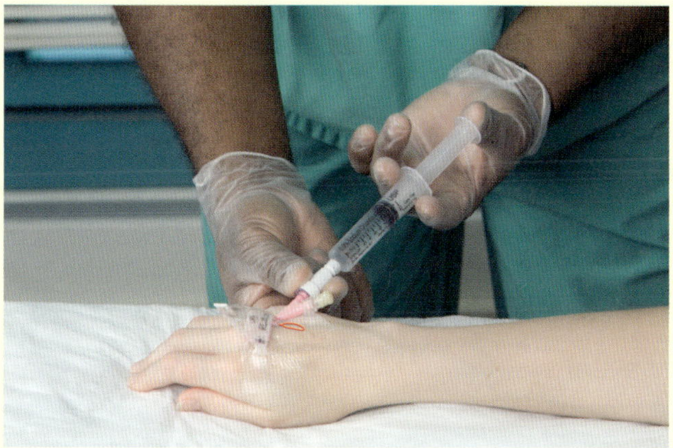

그림 6 생리식염수로 세척한다.

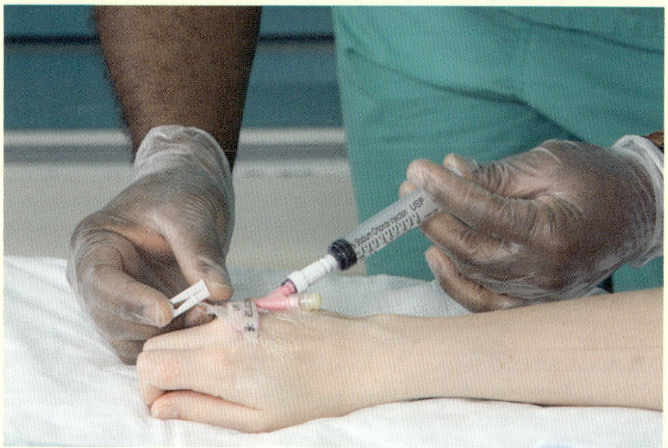

그림 8 생리식염수로 세척하는 동안 수액 튜브라인은 잠근다.

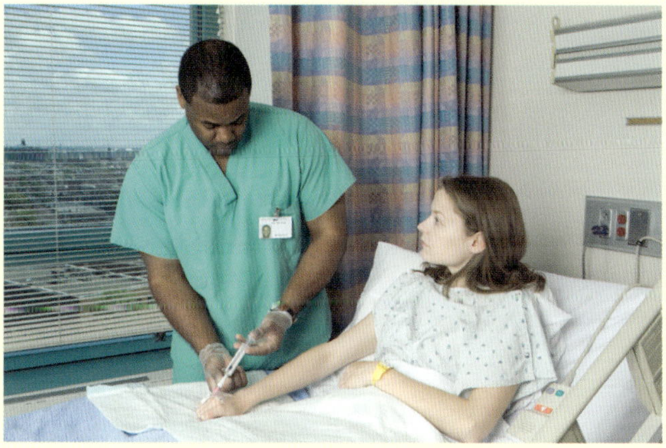

그림 7 주입포트에 약물주사기를 연결한다.

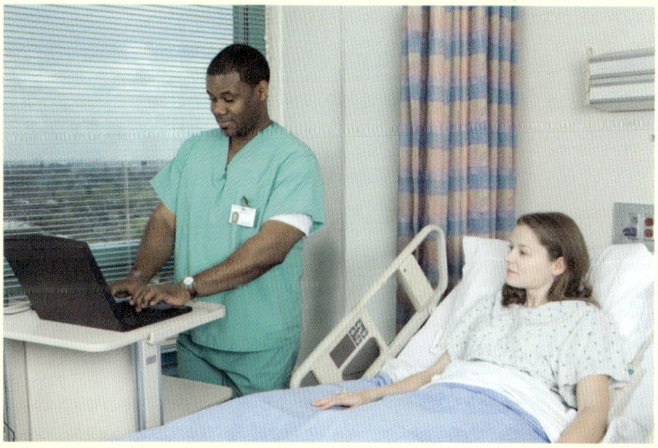

그림 9 투약내용에 대해 전자기록지에 기록한다.

10. **생리식염수 주사기의 밀대를 천천히 밀어 세척한다[그림 6]. 생리식염수가 주입되는 동안 주입부위를 관찰한다. 주사기를 제거한다.**
    이론적 근거: 세척을 통해 카데디의 개방성을 확인하고, 수사 부위의 침윤 징후를 관찰한다.

11. **주입포트에 약물이 채워진 주사기를 연결한다[그림 7]. 처방된 주입속도대로 약물을 천천히 주입한다. 시계를 사용하여 주입속도를 조절한다. 주사기를 제거한다. 저항이 느껴지면 강제로 주입해서는 안 된다.**
    이론적 근거: 주입속도를 신중히 맞추는 것은 안전한 약물주입을 보장한다. 너무 빠르게 주입하면 정맥주사는 일부 치명적인 결과를 나타낼 수 있다.

12. **주입포트에 생리식염수 1~3mL가 채워진 주사기를 연결하고 부드럽게 생리식염수를 사용하여 세척한다. 양압을 유지하기 위해 튜브라인을 잠근 채로 주입하고 멈추고 다시 주입하고 멈추는 'push pulse' 기술을 사용하여 생리식염수로 세척한다[그림 8]. 주사기를 주입포트에서 제거한다.**
    이론적 근거: 정맥주입 부위의 개방성을 유지하기 위함이다.

13. **사용한 주사기는 적절하게 버리고, 장갑을 벗고 손위생을 실시한다.**
    이론적 근거: 무균술을 유지하기 위함이다.

14. **약물투여에 대해 기록한다[그림 9]. 약물요법에 대한 대상자의 반응을 평가하고 기관의 방침에 따라 기록한다.**
    이론적 근거: 정확한 기록은 투약사고를 예방하는데 필수적이다. IV bolus 주입은 반응이 빠르게 나타나므로 주의 깊게 적절한 시간에 사정하는 것은 필수적이다.

기록

2017/6/14: 13:00 – 처방된 Ativan 2mg을 정맥으로 2분에 걸쳐 주사함. 정맥주사 부위의 발적이나 부종, 통증 호소 없음. 대상자는 더 편안하다고 말함.

– RN 김영희

절차 4-8 약물 bolus 정맥 주입하기(5분 내)(계속)

생애주기별 고려사항

영아와 아동

- 영아와 아동의 약물용량은 체중에 근거하여 대폭 줄여야 한다.
- 체중에 근거하여 다른 간호사와 용량을 재 확인하여 정확도를 높이고 투약사고를 예방한다.

노인

- 노인은 콩팥과 간의 약물 배출과 대사 능력이 감소되어 투여용량을 줄여야 한다.

자가학습 체크리스트

수행항목	충분	부족	안 함
1. 의사의 약물처방을 확인한다.			
2. 대상자의 알레르기 여부를 사정한다.			
3. 두 가지 확인지표를 사용하여 대상자를 확인한다.			
4. 문을 닫거나 커튼을 치고 대상자에게 목적과 절차를 설명하고, 약물에 대한 교육을 한다.			
5. 주사부위의 침윤 또는 정맥염이 있는지 확인한다.			
6. 깨끗한 장갑을 착용한다.			
기존 정맥라인에 약물투여하기			
7. 정맥천자 부위가 가장 가까운 주입용 포트나 Y 포트에 있는 주입구를 선택하여 소독솜으로 소독한다.			
8. 주사기의 바늘을 제거한다. 포트를 안정적으로 잡고 주입 포트 중앙으로 바늘이 없는 주사기를 연결한다.			
9. 주사기밀대를 뒤로 잡아당겨 혈액이 역류되는지 확인한다.			
10. 정맥주입 포트로 처방된 속도로 천천히 약물을 주사한다.			
11. 만약 정맥주입 약물과 튜브에 남아 있는 수액이 혼합이 서로 불가능한 약물이라면, 포트 위쪽은 잠겨 있는 채로 생리식염수로 라인을 세척한다. 처방된 주입속도로 약물을 투여하고 멸균생리식염수 10mL로 세척하고 잠금장치를 푼다.			
간헐적 주입장치에 약물 투여하기			
7. 마찰을 이용하여 소독솜으로 포트를 소독한다.			
8. 한 손으로 포트를 안정적으로 잡고, 주사기를 주입포트에 생리식염수 1mL가 채워진 주사기를 연결한다.			
9. 연장튜브세트에 있는 약물 주입구쪽 잠금장치를 연다			
10. 생리식염수 주사기의 밀대를 천천히 밀어 세척한다. 생리식염수가 주입되는 동안 주입부위를 관찰한다. 세척이 끝나면 주사기를 제거한다.			
11. 주입포트에 약물이 채워진 주사기를 연결한다. 처방된 주입속도대로 약물을 천천히 주입한다. 시계를 사용하여 주입속도를 조절한다. 주입이 끝나면 주사기를 제거한다.			
12. 주입포트에 생리식염수 1~3mL가 채워진 주사기를 연결하고 부드럽게 생리식염수를 사용하여 세척한다.			
13. 사용한 주사기는 적절하게 버리고 장갑을 벗고 손위생을 실시한다.			
14. 약물투여에 대해 기록한다. 약물요법에 대한 대상자의 반응을 평가하고 기록하며 기관의 방침에 따라 기록한다.			

절차 4-9 총비경구영양 감시와 인트라리피드(Intralipid, 지방유제) 주입

실습목적

1. 영양이 부족한 대상자에게 비경구영양을 공급한다.
2. 오랜 기간 동안 금식한 대상자에게 비경구영양을 공급한다.
3. 오랜 기간 소화기계의 우회로 전환술이 필요한 대상자에게 비경구영양을 공급한다.
4. 외상, 암 또는 대사항진 상태로 인해 과도한 대사요구가 있는 대상자에게 비경구영양을 공급한다.

필요물품

TPN(총비경구영양 용액, 보통 약국에서 조제됨)
필터를 가진 적절한 수액세트
전기주입장치
의료기관의 정책에 따른 TPN 드레싱 물품(보통 투명한 드레싱, 아세톤솜, 베타딘솜)
멸균장갑과 마스크
혈당측정기

사정

- 대상자의 영양요구를 사정한다.
- 체중 감소나 증가의 양상, 섭취량과 배설량의 균형을 사정한다.
- 관련 Lab 자료(혈당, 알부민, 전해질 등)를 확인한다.
- 의사의 TPN 처방과 주입속도, 첨가제 등을 확인한다.
- 의사의 처방과 TPN 용기가 맞는지 확인한다.
- 대상자의 총비경구영양에 대한 지식과 교육 요구도를 사정한다.

절차

1. **손을 씻는다.**
   이론적 근거: 미생물의 전파를 감소시킨다.

2. **두 가지 확인지표를 사용하여 대상자를 확인한다.**
   이론적 근거: 대상자에게 올바르고 적절한 사정이나 치료를 받도록 제공하며, 오류를 감소시킨다.

3. **문을 닫거나 커튼을 치고 대상자에게 절차를 설명한다.**
   이론적 근거: 대상자의 사생활을 보호하고, 대상자가 지침에 따르도록 불안을 감소시킨다.

TPN요법 감시

4. **중심정맥카테터 삽입 후 흉부 방사선을 촬영하여 대상자를 사정한다.**

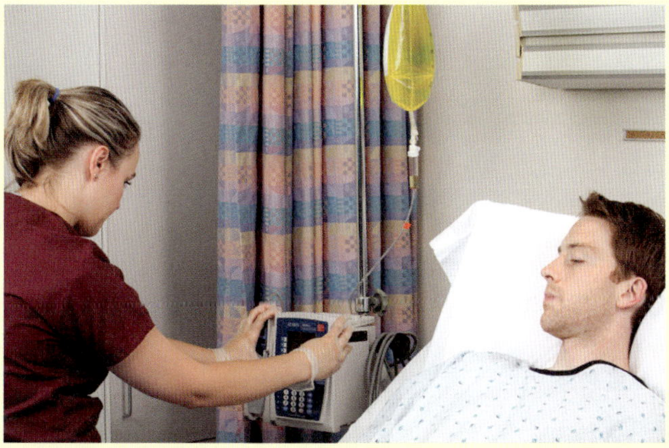

그림 1 적절한 주입속도를 유지하기 위해 전자주입장치를 사용한다.

   이론적 근거: TPN 주입에 앞서 흉부 방사선 촬영은 정확한 위치에 카테터가 삽입되었는지 확인하고, 삽입 동안 기흉 발생 여부를 확인하기 위함이다.

5. **의사의 처방에 따른 올바른 용액인지 확인한다. 용액의 유효기간을 확인하고 대상자의 알레르기 여부를 사정한다. 주입속도를 감시하고 조절하기 위해 전자주입장치를 사용한다[그림 1]. (주의: 10% 이상의 포도당 용액이 재빨리 희석되고 정맥염을 예방하기 위해 직접 중심정맥카테터로 주입해야 한다. 일정한 주입속도를 유지하는 것이 고혈당과 전해질 불균형을 예방하는 데 도움이 된다.)**
   이론적 근거: 주의 깊은 사정이 투약사고를 예방한다.

6. **TPN 주입세트와 카테터 연결부분이 꼬이거나 새는지 확인한다[그림 2]. 모든 연결부위를 테이프로 고정한다. 기관의 정책에 따라 TPN 주입세트는 24시간마다 교환한다.**
   이론적 근거: 연결부위가 새면 세균이 주사부위로 침입하게 되고 처방된 양보다 적은 양이 주입된다. TPN 주입세트가 꼬이면 용액의 흐름을 막을 수 있고, 카테터가 막히는 결과를 초래한다. 연결부위를 고정하여 빠지지 않도록 한다.

7. **천자 부위의 침윤, 혈전성 정맥염, 배출액이 있는지 여부를 관찰한다[그림 3]. 있다면 의사에게 보고한다. 의사는 카테터를 제거하고 감염이 의심되는 카테터에 대해 세균배양검사를 처방할 수 있다.**
   이론적 근거: 합병증은 조기에 발견하고 치료하는 것이 가장 중요하다.

8. **체온을 포함한 활력징후를 4시간마다 사정한다.**
   이론적 근거: 체온이 상승하는 것은 카테터와 관련된 패혈증일 수 있다.

절차 4-9 총비경구영양 감시와 인트라리피드(Intralipid, 지방유제) 주입(계속)

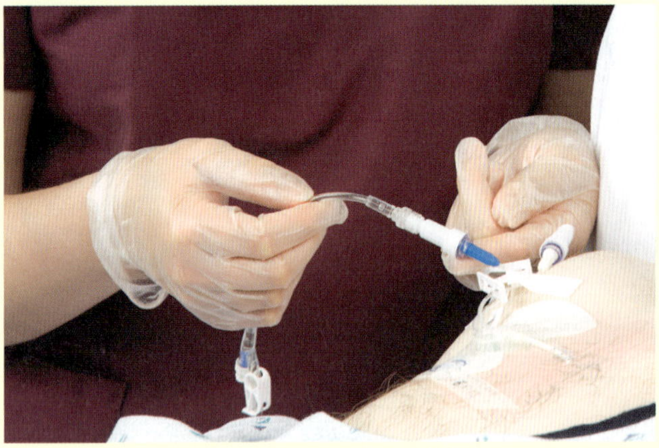

그림 2 주입세트와 카테터 연결부위가 새거나 꼬이지 않았는지 확인한다.

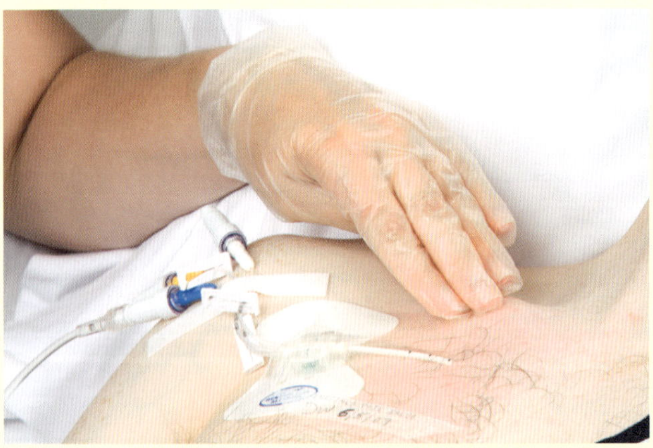

그림 3 천자부위를 관찰한다.

9. **TPN과 지방유제를 투여할 때는 전용 TPN 주입세트를 사용한다. 다른 어떤 이유로도 TPN 라인을 어떠한 다른 용도로 사용해서는 안 된다.**
   이론적 근거: TPN 주입세트를 별도로 사용하는 것이 주입세트의 완전성을 유지하여 감염을 예방할 수 있다.

10. **처방된 혈당검사를 하고(대개 6~12시간마다), 비정상일 경우 의사에게 보고한다.**
    이론적 근거: 고혈당은 혈당대사를 돕는 인슐린의 필요성을 암시하거나 패혈증의 초기 증상일 수 있다.

11. **처방된 전해질, BUN, 혈당에 대한 검사치를 확인해서 비정상적인 결과를 보고한다.**
    이론적 근거: 합병증을 조기발견하고 즉각적인 치료가 가능하다.

12. **수분균형을 감시하기 위해 섭취량과 배설량을 정확하게 기록한다.**
    이론적 근거: 합병증을 조기발견하고 즉각적인 치료가 가능하다.

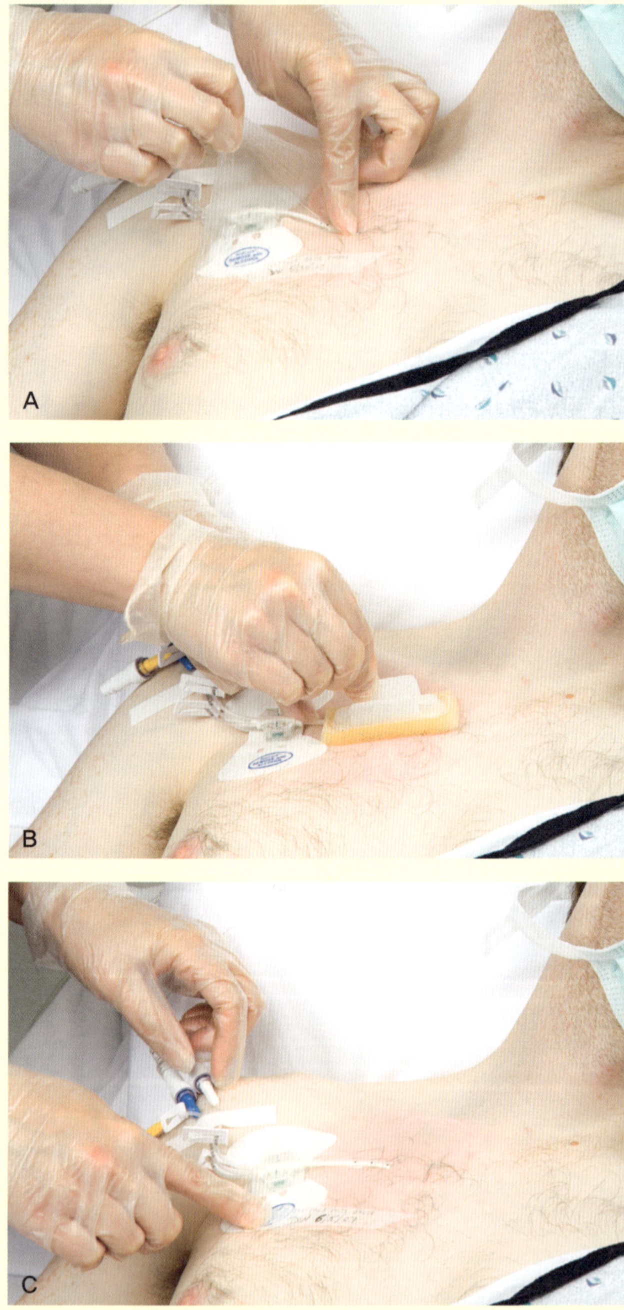

그림 4 **A:** 대상자에게 카테터 삽입 부위 반대로 고개를 돌리도록 한다. 필요시 마스크를 착용한다. 카테터를 고정하고 드레싱을 제거한다. **B:** 멸균장갑을 착용하고 클로르헥시딘 소독액으로 카테터 삽입부위 주위를 소독한다. 원형을 그리며 삽입 부위에서부터 바깥쪽으로 소독한다. **C:** 기관의 정책에 따라 반투과성 드레싱을 적용하고 날짜, 시간, 담당간호사 이름을 기록한 라벨을 붙인다.

절차 4-9 총비경구영양 감시와 인트라리피드(Intralipid, 지방유제) 주입(계속)

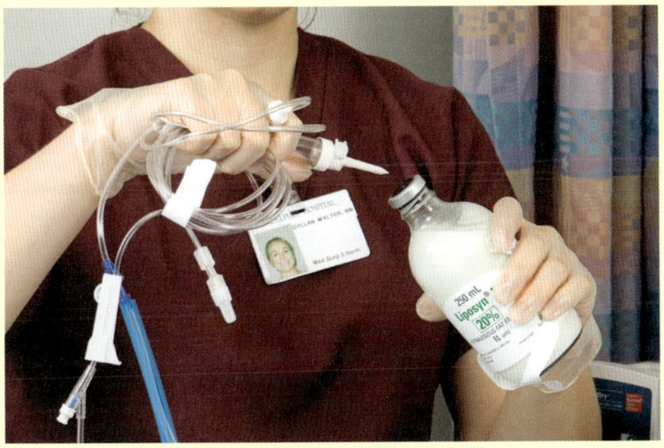

그림 5 지방유제 용기에 지방유제 수액세트를 삽입한다.

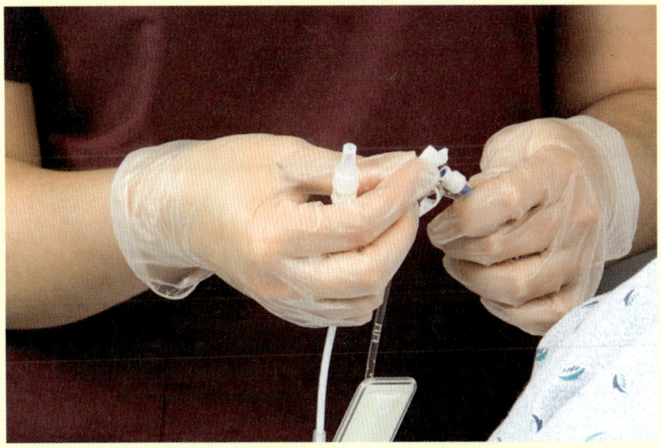

그림 7 소독제로 Y 포트를 소독한다.

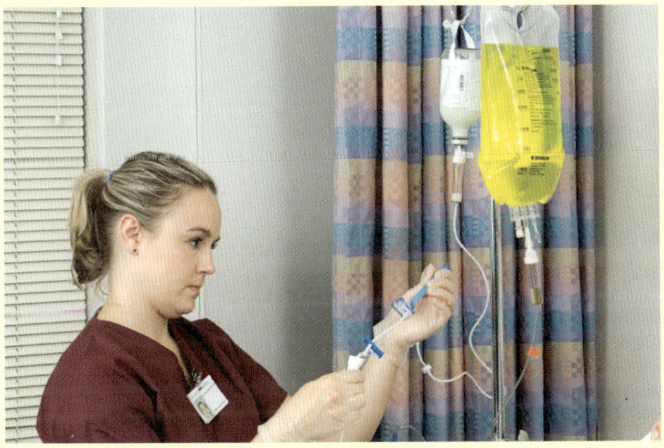

그림 6 일반 수액세트와 같이 수액세트를 연결한다.

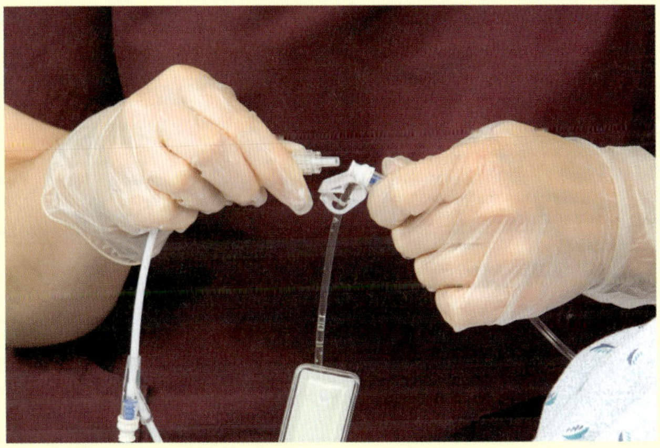

그림 8 연결장치를 포트에 삽입한다.

13. 매일 체중을 측정하여 기록한다.
    이론적 근거: 합병증을 조기발견하고 즉각적인 치료가 가능하다.

14. 배출물이 있으면 드레싱을 사정하고, 적어도 48시간마다 드레싱이 느슨해지거나 축축해졌는지 관찰한다[그림 4].
    이론적 근거: 완전하고 건조한 드레싱은 감염을 예방하고, 대상자가 편안함을 느끼게 한다.

지방유제 주입

1. 의사의 처방과 지방용액이 맞는지 확인한다. 용액 내용이 분리되어 있거나 거품이 있는지 확인하고 있다면 사용하지 않는다.
   이론적 근거: 용액의 내용이 분리되거나 거품이 있는 것은 오염되거나 상했을 수 있다.

2. 대상자에게 계란노른자나 콩 제품에 대한 알레르기가 있는지 사정한다.
   이론적 근거: 인트라리피드는 달걀노른자, 콩, 홍화씨 오일에서 지방을 추출한다.

3. 처방된 지방유제 용기에 지방유제 주입세트를 꽂는다[그림 5]. 일반 수액세트를 연결하는 것과 같이 수액세트를 연결한다[그림 6].
   이론적 근거: 튜브에는 지방용액을 분리시킬 수 있는 필터가 없다.

4. 두 가지 확인지표를 사용하여 대상자를 확인한다. 투약의 여섯 가지 기본원칙을 지킨다.
   이론적 근거: 투약오류를 방지하기 위함이다.

5. 튜브라인에 있는 Y 포트를 확인한다. 소독솜으로 Y 포트를 닦고 말린다[그림 7]. 연결장치를 포트에 삽입하고[그림 8] 테이프로 안전하게 고정한다(주의: 지방유제는 말초정맥으로 주입 가능하다.)
   이론적 근거: 주의 깊게 확인함으로써 약물투여 사고를 예방하는 데 도움이 된다.

6. 성인은 분당 1.0mL, 아동은 분당 0.1mL의 주입속도를 유지한다. 이 속도를 첫 30분 동안 유지하면서 대상자의 활력징후를 사정한다.
   이론적 근거: 부작용이 발견되면 즉각 주입을 멈추고 의사에게 알린다.

절차 4-9 총비경구영양 감시와 인트라리피드(Intralipid, 지방유제) 주입(계속)

7. 만약 부작용이 없다면, 주입속도를 다음과 같이 조절한다.
   a. 성인: 500mL 지방유제는 4~6시간 또는 의사의 처방에 따라 주입한다.
   b. 아동: 1g/kg까지 4시간 이상 또는 의사의 처방에 따라 주입한다.

기록

2017/08/01 16:00 - 인트라리피드 500mL를 전자주입장치로 83mL/hr 속도로 주입 중임.

- RN 김영희

※주의: 인트라리피드와 총비경구영양은 보통 투약기록지에 기록한다. 정맥천자 부위 사정은 별도로 간호사정 기록지에 기록한다.

생애주기별 고려사항

영아와 아동

- 아동의 경우 총비경구영양 용액은 10% 포도당부터 시작해서 25% 포도당까지 증가시킨다. 아동의 췌장은 고혈당에 쉽게 적응하므로 외인성 인슐린이 필요하지 않다. 총비경구영양 용액에는 보통 고농도의 칼슘, 인, 마그네슘 및 비타민 등이 함유되어 있다.
- 아동은 보통 성인보다 더 활동적이므로, 걷거나 놀이를 하는 동안 수액세트가 빠지거나 막히는 것을 예방하기 위해 수액세트를 더 자주 사정해야 한다.
- 부모에게 수액세트가 빠지거나 막히지 않도록 예방하는 것을 교육시킨다.
- 아동이 카테터를 잡아당기는 것을 예방하기 위해 부드러운 억제대가 필요하다. 놀이요법, 책 읽기, 아동의 주의를 끄는 동영상 등을 제공한다.

가정간호 시 고려사항

- 건강관리팀은 대상자나 돌봄제공자가 책임감을 가지고 안전하게 정맥요법을 감시할 수 있는지를 확인해야 한다.
- 합병증을 조정하기 위해서는 하루 24시간 동안 접촉할 수 있는 가정간호사를 확인하여 상담해야 한다.
- Hickman이나 Groshong 카테터와 같이 장기간 사용되는 주입장치는 대상자가 퇴원하기 전에 삽입되어야 한다.
- 대상자나 돌봄제공자에게 프로토콜에 따라 정맥카테터와 주입을 시작하고 감시하며 유지하는 방법에 대해 교육한다.
- 매일 대상자의 몸무게를 측정하고 섭취량과 배설량을 기록하도록 한다. 적어도 2주일에 한 번은 혈당 수치를 측정하여 기록하도록 한다. 대상자가 일지를 작성하도록 한다.

협력과 위임

- 영양사와 약사가 조언을 해줄 수 있고, 총비경구영양 용액을 처방할 수도 있으며, 대상자가 가정에서 관리하도록 퇴원하기 전에 교육한다.
- 정맥주사팀이나 정맥 가정관리기관이 교육과 감시하는 일에 관여할 수도 있다.

절차 4-9 총비경구영양 감시와 인트라리피드(Intralipid, 지방유제) 주입(계속)

자가학습 체크리스트

수행항목	충분	부족	안 함
1. 손을 씻는다.			
2. 필요물품을 준비하여 침상 옆에 둔다.			
3. 두 가지 확인지표를 사용하여 대상자를 확인한다.			
4. 문을 닫거나 커튼을 치고 대상자에게 목적과 절차를 설명한다.			
비경구영양(TPN)요법 감시			
5. 중심정맥카테터 삽입 후 흉부 방사선을 촬영하여 대상자를 사정한다.			
6. 의사의 처방대로 용액이 정확한 속도로 주입되는지를 확인한다. 용액의 유효기간을 확인하고 대상자의 알레르기 여부를 사정한다. 주입속도를 감시하고 조절하기 위해 전자주입장치를 사용한다.			
7. TPN 주입세트와 카테터 연결부분이 꼬이거나 새는지 확인한다. 모든 연결부위를 테이프로 고정한다.			
8. 주사 부위의 침윤, 혈전성 정맥염, 배출액이 있는지 관찰한다.			
9. 체온을 포함한 활력징후를 4시간마다 사정한다.			
10. TPN과 지방유제를 투여할 때는 전용 TPN 주입세트를 사용한다.			
11. 처방된 혈당검사를 하고(대개 6~12시간마다), 비정상일 경우 의사에게 보고한다.			
12. 처방된 전해질, BUN, 혈당에 대한 검사치를 확인해서 비정상적인 결과를 보고한다.			
13. 수분균형을 감시하기 위해 섭취량과 배설량을 정확하게 기록한다.			
14. 매일 체중을 측정해서 기록한다.			
15. 배출물이 있으면 드레싱을 사정하고, 적어도 48시간마다 드레싱이 느슨해지거나 축축해졌는지 관찰한다.			
지방유제 주입			
1. 의사의 처방과 용액이 맞는지 확인한다. 용액 내용이 분리되어 있거나 거품이 있는지 확인하고 있다면 사용하지 않는다.			
2. 대상자에게 계란노른자나 콩제품에 대한 알레르기가 있는지 사정한다.			
3. 지방유제 용기에 지방유제 튜브세트를 꽂는다. 일반 수액세트를 연결하는 것과 같이 튜브세트를 연결한다.			
4. 필요물품을 준비하여 침상 옆에 둔다.			
5. 두 가지 확인지표를 사용하여 대상자를 확인한다.			
6. 대상자에게 목적과 절차를 설명한다.			
7. 고영양 수액세트에 있는 Y 포트를 확인한다.			
8. 소독솜으로 Y 포트를 닦고 말린다.			
9. 연결관을 포트에 삽입하고 테이프로 안전하게 고정한다.			
10. 성인은 분당 1.0mL, 아동은 분당 0.1mL의 주입속도를 유지한다. 이 속도를 첫 30분 동안 유지하면서 대상자의 활력징후를 사정한다.			
11. 만약 부작용이 없다면, 주입속도를 다음과 같이 조절한다. a. 성인: 500mL 지방제재는 4~6시간 이상 주입 b. 아동: 1g/kg까지는 4시간 이상 주입			
12. 수행한 것을 기록한다.			

CHAPTER 5 수혈

절차 5-1 수혈

실습목적
1. 사고, 수술 및 질병 과정 동안 소실한 혈량이나 혈액성분을 대체하기 위함이다.
2. 부적합한 혈액제제 수혈로 인한 합병증을 예방하기 위함이다.

필요물품
기관의 정책에 따라 혈액은행에서 공급받은 혈액제제
0.9% 멸균생리식염수 500~1,000mL
수혈세트
혈액 warmer 또는 pressure bag(선택사항-많은 양의 혈액을 빨리 공급해야 할 경우)
전자주입장치(혈액성분을 투여하는데 사용하도록 승인받은 경우)
알코올솜과 테이프

사정
- 의사의 수혈처방을 확인한다.
- 의료진이 대상자, 가족, 돌봄제공자에게 혈액 성분 수혈의 위험성, 이점 및 다른 대안에 대해 설명한 기록과 수혈 동의서를 확인한다.
- 관련 기초자료(CBC count, 혈소판 등)를 확인하기 위해 차트를 확인한다.
- 과거 수혈 경험과 수혈부작용이 있었는지 여부를 차트를 통해 확인한다.
- 현재 대상자에게 사용된 카테터 gauze(18G보다 더 큰 gauge)와 사용가능 여부를 확인한다. 필요시 다시 천자한다.

절차

1. **손위생을 실시한다.**
   이론적 근거: 미생물의 전파를 감소시킨다.

2. **두 가지 확인시표를 사용하여 대상자를 확인한다.**
   이론적 근거: 대상자에게 올바르고 적절한 사정이나 치료를 받도록 제공하며, 오류를 감소시킨다.

3. **문을 닫거나 커튼을 치고 대상자에게 절차를 설명한다.**
   이론적 근거: 대상자 사생활을 보호하고, 대상자가 지침에 따르도록 불안을 감소시킨다.

4. **의사와 대상자의 서명이 되어 있는 사전의사결정서를 재확인한다. 대상자에게 오한, 요통, 두통, 오심 및 구토, 심장이 빨리 뛰거나 숨이 가빠지거나 홍반 등의 부작용이 있는 경우, 무엇을 보고해야 하는지 교육한다.**
   이론적 근거: 대상자에게 정보를 제공함으로써 간호에 참여도를 높인다. 대상자에게 부작용에 대해 자가모니터링하도록 교육함으로써 어떠한 잠재적 문제라도 신속하게 발견할 수 있다. 사전의사결정서는 계획된 혈액제제 수혈 시 항상 필요하다. 그러나 응급 수혈 시에는 사전의사결정서의 확보 여부로 인해 수혈이 지연되어서는 안 된다.

5. **처방된 diphenhydramine(Benadryl) 등 사전처방 약물이 있다면 투여한다.**

6. **체온을 포함한 대상자의 활력징후를 측정한다.**
   이론적 근거: 수술 전에 확보한 기초자료는 수혈 동안과 수혈 종료 시 활력징후를 비교하여 부작용을 발견할 수 있다.

7. **다른 간호사, 의사, 면허가 있는 의료진 중 한 명과 함께 대상자에게 가서 대상자의 혈액형과 혈액은행기록을 비교하여 다음과 같이 대상자를 확인한다.**
   a. 대상자의 이름, 고유번호를 구두로 확인하고 대상자의 팔찌와 대조
   b. 혈액제제 라벨에 표기된 혈액 고유번호
   c. 혈액제제 라벨에 표기된 ABO 혈액형, RH 인자
   d. 혈액제제 라벨에 표기된 혈액성분과 유효기간
   확인과정에 참여한 2명의 간호사는 수혈기록지에 서명한다.
   이론적 근거: 수혈 전에 확인을 철저히 함으로써 잘못된 혈액제제가 주입되는 위험을 줄인다. 학생과 무면허 직원은 혈액제제 확인과정에 참여할 수 없다.

8. **혈액제제 용기가 찢어진 곳은 없는지와 응괴, 탁함, 색의 변화 등의 혈액제제 이상을 살펴본다. 수혈보고서에 기입된 유통기한도 확인한다.**
   이론적 근거: 오염된 혈액이 주입되는 것을 예방하고 합병증 위험을 감소시킨다.

9. **손위생을 실시하고 깨끗한 장갑을 착용한다.**
   이론적 근거: 미생물의 전파를 감소시킨다.

10. **Y 포트 수혈세트를 열고 양쪽 조절기를 모두 잠근다.**
    이론적 근거: 조절기를 잠금으로써 혈액이 새고 버려지는 것을 예방한다.

11. **혈액제제 삽입구에 삽입침을 꽂는다[그림 1].**

12. **두 번째 삽입침을 0.9% 생리식염수에 삽입한다. 조절기는 잠그도록 한다.**
    이론적 근거: 생리식염수는 혈액과 혼합이 가능하다. 포도당제제는 용혈을 유발할 수 있다. 젖산링거용액은 사용하지 않는다.

13. **카테터 허브에서 기존에 연결되었던 일차 수액튜브라인를 제거하고 멸균캡으로 막아둔다.**

절차 5-1 수혈(계속)

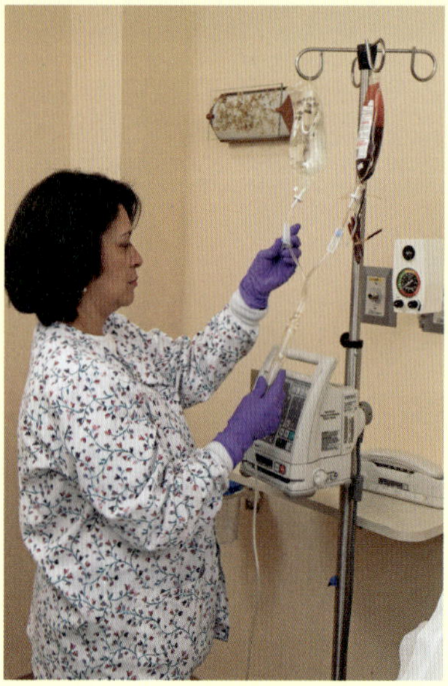

그림 1 혈액제제 삽입구에 삽입침을 꽂는다.

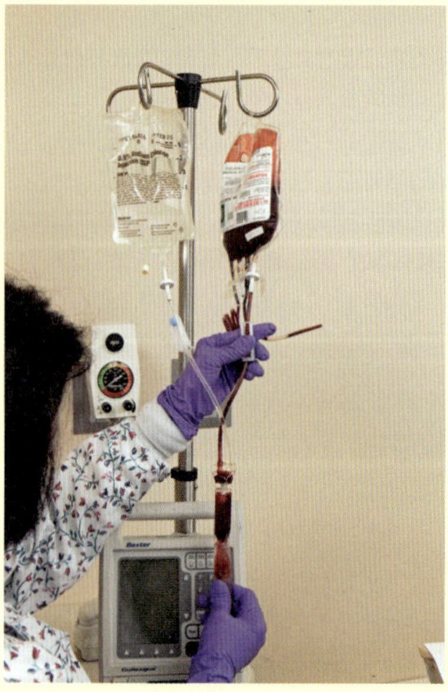

그림 2 혈액제제는 첫 15분 동안 천천히 주입한다.

이론적 근거: 수액세트의 멸균성이 확보되면 수혈 후 다시 연결할 수 있다.

14. 카테터 허브에 수혈세트를 연결하고 테이프로 고정한다. 18~19G 카테터로 주입을 시작한다.
    이론적 근거: 작은 구경의 카테터는 수혈동안 세포를 파괴시킬 수 있다.

15. 혈액제제의 조절기를 연다. 조절기는 점적통 아래에 두고 열며 수혈을 시작한다. 전자주입장치에 첫 15분 동안은 혈액이 천천히 주입되도록 설정한다[그림 2].

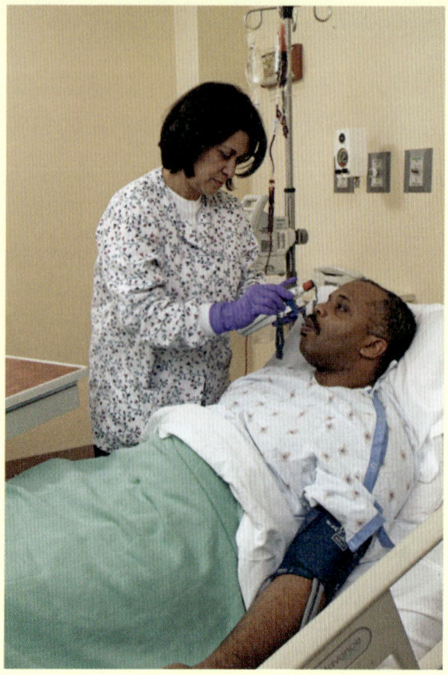

그림 3 수혈부작용 증상을 매 30분마다 확인한다.

이론적 근거: 대부분의 수혈부작용은 수혈이 시작한 15~20분 사이에 발생한다.

16. 첫 15분 동안 오한, 요통, 두통, 오심과 구토, 빈맥, 저혈압, 빈호흡, 수액과다, 피부 발적 등의 대상자의 상태를 관찰하고 기록한다(주의: 만약 부작용이 나타나면, 혈액주입을 중단하고 생리식염수를 주입하고 즉시 의사에게 보고한다. 기관의 정책에 따라 혈액과 소변검체물을 확보하여 검사실로 보낸다.).
    이론적 근거: 변화된 활력징후나 다른 부작용은 수혈부작용의 초기 증상이다. 첫 15분 동안 혈액을 천천히 주입하는 것은 대상자에게 부작용을 유발하는 혈액 주입량을 제한할 수 있기 때문이다.

17. 만약 15분 후 부작용이 나타나지 않는다면 의사의 처방에 따라 전자주입장치를 다시 설정한다. 적혈구는 주로 2~4시간에 걸쳐 주입한다. 수혈시작 후 매 30분마다 대상자의 수혈부작용 증상과 증후를 관찰한다[그림 3]. 활력징후를 측정하고 수혈의 부작용이 없다는 것을 포함한 관찰내용을 간호기록지에 기록한다.
    이론적 근거: 대상자의 외형 또는 목소리도 수혈의 부작용이나 수액과다를 의미하는 징후일 수 있다.

18. 수혈이 완료되면 혈액제제라인을 잠그고 0.9% 생리식염수 연결라인 쪽을 연다. 튜브라인이 깨끗해질 때까지 주입한다(보통 생리식염수 50mL 이상을 사용하지는 않는다).
    이론적 근거: 혈액성분이 튜브에 남아있으면 대상자에게 필요한 혈액을 낭비하는 것을 예방하며, 혼합이 불가능한 수액으로 용혈이 발생하는 것을 예방한다.

19. 활력징후를 측정하고 기록한다.
    이론적 근거: 일부 변화가 있는 경우, 수혈 후 마지막 활력징후가 확인되어야 한다.

절차 5-1 수혈(계속)

20. 만약 두 번째로 혈액 성분제제가 수혈되는 경우 0.9% 생리식염수를 연결하여 다음 수혈이 준비될 때까지 천천히 주입한다. 다음 확인 절차가 이루어지고 나면 각 수혈제제마다 활력징후를 측정한다.

21. 수혈이 종료되면 정맥 카테터허브에서 수혈세트를 분리하고 다시 이전에 주입하던 수액을 연결하여 처방된 주입속도로 설정하여 주입한다.

이론적 근거: 이전 주입속도와 다르게 주입속도가 처방될 수 있다.

22. 손을 씻고 절차를 기록한다.

이론적 근거: 건강관리팀원과 의사소통을 원활히 한다.

기록

2017/8/01 13:30 - Packed RBC 1unit을 3시간에 걸쳐 주입함. 활력징후는 안정적이며 부작용 없음. 전체혈구계산 결과를 기다리고 있음.

- RN 김영희

※주의: 혈액번호, 혈액형, 혈액제제 용량은 I&O 기록지에 기록되어야 한다. 혈액제제는 수액기록지에 "교질액"에 해당하는 란에 기록한다. 일부 병원에서는 혈액 투여 시 특정 사정내용을 기록하기 위해 수혈기록을 분리하는 경우도 있다. 병원과 해당 혈액은행은 혈액을 받은 시간, 날짜, 의료진 2명의 확인서명을 수혈기록지에 기록하기도 한다.

생애주기별 고려사항

영아와 아동

- 대부분 혈액은행은 아동을 위한 수혈로 50~100mL 용량으로 아동형 RBC pack을 보유하고 있다.
- 아동에게 혈액과 혈액 성분 투여를 위해서는 기관의 규정을 준수해야 한다.

노인

- 대상자가 심부전을 가지고 있는 경우, 체액과다에 대한 신속한 발견을 위해 주의 깊게 사정해야 한다. 용량 제한이 있는 경우, 주로 Packed RBC가 자주 주입된다. 튜브 세척을 위해 0.9% NaCl도 최소량으로 사용한다. RBC 또는 FFP는 심장의 부담을 줄이기 위하여 혈액냉장고에서 꺼낸 후부터 4시간까지 주입시간을 늘릴 수 있다. 이뇨제가 처방될 수 있다.

가정간호 시 고려사항

- 혈액제제를 가정에서 투여하는 경우는 안정된 대상자에게만 가능하다. 가정간호사는 특수 냉장용기에 혈액을 보관하여 이동할 수 있다. 돌봄제공자는 대상자를 확인하고 고유번호를 확인하는 데 도움을 줄 수 있다. 대상자는 수혈을 위해 의료기관에 외래나 특수처치실에서 일시적으로 머물러 수혈을 받고 수혈 후 집으로 돌아갈 수 있다.

협력과 위임

- 면허가 없는 보조인력이 수혈 전에 대상자 확인이나 혈액성분을 확인해서는 안 된다. 하지만 수혈 동안 대상자의 활력징후를 모니터링하고 기록하는 것은 가능하다.

절차 5-1 수혈(계속)

자가학습 체크리스트

수행항목	충분	부족	안 함
1. 손위생을 실시한다.			
2. 두 가지 확인지표를 사용하여 대상자를 확인한다.			
3. 문을 닫거나 커튼을 치고 대상자에게 절차를 설명한다.			
4. 의사와 대상자의 서명이 되어 있는 사전동의를 재확인한다. 대상자에게 오한, 요통, 두통, 오심 및 구토, 심장이 빨리 뛰거나 숨이 가빠지거나 홍반 등 부작용이 있으면 무엇을 보고해야 하는지 교육한다.			
5. 처방된 diphenhydramine(Benadryl) 등 사전처방 약물이 있다면 투여한다.			
6. 체온을 포함한 대상자의 활력징후를 측정한다.			
7. 다른 간호사, 의사, 면허가 있는 의료진 중 한 명과 함께 대상자에게 가서 대상자의 혈액형과 혈액은행기록을 비교하여 다음과 같이 대상자를 확인한다. a. 대상자의 이름, 고유번호를 구두로 확인하고 대상자의 팔찌와 대조 b. 혈액제제에 라벨에 표기된 혈액 고유번호 c. 혈액제제 라벨에 표기된 ABO 혈액형, RH 인자 d. 혈액제제 라벨에 표기된 혈액성분과 유효기간 확인과정에 참여한 두 명의 간호사는 수혈기록지에 서명한다.			
8. 혈액제제 용기가 찢어진 곳은 없는지 응괴, 탁함, 색의 변화 등 혈액제제의 이상을 살펴본다. 수혈보고서에 있는 유통기한도 확인한다.			
9. 손위생을 실시하고 깨끗한 장갑을 착용한다.			
10. Y 포트 수혈세트를 열고 양쪽 조절기를 모두 잠근다.			
11. 혈액제제 삽입구에 삽입침을 꽂는다.			
12. 두 번째 삽입침을 0.9% 생리식염수에 삽입한다. 조절기는 잠그도록 한다.			
13. 카테터 허브에서 기존에 연결되었던 일차 수액튜브라인를 제거하고 멸균캡으로 막아둔다.			
14. 카테터 허브에 수혈세트를 연결하고 테이프로 고정한다. 18~19G 카테터로 주입을 시작한다.			
15. 혈액제제의 조절기를 연다. 조절기는 점적통 아래에 두고 열며 수혈을 시작한다. 전자주입장치에 첫 15분 동안은 혈액이 천천히 주입되도록 설정한다.			
16. 첫 15분 동안 오한, 요통, 두통, 오심과 구토, 빈맥, 저혈압, 빈호흡, 수액과다, 피부 발적 등 대상자의 상태를 관찰하고 기록한다(주의: 만약 부작용이 나타나면, 혈액주입을 중단하고 생리식염수를 주입하고 즉시 의사에게 보고한다. 기관의 정책에 따라 혈액과 소변검체 물을 확보하여 검사실로 보낸다.).			
17. 만약 15분 후 부작용이 나타나지 않는다면 의사의 처방에 따라 전자주입장치를 다시 설정한다. 적혈구는 주로 2~4시간에 걸쳐 주입한다. 수혈 시작 후 매 30분마다 대상자의 수혈부작용 증상과 증후를 관찰한다(그림 3). 활력징후를 측정하고 수혈의 부작용이 없다는 것을 포함한 관찰내용을 간호기록지에 기록한다.			
18. 수혈이 완료되면 혈액제제라인을 잠그고 0.9% 생리식염수 연결라인 쪽을 연다. 튜브라인이 깨끗해질 때까지 주입한다(보통 생리식염수 50mL 이상을 사용하지는 않는다).			
19. 활력징후를 측정하고 기록한다.			
20. 만약 두 번째로 혈액 성분제제가 수혈되는 경우 0.9% 생리식염수를 연결하여 다음 수혈이 준비될 때까지 천천히 주입한다. 다음 확인 절차가 이루어지고 나면 각 수혈제제마다 활력징후를 측정한다. 수혈이 종료되면 정맥 카테터 허브에서 수혈세트를 분리하고 다시 이전에 주입하던 수액을 연결하여 처방된 주입속도로 설정하여 주입한다.			
21. 손을 씻고 절차를 기록한다.			

절차 6-1 신체적 억제대 적용

실습목적

1. 대상자를 손상시키거나 치료에 부정적인 영향을 미칠 수 있는 관이나 줄을 잡아빼려는 것으로부터 대상자를 보호한다.
2. 대상자, 직원, 타인의 즉각적인 신체적 안전을 해칠 위험이 있는 폭력적이거나 자기 파괴적인 행동을 관리한다.

필요물품

적절한 종류의 억제대 선택: 조끼, 손목, 장갑, 벨트
대상자의 상태에 적합하고, 알맞는 크기의 억제대 선택

사정

- 억제대 적용을 고려해야 하는 이유를 사정하여, 억제대 적용의 대안이 있는지 찾아보고, 억제대 적용 전에 이 대안 방법을 수행한다.
- 억제대는 면허가 있는 건강관리제공자의 감시 아래 적용하도록 하며 엄격히 제한된 시간과 면허가 있는 건강관리제공자의 처방에 따라 시행해야 한다. 억제대를 적용하기 전이나 응급상황이라면 가능한 한 적용 후에라도 보호자나 대상자로부터 사전의사결정서를 받도록 한다. 손상의 위험성이 발생할 수 있는 인지적 · 신체적 결함이 있는지 사정한다.
- 억제대를 안전하게 적용하기 위해 다른 직원의 도움이 필요한지 사정한다.

절차

1. **손을 씻는다.**
   이론적 근거: 미생물의 전파를 감소시킨다.

2. **대상자를 확인한다.**
   이론적 근거: 대상자에게 올바르고 적절한 사정이나 치료를 받도록 제공하며, 오류를 감소시킨다.

3. **문을 닫거나 커튼을 치고 대상자와 가족에게 절차를 설명한다.**
   이론적 근거: 대상자의 사생활을 보호하고, 대상자가 지침에 따르도록 불안을 감소시킨다.

4. **대상자에게 맞는 억제대를 선택한다.**
   이론적 근거: 가능한 한 억제대 사용을 최소화한다. 안전을 유지하기 위해서는 적당한 크기가 중요하다.

손목(또는 발목) 억제대

5. **부드러운 패드를 피부에 대고 억제대로 사지 둘레를 감싼다[그림 1].**
   이론적 근거: 접촉으로 인한 피부손상을 방지한다.

6. **걸쇠나 잠금 장치로 단단하게 조여맨다[그림 2]. 억제대와 대상자 손목 사이에 손가락 2개 정도가 들어갈 수 있는지 확인한다[그림 3].**
   이론적 근거: 억제대 사용의 말초부위에 적절한 혈류 흐름이 유지되도록 한다.

장갑 억제대

5. **대상자의 손을 장갑 억제대 안에 넣는다. 손가락이 장갑 끝에 놓일 필요는 없다. 끈을 단단히 묶고 손목의 좁은 부분 둘레를 벨크로 접착테이프로 붙인다. 억제대와 대상자 손목 사이에 손가락 2개 정도가 들어갈 수 있도록 여유를 둔다. 손목 억제대와 함께 침대틀에 고정하기도 하지만, 장갑 억제대는 손으로 잡으려는 것을 예방하기 위해 독립적으로 사용할 수도 있다[그림 4].**
   이론적 근거: 억제대 적용의 말초부위 혈류 흐름이 이루어지도록 유지한다. 장갑 억제대가 벗겨지지 않도록 하기 위해 손목의 좁은 부분을 잘 고정한다.

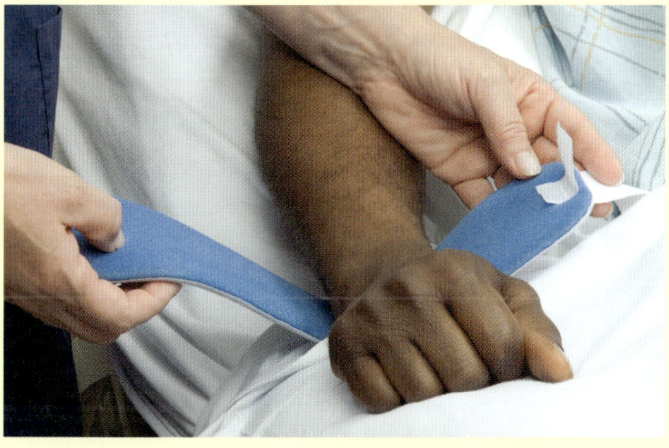

그림 1 대상자 피부가 닿는 면에 패드를 대고 손목 억제대를 적용한다.

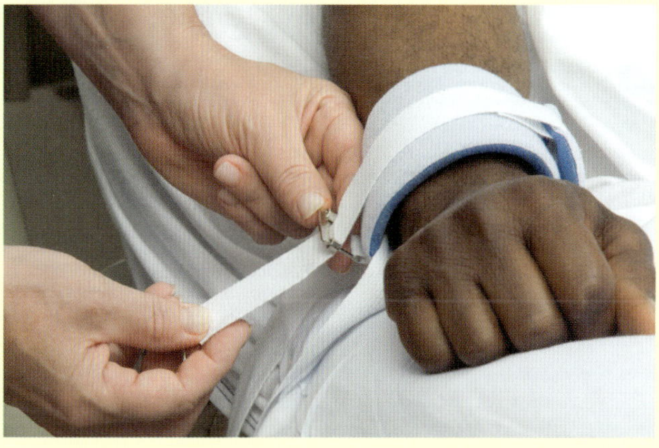

그림 2 손목 억제대를 걸쇠나 잠금 장치로 단단하게 조여맨다.

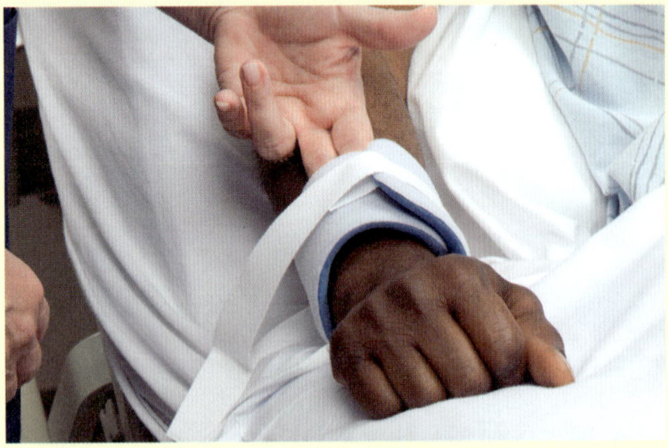

그림 3 손가락 2개가 억제대와 손목 사이에 들어갈 수 있는지 확인한다.

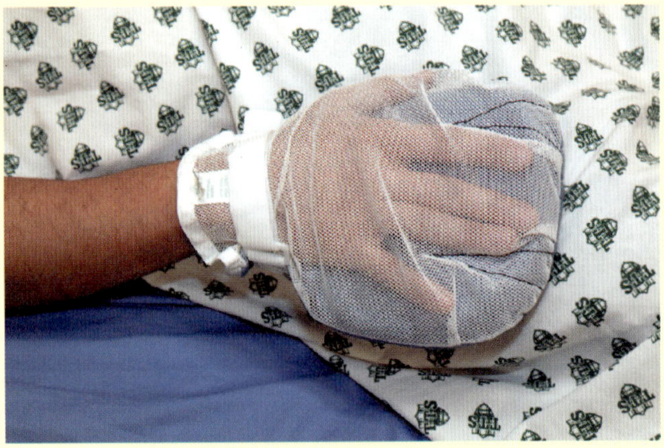

그림 4 손 장갑을 활용한다.

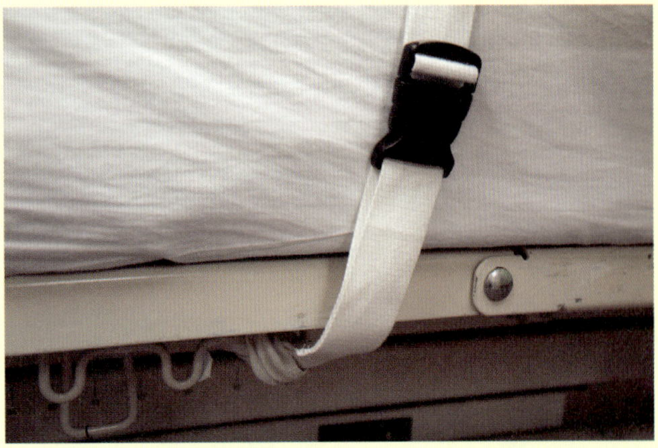

그림 5 매트리스가 아닌 침대틀에 억제대를 고정하도록 한다.

조끼(재킷) 억제대

5. **억제대 뒷면과 앞면을 고려하여 적당한 크기를 선택한다. 대상자의 앞면에 조끼 억제대 앞면이 오도록 놓고 지퍼를 닫는다. 조끼와 대상자 복부 사이에 손가락이 들어갈 수 있는지 확인한다.**
   이론적 근거: 손상을 예방하고 목이 졸리는 것을 예방하기 위해 적절하게 고정한다.

6. **버클이 풀리지 않도록 침대 스프링이나 틀에 단단하게 조여 매며, 침대난간이나 매트리스에는 고정하지 않는다[그림 5].**
   이론적 근거: 매트리스나 침대 난간은 움직이고 압력에 변화하기도 하므로 억제대 안전에 변화를 주게 된다. 억제대를 빨리 풀 수 있도록 매는 것은 대상자가 응급상황에 처했을 때 빨리 대처할 수 있게 하며 억제대가 붙어 있도록 매듭을 사용하는 것보다 선호된다. 억제대의 매듭은 빨리 풀어질 수 없기 때문에 매듭으로 묶어 고정하면 안 된다.

7. **억제대를 하고 있는 대상자를 자주 관찰하고 기관의 정책에 따라 기록한다. 대상자 행동을 기술하고, 제공된 중재와 대상자 반응을 기술한다. 대상자에게 억제대를 적용한지 1시간 내에 얼굴을 대면하여 사정하고 그 이후에도 자주 사정한다.**
   이론적 근거: 간호사는 1시간 내에 대상자를 사정하여 억제대가 잘 적용된 상태로 있는지 결정하도록 하며, 손상을 막고 계속적으로 억제대가 필요한지 사정한다.

8. **최소한 2시간마다 억제대를 풀어주고 필요하다면 더 자주 풀어준다. 일상생활활동(ADLs)을 하도록 격려한다.**
   이론적 근거: 욕창 여부를 확인하고, 대상자가 억제대에 잘 견디는지, 소변을 보고자 하는지 등을 확인한다.

기록

2017/6/15 14:30 – 대상자는 고관절 전치환술 후 회복실로부터 돌아온 후 혼동상태에 있었음. 자신이 집에 있다고 믿고 있고, 소변이 보고 싶다고 함. 병원에 있다고 안심시키고, 카테터가 제대로 삽입되어 있는지 확인하고, 침대 난간을 올렸음. 하지만 대상자는 앉으려고 시도했음. 의사와 가족에게 상의한 후에, 조끼 억제대를 제공하였고 일어나기 위한 도움을 요청할 수 있음을 상기시켰음. 가족은 현재 대상자와 함께 있고 대상자에게도 가족이 함께 있음을 알려줄 것임. 1시간 내에 억제대가 필요한지 재사정할 것임.

– RN 정수련

절차 6-1 신체적 억제대 적용(계속)

생애주기별 고려사항

아동

- 아동은 억제대 적용 시 손상 위험성이 증가한다.
- 성과를 달성하기 위해 필요한 억제대를 최소한 사용하도록 한다.
- 영아에게는 포대기를 이용해 감싸는 억제대(swaddling, mummy)를 사용할 수 있다.

노인

- 피부가 노화됨에 따라, 탄력성과 통합성이 감소하고 더 민감해진다는 것을 기억한다. 피부가 찢어질 수 있기 때문에 억제대나 테이프로 문지르는 것은 피하도록 한다.
- 24시간 동안 억제대를 한 대상자에게 억제대를 적용하지 못하게 하는 간호기관도 있다.

가정간호 시 고려사항

- 대상자가 집으로 퇴원할 때, 더 이상 억제대가 필요하지 않을 수 있다. 돌봄제공자에게 개인이 억제대를 적용하는 것이 적절하지 않고 법으로도 허용되지 않는다는 것을 알려주어야 한다.

협력과 위임

- 함께 일하는 직원들에게 호흡기, 순환계, 피부상태, 활력징후 변화, 다른 특이한 상황을 관찰하도록 지시한다.
- 기관에 의해 정의된 대로 사정에 대한 필요사항을 면대면으로 관찰하도록 직원에게 지시한다.
- 면허가 있는 건강관리제공자(의사, 전문간호사)가 억제대 적용을 처방해야 하고, 최소한 24시간 이내 재처방해야 한다. 간호사는 처방이 24시간 이전의 것이 아닌지 확인해야 한다.

자가학습 체크리스트

수행항목	충분	부족	안 함
1. 손을 씻는다.			
2. 필요물품을 준비하여 침상 옆에 둔다.			
3. 대상자의 이름을 물어 대상자를 확인하고 입원팔찌와 대조하여 대상자를 확인한다.			
4. 문을 닫거나 커튼을 치고 대상자와 돌봄제공자에게 절차를 설명한다.			
5. 대상자에게 맞는 억제대를 선택한다.			
손목(또는 발목) 억제대			
6. 부드러운 패드를 피부에 대고 억제대로 사지 둘레를 감싼다.			
7. 걸쇠나 잠금장치로 단단하게 조여맨다. 억제대와 대상자 손목 사이에 손가락 2개 정도가 들어갈 수 있는지 확인한다.			
장갑 억제대			
8. 대상자 손을 장갑 억제대 안에 넣는다. 끈을 단단히 묶고 손목의 좁은 부분 둘레를 벨크로 접착테이프로 붙인다. 억제대와 대상자 손목 사이에 손가락 2개 정도가 들어갈 수 있는지 확인한다.			
9. 억제대 뒷면과 앞면을 고려하여 적당한 크기를 선택한다.			
10. 대상자의 앞면에 조끼 억제대 앞면이 오도록 놓고 지퍼를 닫는다. 조끼와 대상자 복부 사이에 손가락이 들어갈 수 있는지 확인한다.			
11. 침대 스프링이나 침대틀에 버클이 풀리지 않도록 단단하게 조여 맨다.			
12. 자주 대상자를 관찰하고 정책에 따라 기록한다.			
13. 최소한 2시간마다 억제대를 풀어주고 필요하다면 더 자주 풀어준다. 일상생활활동(ADLs)을 하도록 한다.			
14. 억제대 적용 1시간 이내에 면대면으로 대상자를 사정한다.			

절차 7-2 침상목욕

실습목적

1. 피부를 청결히 하고, 몸의 냄새를 줄이며, 자아존중감을 증진한다.
2. 혈액순환을 자극한다.
3. 피부와 신체움직임의 사정 기회를 제공한다.
4. 관절가동범위운동을 실시한다.
5. 이완과 편안함을 증진시킨다.

필요물품

큰 목욕수건 2장
작은 목욕수건 2장
목욕담요
목욕 직전 보온기에서 꺼내온 목욕패키지
개인용 피부간호 제품(탈취제, 파우더, 로션 등)
깨끗한 가운이나 파자마
세탁물통
회음부 간호를 위한 일회용 위생 장갑

사정

- 대상자의 자기돌봄 수행능력과 필요한 도움의 정도를 사정한다. 목욕 유형을 결정하기 위해 활동 지속성, 인지기능, 근골격계 기능 및 불편감의 수준을 평가한다(주의: 대상자가 가능한 한 스스로 하도록 격려하되, 과도한 피로나 통증을 유발하지 않도록 한다).
- 목욕에 대한 대상자의 기호(예: 빈도, 시간, 피부 간호 제품 등)를 사정한다.
- 피로를 예방하기 위해서 스케줄을 조정하고 대상자가 받고 있는 다른 절차나 요법이 있는지 확인한다.
- 목욕 시 특별히 고려해야 할 사항이 있는지 파악한다.
  - 노인 대상자: 피부가 건조하기 쉽다.
  - 부동 대상자: 중력을 받는 부위와 뼈 돌출 부위의 압력 제거 및 관절가동범위운동이 필요하다.
  - 감각 변화가 있는 대상자: 뜨거운 물로 인한 화상 위험이 있다.
  - 비만하거나 땀이 많이 나는 대상자: 과도한 발한이나 피부 표면의 습기로 피부가 벗겨지거나 세균 성장의 매개물을 제공한다.
- 움직임이나 체위에 대한 주의를 위해 과거력을 확인한다.
- 학습 요구 확인을 위해 개인위생에 대한 대상자의 지식과 실제 개인위생활동을 사정한다.

절차

1. **두 가지 확인지표를 사용하여 대상자를 확인한다.**
   이론적 근거: 대상자에게 올바르고 적절한 사정이나 치료를 받도록 제공하며, 오류를 감소시킨다.
2. **문을 닫거나 커튼을 치고 대상자와 가족에게 절차를 설명한다.**
   이론적 근거: 대상자의 사생활을 보호하고, 대상자가 지침에 따르도록 불안을 감소시킨다.
3. **필요시 대상자가 침상용 변기 남자용 소변기, 또는 이동용 변기를 이용하도록 한다.**
   이론적 근거: 배설 후 편안감과 이완감을 느낄 수 있다.
4. **외풍을 줄이기 위해 창문과 문을 닫는다.**
   이론적 근거: 대상자에게 안위를 제공하고, 한기를 최소화시킨다.
5. **손을 씻는다.**
   이론적 근거: 미생물의 전파를 감소시킨다.
6. **침대를 높게 올리고 간호사 반대편의 침대난간을 올린다.**
   이론적 근거: 대상자가 침대에서 떨어지는 것을 방지하고, 간호사 등의 긴장을 줄인다.
7. **윗홑이불과 침대커버를 벗기고 대상자에게 목욕담요를 덮어준다 [그림 1]. 대상자가 간호사가 있는 쪽으로 좀 더 가까이 오도록 한다. 만약 윗홑이불을 재사용할 것이라면, 의자 등에 걸쳐 두고 그렇지 않으면 세탁물통에 넣는다.**

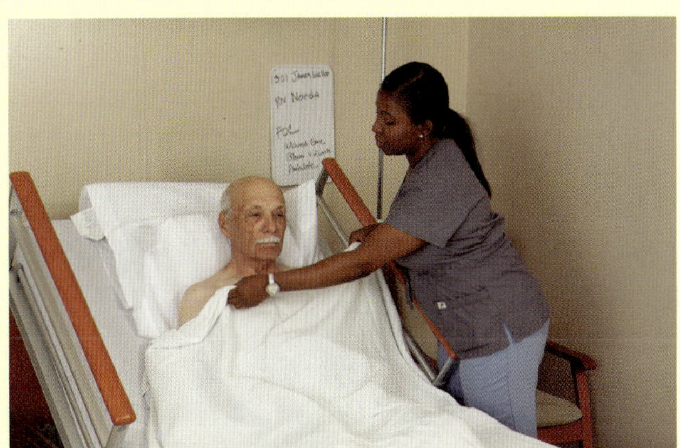

그림 1 대상자에게 목욕담요를 덮어준다.

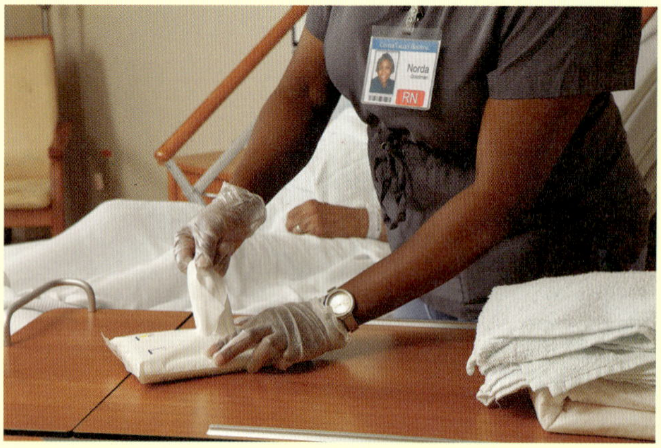

그림 2 첫 번째 수건을 목욕패키지 가방에서 제거한다.

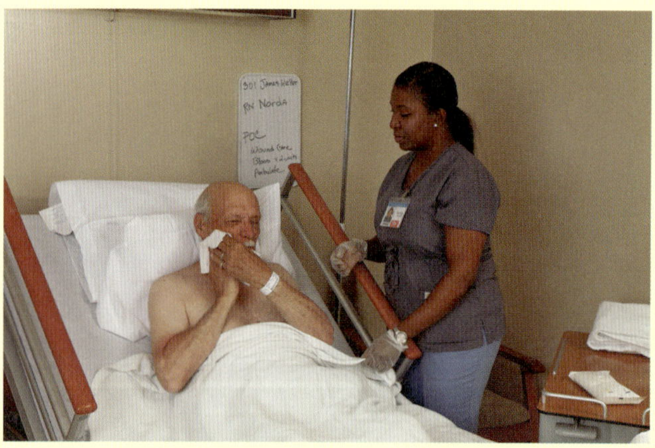

그림 3 가능하다면 대상자가 스스로 닦을 수 있도록 한다

이론적 근거: 목욕담요는 대상자에게 편안함과 따뜻함을 제공하고, 사생활을 보호한다. 대상자를 간호사 쪽으로 좀 더 가깝게 오게 하는 것은 불필요한 근육의 긴장을 막기 위함이다.

8. **포장에 적힌 지시문에 따라 일회용 목욕수건을 따뜻하게 한다. 첫 번째 수건을 목욕패키지 가방에서 제거한다. 목욕패키지 안의 나머지 수건들을 보관하고 필요시 새로운 수건을 선택한다[그림 2].**
이론적 근거: 제조사의 사용설명서를 따르는 것은 제품을 안전하게 사용하도록 한다. 전자레인지에서 과열은 지나치게 뜨거울 수 있고 이는 대상자에게 화상의 위험이 있다. 사용하지 않은 수건을 패키지 안에 잘 보관하는 것은 사용할 때까지 따뜻하게 유지하기 위함이다.

9. **얼굴을 씻기 위해 목욕수건을 사용하고, 눈의 내안각에서 외안각으로 깨끗이 닦는다. 각각의 눈에 수건의 다른 면을 사용하도록 한다. 가능하다면 대상자가 스스로 닦을 수 있도록 한다[그림 3].**
이론적 근거: 깨끗한 부위에서 더러운 부위로 옮겨 가기 때문에 얼굴을 먼저 씻어야 한다. 안각의 안쪽에서 바깥쪽으로 닦는 것은 비루관으로 분비물이 들어가는 것을 막아준다. 각각의 눈에 수건의 다른 면을 사용하는 것은 한쪽 눈에서 반대쪽 눈으로 미생물이 전파되는 것을 예방한다. 가능하다면 대상자에게 스스로 얼굴을 씻도록 하는 것은 독립심을 증진시킨다.

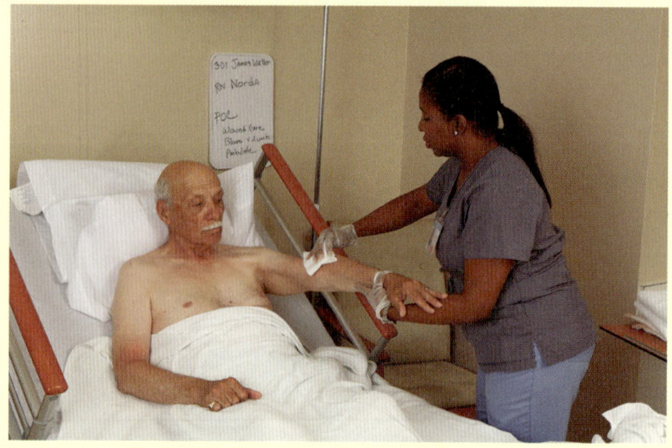

그림 4 길고 충분히 쓰다듬듯이 닦는다.

10. **간호사로부터 먼 쪽의 팔에 있는 목욕담요를 벗긴다. 팔 아래에 큰 목욕수건을 길게 깐다. 길고 충분히 쓰다듬듯이 손가락에서 액와 방향으로 닦는다[그림 4].**
이론적 근거: 원위부에서 근위부 방향으로 씻기는 것은 혈액순환을 자극하고, 정맥혈의 귀환을 촉진시킨다.

11. **간호사와 가까운 쪽 손과 팔도 동일하게 씻긴다.**

12. **대상자의 기호에 따라 탈취제나 파우더를 바른다. 과다한 파우더 사용은 피한다.**
이론적 근거: 개인위생 제품들은 과다한 몸의 습기와 냄새를 조절해준다. 파우더를 과도하게 사용하면 파우더가 서로 엉겨 붙어 피부 자극을 일으킬 수 있고, 파우더를 흡입하게 되면 호흡기계 문제를 일으킬 수 있다.

13. **가슴 위에 큰 목욕수건을 덮어 놓고, 배꼽 아래까지 목욕 담요가 오도록 접는다.**
이론적 근거: 신체 부위를 불필요하게 노출시키지 않으면서 대상자를 따뜻하게 한다.

14. **가슴에서 큰 목욕수건을 걷어 올리고, 힘차고 길게 밀면서 흉부와 복부를 씻긴다. 대상자가 과체중이라면 유방 아래 피부와 피부 주름 사이를 특별히 주의해서 씻긴 후 잘 헹구고 말리도록 한다. 유방 아래쪽이나 피부 주름 사이에 목욕 파우더를 가볍게 바른다.**
이론적 근거: 목욕은 대상자의 피부주름을 사정(시진)할 기회를 제공하여 피부문제를 쉽게 발견할 수 있게 하고, 문제가 있다면 즉시 치료를 시작할 수 있도록 한다.

15. **대상자가 깨끗한 위가운을 입을 수 있게 돕는다.**
이론적 근거: 가운은 상체가 노출되는 것을 방지한다.

16. **목욕 담요를 접어 간호사 쪽에서 먼 다리를 노출시키고, 회음부위는 가려지도록 주의한다.**

절차 7-2 침상목욕(계속)

이론적 근거: 신체의 불필요한 노출을 막는 것은 대상자의 존엄성을 유지해준다.

17. 다리를 들고, 다리 아래쪽에 큰 목욕수건을 길게 깐다. 발목에서 허벅지 쪽으로 힘차고 길게 밀면서 다리를 닦는다[그림 5].
이론적 근거: 원위부에서 근위부 방향으로 씻는 것은 혈액순환을 자극하고 정맥혈의 귀환을 촉진시킨다.

18. 발을 씻기고 헹군 후 잘 말린다. 특히 발가락 사이는 주의해서 닦는다[그림 6].

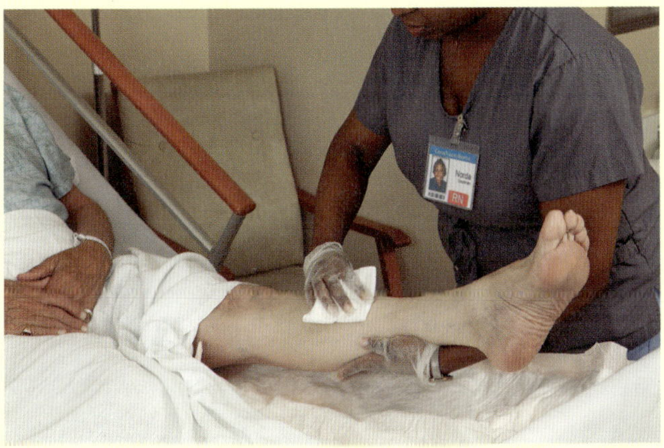

그림 5 길게 밀면서 다리를 닦는다

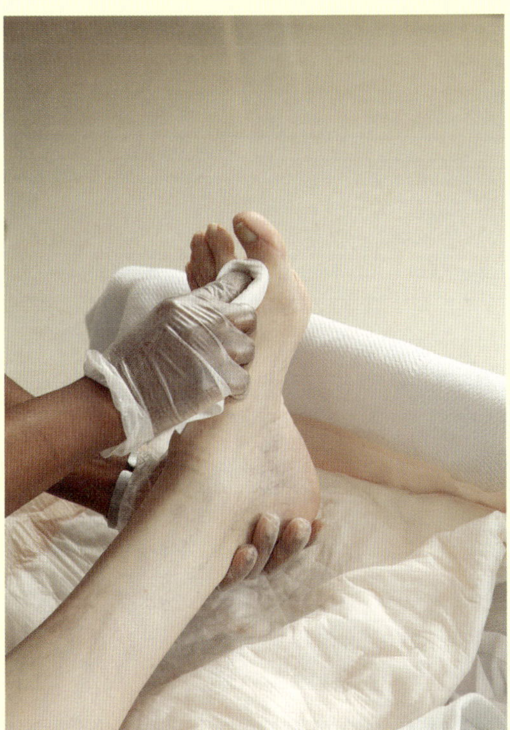

그림 6 발가락 사이를 씻긴다.

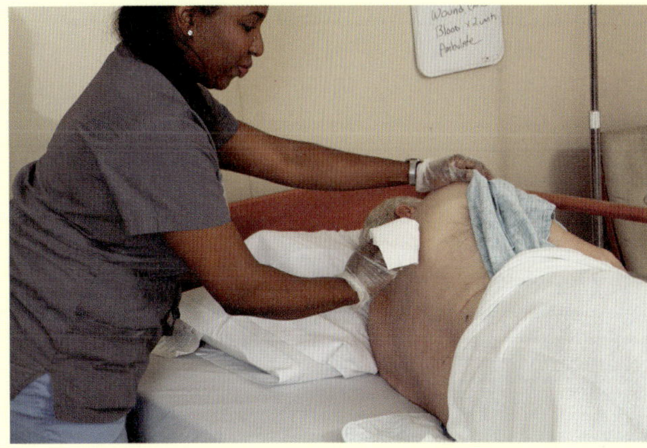

그림 7 로션으로 등을 문지르면서 마사지한다.

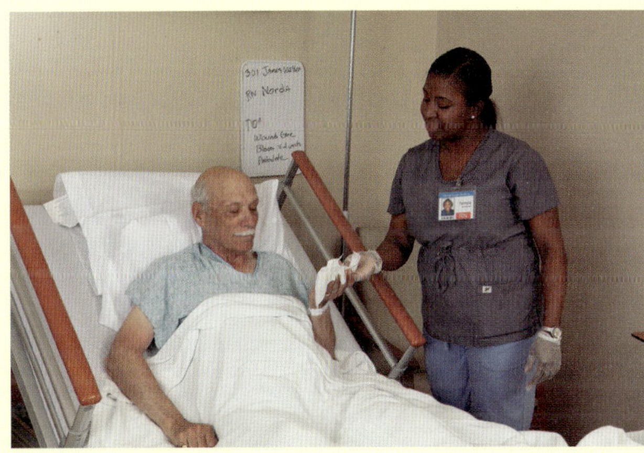

그림 8 대상자가 할 수 있다면 생식기와 회음부 간호를 스스로 하게 한다.

이론적 근거: 발가락 사이의 습기는 피부를 손상시키고 미생물(곰팡이)의 성장을 촉진시킬 수 있다.

19. 반대쪽의 다리와 발도 동일하게 씻긴다.

20. 대상자가 측위를 취하도록 돕는다. 침대보가 젖는 것을 예방하기 위해 등과 엉덩이의 한쪽에 큰 목욕수건을 깔아 놓는다. 로션으로 등을 문지르면서 마사지한다[그림 7] [절차 7-3 등 마사지 참조].
이론적 근거: 항상 청결한 곳에서 오염된 방향으로 씻는다. 등 마사지는 혈액순환을 자극하고 편안함을 증진시킨다.

21. 대상자가 앙와위를 취하도록 한다. 대상자가 생식기와 회음부위를 스스로 씻을 수 있는지 사정한다[그림 8]. 만약 대상자에게 도움이 필요하다면, 생식기와 회음부 부위만 노출되도록 목욕담요로 덮는다. 일회용 장갑을 착용하고 새 수건을 이용하여, 생식기와 회음부를 씻긴다.
이론적 근거: 회음부 간호를 실시할 수 없는 대부분의 대상자가 도움을 요청하지 않는다. 하지만 회음부 간호는 감염의 위험성을 줄이고 냄새를 예방하기 위해 중요하다.

절차 7-2 침상목욕(계속)

22. 대상자의 기호에 따라 파우더, 로션, 샤워코롱을 제공한다. 모발과 구강간호를 돕고, 깨끗한 홑이불로 침상을 만든다.
    이론적 근거: 대상자의 참여는 자아존중감과 자기돌봄의 노력을 촉진한다.

23. 사용한 물품과 대상자 주변을 정리하고, 목욕타월과 개인위생물품들을 적절한 자리에 두도록 한다. 목욕타월은 화장실 변기에 버려서는 절대 안 된다. 손을 씻는다.
    이론적 근거: 주변 환경의 청결을 유지한다.

24. 수행한 것을 기록한다.
    이론적 근거: 기록은 법적 자료가 되며, 건강관리팀과의 의사소통을 유지시킨다.

기록

- 간호기록지에 완전 혹은 부분 목욕인지, 필요한 도움이 어느 정도인지를 기록함.

가정간호 시 고려사항

- 간호제공자 등에 긴장이 발생하는 것을 예방하고, 대상자가 침상에서 몸을 움직이거나 돌리는 것을 돕기 위해 병원용 침대를 설치한다.
- 시중에서 판매되는 일회용 목욕수건을 사용하여 가정에서 목욕을 쉽게 할 수 있다.

협력과 위임

- 대상자의 샤워나 목욕을 자주 돕는 돌봄제공자에게 다음의 정보를 확실히 제공한다.
  - 필요한 신체적 제한이나 특수 안전 예방책
  - 대상자가 필요로 하는 도움의 정도
  - 샤워 · 목욕 시 고려할 점이나 제한이 있는 배액관, 석고붕대, 정맥주사의 존재 여부
  - 간호사에게 보고해야 할 사정 결과(예: 유방 아래의 피부 상태)
- 필요시 작업치료와 병행한다. 작업치료사는 개인위생 활동을 수행할 수 있는 대상자의 능력을 사정하고 이에 따라 작업을 조정한다.

자가학습 체크리스트

수행항목	충분	부족	안 함
1. 손을 씻는다.			
2. 필요물품을 준비하여 침상 옆에 둔다.			
3. 대상자의 이름을 물어 대상자를 확인하고, 입원팔찌와 대조하여 대상자를 확인한다.			
4. 문을 닫거나 커튼을 치고 대상자에게 절차를 설명한다.			
5. 대상자가 필요시 침상용 변기, 남자용 소변기 또는 이동용 변기를 이용하도록 한다.			
6. 외풍을 줄이기 위해 창문과 문을 닫는다.			
7. 손을 씻는다.			
8. 침대를 높게 올리고 간호사 반대편의 침대난간을 올린다.			
9. 윗홑이불과 침대커버를 벗기고 대상자에게 목욕담요를 덮어준다.			
10. 대상자가 간호사 쪽으로 좀 더 가까이 오도록 한 후, 환자복을 벗긴다.			

절차 7-2 침상목욕(계속)

수행항목	충분	부족	안 함
11. 대상자의 가슴에 큰 목욕수건을 덮는다.			
12. 작은 목욕수건을 물로 적시고, 장갑 모양으로 만들기 위해 손가락에 놓고 접는다.			
13. 먼저 눈의 안각을 안쪽에서 바깥쪽으로 깨끗이 닦는다.			
14. 대상자가 얼굴에 비누 사용을 원하는지 확인하고 얼굴, 목과 귀를 씻는다.			
15. 간호사로부터 먼 쪽의 팔에 있는 목욕담요를 벗긴다.			
16. 팔 아래에 큰 목욕수건을 길게 깐다.			
17. 손목에서 액와 쪽으로 팔을 닦고, 헹군 후 건조시킨다.			
18. 대상자의 손을 물에 담가 씻긴다.			
19. 간호사와 가까운 쪽 손과 팔도 동일하게 씻긴다.			
20. 대상자의 기호에 따라 탈취제나 파우더를 바른다.			
21. 목욕물의 온도를 사정하고 필요시 물을 바꾼다.			
22. 가슴 위에 큰 목욕수건을 놓고, 배꼽 아래까지 목욕담요가 오도록 접는다.			
23. 가슴의 큰 목욕수건을 걷어 올리고, 힘차고 길게 밀면서 흉부와 복부를 씻긴다.			
24. 대상자가 깨끗한 위가운을 입을 수 있도록 돕는다.			
25. 목욕담요를 접어 간호사 쪽에서 먼 다리를 노출시키고, 회음부위는 가려지도록 주의한다.			
26. 다리를 들고, 다리 아래쪽에 큰 목욕수건을 길게 깐다.			
27. 발목에서 허벅지 쪽으로 힘차고 길게 밀면서 다리를 닦고, 헹군 후 건조시킨다.			
28. 발을 씻기고 헹군 후 잘 말린다.			
29. 빈대쪽의 디리와 발도 동일하게 씻긴다.			
30. 목욕물이 따뜻한지 사정하고 필요시 물을 교환한다.			
31. 대상자가 측위를 취하도록 돕는다.			
32. 침대보가 젖는 것을 예방하기 위해 등과 엉덩이의 한쪽에 큰 목욕수건을 놓는다.			
33. 등과 엉덩이를 씻기고, 헹군 후 건조시킨다.			
34. 로션으로 등을 문지르면서 등을 마사지한다.			
35. 대상자가 앙와위를 취하도록 한다.			
36. 대상자가 생식기와 회음부위를 스스로 씻을 수 있는지 사정한다.			
37. 일회용 장갑을 착용하고 깨끗한 물과 새 수건을 이용하여, 생식기와 회음부위를 씻기고, 헹군 후 말린다.			
38. 대상자의 기호에 따라 파우더, 로션, 샤워코롱 등을 제공한다.			
39. 모발과 구강간호를 돕는다.			
40. 깨끗한 홑이불로 침상을 만든다.			
41. 사용한 장비를 깨끗이 하고, 적절한 장소에 보관 후 손을 씻는다.			
42. 수행한 것을 기록한다.			

절차 7-3 등 마사지

실습목적

1. 피부의 혈액순환을 자극한다.
2. 근육의 긴장을 완화한다.
3. 편안함과 이완감을 증진한다.

필요물품

목욕담요
큰 목욕수건(과다한 습기를 흡수하기 위해)
로션, 파우더(로션은 피부를 부드럽게 하고, 마사지하는 동안 마찰을 줄이기 위해 사용한다. 파우더는 마찰을 줄이고 땀이 나는 대상자에게 '끈적한' 느낌을 없애준다. 파우더와 로션은 함께 사용하지 않는다)

사정

- 근육의 피로나 경직 등의 불편감이나 긴장 호소가 있는지 확인한다.
- 등 마사지가 필요한 신체 움직임의 손상이 있는 지를 확인한다.
- 등, 어깨, 엉덩이에 국소 발적 부위가 있는지 피부를 사정한다.
- 등 마사지를 원하는지 사정한다.
- 등 마사지의 금기 적응증(늑골과 척추골절, 화상, 개방성 상처, 1단계 욕창)이 있는지 확인한다.
- 체위를 취함에 있어 제한점이 있는지 확인한다.

절차

1. **2가지 확인지표를 사용하여 대상자를 확인한다.**
2. **문을 닫거나 커튼을 치고 대상자와 가족에게 절차를 설명한다.**
   이론적 근거: 대상자의 사생활을 보호하고, 대상자가 지침에 따르도록 불안을 감소시킨다.
3. **대상자 측위나 복위를 취하도록 돕는다.**
   이론적 근거: 대상자의 편안함을 증진시킨다.
4. **등, 어깨, 상완, 천골 부위를 노출시키고, 나머지 부위는 목욕담요로 덮는다.**
   이론적 근거: 마사지를 받지 않을 부위를 덮어주는 것은 대상자의 존엄성을 유지해주면서 불필요한 노출을 막고 한기를 예방해준다.
5. **따뜻한 물로 손을 씻는다. 흐르는 따뜻한 물 속에 로션용기를 두어 로션을 따뜻하게 한다.**
   이론적 근거: 차가운 손과 로션의 접촉으로 인해 근육이 긴장되거나 대상자가 깜짝 놀라지 않도록 한다.
6. **적은 양의 로션을 손바닥에 덜어낸다.**
   이론적 근거: 손바닥을 미끄럽게 하는 것은 마사지하는 동안 피부와의 마찰을 줄인다.
7. **천골 부위에서 원을 그리며 마사지를 시작한다. 부드럽게 누르듯이 밀면서 견갑골까지 올라가는데, 손은 어깨까지 닿도록 올리면서 마사지한다[그림 1]. 피부에서 손을 떼지 말고, 상완을 부드럽게 마사지하고 장골능까지 그대로 내려온다. 3~5분 동안 계속한다.**
   이론적 근거: 지속적으로 압력을 주는 것은 이완을 증진시키고, 혈액순환을 자극시킨다.
8. **마사지하는 동안 손상된 피부 부위와 지속적인 허혈 및 발적 부위가 있는지 사정한다. 손상된 부위나 발적 부위에는 압력을 가해서는 안 된다.**

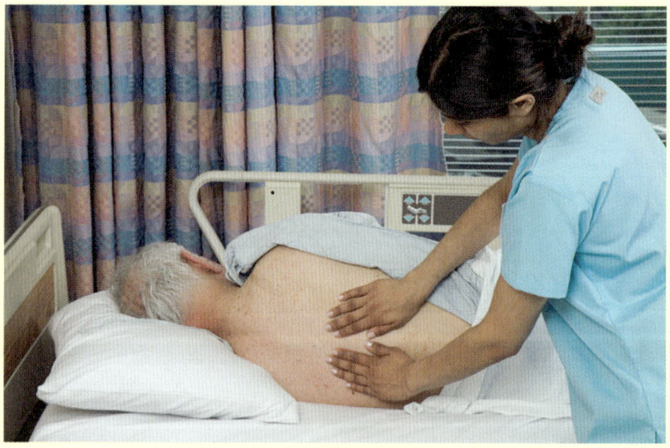

그림 1 원을 그리듯이 누르면서 손을 움직인다.

   이론적 근거: 마사지로 인한 압력은 조직에 외상을 입히고, 손상을 줄 수 있다.
9. **좀 더 자극을 주기 원한다면, 어깨와 둔근 부위에 유날법, 척추 부위는 경타법이 적용될 수 있다.**
   이론적 근거: 힘차게 미는 것이 이완을 가장 증진시키는 방법이다.
10. **길고 연속적으로 미는 움직임으로 마사지를 마무리한다.**
11. **윤활제가 과도하게 묻은 부분은 목욕수건으로 살짝 두들기면서 말린다. 대상자에게 환자복을 다시 입히고, 편안한 체위를 취하도록 돕는다.**
    이론적 근거: 대상자의 안위를 증진시킨다.
12. **손을 씻는다.**
    이론적 근거: 미생물의 전파를 감소시킨다.

절차 7-3 등 마사지(계속)

13. 수행한 것을 기록한다.
이론적 근거: 기록은 법적 자료가 되며, 건강관리팀과의 의사소통을 유지시킨다.

기록

- 간호기록지에 마사지 수행을 기록함.

협력과 위임

- 취침시간에 등 마사지를 제공하도록 격려한다. 어떤 시설에서는 자원 봉사자가 대상자에게 등 마사지를 제공하도록 훈련받는다. 보고해야 하는 사정 내용과 체위 제한에 대해 알려주어야 한다.

자가학습 체크리스트

수행항목	충분	부족	안 함
1. 손을 씻는다.			
2. 필요물품을 준비하여 침상 옆에 둔다.			
3. 대상자의 이름을 물어 대상자를 확인하고, 입원팔찌와 대조하여 대상자를 확인한다.			
4. 문을 닫거나 커튼을 치고 대상자와 가족에게 절차를 설명한다.			
5. 대상자가 측위나 복위를 취하도록 돕는다.			
6. 등, 어깨, 상완, 천골 부위를 노출시키고, 나머지 부위는 목욕담요로 덮는다.			
7. 따뜻한 물로 손을 씻는다. 따뜻한 물 속에 로션용기를 두어 로션을 따뜻히게 한다.			
8. 적은 양의 로션을 손바닥에 적정량 덜어낸다.			
9. 천골 부위에서 원을 그리며 마사지를 시작한다. 부드럽게 누르듯이 밀면서 견갑골까지 올라가는데, 손은 어깨까지 닿도록 올리면서 마사지한다. 피부에서 손을 떼지 말고, 상완을 부드럽게 마사지하고 장골능까지 그대로 내려온다. 이를 3~5분 동안 지속한다.			
10. 마사지하는 동안 손상된 피부 부위와 지속적인 허혈 및 발적 부위가 있는지 사정한다.			
11. 길고 연속적으로 미는 움직임으로 마사지를 마무리한다.			
12. 윤활제가 과도하게 묻은 부분은 목욕수건으로 살짝 두들기면서 말린다. 대상자에게 환자복을 다시 입히고, 편안한 체위를 취하도록 돕는다.			
13. 손을 씻는다.			
14. 수행한 것을 기록한다.			

절차 7-4 발과 손 간호

실습목적

1. 피부 통합성을 유지한다.
2. 대상자에게 안위감과 안녕감을 제공한다.
3. 발의 기능과 보행능력을 유지한다.
4. 자기돌봄을 격려한다.

필요물품

방수 패드
목욕수건
세수대야, 따뜻한 물, 비누
로션
일회용 장갑
손톱깎기, 줄(file)
표피스틱(cuticle stick)

사정

- 대상자가 절뚝거리거나 자세가 이상한지 걸음걸이로 확인한다. 부자연스러운 걸음걸이는 발에 통증이 있거나 뼈와 근육의 장애 때문이다.
- 대상자가 신었던 양말을 사정한다. 과다한 땀을 흡수하고, 세균 감염을 예방하기 위해 항상 양말을 신고, 매일 갈아 신는다.
- 대상자가 발이나 발톱 문제의 위험을 가지고 있는지 확인한다.
  - 당뇨병은 말초조직에 대한 미세순환의 변화와 관련되므로, 피부통합성의 손상으로 감염의 위험성이 높고 신경병증의 결과로서 통증에 대한 감각이 감소될 수 있다.
  - 노인 대상자는 시력 저하, 비만, 근골격계 상태에 의해 몸을 구부리거나 균형을 유지하는 능력이 제한되므로 발과 발톱간호를 수행하는 데 제한이 있을 수 있다.
  - 뇌혈관질환은 족저굴곡, 근육 쇠약 또는 마비로 인해 걸음걸이를 변화시킬 수 있다.
  - 발 또는 발목의 부종과 관련된 상태(신부전, 울혈성 심부전)는 주변 조직으로 가는 혈액 흐름을 방해하고, 신발이 맞지 않게 된다.
- 자기돌봄을 수행할 수 있는 대상자의 능력을 확인한다.
- 손가락, 발가락, 발의 피부와 손, 발톱을 관찰하고 발가락 사이가 건조한지, 갈라진 부분이 있는지 사정한다.
- 대상자의 발과 발톱간호에 대한 지식을 사정한다.
- 많은 기관들이 고위험 대상자의 발톱을 깎을 때 의사 처방을 요구하므로 기관의 방침을 확인한다.

절차

1. **손을 씻는다.**
   이론적 근거: 미생물의 전파를 감소시킨다.

2. **두 가지 확인지표를 사용하여 대상자를 확인한다.**
   이론적 근거: 대상자에게 올바르고 적절한 사정이나 치료를 받도록 제공하며, 오류를 감소시킨다.

3. **문을 닫거나 커튼을 치고 대상자와 가족에게 절차를 설명한다.**
   이론적 근거: 대상자의 사생활을 보호하고, 대상자가 지침에 따르도록 불안을 감소시킨다.

4. **가능하다면 대상자를 의자로 옮긴다. 침대에 누워 있어야 하는 대상자는 침대머리 부분을 올린다.**
   이론적 근거: 대상자의 안위감을 촉진시킨다.

5. **대야에 따뜻한 물(37.7~40℃, 100~104℉)을 채우고 방수패드를 깐 후 대상자의 손이나 발을 대야에 담근다. 당뇨병이 있는 대상자는 발을 담그지 않는다.**
   이론적 근거: 따뜻한 물은 손톱, 발톱을 부드럽게 하고, 국소적 순환을 증가시키며 염증을 감소시킨다. 당뇨병 대상자가 발을 물에 담그면 감염 및 조직손상이 악화될 위험성이 증가한다. 말초신경병증은 당뇨병 대상자의 화상 위험을 증가시킨다.

6. **대상자의 손이 닿는 곳에 비상벨을 둔다. 손이나 발을 10~20분 동안 담그게 한다.**
   이론적 근거: 피부를 부드럽게 하는 것은 죽은 상피세포 제거를 좀 더 쉽게 하고 손톱, 발톱이 갈라질 가능성을 줄인다.

7. **담갔던 손, 발을 말린다. 부드러워진 손톱 · 발톱간호를 제공하는 동안 다른 쪽 사지를 따뜻한 물에 담그게 한다[그림 1].**
   이론적 근거: 간호사가 한쪽 손과 발 간호를 제공하는 동안 반대쪽 손과 발을 담금으로써 시간을 효율적으로 사용한다.

8. **표피스틱(cuticle stick)으로 발톱 밑 부분을 깨끗이 한다. 만약 발톱이 두껍고 노랗다면 세균성 감염을 의심할 수 있다. 일회용 장갑과 눈 보호장구를 착용한다.**
   이론적 근거: 장갑은 감염의 전파를 예방하고, 눈 보호장구는 사고에 노출되는 것을 막는다.

9. **엄지발가락이나 엄지손가락에서 시작하여 손톱, 발톱을 가로로 똑바르게 자른다[그림 2]. 줄로 손톱과 발톱을 다듬고, 특히 당뇨가 있거나 혈액순환에 문제가 있는 대상자는 발톱을 깎는 대신 줄로 다듬는다.**
   이론적 근거: 손톱, 발톱을 가로로 똑바르게 깎아 정리하는 것은 손톱과 발톱이 깨지거나 주변의 조직이 손상되는 것을 예방한다.

절차 7-4 발과 손 간호(계속)

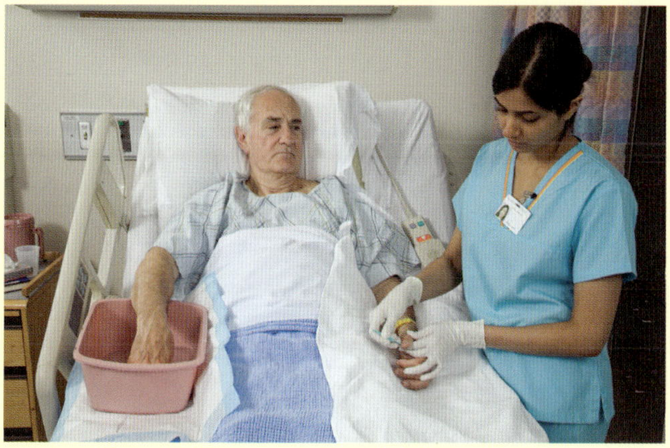

그림 1 부드러워진 손톱 · 발톱간호를 제공하는 동안 다른 쪽 사지를 따뜻한 물에 담근다.

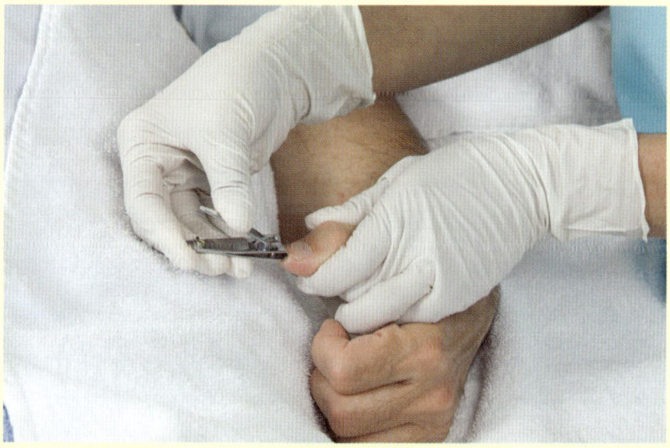

그림 2 손톱, 발톱을 똑바로 자른다.

10. **표피스틱(cuticle stick)으로 손톱, 발톱의 옆은 피부 뒤쪽을 부드럽게 밀어 넣는다[그림 3].**
    이론적 근거: 손톱과 발톱의 옆은 피부를 문지르는 것은 염증이 생기고, 거스러미(hangnail)가 생기는 것을 감소시킨다.
11. **다른 쪽 손톱과 발톱에도 동일한 절차를 반복한다.**
12. **따뜻한 물로 손과 발을 헹군다.**

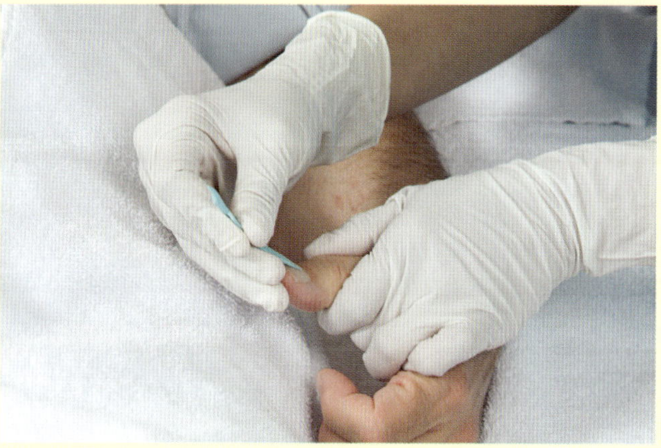

그림 3 표피스틱으로 손톱, 발톱의 옆은 피부 뒤쪽을 부드럽게 밀어 넣는다.

13. **특별히 손가락이나 발가락 사이를 목욕수건으로 철저히 말린다.**
    이론적 근거: 과도한 습기를 제거함으로써 박테리아의 성장을 억제한다.
14. **손이나 발에 로션을 바른다. 당뇨병 대상자의 발가락에는 로션을 바르지 않는다.**
    이론적 근거: 발가락 사이의 과도한 수분은 침식(maceration)을 유발하고, 곰팡이의 성장을 증가시킬 수 있다.
15. **대상자가 편안한 자세를 취하도록 돕는다.**
16. **사용한 물품들을 정리한다.**
17. **손을 씻는다.**
    이론적 근거: 미생물의 전파를 감소시킨다.
18. **수행한 것을 기록한다.**
    이론적 근거: 기록은 법적 자료가 되며, 건강관리팀과의 의사소통을 유지시킨다.

기록

> 2017/6/14 19:00 – 자기돌봄이 불가능한 대상자의 요청으로 발톱간호를 제공함. 발톱은 두껍고 긴 상태였음. CMS+, 신경병증은 없음. 퇴원후 발톱 관리를 받을 수 있는 지역사회센터에 대해 교육함.
>
> – RN 김성희

절차 7-4 발과 손 간호(계속)

생애주기별 고려사항

영아

- 영아가 손톱으로 긁히지 않도록 부모교육을 실시한다. 무딘 가위를 사용하여 영아의 손톱, 발톱을 가로로 똑바르게 자르도록 교육한다. 영아가 잠들었을 때 깎는 것이 가장 쉬운 방법이다.

아동

- 아동이 손톱을 깨무는지 관찰한다. 이는 학령기 아동에서 자주 관찰되며, 학습된 행동이거나 신경성 긴장의 증상일 수 있다. 맛이 없는 비처방 약물을 손톱에 발라두면 아동이 손톱을 깨무는 것을 꺼려할 수 있다. 또 다른 방법으로는 손톱을 깨물지 않았을 때 긍정적인 강화를 하거나 깨물지 않은 날에 '칭찬스티커'로 보상할 수 있다.

노인

- 노인의 손톱과 발톱을 세심하게 관찰한다. 노인 대상자의 손톱과 발톱은 대개 두꺼워져 있으며, 말초관류 상태가 좋지 않아 딱딱할 수 있다. 거동의 문제로 인해 노인들의 손톱과 발톱간호가 어려울 수 있다.

협력과 위임

- 고위험 대상자나 손톱, 발톱이 심하게 비후된 대상자를 발전문의나 발클리닉으로 의뢰한다. 어떤 기관에서는 당뇨병 전문의가 고위험 대상자의 발 간호를 제공한다.

자가학습 체크리스트

수행항목	충분	부족	안 함
1. 손을 씻는다.			
2. 필요물품을 준비하여 침상 옆에 둔다.			
3. 대상자의 이름을 물어 대상자를 확인하고, 입원팔찌와 대조하여 대상자를 확인한다.			
4. 문을 닫거나 커튼을 치고 대상자와 가족에게 절차를 설명한다.			
5. 가능하다면 대상자를 의자로 옮긴다. 침대에 누워 있어야 하는 대상자는 침대머리 부분을 올린다.			
6. 대야에 따뜻한 물(37.7~40℃)을 채우고 방수용 패드를 깐 후, 대상자의 손이나 발을 대야에 담근다.			
7. 대상자의 손이 닿을 수 있는 곳에 비상벨을 둔다. 손이나 발을 10~20분 동안 담그게 한다.			
8. 담갔던 손, 발을 말린다. 부드러워진 손톱, 발톱에 간호를 제공하는 동안 다른 쪽 사지를 따뜻한 물에 담그게 한다.			
9. 표피스틱(cuticle stick)으로 발톱 밑부분을 깨끗이 한다.			
10. 일회용 장갑과 눈 보호대를 착용한다.			
11. 엄지발가락이나 엄지손가락으로부터 시작하여 손톱, 발톱을 가로로 똑바르게 자른다. 줄로 손톱, 발톱을 다듬는다.			
12. 표피스틱으로 손톱, 발톱의 엷은 피부 뒤쪽을 부드럽게 밀어 넣는다.			
13. 다른 손톱, 발톱에도 동일한 절차를 반복한다.			
14. 따뜻한 물로 손, 발을 헹군다.			
15. 특별히 손가락이나 발가락 사이를 목욕수건으로 철저히 말린다.			
16. 손이나 발에 로션을 바른다.			
17. 대상자가 편안한 자세를 취하도록 돕는다.			
18. 사용한 물품을 정리한다.			
19. 손을 씻는다.			
20. 수행한 것을 기록한다.			

절차 7-5 침상 세발

실습목적
1. 모발과 두피를 청결히 한다.
2. 편안함과 자아존중감을 증진시킨다.
3. 두피와 모발에 약물을 적용한다.

필요물품
머리빗
헤어드라이어(선택 사항)
큰 목욕수건 2장, 목욕수건 1장
샴푸(크림 타입의 린스는 선택 사항)
물통
플라스틱 샴푸트레이
세면기 또는 대야
보온기에서 꺼낸 일회용 샴푸캡
방수 패드
면 솜(선택사항)
과산화수소(모발에 혈액이 엉켜 있는 것을 제거하기 위한 것)

사정
- 모발과 두피의 상태를 사정한다.
- 일부 기관에서는 의사의 처방이 필요할 수 있으므로 대상자(예: 두부 외상)의 세발에 대한 기관 방침을 확인한다.
- 대상자의 활동 수준을 사정하고, 체위에 제한이 있는지 확인한다.
- 모발 제품에 대한 대상자의 기호를 사정한다.
- 약물이 혼합된 샴푸가 처방되었는지, 또는 이용 가능한지 확인한다.

절차

1. **손을 씻는다.**
   이론적 근거: 미생물의 전파를 감소시킨다.
2. **두 가지 확인지표를 사용하여 대상자를 확인한다.**
   이론적 근거: 대상자에게 올바르고 적절한 사정이나 치료를 받도록 제공하며, 오류를 감소시킨다.
3. **문을 닫거나 커튼을 치고 대상자에게 절차를 설명한다.**
   이론적 근거: 대상자의 사생활을 보호하고, 대상자가 지침에 따르도록 불안을 감소시킨다.
4. **대상자의 머리와 어깨 아래에 방수용 패드를 깔고 베개를 치운다.**
   이론적 근거: 침대보를 청결하고 건조한 상태로 유지할 수 있다.
5. **침대를 높게 올린다.**
   이론적 근거: 이 체위는 간호사의 등 긴장을 줄여준다.
6. **머리에 있는 핀들을 제거하고 머리를 잘 빗긴다.**
   이론적 근거: 엉킨 머리를 풀고 두피의 기름을 모발 전체로 분포시키는 것으로 모발을 깨끗하게 할 수 있다.
7. **침대를 편평하게 조정하고 머리 아래에 세발 용기(플라스틱 샴푸트레이)를 놓고 목이 용기 안에 편안히 놓이도록 목욕수건을 대고 어깨 주변에도 목욕수건을 깐다.**
   이론적 근거: 어깨에 수건을 대어주는 것은 옷이 젖는 것을 방지하고, 목욕수건은 목의 긴장과 불편감을 예방한다.
8. **침대보를 허리까지 아래로 내리고, 목욕담요로 상체를 덮는다.**
   이론적 근거: 대상자를 따뜻하게 해야 하며, 홑이불이 젖는 것을 예방한다.
9. **의자나 침대 옆 테이블 위에 샴푸와 물통을 놓는다.**
   이론적 근거: 물은 얼굴과 머리 쪽에서 용기 방향으로 흘러 들어가야 한다.
10. **물통을 이용해 모발을 따뜻한 물(43.4℃, 110℉)로 완전히 적신다 [그림 1]. 소량의 물을 손목에 떨어뜨려봄으로써 온도를 확인한다.**
    이론적 근거: 얼굴과 머리 쪽에서 용기 방향으로 물을 흘려서 머리를 적시면 얼굴이 젖이 않고, 물의 온도를 체크하는 것은 화상을 예방한다.
11. **샴푸를 하기 전에, 머리카락에 묻은 굳은 혈액을 제거하기 위해 과산화수소수를 사용한다. 과산화수소수는 보통 거품이 일고 따뜻하게 느껴지지만, 머리카락 탈색은 발생하지 않는다는 것을 대상자에게 꼭 이야기한다.**

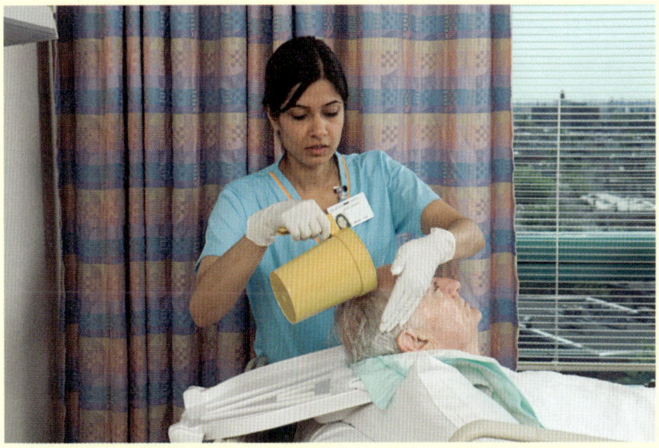

그림 1 모발을 따뜻한 물로 완전히 적신다.

절차 7-5 침상 세발(계속)

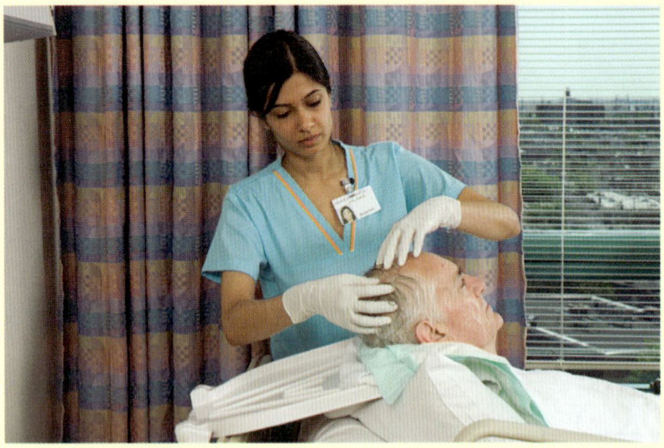

그림 2 샴푸로 거품을 내면서 두피를 마사지한다.

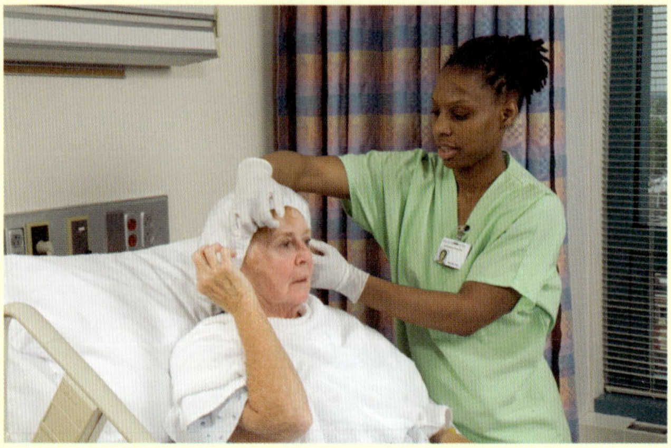

그림 4 일회용 샴푸캡을 씌운다.

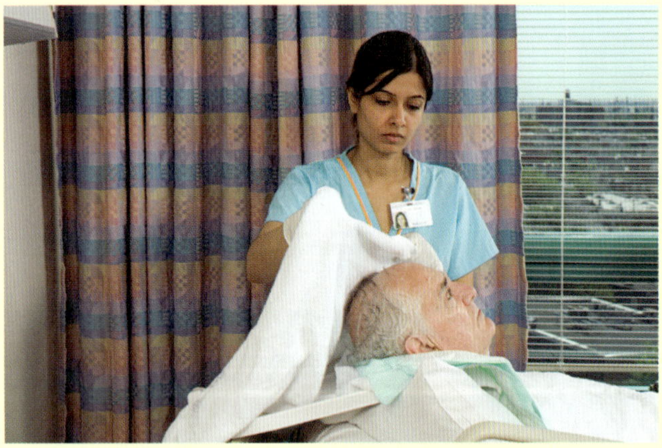

그림 3 대상자의 머리를 말린다.

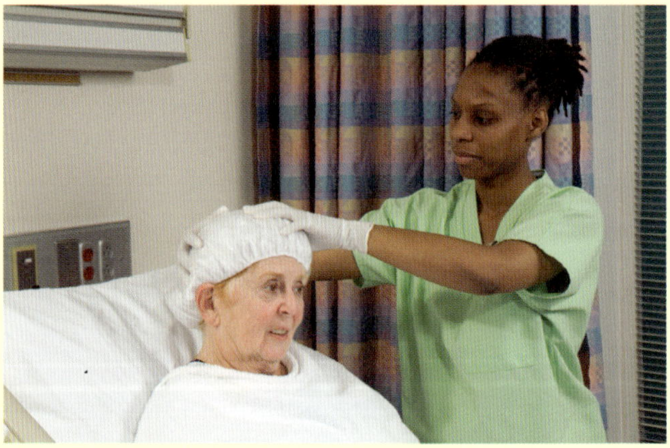

그림 5 마른 샴푸가 골고루 퍼지도록 두피를 마사지한다.

이론적 근거: 세발 전 혈액을 제거하는 것은 두피에 샴푸가 잘 스며들어서 두피의 전 영역을 청결하게 씻을 수 있다.

12. 소량의 샴푸를 손에 적용하고, 샴푸로 거품을 내는 동안 헤어 라인에서 시작하여 목 쪽으로 두피 마사지를 실시한다[그림 2].
이론적 근거: 두피마사지는 두피의 순환을 자극하고, 두피 전 영역을 체계적으로 깨끗하게 한다.

13. 따뜻한 물로 모발을 헹구고 샴푸를 다시 묻혀 마사지를 반복한다.

14. 따뜻한 물로 모발을 철저히 헹군다. 손가락 사이로 모발을 비빌 때 '지직거리는' 소리가 나게 하면서 깨끗이 씻는다.
이론적 근거: 모발에 비누가 남아 있으면 모발과 두피가 건조해지고 자극된다.

15. 대상자의 기호에 따라 소량의 헤어 컨디셔너를 바르고 잘 헹군다.
이론적 근거: 컨디셔너는 머리카락이 엉클어지는 것을 방지해주고 빗질을 좀 더 쉽게 해준다.

16. 모발에서 과다한 물기를 짜내고 목욕수건으로 모발을 싸고 모발과 두피를 말린다[그림 3]. 필요시 마른 수건을 하나 더 사용한다.

17. 침대에 있는 물품과 젖은 수건을 정리하고 대상자의 어깨에 마른 수건을 걸쳐준다.
이론적 근거: 대상자가 추위를 느끼는 것을 막아준다.

18. 헤어드라이어로 모발을 말리고 머리를 빗긴다.

19. 대상자가 편안한 자세를 취하도록 돕는다.

20. 사용한 물품을 정리하고 목욕담요를 세탁물통에 넣는다.

일회용 샴푸캡 사용 시

1. 위의 1~3단계를 수행한다.

2. 목욕수건을 대상자의 가슴 위에 두르고 일회용 샴푸캡을 씌운다[그림 4].
이론적 근거: 대상자에게 편안함을 제공하고, 샴푸를 하기 위해 대상자를 준비시킨다.

절차 7-5 침상 세발(계속)

3. 두피를 마사지하여 드라이 샴푸가 골고루 퍼지도록 한다[그림 5].

4. 샴푸가 완벽하게 침윤되도록 1~3분간 기다린다.
   이론적 근거: 화학적 요소가 머리카락을 세정한다.

5. 일회용 샴푸캡을 벗겨서 버린다.
   이론적 근거: 샴푸캡은 일회용이다.

6. 깨끗한 수건으로 대상자의 머리카락을 말린다.
   이론적 근거: 대상자의 안위를 증진시키고 오한을 예방한다.

7. 대상자의 머리를 빗긴다.
   이론적 근거: 대상자의 자아존중감을 증진시킨다.

8. 수행한 것을 기록한다.
   이론적 근거: 기록은 법적 자료가 되며, 건강관리팀과의 의사소통을 유지시킨다.

기록

> 2017/6/14 21:00 - 침상 세발을 실시함. 비듬이나 머릿니가 없음.
> - RN 김성희

생애주기별 고려사항

영아

- 지루성 피부질환을 방지하기 위해 목욕 시 매일 머리를 감긴다.
- 목욕 중 영아가 한기를 느끼는 것을 예방하기 위해 방을 따뜻하게 하고, 따뜻한 목욕수건을 사용한다.
- 눈의 자극을 줄이기 위해서 영아용 샴푸를 이용한다.

유아

- 모발에 서캐가 있는지 주의해서 사정한다.
- 학령기 아동에게서 흔하게 나타난다.

청소년

- 대부분 청소년들은 매일 머리를 감는다. 머리를 감는 것은 자아존중감을 증진시키고, 간호사와 치료적인 관계를 형성하는 데 도움을 줄 수 있다.

노인

- 추위를 막기 위해 머리를 감은 후 따뜻한 목욕수건을 사용하여 모발을 완전히 말린다. 대부분의 노인은 피하조직의 감소로 인해 추위를 빨리 느낀다.
- 노인은 열에 대한 감각이 둔해진다. 헤어드라이기 사용 시 두피에 화상을 방지하기 위해서 '저온'으로 설정하고, 주의해서 사용한다.

가정간호 시 고려사항

- 누가 모발간호를 제공할 것인지 여부를 가족에게 물어보고 샤워나 목욕이 제한된 경우 가족들에게 일회용 샴푸캡과 같은 유용한 장비에 대해 구입하도록 정보를 제공한다.
- 가정에서 샴푸 트레이로 사용할 만한 물건(예: 접시 건조대 매트, 말아놓은 쓰레기 봉투)을 찾을 수 있도록 돕는다.

협력과 위임

- 많은 장기 요양시설과 지역사회중심 간호센터에 모발 서비스를 제공해주는 미용사가 있다는 것을 알려주고 이러한 서비스를 이용하도록 격려하고 연결해 준다.

절차 7-5 침상 세발(계속)

자가학습 체크리스트

수행항목	충분	부족	안 함
1. 손을 씻는다.			
2. 필요물품을 준비하여 침상 옆에 둔다.			
3. 대상자의 이름을 물어 대상자를 확인하고, 입원팔찌와 대조하여 대상자를 확인한다.			
4. 문을 닫거나 커튼을 치고 대상자에게 절차를 설명한다.			
5. 대상자의 머리와 어깨 아래에 방수용 패드를 깔고 베개를 치운다.			
6. 침대를 높게 올린다.			
7. 머리에 있는 핀들을 제거하고 머리를 잘 빗긴다.			
8. 침대를 편평하게 조정하고 머리 아래에 세발 용기를 놓고 목이 용기 안에 편안히 놓이도록 목욕수건을 대고, 어깨 주변에도 목욕수건을 깐다.			
9. 침대보를 허리까지 아래로 내리고, 목욕담요로 상체를 덮는다.			
10. 의자나 침대 옆 테이블 위에 샴푸와 물통을 놓는다.			
11. 물의 온도를 확인한 후, 물통을 이용해 모발을 따뜻한 물(43.4℃, 110℉)로 완전히 적신다.			
12. 소량의 샴푸를 손에 던다. 샴푸를 모발과 두피 위쪽에 바르고 두피와 모발에 거품을 낸다.			
13. 샴푸로 거품을 내는 동안 두피를 마사지한다.			
14. 따뜻한 물로 모발을 헹구고 샴푸를 다시 묻혀 마사지를 반복한다.			
15. 따뜻한 물로 모발을 철저히 헹군다.			
16. 대상자의 상태에 따라 소량의 헤어 린스를 바르고 잘 헹군다.			
17. 모발에서 과다한 물기를 짜내고 목욕수건으로 모발을 싸고 모발과 두피를 말린다.			
18. 침대에 있는 물품과 젖은 수건을 정리하고 대상자의 어깨에 마른 수건을 걸쳐준다.			
19. 헤어드라이어로 모발을 말리고 머리를 빗긴다.			
20. 대상자가 편안한 자세를 취하도록 돕는다.			
21. 사용한 물품을 정리하고 목욕담요를 세탁물통에 넣는다.			
일회용 샴푸캡 사용			
1. 손을 씻는다.			
2. 필요물품을 준비하여 침상 옆에 둔다.			
3. 대상자의 이름을 물어 대상자를 확인하고, 입원팔찌와 대조하여 대상자를 확인한다.			
4. 문을 닫거나 커튼을 치고 대상자에게 절차를 설명한다.			
5. 수건을 대상자의 가슴 위에 두르고 일회용 샴푸캡을 씌운다.			
6. 두피를 마사지하여 드라이 샴푸가 골고루 퍼지도록 한다.			
7. 샴푸가 완벽하게 침윤되도록 1~3분간 기다린다.			
8. 일회용 샴푸캡을 벗겨서 버린다.			
9. 마른 수건으로 대상자의 머리카락을 말린다.			
10. 대상자의 머리를 빗긴다.			
11. 수행한 것을 기록한다.			

절차 7-6 구강간호

실습목적

1. 구취와 충치를 예방하기 위해 치아 표면을 깨끗이 한다.
2. 구강 점막을 촉촉하고 손상이 없도록 유지한다.
3. 자아존중감과 안위감을 증진한다.

필요물품

부드러운 칫솔(출혈의 위험이 있는 경우, 끝이 스펀지로 된 면봉을 사용할 수 있다.)
치약
물이 담긴 컵, 빨대
곡반
목욕수건
함수액(선택: 비알코올성이 좋다.)
치실
일회용 장갑(간호사가 구강간호를 제공할 때 필요)

사정

- 입술, 볼 점막, 치은, 구개, 혀에 병변이나 염증이 있는지 확인한다.
- 충치나 구취가 있는지 사정한다.
- 구강 위생의 합병증이 발생할 위험요인이 있는 대상자를 확인한다.
  - 탈수, 금식상태, 비위관은 구강 점막을 건조시킨다.
  - 구인두관은 분비물을 축적하고 점막을 자극한다.
  - 항암요법은 구내염과 궤양을 유발한다.
  - 항응고요법이나 응고장애는 잇몸 출혈을 초래한다.
  - 구강 수술이나 구강 외상 시 양치질은 금기이므로 특별한 가글이 처방될 수 있다.
- 절차를 도울 수 있는 대상자의 능력을 확인한다.
- 대상자의 흡인 위험을 사정한다.

절차

1. **손을 씻는다.**
   이론적 근거: 미생물의 전파를 감소시킨다.
2. **두 가지 확인지표를 사용하여 대상자를 확인한다.**
   이론적 근거: 대상자에게 올바르고 적절한 사정이나 치료를 받도록 제공하며, 오류를 감소시킨다.
3. **문을 닫거나 커튼을 치고 대상자에게 절차를 설명한다.**
   이론적 근거: 대상자의 사생활을 보호하고, 대상자가 지침에 따르도록 불안을 감소시킨다.
4. **대상자가 좌위를 취하도록 돕고, 앉을 수 없는 경우 측위를 취한다.**
   이론적 근거: 고파울러씨 체위나 측위는 질식이나 흡인을 예방한다.
5. **대상자의 턱 아래에 수건을 깐다.**
   이론적 근거: 침대보와 환의가 젖는 것을 막는다.
6. **칫솔에 물을 묻히고 소량의 치약을 묻힌다[그림 1]. 만약 대상자가 항응고요법을 받는 상태이거나 응고장애가 있다면, 치은의 출혈을 예방하기 위해 매우 부드러운 칫솔이나 끝이 스펀지로 된 면봉을 사용한다.**
   이론적 근거: 출혈의 원인이 되는 구강 점막의 손상을 예방한다.
7. **대상자의 손에 칫솔을 쥐어주어 닦게 하거나, 일회용 장갑을 착용하고, 다음과 같이 대상자의 치아를 닦는다.**
   a. 칫솔을 치은선과 45° 각도가 되게 잡는다[그림 2].
   b. 짧은 진동을 주면서 치은선에서 각 치관까지 닦는다. 치아와 치은의 안쪽, 바깥쪽이 깨끗해질 때까지 반복한다.
   이론적 근거: 칫솔을 45° 각도로 유지하는 것은 치아의 모든 표면에 칫솔이 닿게 하고, 치석과 치태가 축적되어 있는 치은선 아래를 통과하여 청결하게 할 수 있기 때문이다.
   c. 앞뒤로 양치질해서 씹는 면을 깨끗이 한다.
   d. 칫솔로 혀를 가볍게 닦는다. 구토반사를 자극하지 않도록 주의한다[그림 3].
   이론적 근거: 혀 표면에 박테리아가 축적되어 성장한다.

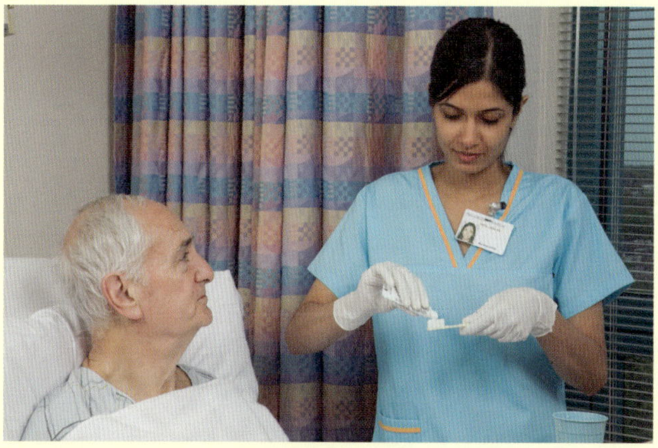

그림 1 칫솔을 물에 적시고 치약을 바른다.

절차 7-6 구강간호(계속)

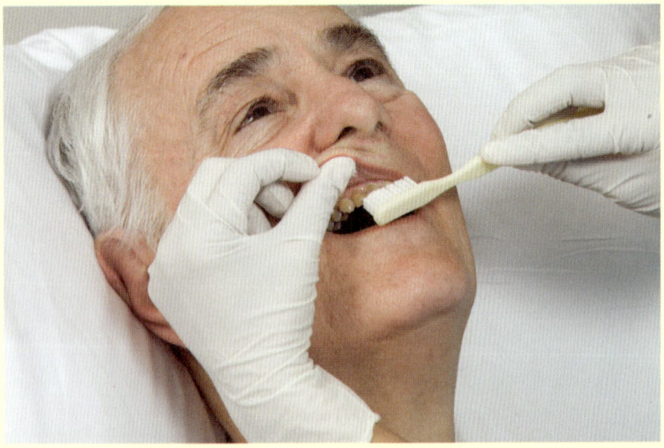

그림 2 칫솔은 치은선과 45° 각도를 이루게 한다.

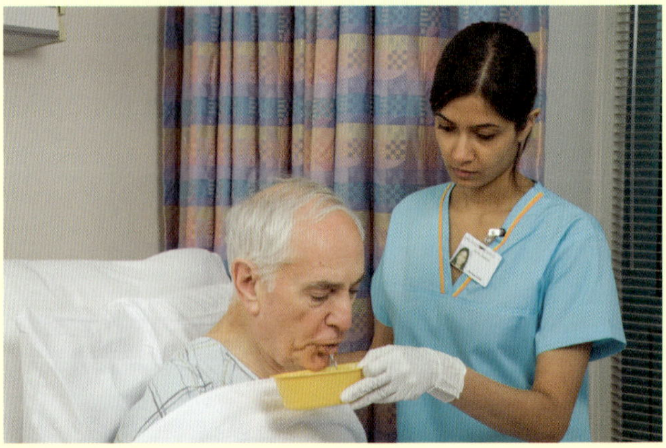

그림 4 대상자에게 함수액으로 입을 헹구게 하고 곡반에 뱉도록 한다.

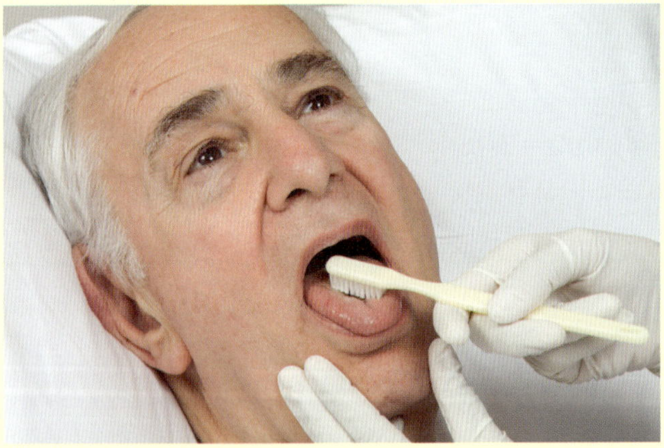

그림 3 혀를 닦는다.

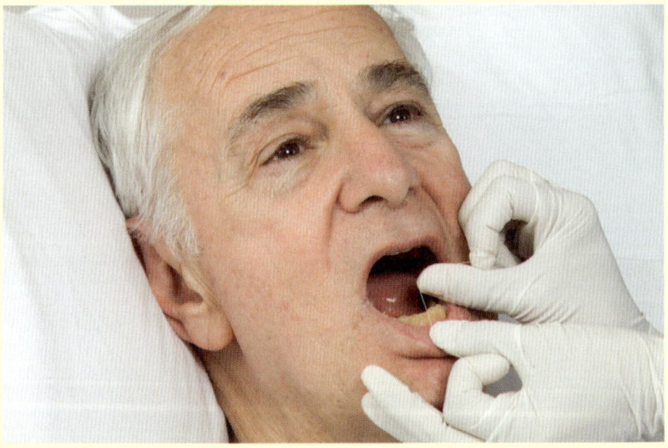

그림 5 치실을 사용한다.

8. **대상자의 입을 물로 헹구고, 곡반에 뱉도록 한다**[그림 4].
9. **곡반을 치워서 옆에 놓은 후, 목욕수건으로 대상자의 입을 닦아 준다.**
10. **치실을 사용한다**[그림 5].
    이론적 근거: 치실의 사용은 치아와 치은선 아래 부분 사이에 끼인 불순물을 제거한다.
    a. 치실을 10인치(25.4cm) 길이로 자르고, 치실의 끝은 각 손의 중간 손가락으로 감는다.
    b. 치실을 잡아당기기 위해 검지손가락을 이용하여 치아 사이에 치실을 넣고 위아래로 움직인다. 아래 치아의 뒤쪽에서부터 시작하여 반대 방향으로 옮겨간다.
    c. 치실을 잡아당기기 위해 엄지와 검지 손가락을 이용하여 위쪽 치아에 이 절차를 반복한다.
    d. 대상자의 구강을 철저히 헹구고, 곡반에 물을 뱉도록 한다.
11. **대상자의 입을 닦고, 사용한 물품을 치우고, 대상자가 편안한 자세를 취하도록 돕는다.**
    이론적 근거: 대상자의 안위를 증진시킨다.
12. **장갑을 벗고 손을 씻는다.**
    이론적 근거: 구강은 많은 미생물을 함유하고 있어 손을 씻는 것이 감염의 전파를 막을 수 있다.

무의식 대상자를 위한 구강간호

1. **손을 씻는다.**
   이론적 근거: 미생물의 전파를 감소시킨다.
2. **두 가지 확인지표를 사용하여 대상자를 확인한다.**
   이론적 근거: 대상자에게 올바르고 적절한 사정이나 치료를 받도록 제공하며, 오류를 감소시킨다.
3. **문을 닫거나 커튼을 치고 대상자가 무의식이어도 절차를 설명한다.**
   이론적 근거: 대상자의 사생활을 보호하고, 대상자가 지침에 따르도록 불안을 감소시킨다.
4. **대상자는 측위를 취하게 한다.**

절차 7-6 구강간호(계속)

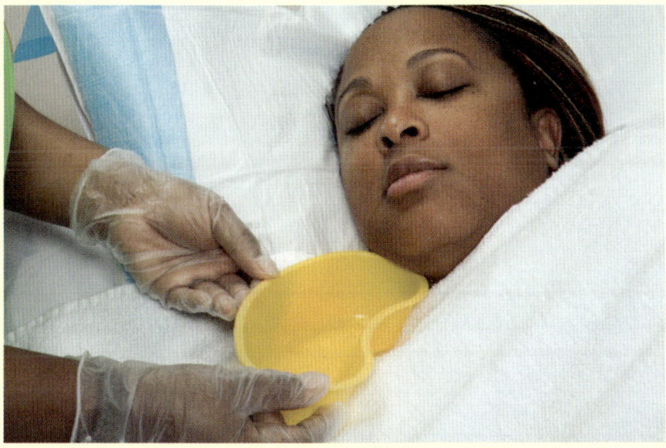

그림 6 목욕수건으로 대상자의 가슴을 감싸고 곡반을 놓는다.

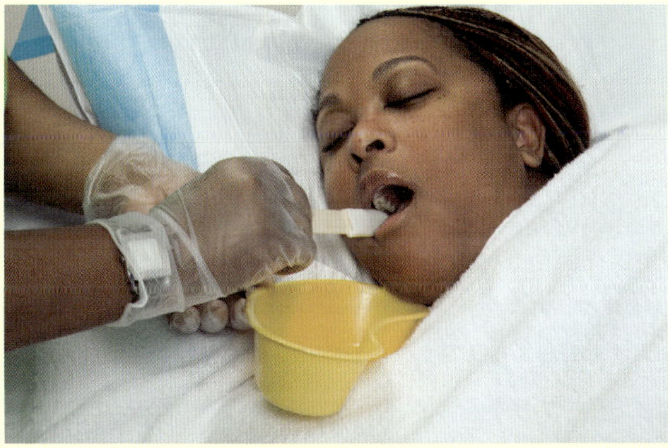

그림 7 거즈를 감은 설압자를 사용하여 대상자의 입을 부드럽게 벌린다.

이론적 근거: 측위는 흡인을 예방한다.

5. 대상자의 턱 아래에 목욕수건이나 방수용 패드를 깐다.
6. 곡반을 놓고 대상자의 구강에 있는 분비물을 제거하기 위해 흡인 카테터를 이용한다[그림 6].
7. 입을 부드럽게 벌리기 위해 거즈를 감은 설압자[그림 7]를 뒤쪽 어금니 사이에 넣는다. 무의식 대상자 입에 간호사의 손가락을 절대로 넣어서는 안 된다.
   이론적 근거: 무의식 대상자는 구강 자극 시 입을 꽉 다물 수 있다.
8. 칫솔이나 부드러운 스펀지로 된 면봉을 이용하여 치아와 치은을 양치질한다[그림 8, 그림 9]. 면봉으로 구강을 깨끗이 한다.
9. 고여 있는 분비물을 제거하기 위해 면봉으로 닦거나 흡인하고 구강을 헹구기 위해 바늘이 없는 주사기를 사용할 수 있다[그림 10]. 과도한 분비물을 제거하기 위해 흡인을 실시한다[그림 11].
   이론적 근거: 분비물을 제거하고 무의식 대상자의 흡인을 예방하기 예방하기 위함이다.

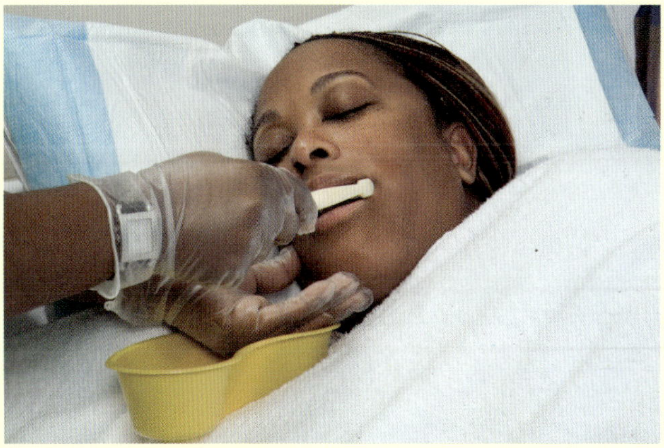

그림 8 대상자의 치아를 부드럽게 닦는다.

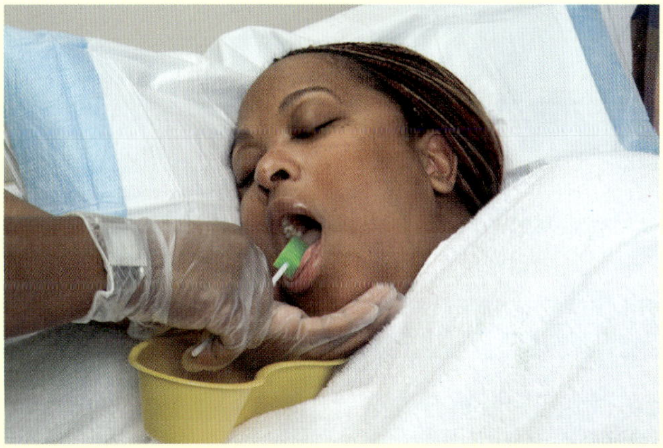

그림 9 부드러운 스펀지로 된 면봉을 이용하여 치아와 입 안을 닦는다.

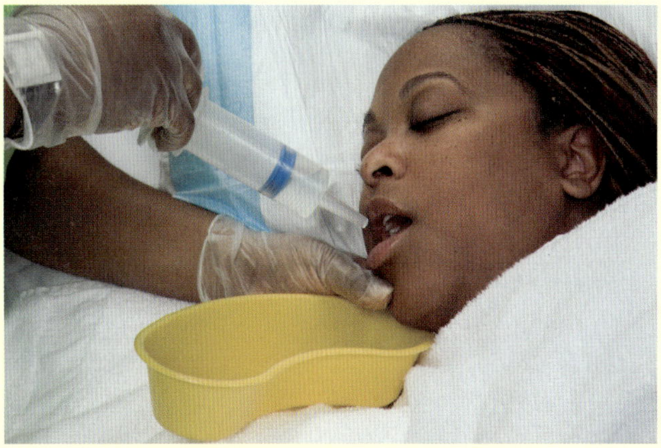

그림 10 주사기와 소량의 물을 사용하여 입 안을 헹군다.

절차 7-6 구강간호(계속)

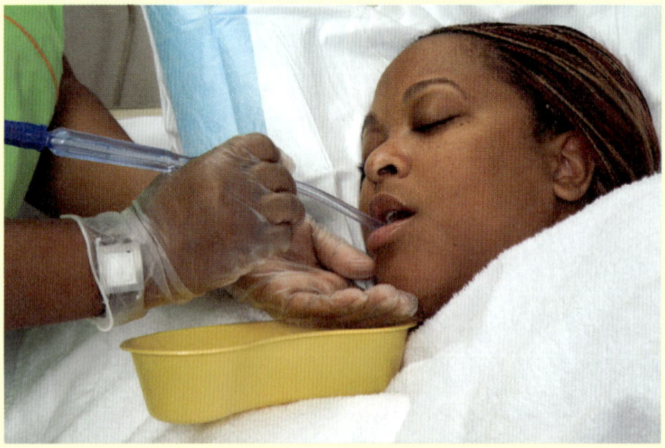

그림 11 과도한 세척액을 제거하기 위해 흡인을 실시한다.

10. 건조함이나 갈라짐을 예방하기 위해 입술에 수용성 젤리를 얇게 바른다.

이론적 근거: 입술이 건조해지거나 갈라지는 것을 예방한다.

11. 수행한 것을 기록한다.

이론적 근거: 기록은 법적 자료가 되며, 건강관리팀과의 의사소통을 유지시킨다.

기록

> 2017/6/13 15:00 – 2시간마다 구강간호를 제공함. 구강에 어떠한 병변도 없음.
>
> – RN 김성희

생애주기별 고려사항

영아

- 영아의 치은에 축적된 분비물을 제거하기 위해 마른 거즈나 작은 수건을 이용한다.
- 앞니가 난 후에는 작고, 부드러운 칫솔을 이용한다.

아동

- 3~4세 이하의 유아는 '헹구다' 또는 '뱉다'의 의미를 이해하지 못하고 입 안에 있는 물을 삼킬 수도 있기 때문에 금식 상태에서는 헹구는 물을 주어서는 안 된다.
- 교정을 하고 있는 아동이나 청소년은 와이어에 남은 음식찌꺼기를 제거하도록 특별한 주의를 기울인다.

노인

- 많은 노인이 부분적으로나 전체적으로 의치를 하고 있기 때문에 의치를 규칙적으로 빼고 깨끗하게 관리하는지 확인해야 하며, 특수한 의치소독제의 이용도 가능하다. 치은이나 남아 있는 치아를 잘 관리하고, 의치의 손상을 막기 위해 의치 전용 컵에 보관한다.

가정간호 시 고려사항

- 혼수상태인 대상자를 돌보는 가족을 교육할 때, 흡인을 예방하는 방법을 직접 말로 표현하고 행동으로 시범 보일 수 있게 한다.

협력과 위임

- 구강간호 절차를 다시 배워야 하는 대상자의 담당 작업치료사에게 도움을 요청한다.
- 치은질환이나 충치가 발견된다면, 대상자를 치과 의사에게 의뢰한다.

절차 7-6 구강간호(계속)

자가학습 체크리스트

수행항목	충분	부족	안 함
1. 손을 씻는다.			
2. 필요물품을 준비하여 침상 옆에 둔다.			
3. 대상자의 이름을 물어 대상자를 확인하고, 입원팔찌와 대조하여 대상자를 확인한다.			
4. 문을 닫거나 커튼을 치고 대상자에게 절차를 설명한다.			
5. 대상자가 좌위를 취하도록 돕고 앉을 수 없는 경우 측위를 취한다.			
6. 대상자의 턱 아래에 목욕수건을 깐다.			
7. 칫솔에 물을 묻히고 소량의 치약을 묻힌다.			
8. 대상자의 손에 칫솔을 쥐어주어 닦게 하거나 일회용 장갑을 착용하게 하고, 다음과 같이 대상자의 치아를 닦는다. a. 칫솔을 치은선과 45° 각도가 되게 잡는다. b. 짧은 진동을 주면서 치은선에서 각 치관까지 닦는다. c. 앞뒤로 양치질해서 씹는 면을 깨끗이 한다. d. 칫솔로 혀를 가볍게 닦는다.			
9. 대상자의 입을 물로 헹구고, 곡반에 뱉게 한다.			
10. 곡반을 치워서 옆에 놓은 후, 목욕수건으로 대상자의 입을 닦아준다.			
11. 치실을 사용한다. a. 치실을 10인치(25.4cm) 길이로 자르고, 치실의 끝은 각 손의 중간 손가락으로 감는다. b. 치실을 잡아당기기 위해 검지손가락을 이용하여 치아 사이에 치실을 넣고 위아래로 움직인다. c. 치실을 잡아당기기 위해 엄지와 검지 손가락을 이용하여 위쪽 치아에 이 절차를 반복한다. d. 대상자의 구강을 철저히 헹구고, 곡반에 물을 뱉도록 한다.			
12. 대상자의 입을 닦고, 사용한 물품을 치우고, 대상자가 편안한 자세를 취하도록 돕는다.			
13. 장갑을 벗고 손을 씻는다.			
14. 수행한 것을 기록한다.			
무의식 대상자의 구강간호			
1. 손을 씻는다.			
2. 필요물품을 준비하여 침상 옆에 둔다.			
3. 대상자의 이름을 물어 대상자를 확인하고, 입원팔찌와 대조하여 대상자를 확인한다.			
4. 문을 닫거나 커튼을 치고 대상자에게 절차를 설명한다.			
5. 대상자는 측위를 취하게 한다.			
6. 대상자의 턱 아래에 목욕수건이나 방수용 패드를 깐다.			
7. 곡반을 놓는다.			
8. 입을 부드럽게 벌리기 위해 거즈를 감은 설압자를 뒤쪽 어금니 사이에 넣는다.			
9. 칫솔이나 부드러운 스펀지로 된 면봉을 이용하여 치아와 치은을 양치질한다.			
10. 고여 있는 분비물을 제거하기 위해 면봉으로 닦거나 흡인하고 구강을 헹구기 위해 작은 주사기나 바늘이 없는 주사기를 사용할 수 있다. 과도한 분비물을 제거하기 위해 흡인을 실시한다.			
11. 건조함이나 갈라짐을 예방하기 위해 입술에 수용성 젤리를 얇게 바른다.			
12. 수행한 것을 기록한다.			

절차 7-7 침상용 변기 사용

실습목적

1. 침대에서 제한된 생활을 하는 대상자나 욕실이나 이동용 변기로 안전하게 이동할 수 없는 대상자에게 배설수단을 제공한다.

필요물품

깨끗한 변기 또는 골절용 변기[기본간호학 그림 24-11 참조]
화장실 휴지
목욕수건, 작은 목욕수건, 비누
공기청정제(선택 사항)
검체용기(필요시)
침상용 변기커버(내용물을 버릴 화장실이 없는 경우)
일회용 장갑

사정

- 대상자의 평상시 배설습관과 마지막 배뇨 혹은 배변 시간을 사정한다.
- 움직임의 수준, 자세 제한, 필요한 도움의 정도를 사정한다.
- 소변이나 대변의 검체가 필요한지를 확인하기 위해 처방을 확인한다.
- 소변이나 대변의 색깔, 점도, 양을 변화시키는 대상자의 약물을 확인한다.

절차

1. 손을 씻는다. 깨끗한 장갑을 낀다.
이론적 근거: 미생물의 전파를 감소시킨다.

2. 두 가지 확인지표를 사용하여 대상자를 확인한다.
이론적 근거: 대상자에게 올바르고 적절한 사정이나 치료를 받도록 제공하며, 오류를 감소시킨다.

3. 문을 닫거나 커튼을 치고 대상자에게 절차를 설명한다.
이론적 근거: 대상자의 사생활을 보호하고, 대상자가 지침에 따르도록 불안을 감소시킨다.

4. 대상자의 체위를 취해주고, 간호사의 반대편 침대난간을 올린다.
이론적 근거: 침상용 변기를 대었다 뗄 때, 대상자가 침대에서 굴러 떨어지는 것을 예방한다.

5. 간호사에게 적합한 높이로 침대를 올린다.
이론적 근거: 근육의 긴장을 예방한다.

6. 엉덩이를 들어올려 절차를 도울 수 있는 대상자의 경우

a. 대상자의 엉덩이를 노출시키도록 간호사의 옆에 있는 윗홑이불을 접어 포개둔다.
이론적 근거: 당혹스러움을 줄이고 대상자의 존엄성을 보존하기 위해 최소한 노출시킨다.

b. 대상자가 무릎을 굽히고, 엉덩이를 들게 한 후 대상자 둔부 밑에 방수포를 밀어 넣는다[그림 1].
이론적 근거: 하지와 발은 대상자의 체중을 지지한다. 방수포는 침대보를 보호한다.

c. 천골 아래에 간호사의 손을 대고 매트리스에는 팔꿈치를 댐으로써 지렛대 역할을 하여 대상자의 엉덩이를 들어 올리도록 돕는다. 대상자 아래쪽에 변기의 부드럽고 둥근 테두리 부분을 밀어 넣는다. 골절용 변기를 사용한다면, 엉덩이 아래에 좁고 편평한 테두리 부분을 밀어 넣는다[그림 2].
이론적 근거: 적절한 신체기전은 근육긴장을 예방해준다. 변기를 적절하게 대주면 내용물이 흐르는 것과 천골 부위의 피부 외상을 예방한다.

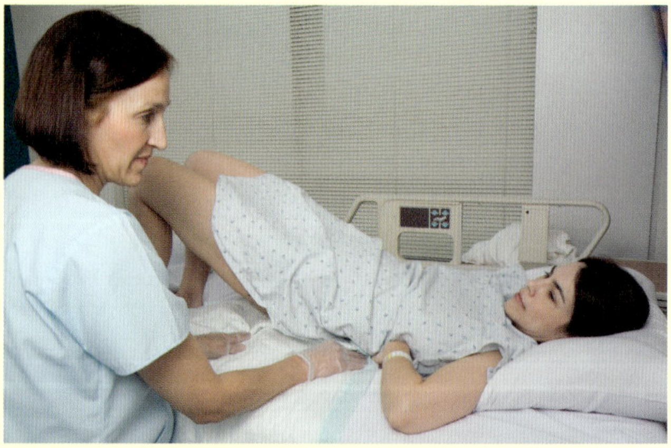

그림 1 홑이불의 오염을 방지하기 위해 대상자 둔부 밑에 방수포를 깐다.

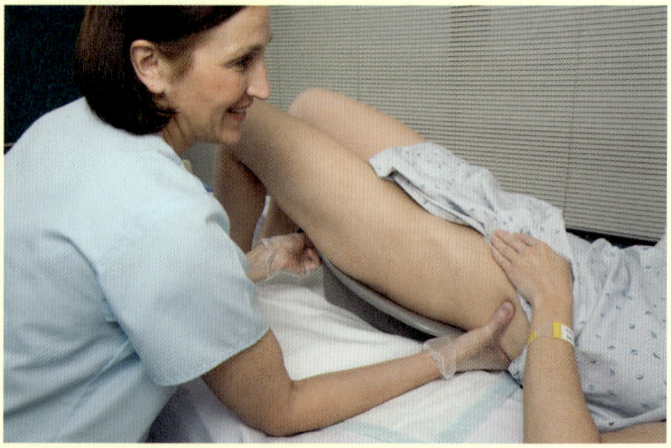

그림 2 대상자 가까이에 변기를 정확하게 대준다.

절차 7-7 침상용 변기 사용(계속)

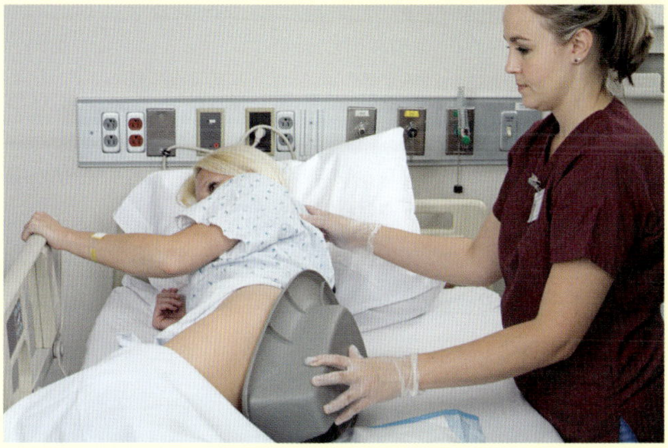

그림 3 측위를 취한 대상자의 둔부에 변기를 대준다.

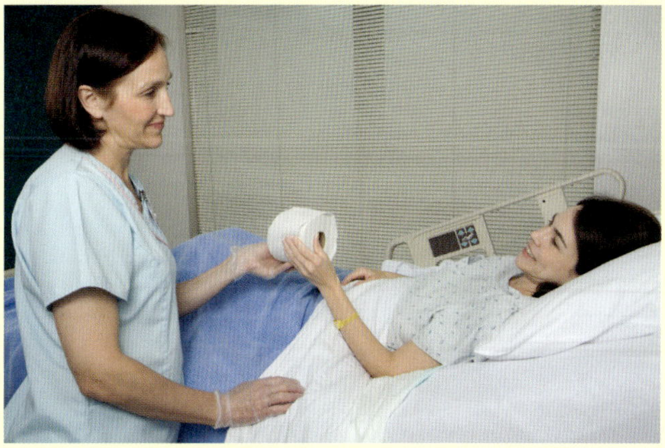

그림 4 대상자를 덮어주고 휴지와 비상벨을 제공한다.

7. **엉덩이를 들어 올릴 수 없는 대상자의 경우**
   a. 앙와위를 취하기 위해 침대머리를 낮춘다.
   b. 대상자의 노출을 최소화시키면서 윗홑이불을 접는다.
   c. 대상자가 측위를 취하도록 굴린다.
   d. 변기를 매트리스 쪽으로 밀어 넣으면서 둔부에 댄다. 변기를 꽉 붙든 상태에서 대상자를 돌려 눕혀 변기를 대상자 둔부 아래에 위치시킨다[그림 3].
   이론적 근거: 적절하게 변기를 대는 것은 내용물이 흐르는 것을 예방한다.

8. **침대보로 대상자를 덮어주고, 손이 닿을 수 있는 곳에 비상벨과 휴지를 둔다[그림 4].**
   이론적 근거: 대상자에게 있어 사생활, 보온, 독립성, 존엄성 유지가 중요하다.

9. **금기가 아닌 한 침대머리를 45~80°로 올린다.**
   이론적 근거: 좌위는 불편감과 요추의 긴장을 감소시키고 배설을 촉진시킨다.

10. **침대를 낮게 내리고 필요하다면 침대난간을 올린다.**
    이론적 근거: 대상자에게 안전을 제공한다.

11. **손을 씻고 대상자 방을 나온다.**

침상용 변기 제거하기

12. **비상벨이 울리면 신속하게 응답한다.**
    이론적 근거: 오랫동안 변기를 댄 상태에서 좌위로 있는 것은 불편한 일이며 피부에 압박을 초래할 수 있다.

13. **침대 옆에 개인위생 물품(비누, 젖은 작은 목욕수건, 목욕수건)을 준비해둔다.**

14. **간호사가 일하기에 적절한 높이로 침대를 올린다.**
    이론적 근거: 근육긴장을 예방하고 대상자의 적절한 신체역학을 증진한다

15. **대상자의 노출을 최소화하면서 윗홑이불을 젖힌다.**

16. **깨끗한 일회용 장갑을 착용한다.**
    이론적 근거: 장갑은 손이 오염물질로 감염되는 것을 막아준다.

17. **대상자가 스스로 회음부 부위를 닦을 수 있는지 사정하고 만약 할 수 없다면, 간호사가 휴지로 회음부 부위를 닦아준다. 검체가 필요한 경우 사용한 휴지는 따로 버린다. 여성의 경우에는 요도에서 항문 쪽으로 닦는다.**
    이론적 근거: 직장의 미생물이 요도로 흘러 들어가는 것을 막아준다. 적절한 위생활동을 강화하기 위한 교육을 한다.

18. **엉덩이를 들어 올려서 절차를 도와줄 수 있는 대상자의 경우**
    a. 침대머리를 낮춘다.
    b. 대상자가 무릎을 구부리고, 엉덩이를 들어 올리게 한 후, 한 손은 천골 아래에 두고, 반대쪽 손은 내용물이 흐르지 않게 변기를 지지하면서 변기를 제거한 후 침대 옆 의자에 둔다.
    c. 대상자가 손을 씻거나 회음부 부위를 씻도록 비누, 따뜻한 물, 작은 목욕수건, 목욕수건을 제공한다.
    이론적 근거: 씻는 것은 미생물 전파를 막고, 적절한 위생활동을 증진시키며, 피부 손상을 예방한다.

19. **엉덩이를 들어 올릴 수 없는 대상자의 경우**
    a. 침대머리를 앙와위가 되도록 낮춘다.
    b. 대상자의 노출을 최소화한다.
    c. 대상자가 변기 쪽으로 오도록 하고, 내용물이 흐르는 것을 막기 위해 몸을 돌리는 동안 변기는 한 손을 이용하여 고정시킨다.
    d. 휴지로 항문 부위를 닦고 비누와 따뜻한 물로 회음부 부위를 씻은 후 물기가 마르도록 톡톡 두드린다.
    이론적 근거: 피부 손상과 벗겨짐을 예방한다.

20. **대상자가 편안한 자세를 취하도록 도와준다.**

21. **변기를 덮고 침대에서 뺀 후[그림 5], 필요시 검체를 채취한다. 변기를 비우고 깨끗이 한 후 침대 옆에 둔다.**
    이론적 근거: 깨끗한 변기는 악취를 최소화한다.

절차 7-7 침상용 변기 사용(계속)

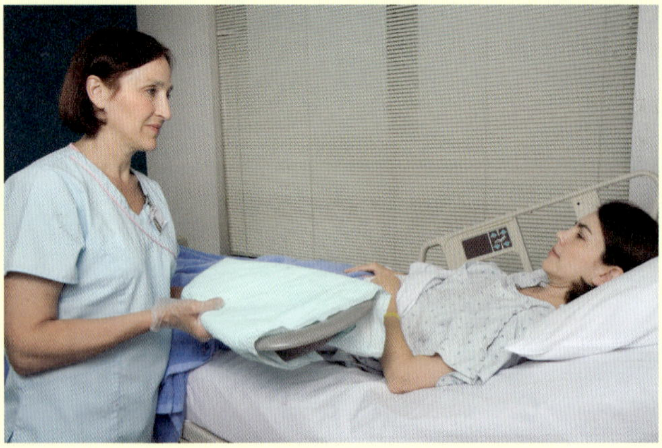

그림 5 변기에 뚜껑을 덮은 후 침상에서 치운다.

22. **장갑을 벗고 손을 씻는다.**
    이론적 근거: 미생물의 전파를 감소시킨다.
23. **호흡기계 문제, 알레르기 등의 금기가 아니라면 악취 조절을 위해 공기청정제를 뿌린다.**
    이론적 근거: 악취는 대상자와 방문객을 당황하게 한다. 당황스러움을 최소한으로 줄여 대상자의 존엄성을 지켜준다.
24. **수행한 것을 기록한다.**
    이론적 근거: 기록은 법적 자료가 되며, 건강관리팀과의 의사소통을 유지시킨다.

기록

- I&O를 기록하거나 검체물에 대한 사항을 기록함.

생애주기별 고려사항

아동

- 유아를 위해서는 가능한 한 침대 옆 유아용 변기의자를 이용한다. 배변훈련을 하는 아동은 침대에서 변기를 사용하지 않도록 학습했기 때문에 사용을 꺼려할 수 있다.

노인

- 노인들은 신체 움직임의 제한과 관절염 때문에 일반적인 침상용 변기를 사용하는 것이 어렵다는 것을 염두에 둔다. 골절용 변기는 비교적 사용이 쉽고 통증이 적다.

협력과 위임

- 간호사가 침상용 변기를 대주고 치우는 일을 간호보조인력에게 자주 위임하므로 대상자의 움직임 제한과 소변, 대변의 측정과 검체수집의 필요가 있는지 확인한다.

자가학습 체크리스트

수행항목	충분	부족	안 함
1. 손을 씻는다.			
2. 필요물품을 준비하여 침상 옆에 둔다.			
3. 대상자의 이름을 물어 대상자를 확인하고, 입원팔찌와 대조하여 대상자를 확인한다.			
4. 문을 닫거나 커튼을 치고 대상자에게 절차를 설명한다.			
5. 깨끗한 장갑을 낀다.			
6. 대상자의 체위를 취해주고, 간호사 반대편의 침대난간을 올린다.			
7. 간호사에게 적합한 높이로 침대를 올린다.			

절차 7-7 침상용 변기 사용(계속)

수행항목	충분	부족	안 함
8. 엉덩이를 들어 올려 절차를 도울 수 있는 대상자의 경우 a. 대상자의 엉덩이를 노출시키도록 간호사의 옆에 있는 윗홑이불을 접어 포개둔다. b. 대상자가 무릎을 굽히고, 엉덩이를 들게 한 후 대상자 둔부 밑에 방수포를 밀어 넣는다. c. 천골 아래에 간호사의 손을 대고 매트리스에는 팔꿈치를 댐으로써 지렛대 역할을 하여 대상자의 엉덩이를 들어 올리도록 돕는다. 대상자 아래쪽에 변기의 부드럽고 둥근 테두리 부분을 밀어 넣는다. 골절용 변기를 사용한다면, 엉덩이 아래에 좁고 편평한 테두리 부분을 밀어 넣는다.			
9. 엉덩이를 들어 올릴 수 없는 대상자의 경우 a. 앙와위를 취하기 위해 침대머리를 낮춘다. b. 대상자의 노출을 최소화시키면서 윗홑이불을 접는다. c. 대상자가 측위를 취하도록 굴린다. d. 변기를 매트리스 쪽으로 밀어 넣으면서 둔부에 댄다. 변기를 꽉 붙든 상태에서 대상자를 돌려 눕혀 변기를 대상자 둔부 아래에 위치시킨다.			
10. 침대보로 대상자를 덮어주고, 손이 닿을 수 있는 곳에 비상벨과 휴지를 둔다.			
11. 금기가 아닌 한 침대머리를 45~80°로 올린다.			
12. 침대를 낮게 내리고 필요하다면 침대난간을 올린다.			
13. 손을 씻고 대상자 방을 나온다.			
침상용 변기 제거하기			
14. 비상벨이 울리면 신속하게 응답한다.			
15. 침대 옆에 비누, 젖은 작은 목욕수건, 목욕수건을 준비해둔다.			
16. 간호사가 일하기에 적절한 높이로 침대를 올린다.			
17. 대상자의 노출을 최소화하면서 윗홑이불을 젖힌다.			
18. 깨끗한 일회용 장갑을 착용한다.			
19. 대상자가 스스로 회음부 부위를 닦을 수 있는지 사정하고, 만약 할 수 없다면 간호사가 휴지로 회음부 부위를 닦아준다.			
20. 엉덩이를 들어 올려서 절차를 도와줄 수 있는 대상자의 경우 a. 침대머리를 낮춘다. b. 대상자가 무릎을 구부리고, 엉덩이를 들어 올리게 한 후 한 손은 천골 아래에 두고, 반대쪽 손은 내용물이 흐르지 않게 변기를 지지하면서 변기를 제거한 후 침대 옆 의자에 둔다. c. 대상자가 손을 씻거나 회음부 부위를 씻도록 비누, 따뜻한 물, 작은 목욕수건, 목욕수건을 제공한다.			
21. 엉덩이를 들어 올릴 수 없는 대상자의 경우: a. 침대머리를 앙와위가 되도록 낮춘다. b. 대상자의 노출을 최소화한다. c. 대상자가 변기 쪽으로 오도록 하고, 내용물이 흐르는 것을 막기 위해 몸을 돌리는 동안 변기는 한 손을 이용하여 고정시킨다. d. 휴지로 항문 부위를 닦고 비누와 따뜻한 물로 회음부 부위를 씻은 후 물기가 마르도록 톡톡 두드린다.			
22. 대상자가 편안한 자세를 취하도록 도와준다.			
23. 변기를 덮고 침대에서 뺀 후 필요시 검체를 채취한다.			
24. 변기를 비우고 깨끗이 한 후 침대 옆에 둔다.			
25. 장갑을 벗고 손을 씻는다.			
26. 호흡기계 문제, 알레르기 등의 금기가 아니라면 악취 조절을 위해 공기청정제를 뿌린다.			
27. 수행한 것을 기록한다.			

절차 7-8 대상자가 누워 있는 침상 만들기

실습목적

1. 침대 밖으로 나올 수 없는 대상자에게 깨끗한 홑이불을 제공한다.
2. 안위를 증진시킨다.

필요물품

밑홑이불
윗홑이불
반홑이불(선택)
담요(더러워졌을 때에만 교환)
침대커버(더러워졌을 때에만 교환)
패드를 이용하는 기관이라면 매트리스패드
베갯잇
방수용 패드나 목욕담요(실금이나 땀이 많이 나는 대상자의 경우에는 선택사항)
세탁물통
침상 옆 탁자나 의자

사정

- 홑이불을 교환하는 동안 안위를 위해 통증 수준과 진통제의 필요성을 사정한다.
- 특정 체위 지침(즉, 신체 부위의 상승)을 확인한다.
- 특수 홑이불이 필요한지 확인하기 위해서 대상자에게 과도한 발한, 배액물, 실금이 있는지 사정한다.
- 홑이불 교환에 대한 기관의 정책을 확인한다.

절차

1. **손을 씻는다. 깨끗한 장갑을 낀다.**
   이론적 근거: 미생물의 전파를 감소시킨다.

2. **2가지 확인지표를 사용하여 대상자를 확인한다.**
   이론적 근거: 대상자에게 올바르고 적절한 사정이나 치료를 받도록 제공하며, 오류를 감소시킨다.

3. **문을 닫거나 커튼을 치고 대상자에게 절차를 설명한다.**
   이론적 근거: 대상자의 사생활을 보호하고, 대상자가 지침에 따르도록 불안을 감소시킨다.

4. **침상 옆 탁자나 의자 위에 물품을 둔다. 다른 대상자의 침대에 놓아서는 안 된다.**
   이론적 근거: 깨끗한 표면에 홑이불을 놓는 것은 미생물의 감염을 예방한다.

5. **깨끗한 홑이불을 쌓아둔 쪽의 반대편 침대난간을 올린다.**
   이론적 근거: 침대난간은 대상자가 침대 밖으로 떨어지는 것을 막아주고, 몸을 돌릴 때 지지대 역할을 한다.

6. **침대를 일하기 편한 높이로 올린다. 간호사 쪽의 침대난간은 내린다.**
   이론적 근거: 등 근육의 긴장을 줄이기 위해 적절한 신체기전을 이용한다.

7. **침대 발치에서부터 시작하여 침대보를 포함한 모든 윗홑이불을 느슨하게 뺀다. 침대보와 담요를 걷어내고, 재사용할 것이라면 담요를 털지 말고, 각 부분을 접어 의자 뒤쪽에 둔다. 만약 더럽다면 간호사의 유니폼에 닿지 않게 조심하면서 세탁물통에 넣는다.**
   이론적 근거: 홑이불을 접는 것은 간호사 유니폼의 오염을 막아준다. 홑이불을 털면 미생물이 공기 중으로 퍼진다.

8. **대상자 위에 윗홑이불을 그대로 두거나, 목욕담요로 대상자를 덮은 경우 목욕담요 아래에 있는 윗홑이불은 걷어낸다.**
   이론적 근거: 침대보를 교환하는 동안 대상자를 따뜻하게 하고 불필요한 노출을 막는다.

9. **간호사가 있는 쪽의 밑홑이불을 느슨하게 빼고 침대머리를 앙와위로 낮춘다. 만약 대상자가 힘들어하면 대상자가 견딜 수 있는 정도까지 침대머리를 낮춘다.**
   이론적 근거: 홑이불 교환은 침대가 편평할 때 용이하다.

10. **대상자의 얼굴이 간호사의 반대편을 향하도록 몸을 돌려 눕힌다. 대상자가 침대난간을 붙잡는 것이 좋으며 대상자의 자세변경을 돕기 위해 다른 사람의 도움이 필요할 수도 있다. 머리 아래에 있는 베개 위치를 조정한다.**
    이론적 근거: 측위를 취하게 하면 매트리스 위에 깨끗한 홑이불을 놓을 수 있는 공간이 생긴다.

11. **반홑이불을 말아서[그림 1], 대상자의 엉덩이, 등, 어깨 부위 아래로 밀어 넣는다[그림 2]. 더러워지지 않는 매트리스패드는 밀어 넣지는 않는다.**
    이론적 근거: 대상자 아래로 침구를 말아서 밀어 넣을 때는 깨끗한 홑이불을 위한 공간이 확보될 수 있도록 가능한 한 팽팽하고 매끄럽게 하여 대상자가 잘 굴러 움직일 수 있도록 한다.

깨끗한 밑홑이불 적용

12. **침대 매트리스 위에 깨끗한 밑홑이불을 길이로 반으로 접어 침상 중앙선에 놓고 밑홑이불의 아래쪽 끝이 매트리스의 끝과 일치하도록 길이로 편다.**
    이론적 근거: 침대보가 매트리스에 적절하게 맞도록 해야 한다.

절차 7-8 대상자가 누워 있는 침상 만들기(계속)

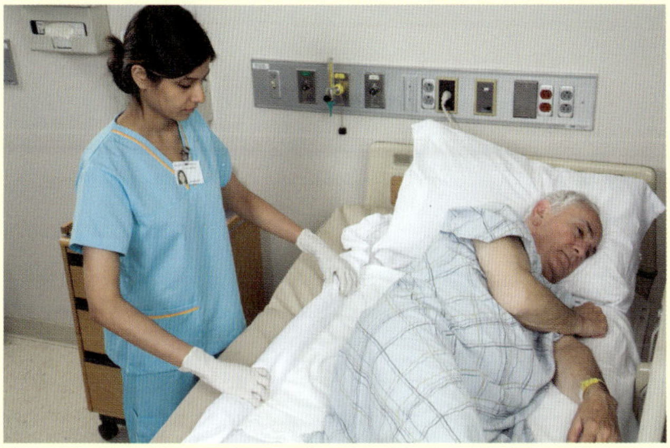

그림 1 더러워진 반홑이불을 말아올린다.

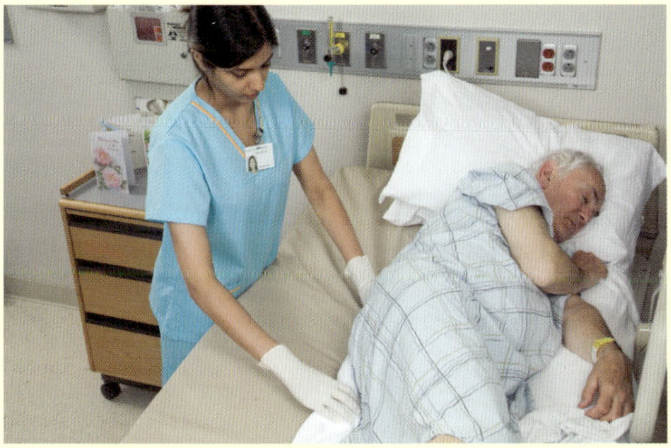

그림 2 말아 올려진 반홑이불을 대상자 아래에 밀어 넣는다.

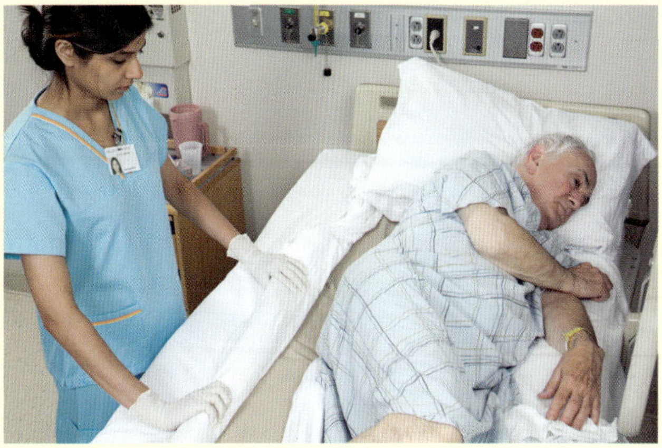

그림 3 밑홑이불을 침상 중앙쪽으로 말아간다.

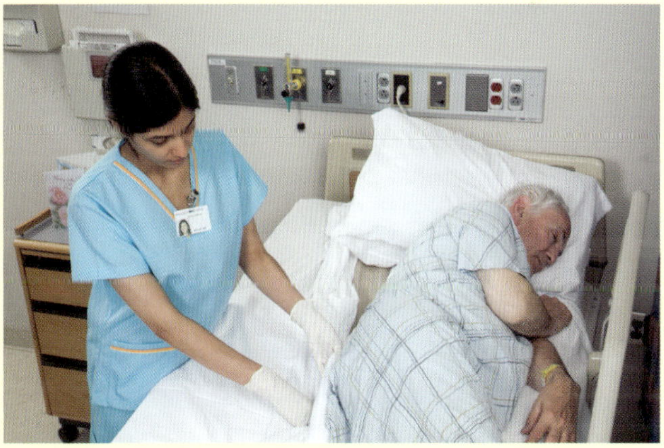

그림 4 사용한 홑이불 밑에 깨끗한 홑이불을 말아 넣는다.

13. 깨끗한 밑홑이불의 위부분 절반을 말아서 대상자가 사용한 말아져 있는 홑이불 밑에 밀어 넣은 후 늘어져 있는 밑홑이불을 다음과 같이 매트리스 밑으로 집어 넣는다.
    a. 밑홑이불의 침대머리에 있는 끝을 매트리스 밑으로 집어 넣는다.
    b. 매트리스 위쪽에 밑홑이불의 귀를 삼각으로 접는다.
    c. 삼각형 주름을 매트리스 밑으로 밀어 넣는다.
    이론적 근거: 접어 넣은 모서리로 인해 대상자가 침대에서 움직여도 홑이불이 쉽게 느슨해지지 않는다.
14. 매트리스 아래에 밑홑이불의 늘어진 부분을 밀어 넣는다.
    주의: 홑이불을 사용한 경우는 16단계부터 수행한다.

깨끗한 반홑이불 적용

15. 밴드가 붙어있는 밑홑이불을 사용하는 경우 밴드를 매트리스 위 아래에 고정한다. 밑홑이불을 침상 중앙 쪽으로 말아서 대상자 밑에 말아 넣는다[그림 3].
16. 깨끗한 반홑이불을 절반으로 접어서 침대 중앙에 일치하게 하여 놓고, 대상자의 등에서 엉덩이 아래까지 위치하도록 한다. 위쪽 부분을 말아서 대상자 밑으로 밀어 넣고 나머지 부분을 매트리스 아래에 밀어 넣는다. 일부 기관들은 반홑이불 대신 방수용 패드를 사용하기도 한다.
    이론적 근거: 반홑이불은 대상자의 자세를 바꾸거나 과다한 발한을 흡수하기 위해 사용된다.
17. 사용한 밑홑이불 아래에 깨끗한 홑이불과 반홑이불이 놓이게 펴져 있는지 확인한다[그림 4].
18. 간호사가 있는 쪽의 침대난간을 올리고, 침대 반대방향으로 이동한다.
    이론적 근거: 침대난간은 대상자의 안전을 유지시킨다.
19. 반대쪽 침대난간을 내리고 대상자가 반대쪽 방향으로 가도록 깨끗한 홑이불 위로 대상자를 돌려 눕힌다. 만약 대상자가 쉽게 움직일 수 없다면, 다른 사람의 도움이 필요할 수 있다. 대상자의 머리 아래로 베개를 옮긴다.

절차 7-8 대상자가 누워 있는 침상 만들기(계속)

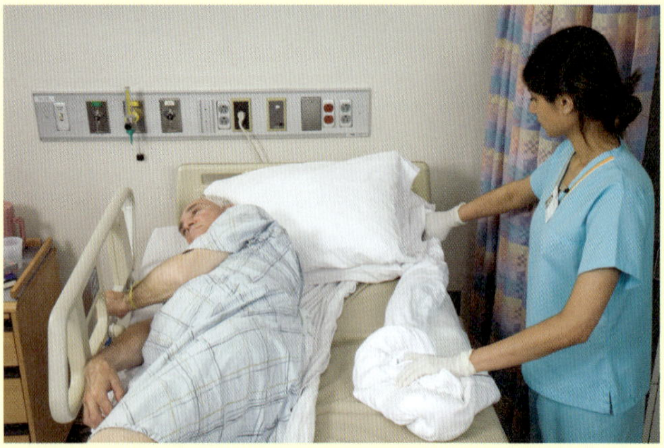

그림 5 더러워진 밑홑이불을 풀어서 걷어낸다.

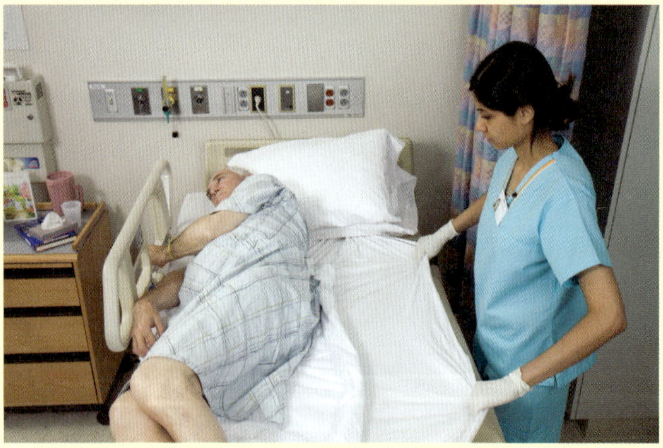

그림 6 대상자 밑에 있는 깨끗한 홑이불을 잡아 당겨서 뺀다.

이론적 근거: 침대의 반쪽이 노출되면 더러워진 홑이불을 제거하고 깨끗한 홑이불로 교환한다. 베개 위치 변경은 대상자에게 안위를 제공한다.

20. 사용한 모든 홑이불의 더러워진 쪽을 안으로 감싸면서 걷어낸다[그림 5]. 걷어낸 홑이불을 세탁물통에 넣는다.
이론적 근거: 미생물의 전파를 줄이고, 대상자가 더러워진 침구로 당황하지 않게 한다.

21. 우선 말아서 밀어 넣어져 있는 사용한 밑홑이불의 끝을 잡고 대상자 아래쪽에서 잡아당겨 빼낸다[그림 6].

22. 반대편에서 밀어 넣은 깨끗한 밑홑이불을 잡아당겨 펴서 침대머리에서 매트리스 밑으로 집어 넣고 귀를 삼각으로 접는다. 밴드가 붙어 있는 밑홑이불을 사용한 경우 밑홑이불을 당겨 밴드가 매트리스 위아래에 고정되게 끼운다[그림 7].

23. 가운데를 잡고 반홑이불을 펼쳐서 매트리스 아래로 반홑이불을 팽팽하게 밀어 넣는다. 먼저 중간 부분을 넣고, 위쪽 그리고 마지막으로 아래쪽을 집어 넣는다.

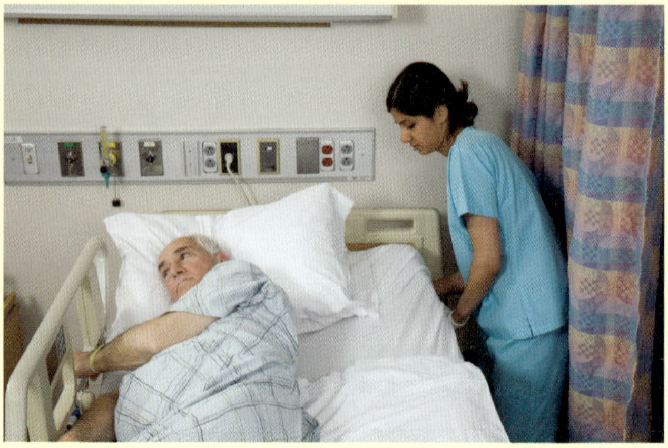

그림 7 밑홑이불을 매트리스 밑으로 단단히 밀어 넣는다.

이론적 근거: 중심 부분을 먼저 집어 넣는 것은 반홑이불이 옆쪽으로 빠져 나와 헐렁한 주름이 생기는 것을 방지하기 위함이다.

24. 대상자가 침대의 중심으로 오도록 한다.

25. 필요하다면 침대난간을 올리고, 처음있던 자리로 돌아와 침대난간을 내린다.

26. 솔기를 위로 가게 한 후, 깨끗한 윗홑이불의 중앙선과 침상중앙선이 일치되게 하고 윗홑이불 상단을 20cm가량 접어 대상자 어깨에서 발끝까지 펼친다.

27. 대상자에게 깨끗한 윗홑이불의 위쪽 끝을 붙잡게 하고, 목욕담요나 더러워진 윗홑이불을 깨끗한 윗홑이불 아래에서 끌어당기면서 빼낸다.
이론적 근거: 노출을 최소화함으로써 대상자의 사생활을 유지한다.

28. 세탁물통에 넣는다.

29. 윗홑이불 상단의 접혀진 곳에 맞추어 침상중앙선과 담요나 침대커버의 중심선이 일치되도록 담요를 편다.
이론적 근거: 이불의 박은 면을 위로 향하게 하여 대상자의 피부를 자극하지 않도록 한다.

30. 담요나 침대커버를 함께 잡고 침요 밑으로 집어 넣고, 귀를 시작으로 접어서 30cm가량만 침요 밑으로 집어 넣는다. 늘어진 부분은 집어 넣지 않고 그대로 둔다. 침대의 반대편으로 이동하여 같은 방법으로 아래쪽 모서리를 처리한다[그림 8].
이론적 근거: 한꺼번에 모서리를 처리하면 시간과 에너지가 절약된다. 모서리 처리는 커버를 단단하게 해주지만, 옆쪽을 자유롭게 둠으로써 대상자가 침대로 드나들기 쉽도록 한다.

31. 침대의 아래쪽에 서서 매트리스의 아래쪽으로부터 약 30cm 정도 위 침구를 잡고 당기기 위해 위 침구를 약간 느슨하게 한다. 담요 밑의 윗홑이불의 접혀진 부분을 빼내 담요 위로 접어 넘긴다.
이론적 근거: 대상자 발 쪽의 공간에 편안함을 제공하고, 발가락의 압력을 막아준다.

절차 7-8 대상자가 누워 있는 침상 만들기(계속)

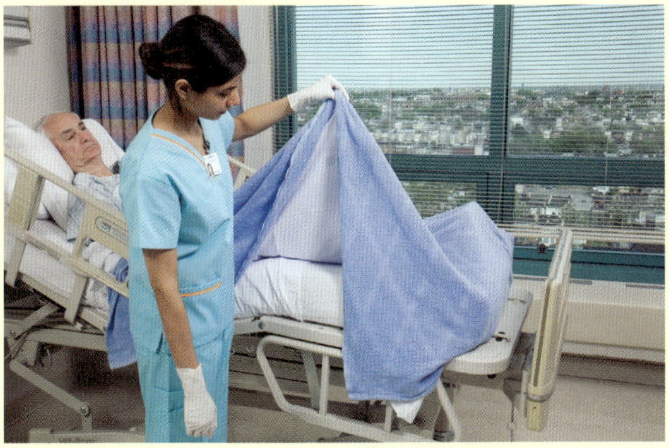

그림 8 위 침구의 아래 쪽 모서리를 사각으로 집어 넣는다.

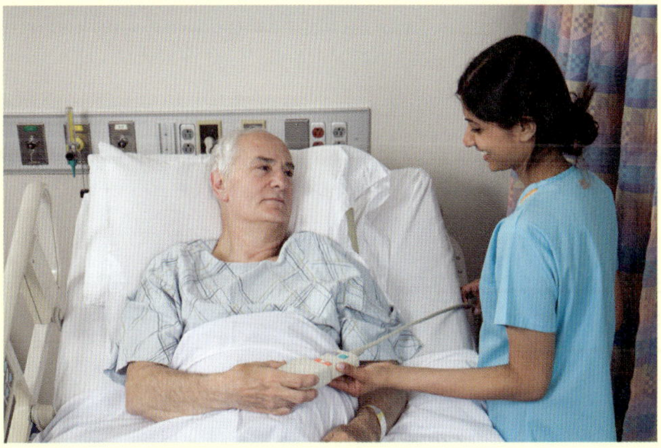

그림 9 대상자 가까이에 호출벨을 놓아둔다.

32. 깨끗한 베갯잇을 씌운다.
    a. 솔기가 있는 끝에서 한 손으로 베갯잇의 중심을 잡는다.
    b. 베갯잇을 붙든 채 안쪽으로 커버를 뒤집는다.
    c. 같은 손으로 베개의 한쪽 끝 중심을 잡는다.
    d. 다른 손으로 베개 위에 커버를 씌운다.
    e. 모서리가 베개에 딱 맞도록 베갯잇을 조정한다.
    이론적 근거: 베갯잇을 흔들지 않게 하여, 미생물이 병실에 전파되는 것을 방지한다.
33. 대상자 머리 밑에 베개를 놓는다.
34. 대상자의 손이 닿는 곳에 비상벨을 두고 침대를 낮춘다[그림 9].
    이론적 근거: 손이 닿는 곳에 비상벨을 두는 것은 대상자의 안전을 위함이다.
35. 손이 쉽게 닿는 침상 옆 테이블에 조명, 개인물품을 정돈한다.
    이론적 근거: 대상자에게 편안함을 제공하고, 가까이에 있지 않은 물품을 잡기 위해 시도하다가 낙상하는 것을 예방한다.
36. 사용한 홑이불은 세탁물통에 넣고 손을 씻는다.
    이론적 근거: 감염 조절을 유지한다.
37. 수행한 것을 기록한다.
    이론적 근거: 기록은 법적 자료가 되며, 건강관리팀과의 의사소통을 유지시킨다.

기록

- 이 절차는 기록하지 않아도 됨.

절차 7-8 대상자가 누워 있는 침상 만들기(계속)

협력과 위임

• 간호보조인력에게 위임할 때, 먼저 어떤 침상을 만들 것인지 알려준다[그림 10]. 주로 목욕 후에 수행한다.

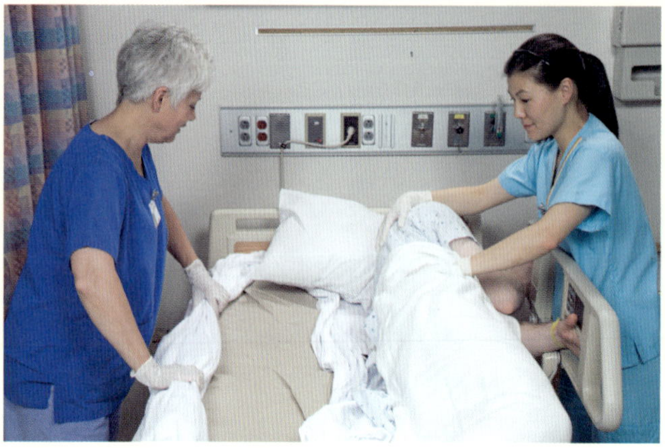

그림 10 대상자가 누워 있는 침상을 만드는 동안 다른 사람의 도움이 필요할 수 있다.

• 대상자의 안전을 보장하기 위해 요구될 수 있는 체위 제한과 도움의 양에 대해 의사소통한다. 만약 가족구성원 · 돌봄제공자가 이 기술을 처음으로 학습하는 것이라면 대상자가 집으로 퇴원하기 전에 수행할 수 있도록 한다.

자가학습 체크리스트

수행항목	충분	부족	안 함
1. 손을 씻는다. 깨끗한 장갑을 낀다.			
2. 필요물품을 준비하여 침상 옆에 둔다.			
3. 대상자의 이름을 물어 대상자를 확인하고, 입원팔찌와 대조하여 대상자를 확인한다.			
4. 문을 닫거나 커튼을 치고 대상자에게 절차를 설명한다.			
5. 침상 옆 탁자나 의자 위에 물품을 둔다.			
6. 깨끗한 홑이불을 쌓아둔 쪽의 반대편 침대난간을 올린다.			
7. 침대를 일하기 편한 높이로 올린다. 간호사 쪽의 침대난간은 내린다.			
8. 침대 발치에서부터 시작하여 침대보를 포함한 모든 윗홑이불을 느슨하게 뺀다.			
9. 대상자 위에 윗홑이불을 그대로 두거나, 목욕담요로 대상자를 덮은 경우 목욕담요 아래에 있는 윗홑이불은 걷어낸다.			
10. 간호사가 있는 쪽의 밑홑이불을 느슨하게 빼고, 침대머리를 양와위로 낮춘다.			
11. 대상자의 얼굴이 간호사의 반대편을 향하도록 몸을 돌려 눕힌다. 머리 아래에 있는 베개 위치를 조정한다.			
12. 반홑이불을 말아서 대상자의 엉덩이, 등, 어깨 부위 아래로 밀어 넣는다. 더러워진 밑홑이불도 동일하게 말아서 대상자 아래로 말아 놓은 반홑이불 밑으로 밀어 넣고, 더러워지지 않은 매트리스패드는 밀어 넣지 않는다.			

절차 7-8 대상자가 누워 있는 침상 만들기(계속)

수행항목	충분	부족	안 함
깨끗한 밑홑이불 적용			
13. 침대 매트리스 위에 깨끗한 밑홑이불을 길이로 반 접어 침상중앙선에 놓고, 밑홑이불의 아래쪽 끝이 매트리스의 끝과 일치하도록 길이로 편다.			
14. 깨끗한 밑홑이불의 위 부분 절반을 말아서 대상자가 사용한 말려 있는 홑이불 밑에 밀어 넣은 후, 늘어져 있는 밑홑이불을 다음과 같이 매트리스 밑으로 집어 넣는다. a. 밑홑이불의 침대머리에 있는 끝을 매트리스 밑으로 집어 넣는다. b. 매트리스 위쪽에 밑홑이불의 귀를 삼각으로 접는다. c. 삼각형 주름을 매트리스 밑으로 밀어 넣는다.			
15. 매트리스 아래에 밑홑이불의 늘어진 부분을 밀어 넣는다.			
깨끗한 반홑이불 적용			
16. 밴드가 붙어있는 밑홑이불을 사용하는 경우, 밴드를 매트리스 위아래에 고정한다. 밑홑이불을 침상 중앙 쪽으로 말아서 대상자 밑에 말아 넣는다.			
17. 깨끗한 반홑이불을 절반으로 접어서 침대 중앙에 일치하게 하여 놓고 대상자의 등에서 엉덩이 아래까지 위치하도록 한다. 위쪽 부분을 말아서 대상자 밑으로 밀어 넣고, 나머지 부분을 매트리스 아래에 밀어 넣는다. 일부 기관은 반홑이불 대신 방수용 패드를 사용하기도 한다.			
18. 사용한 밑홑이불 아래에 깨끗한 홑이불과 반홑이불이 놓이게 펴져 있는지 확인한다.			
19. 간호사가 있는 쪽의 침대난간을 올리고, 침대 반대 방향으로 이동한다.			

CHAPTER 8 기동성

절차 8-1 대상자 이동을 위한 신체역학 사용

실습목적 1. 간호사의 근골격계 외상을 예방한다.
2. 이동하는 동안 대상자의 외상을 예방한다.

필요물품 필요에 따른 기계적 도움

사정
- 들어 올릴 대상자의 체중을 측정한다. 만약 필요하다면 도움을 요청한다.
- 들어 올릴 대상자의 신장과 체위를 사정한다.
- 체중부하능력과 대상자의 균형을 사정한다.
- 신체선열에 대한 대상자의 지식을 사정하고, 체위변경 유지방법에 대해 사정한다.

절차

1. 시행 전에 이동을 계획한다.

a. 침대, 이동침대, 휠체어의 바퀴는 항상 잠근다.
이론적 근거: 침대, 이동침대, 휠체어의 바퀴가 움직이면 대상자와 간호사에게 상해를 입힐 수 있다.

b. 이동하는 동안 대상자가 보조하도록 한다.
이론적 근거: 대상자가 이동에 참여하는 것은 이동 시 저항을 감소시키고, 대상자의 독립성이 강화되고, 대상자에게 신체적 운동이 될 수 있다.

c. 무거운 대상자[그림 1]를 이동시킬 때는 보조기구(예: 이동벨트, 기계 이동기, 미끄러짐 받침대, 신체 이동기)나 다른 의료진의 도움을 받는다.
이론적 근거: 보조기구를 사용하면, 이동이 쉬워지고 간호사와 대상자의 상해 위험도 감소한다.

d. 가능하면 대상자를 들어 올려 이동시키는 것보다 밀기, 당기기 또는 미끌어뜨린다.
이론적 근거: 간호사는 체중을 이용하여 근육에 힘을 싣는다. 대상자에게 서는 자세를 보조할 때, 간호사의 체중과 대상자의 체중이 균형을 유지하도록 한다.

e. 대상자를 들어 올리거나 움직이기 전에 복부와 둔부 근육을 수축시킨다.
이론적 근거: 힘을 주는 것은 복부를 지지하고 골반을 고정시켜 기저면의 안정성을 제공한다.

f. 부드럽고 리듬 있으며 조정된 동작을 한다.
이론적 근거: 부드러운 동작은 에너지를 덜 사용하게 해주고, 갑작스러운 동작보다 근육을 덜 긴장시킨다.

g. 다른 사람이 보조를 한다면, 이동 시작 전에 이동계획을 설명한다.
이론적 근거: 이동계획은 이동을 협력적으로 해주어 근육의 긴장이나 외상을 예방한다.

2. 신체균형과 선열에 맞춰 움직임을 시작한다.

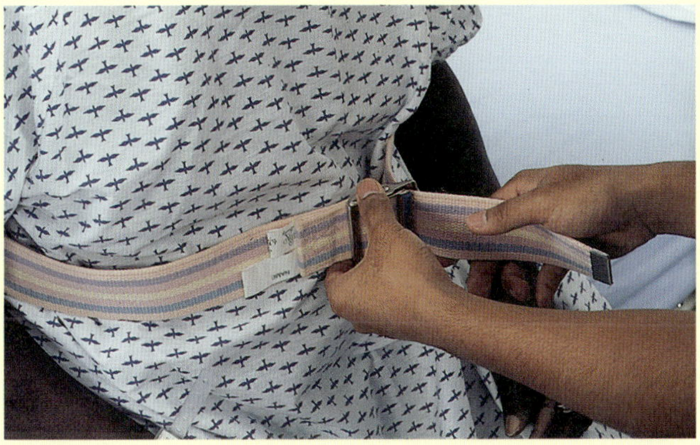

그림 1 무거운 대상자의 허리에 이동벨트를 편안하게 고정시킨다.

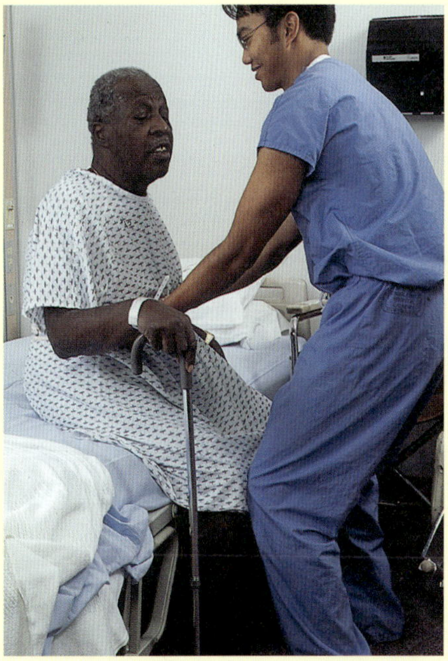

그림 2 발을 편평하게 두고 살짝 벌려 중력의 중심을 낮춘다.

절차 8-1 대상자 이동을 위한 신체역학 사용(계속)

a. 대상자의 얼굴을 보면서 이동하고 간호사는 허리가 꺾이지 않도록 하면서 자신을 중심축으로 하여 대상자를 이동한다.
   이론적 근거: 적절한 자세는 허리의 긴장과 외상을 예방한다.
b. 바닥에 두 발을 대고, 무릎을 살짝 구부리고, 한 발을 살짝 다른 쪽 앞으로 움직이거나 한걸음 정도 거리를 둔다[그림 2].
   이론적 근거: 균형 잡힌 자세는 기저면을 넓게 하고 안정성을 높인다.
c. 대상자 앞으로 중력 중심선을 낮춰 무릎을 구부리면서 이동한다.
   이론적 근거: 신체균형을 유지시키고, 낙상 위험을 감소시키며, 큰 근육을 함께 사용할 수 있도록 한다.

3. **대상자의 이동벨트를 잡거나 대상자의 팔 아래 손을 넣고 대상자의 등 위로 손을 올려놓는다. 대상자가 설 수 있도록 보조한다[그림 2].**
   이론적 근거: 간호사가 안정감 있게 대상자를 들 수 있도록 하고 대상자의 외상을 방지한다.

4. **가능하다면, 침대를 허리 높이로 상승시키고 침대난간을 내린다.**
   이론적 근거: 침대와 침대난간을 조절하는 것은 근육이 늘어나거나 긴장되는 것을 예방한다.

5. **이동해야 할 물체를 신체 가까이에 두고 움직이며, 이동할 위치에 가능한 한 가까이 간다.**
   이론적 근거: 과신전으로 인한 근육긴장과 피로를 예방하기 위해 중력중심 가까이에서 작업을 한다.

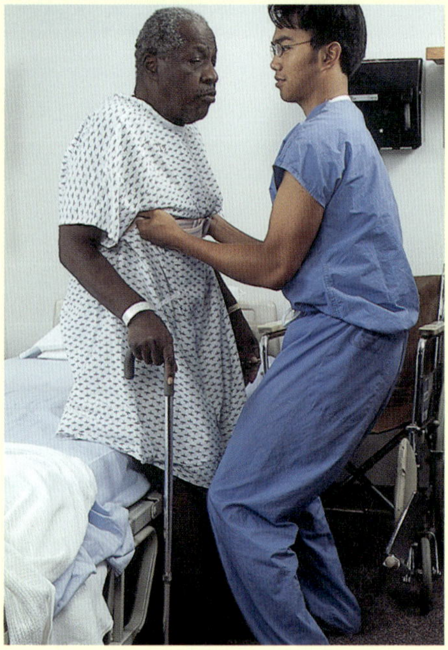

그림 3 기저면을 넓게 하고 무릎을 굽혀서 대상자가 설 수 있게 보조한다.

기록

- 이 절차는 기록하지 않아도 됨.

가정간호 시 고려사항

- 돌봄제공자에게 신체 움직임을 위한 안전수칙에 대해 교육한다. 교육받은 내용에 대해서 돌봄제공자에게 시범을 보이도록 하는 것은 이동기술을 평가하는 좋은 기회가 된다. 들어 올릴 대상자의 체중을 측정한다. 필요하다면 도움을 요청한다.

협력과 위임

- 대상자의 이송을 많이 담당하는 건강관리제공자에게는 특히 허리상해가 많이 발생한다. 건강관리제공자의 건강과 건강증진을 위하여 신체역학을 강조해야 한다.
- 많은 도움이 필요한 고위험 대상자(예: 이전에 허리손상을 받은 대상자, 비만 대상자, 노인)를 확인한다. 물리치료는 적절한 신체역학에 도움이 된다.
- 고위험 대상자 또는 모든 대상자의 이동을 도와주는 이송팀은 의료진의 부상을 방지하기 위한 팀이다. 해당 의료기관에 건의하여 이송팀을 조직하도록 한다. 돌봄제공자에게 신체 움직임을 위한 안전수칙을 교육한다. 교육받은 내용에 대해서 돌봄제공자에게 시범보이도록 하는 것은 이동기술을 평가하는 좋은 기회가 된다. 들어 올릴 대상자의 체중을 측정한다. 만약 필요하다면 도움을 요청한다.

절차 8-1 대상자 이동을 위한 신체역학 사용(계속)

자가학습 체크리스트

수행항목	충분	부족	안 함
1. 시행 전에 이동을 계획한다. a. 침대, 이동침대, 휠체어의 바퀴는 항상 잠근다. b. 이동하는 동안 대상자가 보조하도록 한다. c. 무거운 대상자를 이동시킬 때는 보조기구(예: 이동벨트, 기계 이동기, 미끄러짐 받침, 신체 이동기)나 다른 의료진의 도움을 받는다. d. 가능하면 대상자를 들어 올려 이동시키는 것보다 밀기, 당기기 또는 미끌어뜨린다. e. 대상자를 들어 올리거나 움직이기 전에 복부와 둔부 근육을 수축시킨다. f. 부드럽고 리듬 있으며 조정된 동작을 한다. g. 다른 사람이 보조를 한다면, 이동 시작 전에 이동계획을 설명한다.			
2. 신체균형과 선열에 맞춰 움직임을 시작한다. a. 대상자의 얼굴을 보면서 이동하고 간호사는 허리가 꺾이지 않도록 하면서 자신을 중심축으로 하여 대상자를 이동시킨다. b. 바닥에 두 발을 대고, 무릎을 살짝 구부리고, 한 발을 살짝 다른 쪽 앞으로 움직이거나 한걸음 정도 거리를 둔다. c. 대상자 앞으로 중력 중심선을 낮춰 무릎을 구부리면서 이동한다.			
3. 대상자의 이동벨트를 잡거나 대상자의 팔 아래 손을 넣고, 대상자의 등 위로 손을 올려놓는다. 대상자가 설 수 있도록 보조한다.			
4. 가능하다면, 침대를 허리 높이로 상승시키고 침대난간을 내린다.			
5. 이동해야 할 물체를 신체 가까이에 두고 움직이며, 이동할 위치에 가능한 한 가까이 간다.			

절차 8-2 침상 내 체위변경

실습목적

1. 적절한 신체선열을 유지한다.
2. 근골격계의 변형을 예방하고 피부통합성을 유지한다.
3. 안위감을 제공한다.
4. 폐 환기와 폐 확장을 유지하기 위해 적절한 자세를 유지한다.

필요물품

베개
체위변경용 침상보나 당길 수 있는 침상보
침대난간

사정

- 대상자의 현재 체위의 신체선열과 안위감 정도를 사정한다.
- 움직임에 영향을 주거나 체위에 영향을 주는 요인을 확인한다(예: 골절, 마비, 두부외상, 척추외상).
- 튜브, IV선, 절개부위에 이용 가능한 기구에 대해 사정하고, 체위변경 절차를 변경할 수도 있다.
- 대상자의 의식 수준과 이해력, 지시에 따르는 정도를 사정한다.
- 대상자가 얼마나 체위변경에 도움을 줄 수 있을지 사정한다.
- 대상자의 체중과 간호사의 체력을 사정한다. 다른 사람의 도움이 필요한지 결정한다.

절차

1. **손씻기를 한다.**
이론적 근거: 미생물의전파를 감소시킨다.

2. **두 가지 확인지표를 사용하여 대상자를 확인한 후 대상자에게 체위변경 또는 움직임에 제한이 있는지 확인한다.**
이론적 근거: 대상자에게 올바르고 적절한 사정이나 치료를 받도록 제공하며, 오류를 감소시킨다.

3. **문을 닫거나 커튼을 치고 대상자에게 절차를 설명한다.**
이론적 근거: 대상자의 사생활을 보호하고, 대상자가 지침에 따르도록 불안을 감소시킨다.

4. **침대머리를 대상자가 견딜 수 있을 만큼 낮추고 침대를 편안하게 작업할 수 있는 높이로 올린다.**
이론적 근거: 상체에 중력으로부터 당기는 힘을 감소시키고, 허리 긴장을 줄여 좋은 신체선열을 유지시킨다.

5. **대상자 밑의 모든 베개를 치운다. 침대머리 쪽에 베개 하나를 남겨놓는다[그림 1].**
이론적 근거: 베개는 침대로부터 머리외상을 예방한다.

침대 위 대상자의 이동(간호사 1명)

1. **대상자 다리를 구부리게 하고, 발을 침대에 편평하게 올려 놓는다[그림 2].**
이론적 근거: 대상자는 침대를 다리로 밀어 자신을 지지할 수 있게 된다.

2. **간호사는 한쪽 발을 다른 발 앞에 놓고 넓게 벌려 선다. 무릎을 굽히고 허벅지의 힘을 사용한다.**
이론적 근거: 무게중심을 낮추면 다리의 대근육을 사용할 수 있다.

3. **대상자의 어깨 아래에 한쪽 팔을 두고 다른 쪽은 대퇴 밑에 둔다. 가능하다면 대상자에게 팔을 모아 가슴 위에 두도록 지시한다. 대상자에게 머리를 들게 하고 턱을 가슴 위에 두도록 한다[그림 3].**
이론적 근거: 대상자의 가장 무거운 부분을 지지할 수 있다. 허리가 꼬이는 것을 피해 외상을 예방한다.

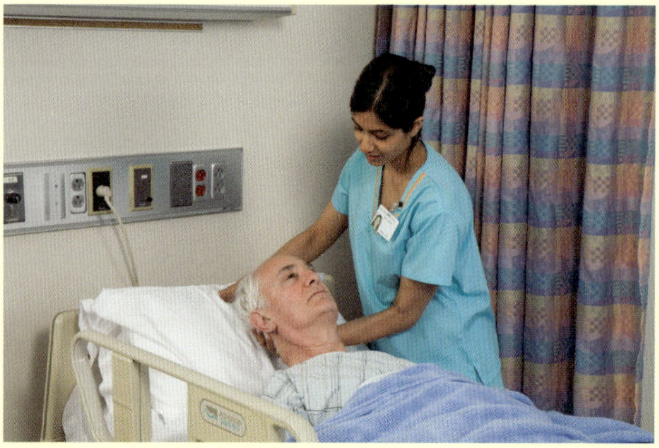

그림 1 대상자의 머리 밑에서 베개를 뺀다.

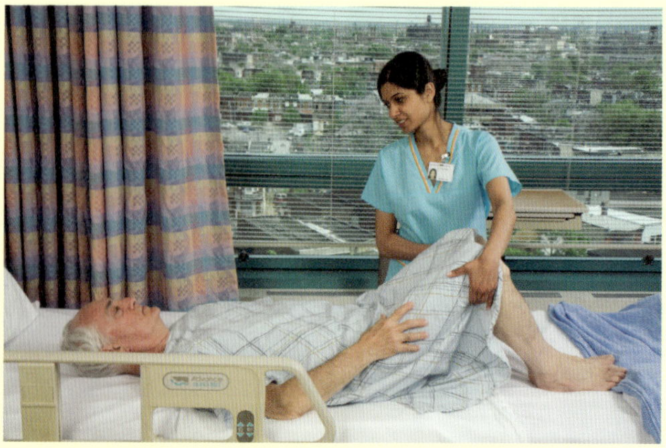

그림 2 대상자가 무릎을 굽힐 수 있도록 보조한다.

절차 8-2 침상 내 체위변경(계속)

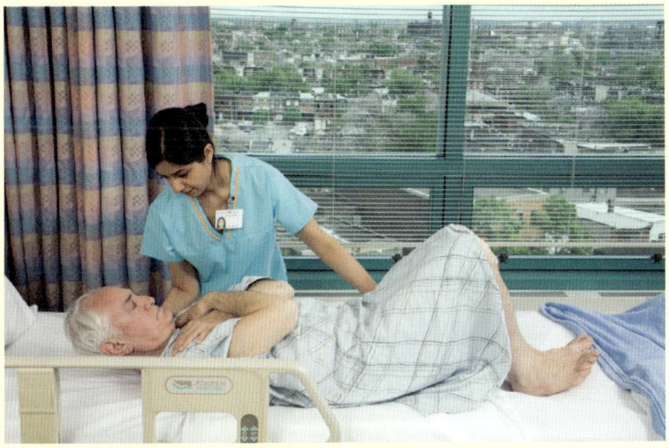

그림 3 머리와 팔을 적절하게 위치시킨다. 대상자가 턱을 가슴에 댈 수 있도록 보조한다.

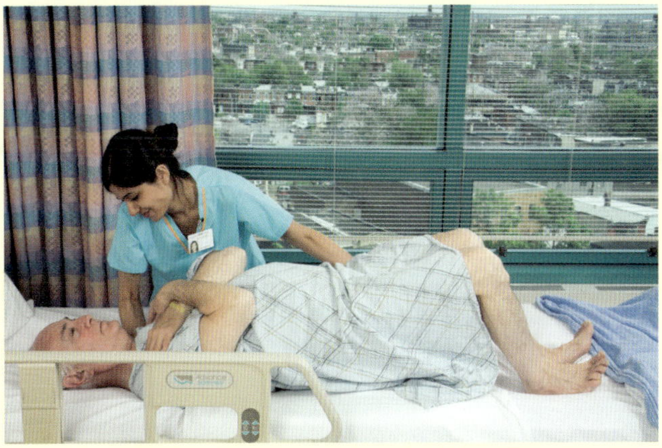

그림 4 대상자가 침대에서 이동할 수 있게 보조한다.

4. 허리를 고정하고 앞다리에 힘을 주고 셋을 셌을 때, 간호사가 대상자를 들어 올리며 일어날 수 있도록 대상자 보조 시 대상자에게 굽힌 무릎과 발을 밀게 한다[그림 4].
   이론적 근거: 고정한 자세는 힘을 증가시켜 간호사가 최소한의 노력으로 편안하게 들어 올릴 수 있도록 해준다.
5. 침대머리를 상승시키고, 머리 아래에 베개를 대준다. 침대난간을 올리고 침대를 낮게 낮춘다.
   이론적 근거: 대상자에게 안정감과 편안함을 제공해준다.

침대 위 움직일 수 없는 대상자의 이동(간호사 2명)

1. 각 간호사는 침대 양쪽에 서서 다리를 벌려 기저면을 넓히고, 한 쪽 발을 다른 쪽 발 앞에 위치시킨다.
   이론적 근거: 제대로 된 자세는 중력의 중심을 낮추고, 외상의 위험성을 줄인다.
2. 각 간호사는 대상자의 어깨와 둔부에 가까운 쪽 침상보를 말아서 잡는다.
   이론적 근거: 체위변경용 침상보는 대상자의 체중을 분산시키고 움직이는 동안 마찰을 줄여 피부손상을 예방한다.
3. 무릎과 고관절을 구부린다. 복부와 둔부의 근육에 힘을 주고, 허리는 편다.
   이론적 근거: 허리외상을 예방하기 위해 이동 동안, 다리의 큰 근육과 대퇴부 근육을 사용한다.
4. 허리를 고정하고 앞다리에 힘을 주고[그림 5], 셋을 세면서 두 간호사가 동시에 대상자를 끌어 올린다[그림 6].
   이론적 근거: 고정한 자세는 힘을 증가시켜서, 간호사가 최소한의 노력으로 편안하게 들어 올릴 수 있도록 해준다.
5. 침대머리를 올리고 대상자의 머리 아래에 베개를 받쳐준다. 침대머리를 올리고 침대를 낮게 낮춘다[그림 7]
   이론적 근거: 대상자에게 안정감과 편안함을 제공해준다.

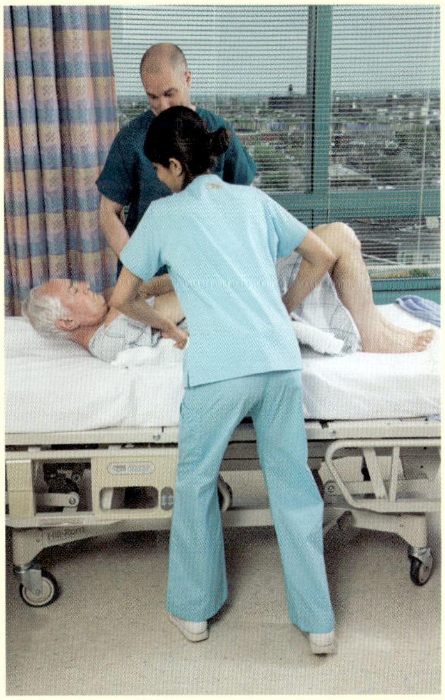

그림 5 2명의 간호사가 협력하여 대상자를 침대 위쪽으로 끌어올린다.

측위로 대상자 체위변경

1. 대상자를 돌리면 마주보게 될 침대난간을 올리고 잠가서 고정한다.
   이론적 근거: 마주보게 될 난간을 잠그는 것은 체위변경 시 대상자가 낙상을 하는 것을 방지한다.
2. 침상보를 사용하여 돌릴 쪽 반대쪽 침대의 끝으로 대상자를 움직인다.
   이론적 근거: 대상자가 움직였을 때, 침대 중앙에 놓일 수 있도록 공간을 제공한다.

절차 8-2 침상 내 체위변경(계속)

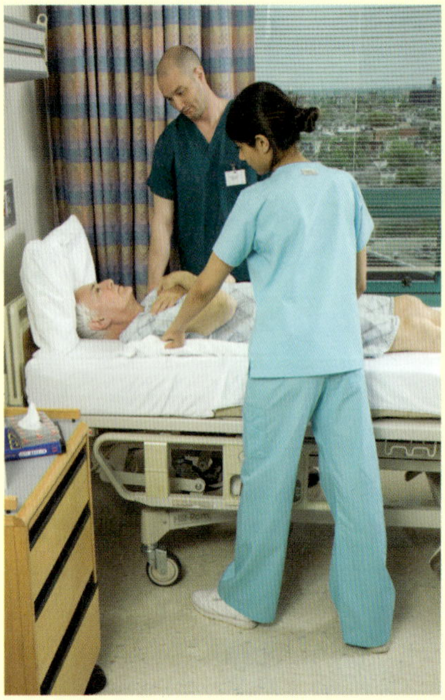

그림 6 대상자를 올바른 체위로 옮긴다.

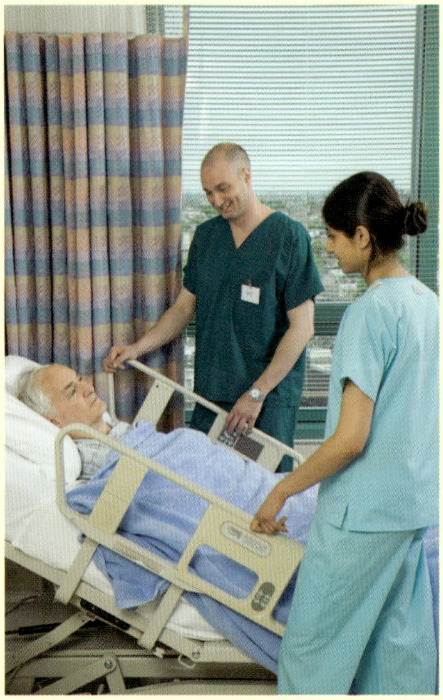

그림 7 침대를 안전하고 편안함을 주는 위치로 옮긴다.

3. **신체를 돌릴 쪽의 팔은 대상자의 신체로부터 멀리 둔다. 다른 팔은 가슴 위에 위치시킨다.**
   이론적 근거: 팔이 아래로 깔리는 것을 예방하기 위해 돌릴 방향에 둔다.

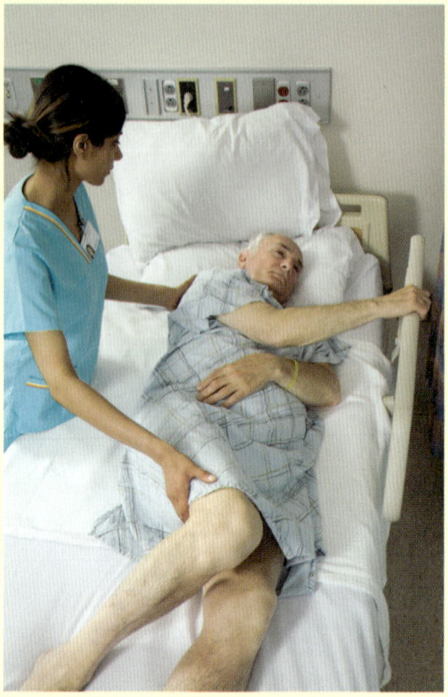

그림 8 몸을 돌리는 쪽의 반대 팔로 침대난간을 잡도록 한다.

4. **대상자의 무릎을 굴곡시키고 돌린다. 대상자가 반대 팔로 침대난간을 잡도록 한다[그림 8].**
   이론적 근거: 자세를 바꿀 때 협조하도록 대상자를 격려한다.
5. **무릎을 약간 굴곡시키고, 넓게 공간을 두고 다리를 벌린다.**
   이론적 근거: 균형을 증가시키고, 중력 중심을 낮춰주며, 이동 동안 큰 근육을 사용할 수 있도록 해준다.
6. **침상보를 사용하여 한쪽으로 부드럽게 대상자를 당긴다[그림 9].**
   이론적 근거: 돌리는 동안 대상자의 가장 무거운 부분을 고루 지지할 수 있다.
7. **대상자의 신체선열을 적절하게 유지해주고 등 뒤와 머리 아래에 베개를 대준다[그림 10].**
   이론적 근거: 측위 시 신체선열을 유지하기 위해 대상자를 지지한다.
8. **대상자 어깨의 견갑골 부분을 앞으로 당긴다. 베개를 이용해 대상자의 상완을 지지한다.**
   이론적 근거: 관절이 체중과 긴장으로부터 보호된다. 폐가 더욱 충분히 확장할 수 있기 때문에 환기도 개선된다.
9. **대퇴부부터 발까지 대상자의 다리 사이를 세로로 긴 베개로 지지한다.**
   이론적 근거: 다리의 선열을 유지시켜 주고, 뼈의 돌출 부분의 압력이 감소된다.
10. **대상자를 담요로 덮어준다[그림 11]. 침대머리를 올린다. 침대난간을 올려주고 침대를 낮게 낮춘다.**
    이론적 근거: 대상자에게 안위와 안전을 제공한다.

절차 8-2 침상 내 체위변경(계속)

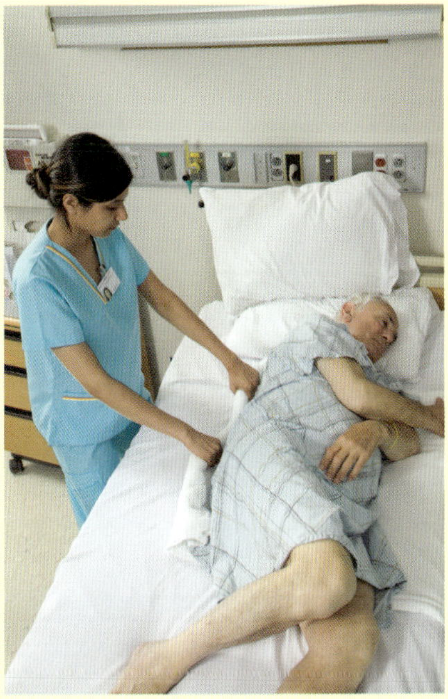

그림 9 침상보를 사용하여 대상자를 움직인다.

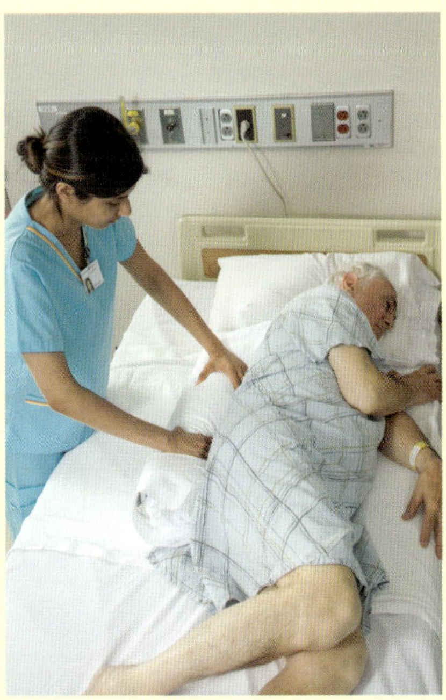

그림 10 대상자의 등 뒤와 머리 아래에 베개를 놓는다.

통나무 굴리기(logrolling)

1. 도와줄 수 있는 사람을 확보한다.
   이론적 근거: 일반적으로 두 명 또는 세 명의 간호사가 필요하다.

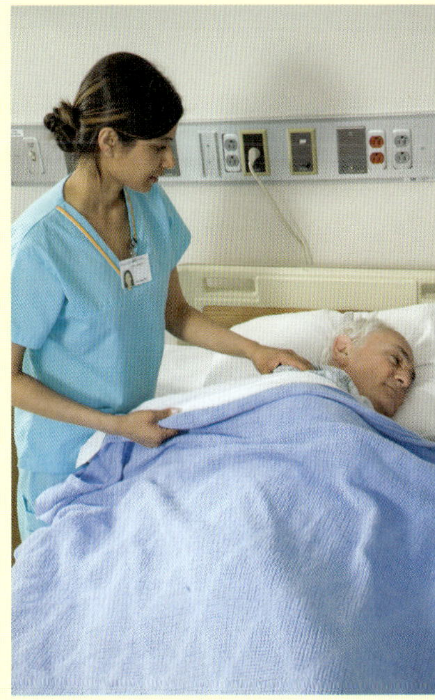

그림 11 대상자가 편안한지 확인하고 담요를 덮어준다.

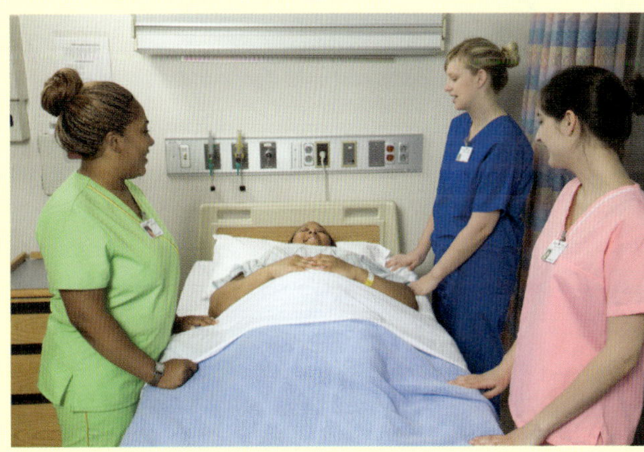

그림 12 대상자의 침상 옆에 선다.

2. 간호사는 약간씩 간격을 두어 모두 침대의 같은 쪽에 서 있고, 한 쪽 다리를 살짝 다른 쪽 다리 앞으로 둔다[그림 12]. 무릎과 고관절을 굴곡시킨다.
   이론적 근거: 균형과 안정성을 증가시키고, 대상자를 돌릴 때 큰 근육을 사용하도록 한다.
3. 이동하는 동안이나 이동한 후 대상자의 머리를 지지하기 위해 베개를 사용한다. 대상자에게 몸을 꼿꼿하게 유지하도록 하고, 팔을 가슴 위에 올려놓으라고 지시한다[그림 13]. 대상자를 향해서 침보를 만다[그림 14].
   이론적 근거: 베개는 대상자를 굴릴 때 경추의 선열을 유지해준다.

절차 8-2 침상 내 체위변경(계속)

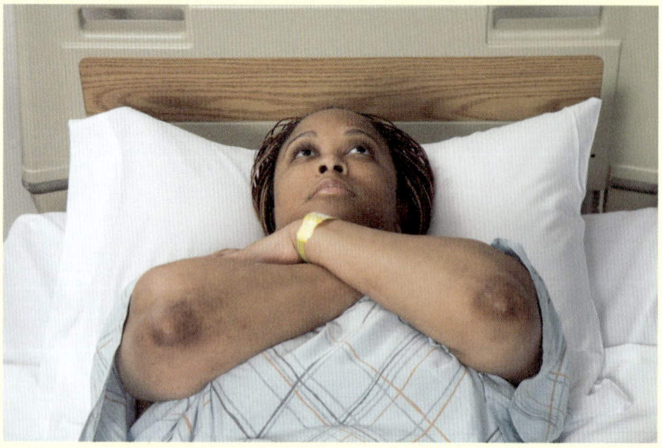

그림 13 대상자의 머리는 베개 위에, 팔은 교차하여 가슴 위에 올려 놓는다.

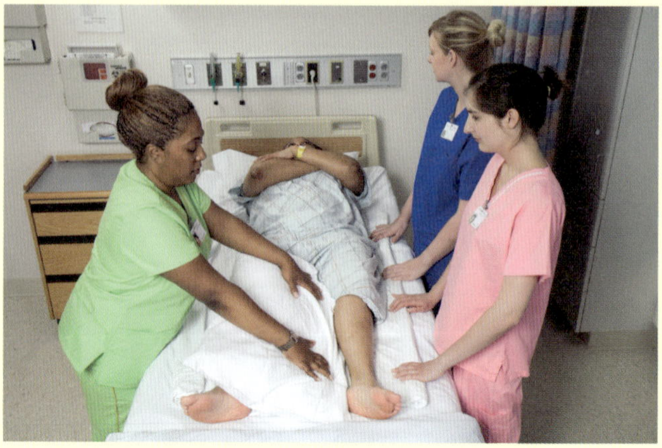

그림 15 대상자의 다리 사이에 베개를 둔다.

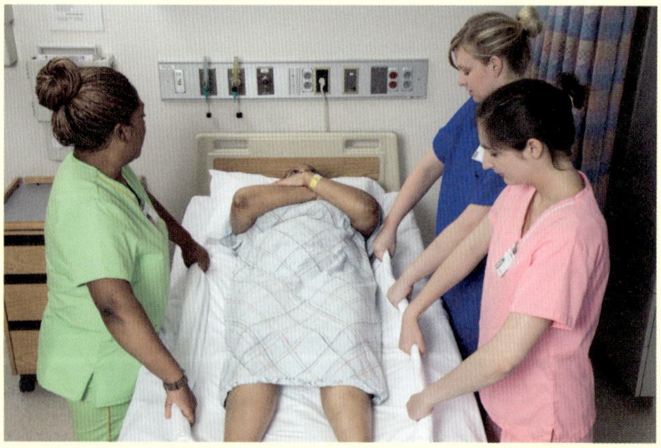

그림 14 침상보를 대상자를 향하여 말면서 대상자를 돌릴 준비를 한다.

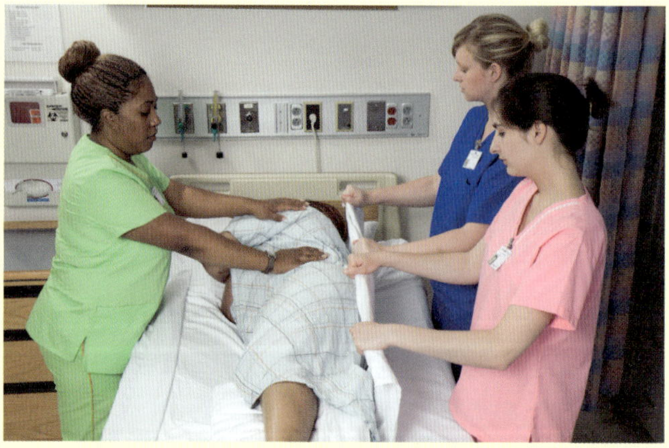

그림 16 협동하여 대상자를 굴려 이동시킨다.

4. **대상자의 다리 사이에 베개를 둔다**[그림 15].
   이론적 근거: 베개는 다리를 지지해주고, 체위변경 동안 외전을 예방해준다.
5. **간호사는 대상자 머리, 흉부, 몸통, 다리를 지지한다. 셋을 세면서, 협력하여 대상자를 측위로 이동시킨다**[그림 16].
   이론적 근거: 변경 동안 모든 신체선열을 유지시킨다.
6. **'측위'에서 설명된 바와 같이 베개로 신체선열을 유지한다**[그림 15]. **경추외상이 있는 대상자나 경추외상이 의심되는 대상자는 경추보호대(collar)를 착용하도록 한다.**
   이론적 근거: 대상자를 돌리거나 침상에서 움직일 때 발생할 수 있는 척추손상을 예방하기 위한 방법이다.

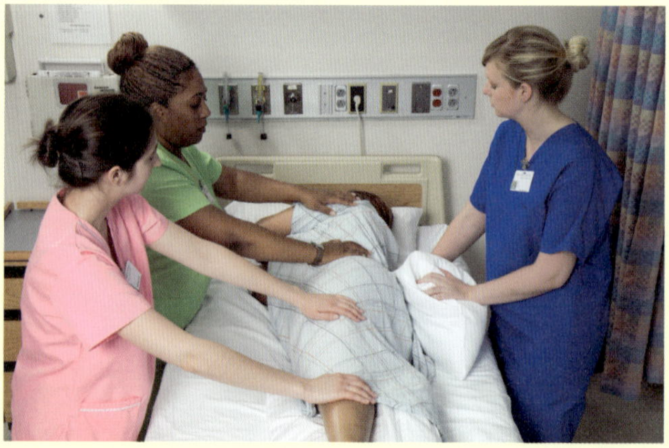

그림 17 대상자의 등을 베개로 지지한다.

기록

- 체위변경은 상례기록지나 체위스케줄에 기록하여 체위변경이 규칙적으로 적절한 간격마다 이루어지도록 해야 함.

절차 8-2 침상 내 체위변경(계속)

가정간호 시 고려사항

- 신체선열의 원칙을 돌봄제공자에게 설명한다.
- 침상에서 대상자의 체위를 변경하는 방법을 시범해 보인다. 체위변경 기술에 대해 돌봄제공자에게 시범을 해보도록 한다.
- 돌봄제공자의 허리가 긴장되는 것을 예방하기 위해 침대를 고정할 수 있다.

협력과 위임

- 체위변경은 간호보조인력에게 위임하기도 한다. 체위변경을 건강관리팀에게 위임할 경우, 필요한 도움의 정도와 움직임 제한에 대해 명확히 설명해준다.
- 외상이나 마비 때문에 체위변경에 어려움이 있는 대상자를 위해 물리치료사에게 의뢰하여 협조를 요청한다.

자가학습 체크리스트

수행항목	충분	부족	안 함
1. 손씻기를 한다.			
2. 대상자의 이름을 물어 대상자를 확인하고, 입원팔찌와 대조하여 대상자를 확인한다.			
3. 대상자의 위치와 기동성을 확인한다.			
4. 문을 닫거나 커튼을 치고 대상자에게 절차를 설명한다.			
5. 침대머리를 대상자가 견딜 수 있을 만큼 낮추고, 침대를 편안하게 작업할 수 있는 높이로 올린다.			
6. 대상자 밑의 모든 베개를 치운다. 침대머리 쪽에 베개 하나를 남겨 놓는다.			
침대 위 대상자의 이동(간호사 1명)			
1. 대상자 다리를 구부리게 하고, 발을 침대에 편평하게 올려 놓는다.			
2. 간호사는 한쪽 발을 다른 발 앞에 놓고 넓게 벌려 선다. 무릎을 굽히고 허벅지의 힘을 사용한다.			
3. 대상자의 어깨 아래에 한쪽 팔을 두고 다른 쪽은 대퇴 밑에 둔다. 가능하다면 대상자에게 팔을 모아 가슴 위에 두도록 지시한다. 대상자에게 머리를 들게 하고 턱을 가슴 위에 두도록 한다.			
4. 허리를 고정하고 앞다리에 힘을 주고 셋을 셌을 때, 간호사가 대상자를 들어올리며 일어날 수 있도록 대상자를 보조할 때 대상자에게 굽힌 무릎과 발을 밀게 한다.			
5. 침대머리를 상승시키고, 머리 아래에 베개를 대어준다. 침대난간을 올리고 침대를 낮게 낮춘다.			
침대 위 움직일 수 없는 대상자의 이동(간호사 2명)			
1. 각 간호사는 침대 양쪽에 서서 다리를 벌려 기저면을 넓히고, 한쪽 발을 다른 쪽 발 앞에 위치시킨다.			
2. 각 간호사는 대상자의 어깨와 둔부에 가까운 쪽 침상보를 말아서 잡는다.			
3. 무릎과 고관절을 구부린다. 복부와 둔부의 근육에 힘을 주고 허리는 편다.			
4. 허리를 고정하고 앞다리에 힘을 주고, 셋을 세면서 두 간호사가 동시에 대상자를 끌어 올린다.			
5. 침대머리를 올리고 대상자의 머리 아래에 베개를 받쳐준다. 침대머리를 올리고 침대를 낮게 낮춘다.			
측위로 대상자 체위변경			
1. 대상자를 돌리면 마주보게 될 침대난간을 올리고 잠가서 고정한다.			
2. 침상보를 사용하여 돌릴 쪽 반대쪽 침대의 끝으로 대상자를 움직인다.			
3. 신체를 돌릴 쪽의 팔은 대상자의 신체로부터 멀리 둔다. 다른 팔은 가슴 위에 위치시킨다.			
4. 대상자의 무릎을 굴곡시키고 돌린다. 대상자가 반대 팔로 침대난간을 잡도록 한다.			
5. 무릎을 약간 굴곡시키고 넓게 공간을 두고 다리를 벌린다.			
6. 침상보를 사용하여 한쪽으로 부드럽게 대상자를 당긴다.			
7. 대상자를 신체선열을 적절하게 유지해주고, 등 뒤와 머리 아래에 베개를 대준다.			
8. 대상자 어깨의 견갑골 부분을 앞으로 당긴다. 베개로 대상자의 상완을 지지한다.			

절차 8-2 침상 내 체위변경(계속)

수행항목	충분	부족	안 함
9. 대퇴부부터 발까지 대상자의 다리 사이를 세로로 긴 베개를 이용해 지지한다.			
10. 대상자를 담요로 덮어준다.			
11. 침대머리를 올리고 침대를 낮게 낮춘다.			
통나무 굴리기(logrolling)			
1. 도와줄 수 있는 사람을 확보한다.			
2. 간호사는 약간씩 간격을 두어 모두 침대의 같은 쪽에 서 있고, 한쪽 다리를 살짝 다른쪽 다리 앞으로 둔다. 무릎과 고관절을 굴곡시킨다.			
3. 대상자에게 몸을 꼿꼿하게 유지하도록 하고, 팔을 가슴 위에 올려놓으라고 지시한다.			
4. 침상보를 대상자를 향해서 만다.			
5. 대상자의 다리 사이에 베개를 둔다.			
6. 간호사는 대상자 머리, 흉부, 몸통, 다리를 지지한다. 셋을 세면서 협력하여 대상자를 측위로 이동시킨다.			
7. '측위'에서 설명된 바와 같이 베개로 신체선열을 유지한다.			

절차 8-3 관절가동범위운동 수행

실습목적
1. 관절가동성을 유지한다.
2. 근육강도를 유지하고 개선한다.
3. 근육의 위축과 구축을 예방한다.

필요물품 침대 외에 특별한 기구는 필요 없다.

사정
- 과거력을 확인하고 관절운동성의 제한을 결정한다.
- 대상자의 의식 수준과 운동 수준을 확인하여 독립적으로 관절가동범위운동을 수행할 수 있는지를 사정한다.
- 관절주변의 발적, 압통, 통증, 종창, 기형을 사정한다.

절차

1. **손을 씻는다.**
   이론적 근거: 미생물의 전파를 감소시킨다.
2. **2가지 확인지표를 사용하여 대상자를 확인한 후 대상자에게 체위변경 또는 움직임에 제한이 있는지 확인한다.**
   이론적 근거: 대상자에게 올바르고 적절한 사정이나 치료를 받도록 제공하며, 오류를 감소시킨다.
3. **문을 닫거나 커튼을 치고 대상자에게 절차를 설명한다.**
   이론적 근거: 대상자의 사생활을 보호하고, 대상자가 지침에 따르도록 불안을 감소시킨다.
4. **침대머리를 낮춰 대상자를 편평하게 한다. 작업하기 편한 높이로 침대를 높인다.**
   이론적 근거: 간호사의 근육긴장을 예방하기 위해 적절한 신체선열을 적용한다.
5. **침대의 한쪽에 서서 관절을 운동시킨다. 운동시킬 팔과 다리만 노출시킨다.**
   이론적 근거: 안락감을 주고 프라이버시를 지켜주기 위함이다.
6. **[기본간호학 표 25-1]에 각 관절의 정상 운동이 설명되어 있다. 관절의 근위부와 원위부를 지지하고, 천천히 부드럽게 운동을 수행한다. 대상자에게 개인위생간호를 제공하는 동안, 관절가동범위운동을 수행하기도 한다.**
   이론적 근거: 너무 갑작스러운 움직임은 근육의 경련과 불편감을 유발한다.
7. **5회 정도 반복한다. 대상자가 근육의 경련이나 불편감을 호소한다면, 중단하거나 횟수를 감소시킨다.**
   이론적 근거: 관절가동범위 운동 시 발생하는 통증은 손상을 유발할 수 있다.

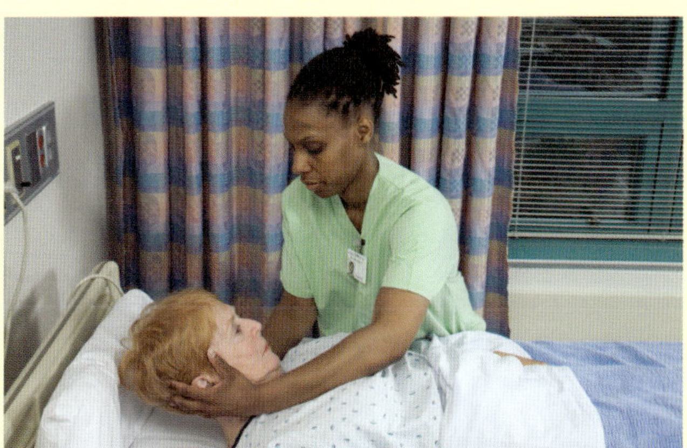

그림 1 대상자의 턱을 가슴 쪽으로 움직인다.

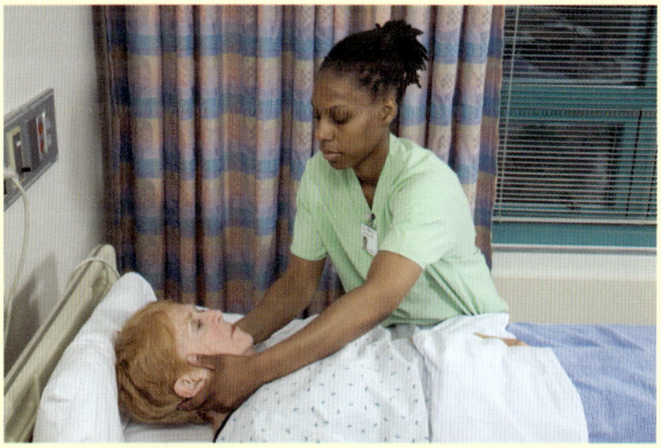

그림 2 대상자의 머리를 올곧고 자연스럽게 세운다.

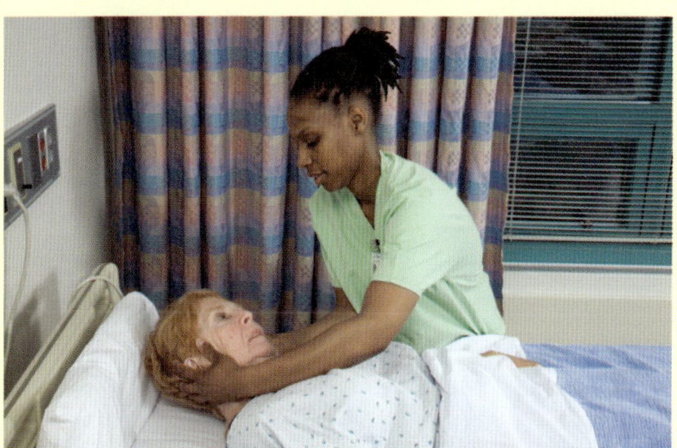

그림 3 어깨 쪽으로 머리를 기울인다.

절차 8-3 관절가동범위운동 수행(계속)

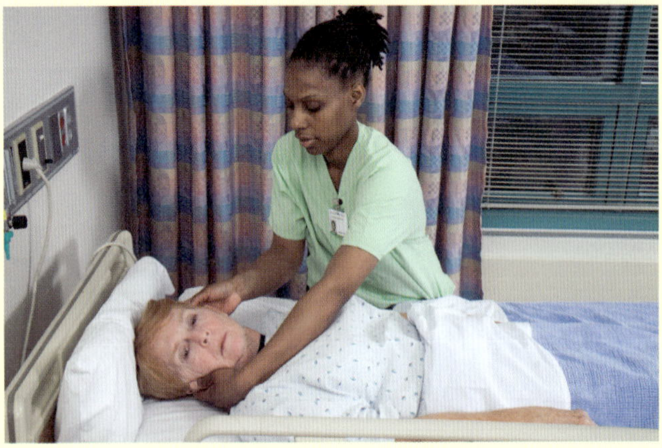

그림 4 턱을 어깨 쪽으로 기울인다.

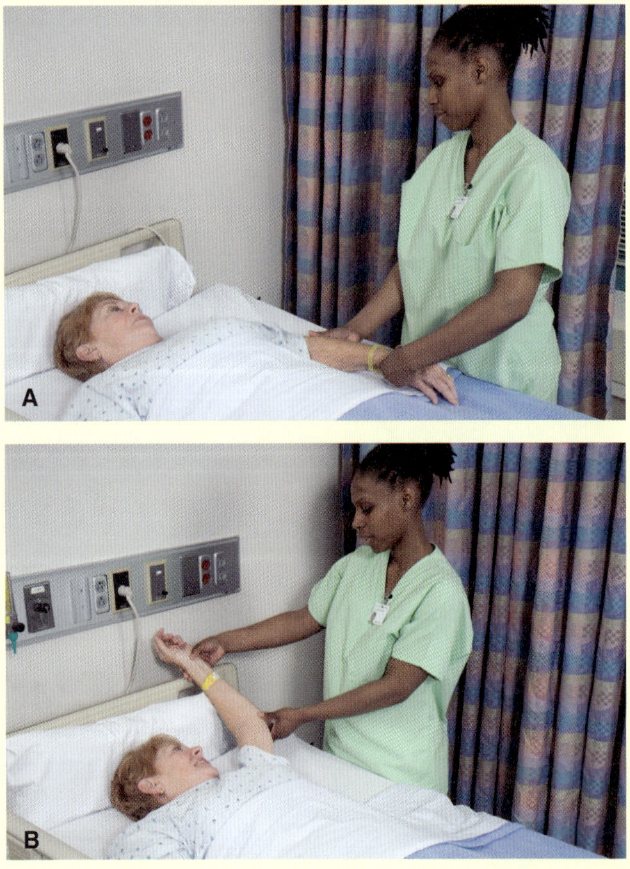

그림 5 A: 대상자의 팔을 옆에 위치시킨다. B: 팔을 머리 위로 올린다.

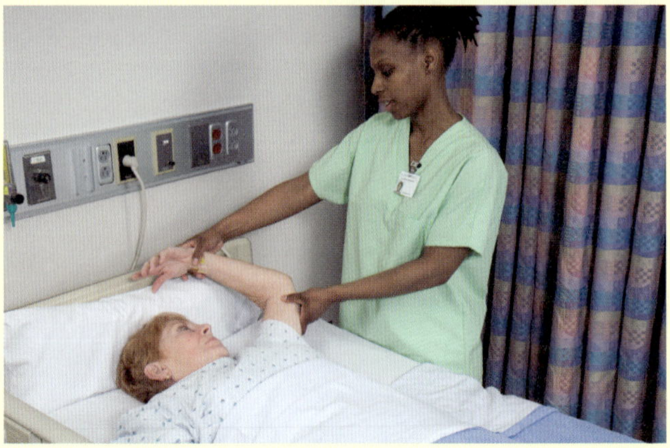

그림 6 팔을 머리 위로 들어올리면서 측면으로 움직인다.

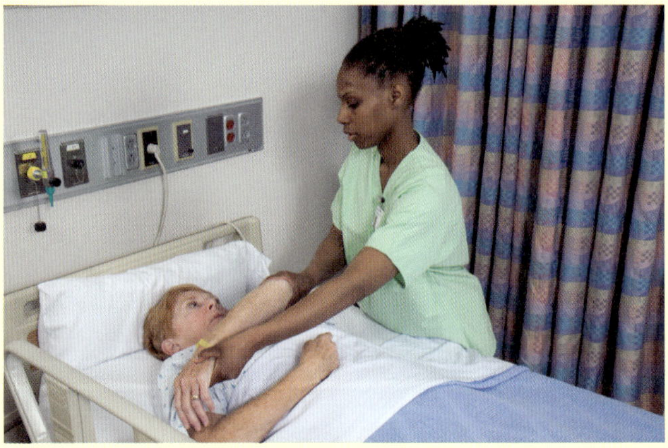

그림 7 팔을 가슴 위로 올린다.

8. 목
   - a. 턱을 가슴 쪽으로 이동하기[그림 1]
   - b. 머리를 뒤에서 앞으로 숙이기[그림 2]
   - c. 각 어깨 쪽으로 머리를 굽히기[그림 3]
   - d. 원을 그리며 머리를 회전하기[그림 4]
   - e. 일어선 자세에서 머리를 돌리기
   - f. 머리를 원상복귀하기

9. 어깨
   - a. 옆에서 머리 위로 대상자의 팔 올리기[그림 5]
   - b. 팔을 머리 위로 올려 어깨를 회전시키고 내전시키기[그림 6]
   - c. 가능한 한 몸체와 멀리하여 외전시키기[그림 7]
   - d. 팔꿈치를 굴곡시켜 어깨를 내회전 · 외회전시키기를 반복하며 손의 앞과 뒤가 모두 침대에 닿도록 하기[그림 8]
   - e. 원을 그려 어깨를 순환하기

절차 8-3 관절가동범위운동 수행(계속)

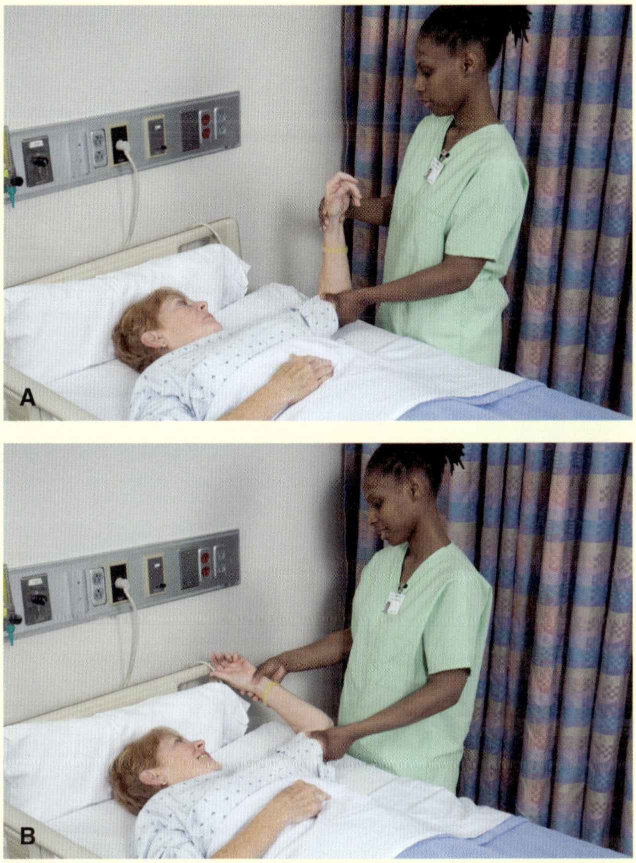

그림 8 A: 어깨와 평행하게 위치시킨다. 팔꿈치를 직각으로 굽힌다. B: 아래팔과 손을 어깨 쪽으로 위로 움직인다.

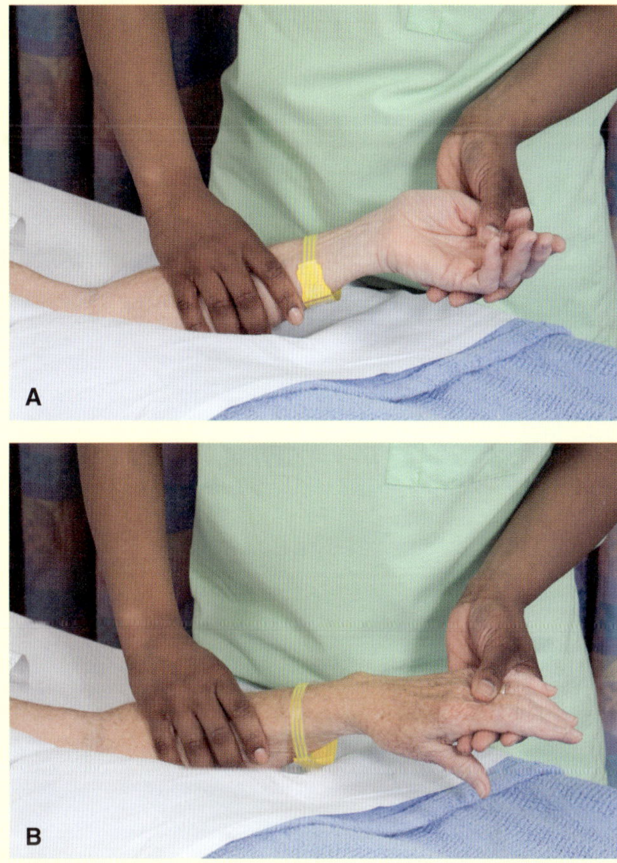

그림 9 A: 대상자의 아래팔과 손을 회전시켜 손바닥이 위를 향하게 한다. B: 대상자의 아래팔과 손을 회전시켜 손바닥이 아래를 향하게 한다.

10. 팔꿈치

a. 팔꿈치를 구부려 상완을 어깨 쪽으로 향해 움직이게 하기
b. 가능한 한 멀리 팔꿈치를 과신전하기

11. 손목과 손

a. 아래팔과 손을 회전하여 손바닥이 위로 가게 하기[그림 9A]
b. 아래팔과 손을 회전하여 손바닥이 아래로 가게 하기[그림 9B]
c. 손을 팔 안쪽으로 움직이기[그림 10A]
d. 손을 원상복귀하기[그림 10B]
e. 손등을 팔 쪽으로 굽히기
f. 손목을 엄지손가락 쪽으로 외전하기
g. 손목을 새끼손가락 쪽으로 내전하기
h. 주먹 쥐고 다시 펴기[그림 11]
i. 손가락을 펴고 모으기[그림 12]
j. 엄지손가락을 새끼손가락 쪽으로 이동하기[그림 13]

12. 고관절과 무릎

a. 다리를 들고 가슴 쪽으로 무릎을 구부리고 다시 원상복귀하기[그림 14]
b. 몸의 측면 방향으로 다리를 내전과 외전하고 다시 원상복귀한 후, 중심축에서 더 움직여보도록 하기[그림 15]
c. 다리를 안쪽으로 돌려서 고관절을 내회전, 다리를 바깥쪽으로 돌려 고관절을 외회전하기[그림 16]
d. 사지의 관절을 지지하기 위한 간호 수행하기

13. 발목과 다리

a. 앞쪽으로 발가락을 이동하여 족배굴곡하기[그림 17]
b. 아래쪽으로 발가락을 이동하여 족저굴곡하기[그림 18]
c. 발가락을 구부렸다 폈다 하기[그림 19]
d. 발가락을 벌렸다 모았다 하기[그림 20]
e. 발바닥은 몸 안쪽으로 돌려 내번시키기[그림 21]
f. 발바닥을 몸 바깥쪽으로 돌려 외번시키기[그림 22]

절차 8-3 관절가동범위운동 수행(계속)

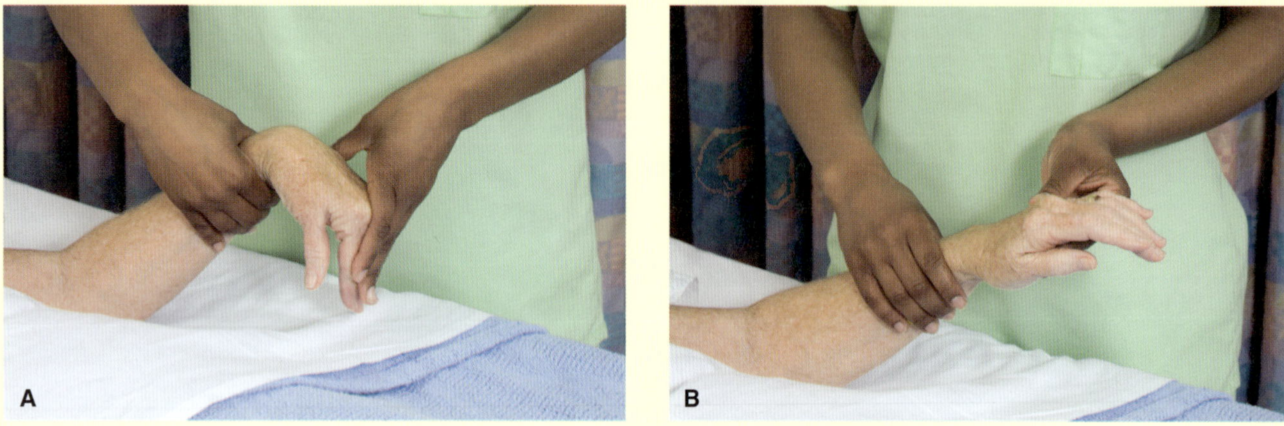

그림 10 A: 손바닥이 팔 쪽으로 향하게 굽힌다. B: 손을 원상복귀한다.

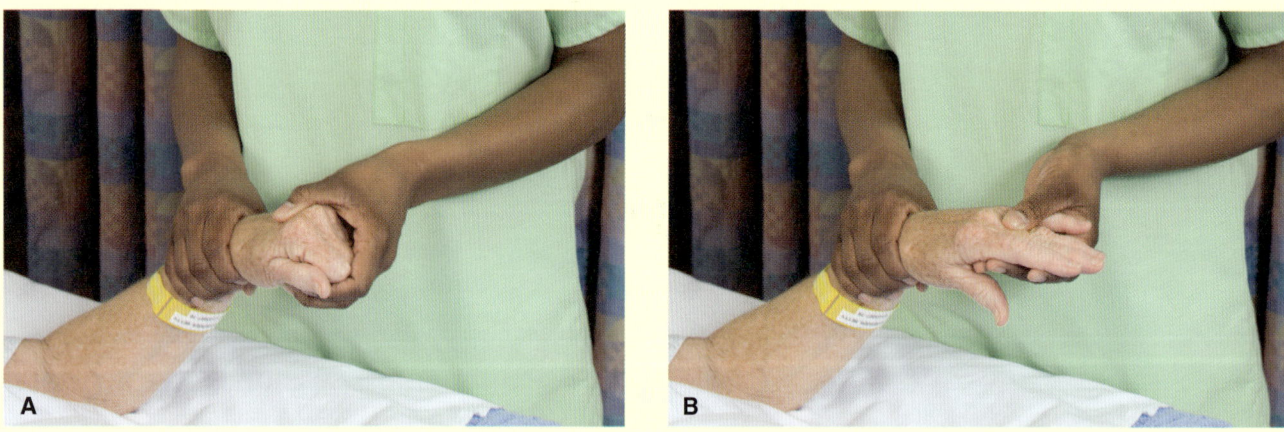

그림 11 A: 주먹을 쥔다. B: 손가락을 편다.

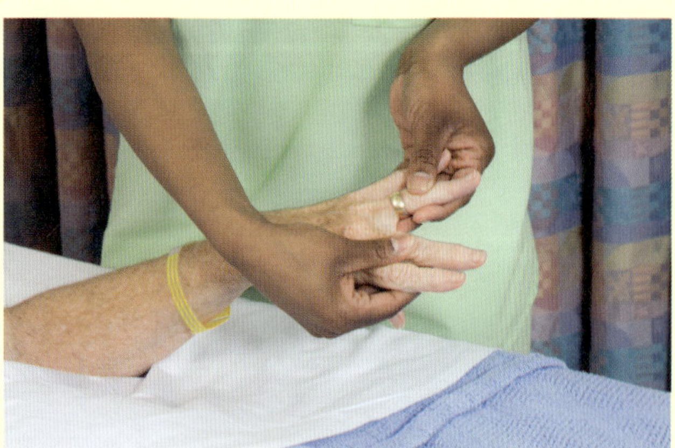

그림 12 손가락 사이사이를 편다.

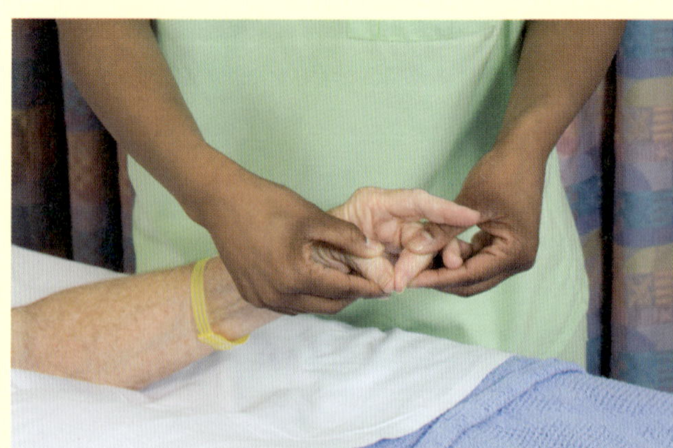

그림 13 엄지손가락을 새끼손가락 쪽으로 이동한다.

절차 8-3 관절가동범위운동 수행(계속)

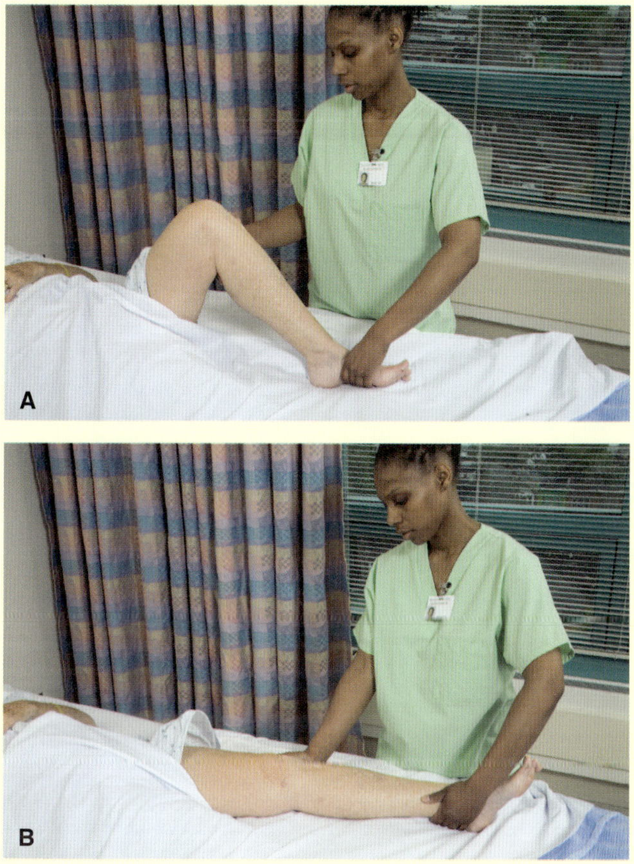

그림 14 A: 다리를 들어올리고 무릎을 굽힌다. B: 다리를 편다.

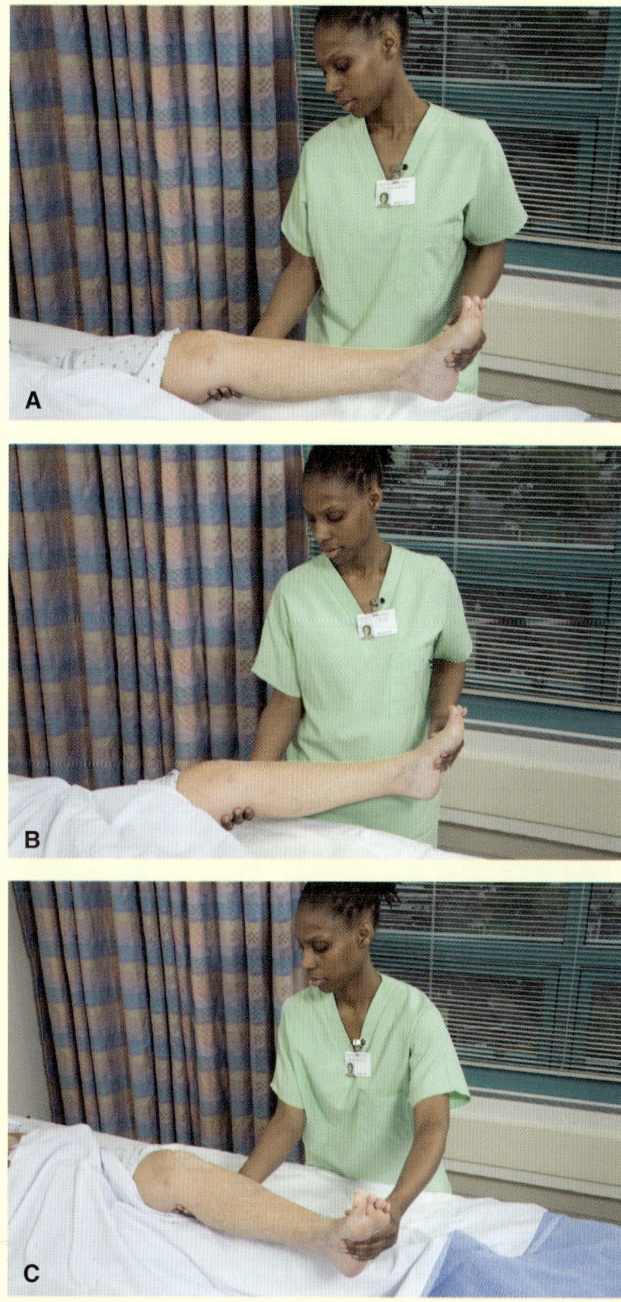

그림 15 A: 다리를 펴고 들어올린다. B: 다리를 측면으로 움직인다. C: 중심축에서 더 움직여보도록 한다.

14. 침대의 다른 쪽으로 이동하여 운동을 반복한다.

15. 관절가동범위운동이 끝나면, 대상자 체위를 편안하게 유지시킨다.

16. 관절가동범위운동을 기록한다.

기록

2017/8/14 10:00 – 오전에 관절가동범위운동을 대상자와 함께 수행함. 오른쪽 팔꿈치에 경직이 관찰되었으며 대상자는 이를 과거 부상으로 알고 있지만, 최근 들어 전반적으로 이동성이 제한되고 있으며 더 고통을 받고 있음. 물리치료의 필요성이 있음.

– RN 김미영

절차 8-3 관절가동범위운동 수행(계속)

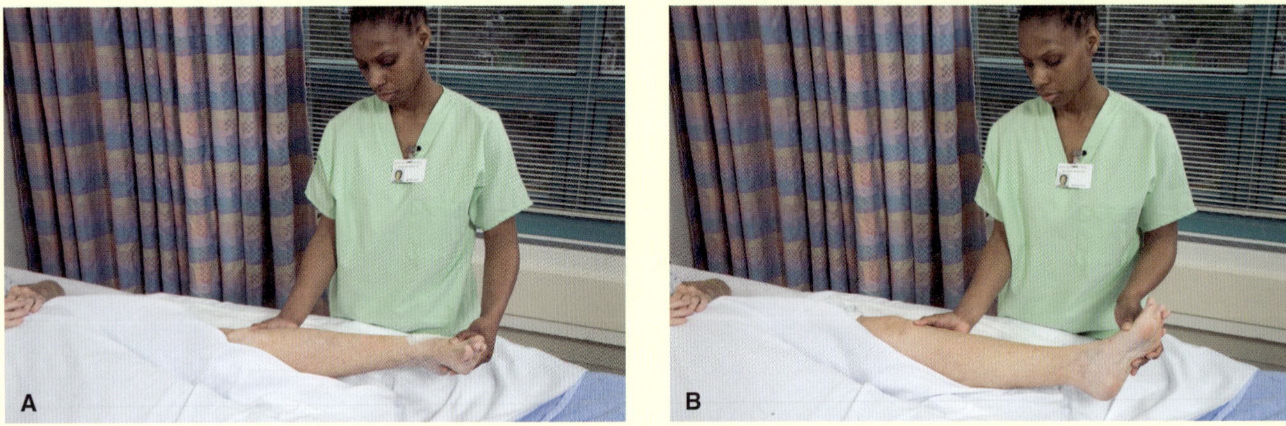

그림 16 A: 다리를 내회전한다. B: 다리를 외회전한다.

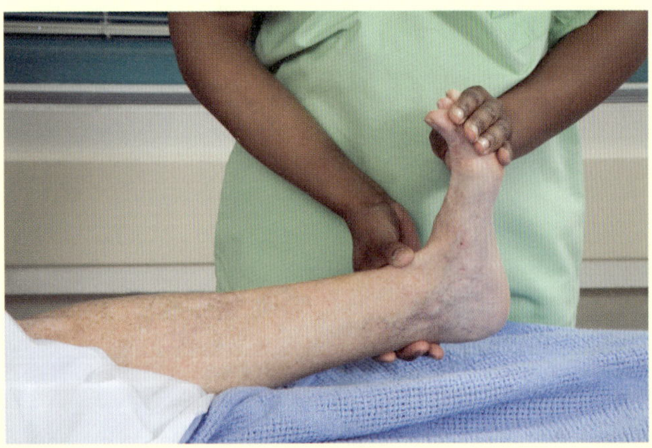

그림 17 발을 족배굴곡한다.

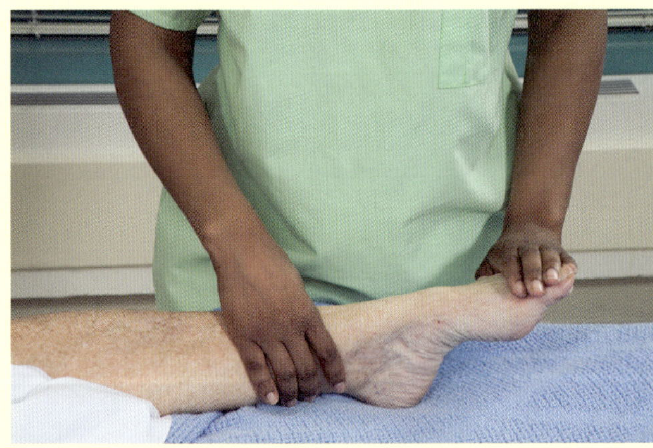

그림 18 발을 족저굴곡한다.

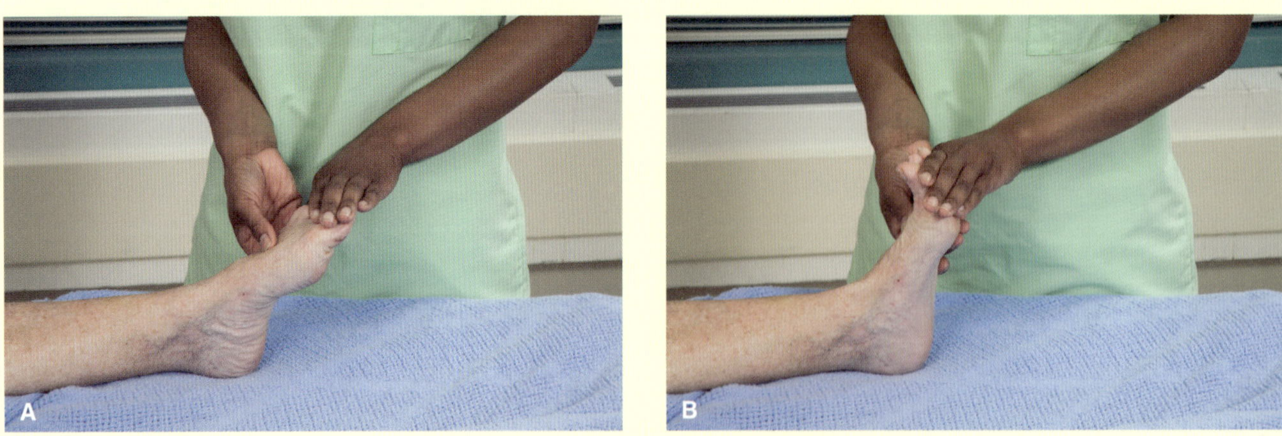

그림 19 A: 발가락을 아래로 굽힌다. B: 발가락을 편다.

절차 8-3 관절가동범위운동 수행(계속)

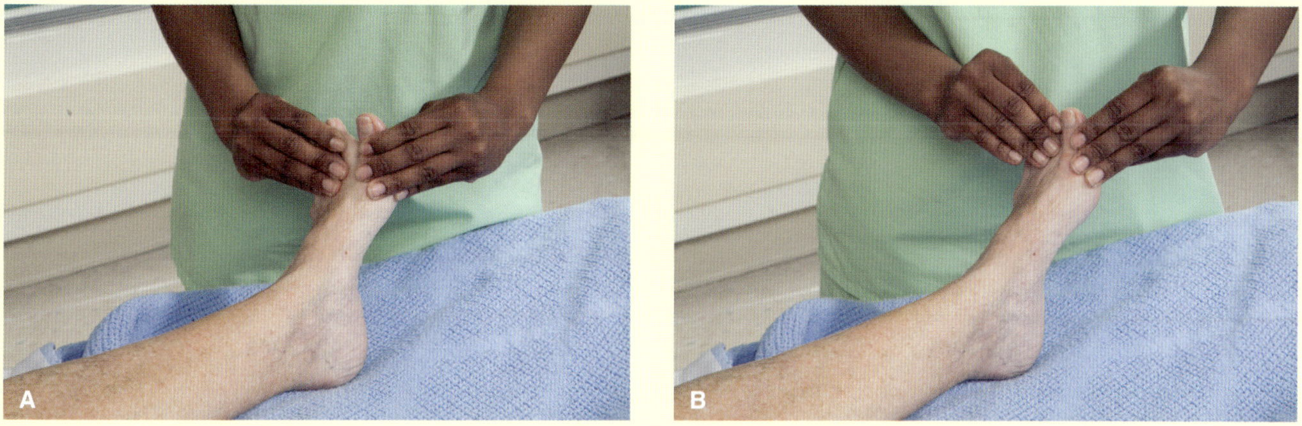

그림 20 A: 발가락 사이사이를 편다. B: 발가락을 모은다.

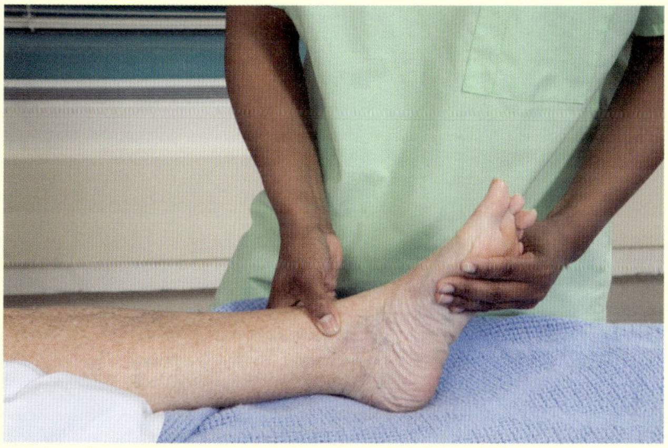

그림 21 발꿈치를 중심축을 향하게 움직인다.

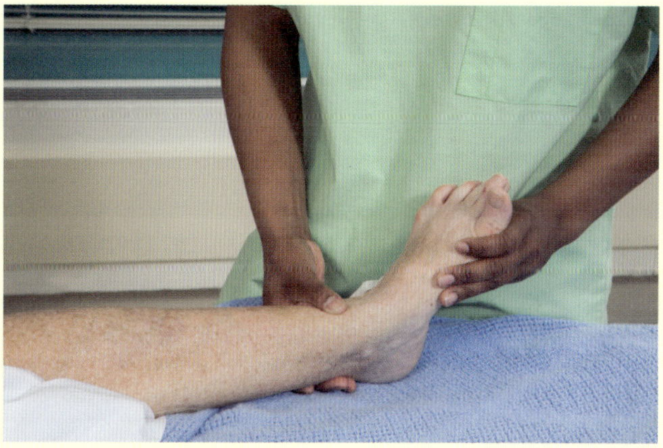

그림 22 발꿈치를 중심축 바깥을 향하게 움직인다.

가정간호 시 고려사항

- 관절가동범위운동 수행방법에 대해 돌봄제공자에게 시범을 보이고, 돌봄제공자가 수행하는 것을 확인하여 평가한다.

협력과 위임

- 체위변경은 간호보조인력에게 위임하기도 한다. 체위변경은 간호보조인력에게 위임할 경우 필요한 도움의 정도와 움직임 제한에 대해 명확히 설명해준다.
- 위생간호를 제공하는 동안 관절가동범위운동 수행은 간호보조인력이 수행한다. 대상자의 제한점과 스트레스에 대해 정보를 주고, 대상자가 통증을 호소한다면 멈추도록 한다.
- 구축이나 경련이 있다면, 대상자의 개별적인 관절가동범위운동 계획을 세우기 위해 물리치료사와 협력한다.

절차 8-3 관절가동범위운동 수행(계속)

자가학습 체크리스트

수행항목	충분	부족	안 함
1. 손을 씻는다.			
2. 대상자의 이름을 물어 대상자를 확인하고 입원팔찌와 대조하여 대상자를 확인한다.			
3. 문을 닫거나 커튼을 치고 대상자에게 절차를 설명한다.			
4. 침대머리를 낮춰 대상자를 편평하게 한다. 작업하기 편한 높이로 침대를 높인다.			
5. 침대의 한쪽에 서서 관절을 운동시킨다. 운동시킬 팔과 다리만 노출시킨다.			
6. 관절의 근위부와 원위부를 지지하고 천천히 부드럽게 운동을 수행한다.			
7. 5회 정도 반복한다.			
8. 목 a. 턱을 가슴 쪽으로 이동하기 b. 머리를 뒤에서 앞으로 숙이기 c. 각 어깨 쪽으로 머리를 굽히기 d. 원을 그리며 머리를 회전하기 e. 일어선 자세에서 머리를 돌리기 f. 머리를 원상복귀하기			
9. 어깨 a. 옆에서 머리 위로 대상자의 팔 올리기 b. 머리 위로 팔을 올려 어깨를 회전시키고 내전시키기 c. 가능한 한 몸체와 멀리하여 외전시키기 d. 팔꿈치를 굴곡시켜 어깨를 내회전 · 외회전시키기를 반복하며 손의 앞과 뒤가 모두 침대에 닿도록 하기 e. 원을 그려 어깨를 순환하기			
10. 팔꿈치 a. 팔꿈치를 구부려 상완을 어깨 쪽으로 향해 움직이게 하기 b. 가능한 한 멀리 팔꿈치를 과신전하기			
11. 손목과 손 a. 아래팔과 손을 회전하여 손바닥이 위로 가게 하기 b. 아래팔과 손을 회전하여 손바닥이 아래로 가게 하기 c. 손을 팔 안쪽으로 움직이기 d. 손을 원상복귀하기 e. 손등을 팔 쪽으로 굽히기 f. 손목을 엄지손가락 쪽으로 외전하기 g. 손목을 새끼손가락 쪽으로 내전하기 h. 주먹 쥐고 다시 펴기 i. 손가락을 펴고 모으기 j. 엄지손가락을 새끼손가락 쪽으로 이동하기			
12. 고관절과 무릎 a. 다리를 들고 가슴 쪽으로 무릎을 구부리고 다시 원상복귀하기 b. 몸의 측면 방향으로 다리를 내전 · 외전하고 다시 원상복귀한 후, 중심축에서 더 움직여보도록 하기 c. 다리를 안쪽으로 돌려서 고관절을 내회전, 다리를 바깥쪽으로 돌려 고관절을 외회전하기 d. 사지의 관절을 지지하기 위한 간호를 수행하기			

절차 8-3 관절가동범위운동 수행(계속)

수행항목	충분	부족	안 함
13. 발목과 다리: a. 앞쪽으로 발가락을 이동하여 족배굴곡하기 b. 아래쪽으로 발가락을 이동하여 족저굴곡하기 c. 발가락을 구부렸다 폈다 하기 d. 발가락을 벌렸다 모았다 하기 e. 발바닥은 몸 안쪽으로 돌려 내번시키기 f. 발바닥을 몸 바깥쪽으로 돌려 외번시키기			
14. 침대의 다른 쪽으로 이동하여 운동을 반복한다.			
15. 관절가동범위운동이 끝나면, 대상자 체위를 편안하게 유지시킨다.			
16. 관절가동범위운동을 기록한다.			

절차 8-4 보행 지지

실습목적

1. 낙상이나 외상을 예방하고 안전한 보행을 촉진한다.
2. 관절 운동성과 근육강도를 증가시킨다.
3. 부동으로 인한 합병증을 예방한다.
4. 자존감과 독립심을 증진시킨다.

필요물품

필요시 보행 보조기구(목발, 지팡이, 보행기)
이동벨트(선택), 옷, 의복
미끄러지지 않는 잘 맞는 신발이나 슬리퍼

사정

- 보행에 장애가 되는(관절염, 골절, 마비) 대상자의 상태를 확인하고 건강관리팀원의 보행에 대한 처방과 운동 보조기구(보행기, 지팡이, 목발)를 확인한다.
- 안위 정도를 사정한다. 처방된 진통제를 투약한다. 진통제 효과가 최대일 때 보행을 계획한다.
- 관절가동범위와 근육강도를 사정한다. 다른 보조기구가 필요한지 결정한다.
- 기초 활력징후를 측정한다. 대상자가 침상안정을 오래하였거나 기립성 저혈압의 위험이 있는 대상자의 체위성 활력징후도 측정한다.

절차

1. **손을 씻는다.**
   이론적 근거: 미생물의 전파를 감소시킨다.

2. **두 가지 확인지표를 사용하여 대상자를 확인한다.**
   이론적 근거: 대상자에게 올바르고 적절한 사정이나 치료를 받도록 제공하며, 오류를 감소시킨다.

3. **문을 닫거나 커튼을 치고 대상자에게 보행의 절차와 목적을 설명한다. 얼마나 멀리 어디를 걸을지를 함께 결정한다.**
   이론적 근거: 대상자의 사생활을 보호하고, 대상자가 지침에 따르도록 불안을 감소시킨다.

4. **침대를 낮게 낮춘다.**
   이론적 근거: 대상자가 침대에서 안전하게 내려오도록 하기 위함이다.

5. **침대 한쪽으로 앉도록 보조한다. 현기증이 있는지 사정한다. 만약 불편감이 있다면 활력징후를 측정한다. 대상자에게 안정감이 느껴질 때까지 이 자세를 유지하도록 한다.**
   이론적 근거: 기립성 저혈압을 최소한으로 하고, 낙상이나 외상을 예방한다.

6. **대상자가 신발을 신고 옷을 입도록 수 있게 돕는다.**
   이론적 근거: 옷을 편안하게 입으면 보행 동안 존엄과 안전이 유지된다.

간호사가 1명일 경우

7. **대상자의 허리에 이동벨트를 착용시킨다(이전 사정과 동일하다) [그림 1].**
   이론적 근거: 이동벨트는 간호사가 잡을 수 있도록 하여 대상자의 외상을 예방한다.

8. **선 자세에서 지지하고, 대상자의 균형을 사정한다. 대상자가 너무 약하거나 지속할 수 없다면 침대로 돌아가거나 의자로 옮긴다. 지지하기 위해 간호사의 어깨나 허리를 잡도록 하고, 간호사의 목을 잡지 않도록 한다.**

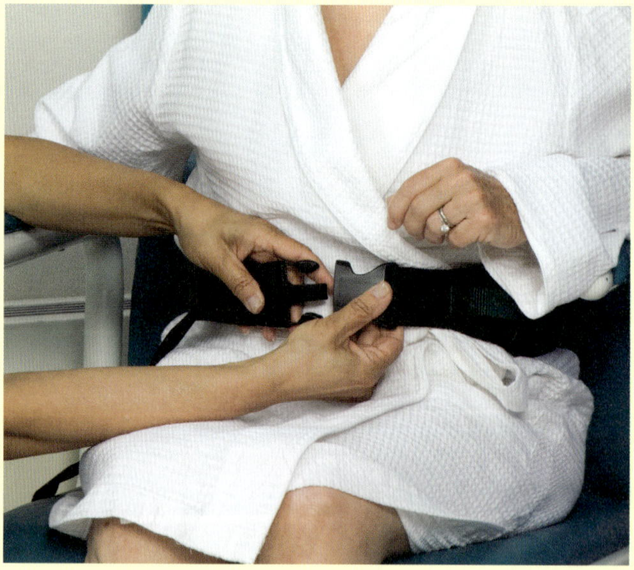

그림 1 이동벨트를 편안하게 허리에 고정시킨다

   이론적 근거: 대상자와 간호사 모두를 안전하게 보호한다.

9. **지팡이를 잡을 경우, 대상자의 자세를 사정한다[그림 2]. 지팡이는 대퇴골의 전자와 같은 높이여야, 하며 팔꿈치에서 약 15°의 각도로 굴곡해야 한다.**
   이론적 근거: 지팡이가 너무 짧은 경우, 대상자는 어깨를 구부정하게 하여 기대게 된다. 지팡이가 너무 긴 경우, 대상자는 자신의 무게를 지탱하기 힘들 수 있다.

10. **간호사는 대상자 뒤에 서서 대상자의 허리 또는 이동벨트를 잡고 지지해준다.**
    이론적 근거: 대상자는 혼자 일어설 수 있고, 간호사에게 기대어 자세를 기울이지 않아도 된다.

절차 8-4 보행 지지(계속)

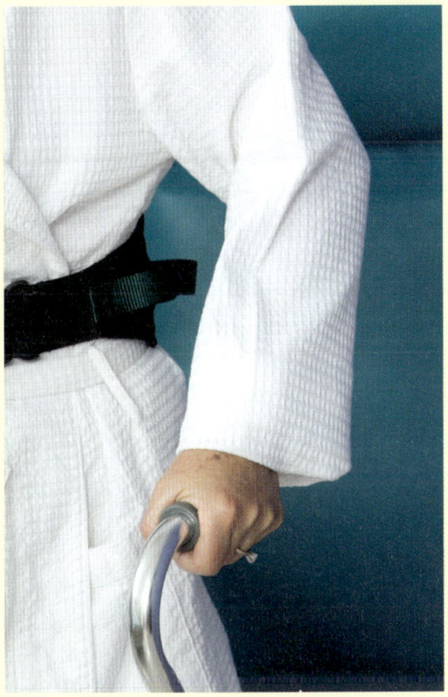

그림 2 지팡이의 적절한 위치를 고려한다.

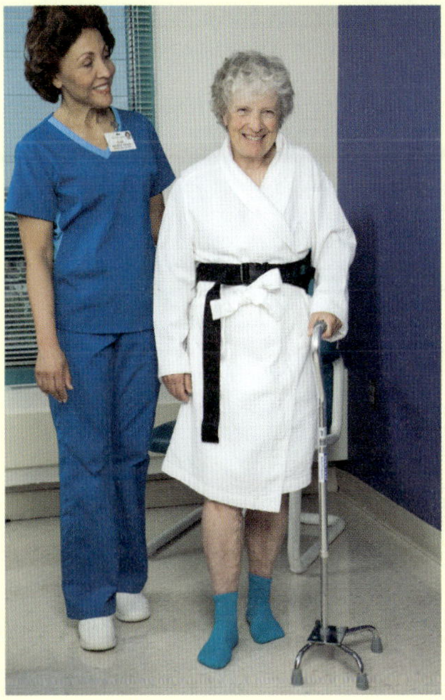

그림 3 대상자의 뒤 또는 옆에서 걷는다.

11. 대상자와 함께 몇 발자국 걷는다[그림 3]. 근육강도와 균형을 사정한다. 좋은 자세를 하도록 격려하고, 똑바로 앞을 보도록 하고, 아래를 보지 않도록 한다.
    이론적 근거: 주의 깊게 천천히 시작하여 균형을 유지한다.

12. 계획된 거리와 시간만큼 운동한다. 만약 대상자가 기운이 없거나 현기증이 난다면, 다시 침대로 돌아가거나 의자로 옮긴다.

13. 만약 대상자가 넘어지려고 한다면, 간호사는 한 발을 앞으로 하여 다리를 벌린다. 대상자의 체중을 뒤에 있는 간호사에게 기대게 하여 지지한다. 바닥에 천천히 눕히고, 머리를 보호한다.
    이론적 근거: 간호사는 발을 넓게 벌림으로써 기저면을 넓히고 큰 근육을 사용하여 대상자의 체중을 지지한다. 간호사의 허리근육 긴장을 예방한다.

간호사가 2명일 경우

7. 대상자의 앉은 자세를 지지한다.

8. 간호사 2명이 각각 한쪽에 서서 대상자를 보조한다.

9. 한 명의 간호사는 이동벨트를 잡아 대상자를 지지한다. 다른 간호사는 이동시키고 보조기구를 관리한다.
   이론적 근거: 지지는 보행 동안 제공되고, 보조기구는 낙상을 예방하기 위해 관리한다.

10. 천천히 한 발자국씩 대상자와 함께 걷는다. 근육강도와 균형을 사정한다. 바닥을 보지 말고 똑바로 앞을 보고 걷도록 한다.
    이론적 근거: 대상자의 안정성을 촉진한다.

보행기 사용

7. 선 자세에서 대상자를 지지한다. 대상자의 한 손을 의자나 침대에 두도록 하고 일어선 자세를 취하도록 한다.

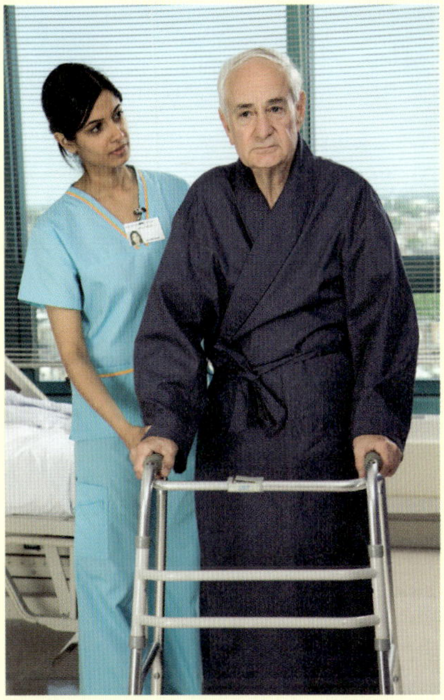

그림 4 보행기를 사용하는 대상자를 보조할 때 뒤쪽 측면에 선다.

절차 8-4 보행 지지(계속)

이론적 근거: 지지하기 위해 침대나 의자를 사용하는 것은 안전을 촉진하고 균형과 안정성을 유지하도록 해준다.

8. **대상자가 보행기의 손잡이를 잡도록 한다. 보행기의 네 발 모두 바닥에 두고, 대상자는 15~20cm 정도 앞으로 이동한다. 대상자는 보행기를 향해 움직인다.**
   이론적 근거: 보행기의 손잡이를 잡는 것이 안전성을 증진시킨다.

9. **간호사는 뒤쪽 측면에서 대상자 가까이에 서서 보조한다[그림 4]. 대상자의 걷기가 안정적이지 않거나 낙상위험이 있으면 이동벨트를 사용한다.**
   이론적 근거: 대상자가 넘어지려 할 때, 간호사가 지지하여 상해를 막을 수 있다.

10. **제대로 걸을 때까지 위 단계를 반복한다.**

기록

2016/8/15 15:30 - 보행기를 사용하여 복도를 걸음. 심장박동의 이상 증가나 호흡이상은 없었음.
- RN 김미영

가정간호 시 고려사항

- 안전성을 제공하고 낙상을 예방하기 위해 작은 가구와 카펫을 치워 안전하게 이동하도록 한다.
- 대상자가 항상 미끄럽지 않은 신발을 신도록 한다.
- 욕실은 낙상과 외상이 잘 일어나는 곳이므로 바닥에 미끄럼 방지가 되는 큰 카펫을 깔아 젖은 바닥에서 미끄러지거나 넘어지는 것을 예방한다.

협력과 위임

- 물리치료사는 고위험 대상자(정형외과 수술 대상자, 절단 대상자, 뇌혈관질환 대상자 등)의 보행을 교육하고 감독한다. 간호사는 함께 협력하여 개별적인 보행계획을 세울 수 있다.

자가학습 체크리스트

수행항목	충분	부족	안 함
간호사가 1명인 경우			
1. 손을 씻는다.			
2. 대상자의 이름을 물어 대상자를 확인하고, 입원팔찌와 대조하여 대상자를 확인한다.			
3. 대상자에게 보행의 목적과 절차를 설명하고, 대상자의 기동제한을 확인한다. 얼마나 멀리 갈지 어디를 걸을지를 함께 결정한다.			
4. 침대를 낮게 낮춘다.			
5. 침대 한쪽으로 앉도록 보조한다. 현기증이 있는지 사정한다. 대상자에게 안정감이 느껴질 때까지 이 자세를 유지하도록 한다.			
6. 대상자가 신발을 신고 옷을 입을 수 있도록 돕는다.			
7. 대상자의 허리에 이동벨트를 착용시킨다.			
8. 선 자세에서 지지하고, 대상자의 균형을 사정한다.			
9. 지팡이를 잡을 경우, 대상자의 자세를 사정한다.			
10. 간호사는 대상자 뒤에 서서 대상자의 허리 또는 이동벨트를 잡고 지지해준다.			

절차 8-4 보행 지지(계속)

수행항목	충분	부족	안 함
11. 대상자와 함께 몇 발자국 걷는다. 이때 근육강도와 균형을 사정한다.			
12. 계획된 거리와 시간만큼 운동한다.			
13. 만약 대상자가 넘어지려고 한다면, 간호사는 한 발을 앞으로 하여 다리를 벌린다. 대상자의 체중을 뒤에 있는 간호사에게 기대게 하여 지지한다. 바닥에 천천히 눕히고, 머리를 보호한다.			
14. 수행한 것을 기록한다.			
간호사가 2명인 경우			
1. 손을 씻는다.			
2. 대상자의 이름을 물어 대상자를 확인하고 입원팔찌와 대조하여 대상자를 확인한다.			
3. 대상자에게 보행의 목적과 절차를 설명하고, 대상자의 기동제한을 확인한다. 얼마나 멀리 갈지 어디를 걸을지를 함께 결정한다.			
4. 침대를 낮게 낮춘다.			
5. 침대 한쪽으로 앉도록 보조한다. 현기증이 있는지 사정한다. 대상자에게 안정감이 느껴질 때까지 이 자세를 유지하도록 한다.			
6. 대상자가 신발을 신고 옷을 입을 수 있도록 돕는다.			
7. 대상자의 앉은 자세를 지지한다.			
8. 간호사 2명이 각각 한쪽에 서서 대상자를 보조한다.			
9. 한 명의 간호사는 이동벨트를 잡아 대상자를 지지한다. 다른 간호사는 이동시키고 보조기구를 관리한다.			
10. 천천히 한 발자국씩 대상자와 함께 걷는다. 이때 근육강도와 균형을 사정한다.			
11. 수행한 것을 기록한다.			
보행기 사용			
1. 손을 씻는다.			
2. 대상자의 이름을 물어 대상자를 확인하고, 입원팔찌와 대조하여 대상자를 확인한다.			
3. 대상자에게 보행의 목적과 절차를 설명하고, 대상자의 기동제한을 확인한다. 얼마나 멀리 갈지 어디를 걸을지를 함께 결정한다.			
4. 침대를 낮게 낮춘다.			
5. 침대 한쪽으로 앉도록 보조한다. 현기증이 있는지 사정한다. 대상자에게 안정감이 느껴질 때까지 이 자세를 유지하도록 한다.			
6. 대상자가 신발을 신고 옷을 입을 수 있게 돕는다.			
7. 선 자세에서 대상자를 지지한다. 대상자의 한 손을 의자나 침대에 두도록 하고 일어선 자세를 취하도록 한다.			
8. 대상자가 보행기의 손잡이를 잡도록 한다. 보행기의 네 발 모두 바닥에 두고, 대상자는 15~20cm 정도 앞으로 이동한다. 대상자는 보행기를 향해 움직인다.			
9. 간호사는 뒤쪽 측면에서 대상자 가까이에서 서서 보조한다.			
10. 제대로 걸을 때까지 위 단계를 반복한다.			
11. 수행한 것을 기록한다.			

절차 8-5 이동침대로 대상자 이동

실습목적

1. 간호사와 대상자의 외상 없이 대상자를 이동시킨다.

필요물품

이동침대
이동받침대

사정

- 이동능력에 영향을 미치는 과거력과 금기를 조사한다(골절, 마비, 척추외상, 일반적인 근육약화, 운동에 제한을 가하는 심장과 폐 질환).
- 대상자의 관절가동범위와 근육강도를 사정한다.
- 대상자의 인지능력과 지시에 따르는 능력, 이해력을 사정한다.
- 안전 수준을 사정한다. 처방된 진통제를 투약한다.
- 대상자의 체중과 간호사의 근육강도를 사정한다. 도움이 더 필요한지 결정한다.

절차

1. **손을 씻는다.**
   이론적 근거: 미생물의 전파를 감소시킨다.
2. **두 가지 확인지표를 사용하여 대상자를 확인한다.**
   이론적 근거: 대상자에게 올바르고 적절한 사정이나 치료를 받도록 제공하며, 오류를 감소시킨다.
3. **문을 닫거나 커튼을 치고 대상자에게 절차를 설명한다.**
   이론적 근거: 대상자의 프라이버시 존중, 이행 증진, 불안 감소, 학습향상을 보장하기 위함이다.
4. **침대 옆에 이동침대를 위치시키고, 침대를 이동침대와 같은 높이로 맞춘 후 침대난간을 내리고 바퀴를 잠근다.**
5. **이동침대를 침상 옆에 위치시키고 이동침대 쪽에 2명의 간호사를 두고 한 명의 간호사는 침대 옆에 선다.**[그림 1].
   이론적 근거: 팀의 협력은 이동 동안 대상자를 안전하게 한다.
6. **침대 양쪽에서 느슨해진 침상보를 잡는다.**
   이론적 근거: 침상보는 대상자의 이동을 돕는다.
7. **침상 쪽에 서 있는 간호사는 대상자를 간호사 쪽으로 이동하게 한다. 대상자를 이동시키기 위해서 침상보를 당기는 경우도 있다**[그림 2].
   이론적 근거: 이동침대 가까이에 대상자를 위치시킴으로써 이동을 용이하게 한다.
8. **이동침대 쪽에 서 있는 간호사(들)는 침상보 아래 대상자의 엉덩이와 등 밑으로 이동받침대를 밀어 넣는다**[그림 3].
   이론적 근거: 이동받침대는 침대에서 이동침대로 대상자를 이동하는 것을 돕는다.
9. **앙와위로 대상자를 이동받침대 위로 옮긴다**[그림 4]. **대상자의 팔을 가슴 앞으로 교차시킨다.**
   이론적 근거: 이동 동안 팔의 외상을 예방한다.
10. **이동침대 쪽에 서 있는 간호사(들)가 셋을 세면서 침상보를 이동침대 쪽으로 끌어당긴다. 침상 쪽의 간호사는 침상보를 들어 올려 대상자의 무게를 이동침대 쪽으로 이동하게 한다.**
    이론적 근거: 이동을 용이하게 한다.

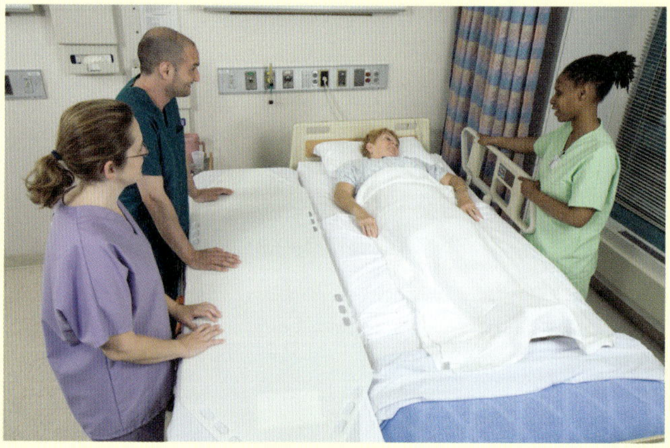

그림 1 이동침대를 침상 옆에 위치시키고 이동침대 쪽에 2명의 간호사를 두고 한 명의 간호사는 침대 옆에 선다.

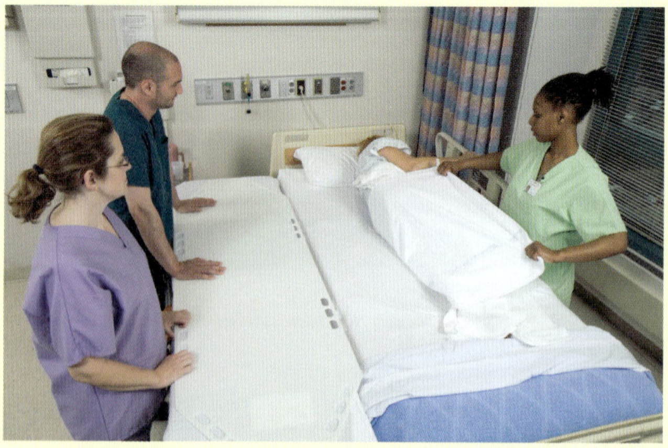

그림 2 침상보를 사용하여 대상자가 측위를 취하게 한다.

절차 8-5 이동침대로 대상자 이동(계속)

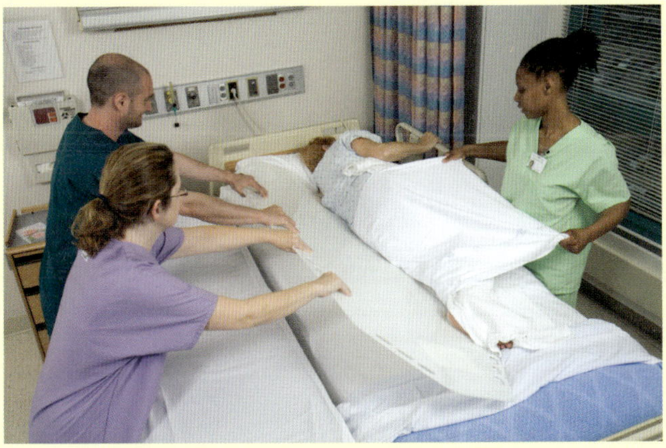

그림 3 침상보 아래 이동받침대를 위치시킨다.

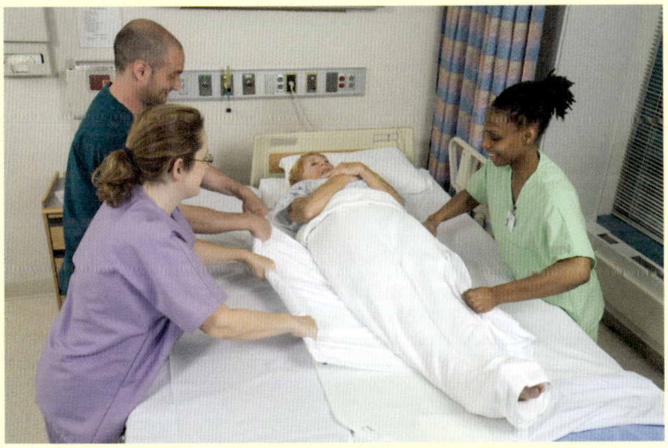

그림 4 이동받침대 위로 대상자를 옮긴다.

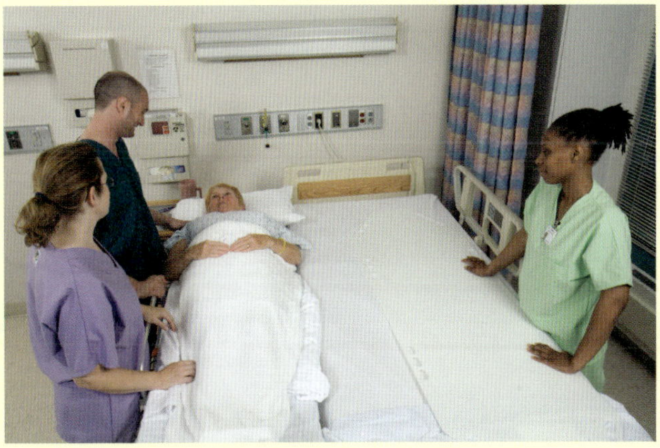

그림 5 이동받침대를 치우고 대상자를 이동침대 위에 고정시킨다.

11. **대상자를 한쪽으로 부드럽게 이동시키고, 대상자 아래에서 이동받침대를 당긴다**[그림 5].

12. **대상자 위에 침상보를 두고, 대상자의 가슴과 손목에 안전벨트를 한다.**
    이론적 근거: 안락감, 편안함, 안정성을 제공한다.

기록

> 2016/3/1 14:20 – 이동침대를 통해 다른 병동으로 대상자를 이동하였음.
> – RN 김미영

생애주기별 고려사항

영아와 아동

- 영아는 한 사람이 이동해도 안전하다.
- 어린이는 2명 혹은 1명이 이동한다.

성인

- 근골격계의 기능 수준에 따라 성인은 최소한의 도움만으로 이동침대로 이동할 수 있다.

협력과 위임

- 응급실과 수술실에는 이송요원이 대상자 이송에 참여한다. 간호사는 활동 수준과 특별한 주의에 대해 미리 이야기해준다(예: 이송 동안 산소가 요구됨).

절차 8-5 이동침대로 대상자 이동(계속)

자가학습 체크리스트

수행항목	충분	부족	안 함
1. 손씻기를 한다.			
2. 대상자의 이름을 물어 대상자를 확인하고, 입원팔찌와 대조하여 대상자를 확인한다.			
3. 문을 닫거나 커튼을 치고 대상자에게 절차를 설명한다.			
4. 침상 옆에 이동침대를 위치시킨다. 침대를 이동침대와 같은 높이로 맞춘다. 침대난간을 내린다. 바퀴를 잠근다.			
5. 1명 혹은 2명의 간호사가 이동침대 없는 쪽 침대 옆에 선다. 두 명의 간호사가 이동침대가 있는 쪽의 침대 옆에 선다.			
6. 침대 양쪽에서 느슨해진 침상보를 잡는다.			
7. 침상 쪽에 서 있는 간호사는 대상자를 간호사 쪽으로 이동하게 한다. 대상자를 이동시키기 위해서 침상보를 당기는 경우도 있다.			
8. 이동침대 쪽에 서 있는 간호사(들)는 침상보 아래 대상자의 엉덩이와 등 밑으로 이동받침대를 밀어 넣는다.			
9. 앙와위로 대상자를 이동받침대 위로 옮긴다. 대상자의 팔을 가슴 앞으로 교차시킨다.			
10. 이동침대 쪽에 서 있는 간호사(들)가 셋을 세면서 침상보를 이동침대 쪽으로 끌어당긴다. 침상 쪽의 간호사는 침상보를 들어 올려 대상자의 무게를 이동침대 쪽으로 이동하게 한다.			
11. 대상자를 한쪽으로 부드럽게 이동시키고, 대상자 아래에서 이동받침대를 당긴다.			
12. 대상자 위에 침상보를 두고, 대상자의 가슴과 손목에 안전벨트를 한다.			
13. 수행한 것을 기록한다.			

절차 8-6 휠체어로 대상자 이동

실습목적
1. 휠체어를 사용하여 기동성 수준을 향상시킨다.
2. 부동의 합병증을 예방한다.
3. 독립심과 자존감을 증가시킨다.

필요물품
휠체어
알맞은 옷
미끄럽지 않은 신발이나 슬리퍼
이동벨트

사정
- 관절가동성, 사지마비, 골절, 절단 등 근골격계 기능을 사정한다.
- 지시에 따를 수 있는지, 이해할 수 있는지, 단기 기억과 운동제한 관련 신체적 제한의 인지 여부에 대한 인지기능을 사정한다.
- 안전 수준을 사정하고 처방된 진통제를 투약한다. 통증이 완화될 때 이동계획을 세운다.
- 기초 활력징후를 사정한다. 기립성 저혈압의 과거력을 사정한다.
- 활동 수준에 대한 의사의 처방을 확인한다.
- 예전에 대상자를 이송했던 간호사에게 어느 정도의 도움이 요구되는지 문의한다.

절차

1. **손을 씻는다.**
   이론적 근거: 미생물의 전파를 감소시킨다.
2. **두 가지 확인지표를 사용하여 대상자를 확인한다.**
   이론적 근거: 대상자에게 올바르고 적절한 사정이나 치료를 받도록 제공하며, 오류를 감소시킨다.
3. **문을 닫거나 커튼을 치고 대상자에게 절차를 설명한다.**
   이론적 근거: 대상자의 사생활을 보호하고, 대상자가 지침에 따르도록 불안을 감소시킨다.
4. **45° 정도 침대 옆으로 휠체어를 둔다. 발 지지대를 올리고 바퀴를 잠근다.**
   이론적 근거: 이동을 용이하고 안전하게 한다.
5. **침대바퀴를 잠근다[그림 1]. 침대를 가장 낮게 하고 대상자가 견딜 수 있을 만한 높이로 침대머리를 올린다.**
   이론적 근거: 좌위로 이동할 때 요구되는 에너지를 줄이기 위함이다.
6. **측위를 취하도록 하여 침대 옆으로 앉힌다. 침대난간을 내리고 침대미리 쪽에 다리를 두고 다른 다리는 약간 떨어뜨려 간호사는 대상자의 고관절 가까이에 선다.**
   이론적 근거: 간호사의 중력 중심은 대상자의 가장 큰 체중 가까이에 위치해서 좌위에서 대상자를 안전하게 하기 위함이다.
7. **대상자의 다리를 침대 옆으로 떨어뜨린다. 동시에 간호사의 발을 대상자의 어깨와 몸통으로 이동한다. 허리를 곧게 세워 꼬이지 않게 한다[그림 2].**
   이론적 근거: 중력이 대상자의 다리 아래로 가도록 하여 간호사가 외상으로부터 자신의 등을 보호하도록 한다.
8. **대상자 앞에 서서, 균형과 현기증을 사정한다. 계속 진행하기 전에 대상자의 다리가 몇 분 정도 흔들리게 둔다[그림 3].**
   이론적 근거: 사정은 기립성 저혈압으로부터의 낙상과 외상을 예방한다.
9. **대상자가 의복을 착용하고 미끄럽지 않은 신발을 신도록 한다.**

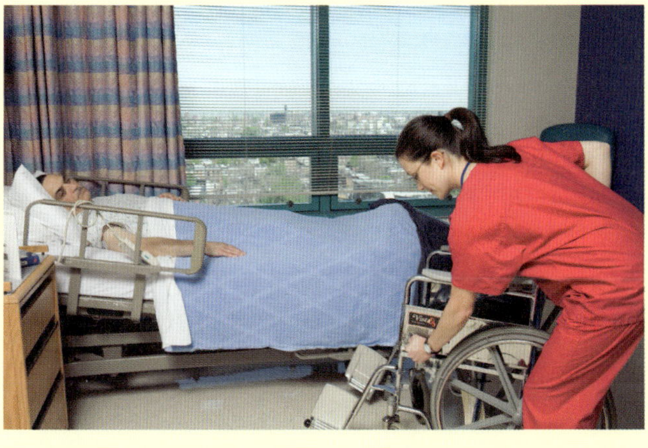

그림 1 휠체어를 침상의 45° 정도로 위치하고 바퀴를 고정한다.

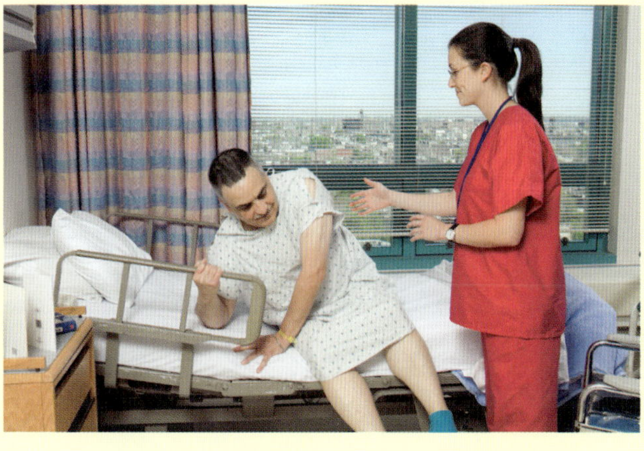

그림 2 가능하다면 대상자가 스스로 앉도록 한다.

절차 8-6 휠체어로 대상자 이동(계속)

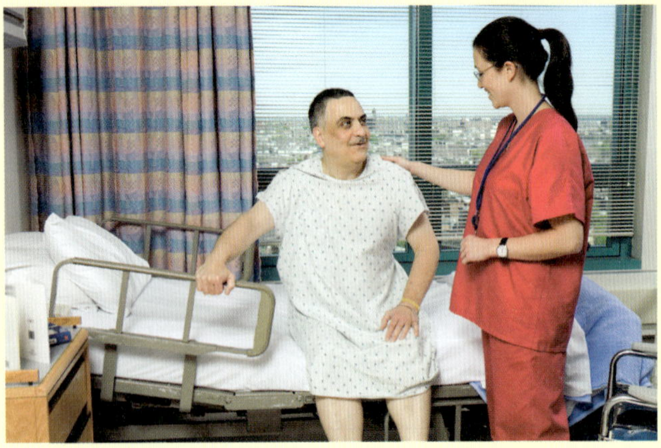

그림 3 몇 분 정도 다리를 늘어뜨리도록 한다.

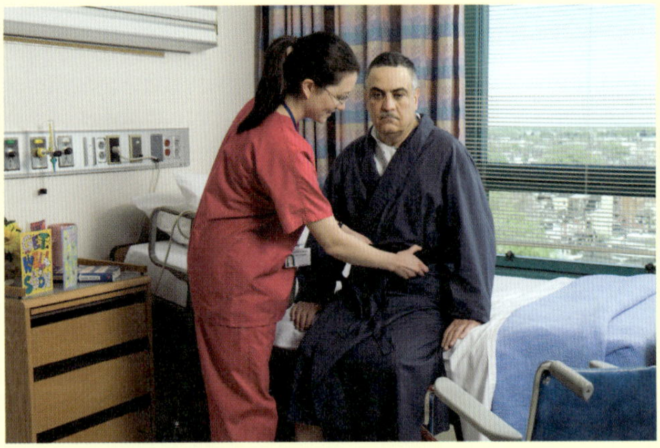

그림 4 이동벨트를 편안하게 허리에 고정시킨다.

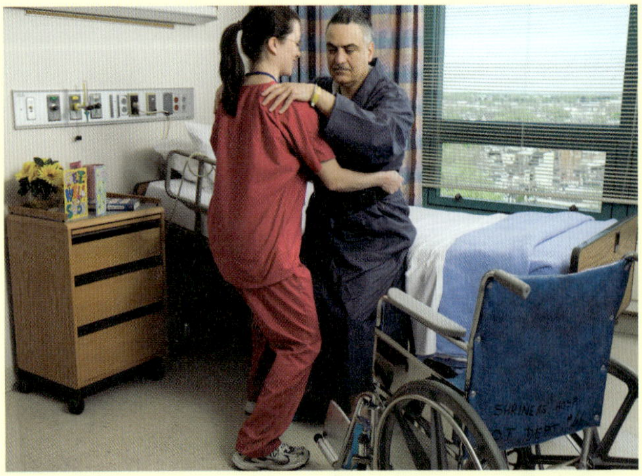

그림 5 대상자의 약한 다리를 잡고, 간호사의 다리를 사용하여 대상자가 설 수 있게 한다.

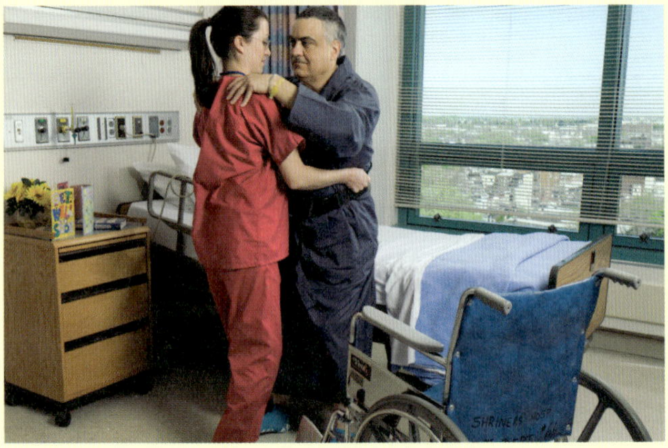

그림 6 간호사의 뒤쪽 다리로 중심을 잡고 대상자의 건강한 다리를 사용하여 회전한다.

이론적 근거: 미끄럽지 않은 신발은 낙상의 위험을 감소시킨다.

10. 이동벨트를 착용하고[그림 4] 이동 시 벨트를 잡고 보조한다.
    이론적 근거: 이동벨트는 이동 시 안전을 보장한다.
11. 간호사는 다리를 벌리고, 무릎과 고관절을 구부린다.
    이론적 근거: 중력 중심을 낮추는 자세이고, 다리의 큰 근육을 사용하여 부드럽고 안전하게 이동하도록 해준다.
12. 다리를 바닥으로 내리고 침대 끝 쪽에 둔부를 댄다.
    이론적 근거: 균형과 지지하기 위함이다.
13. 뒤를 잡고, 힘을 주어 셋을 세면서 대상자가 서도록 한다.
    이론적 근거: 멈춘 자세는 대상자의 체중으로부터 근육긴장을 예방하고 이동에 해당하는 간호사의 힘이 덜 필요하다.
14. 선 자세에서 대상자의 약한 무릎을 지지하기 위해 간호사의 무릎 앞에 세운다[그림 5].
    이론적 근거: 이 자세는 낙상과 추락하는 것으로부터 보호한다.
15. 대상자가 휠체어에 앉을 때까지 다리를 잡는다. 대상자의 무릎에 대항하여 간호사의 무릎을 유지한다[그림 6].
    이론적 근거: 좌위 전에 적절한 자세를 취한다.
16. 지지를 위해 휠체어의 팔걸이를 대상자가 잡도록 한다. 대상자를 휠체어로 옮기는 동안 간호사의 무릎과 고관절을 구부린다[그림 7].
    이론적 근거: 바른 신체역학은 큰 근육을 사용함으로써 체중 지지에 의한 등의 외상을 예방한다.
17. 발을 발 지지대에 올리고 다리를 지지한다.
    이론적 근거: 편안함을 제공하고 발과 다리의 외상을 예방한다.
18. 의자에 앉아 있는 대상자의 신체선열을 사정한다[그림 8].

절차 8-6 휠체어로 대상자 이동(계속)

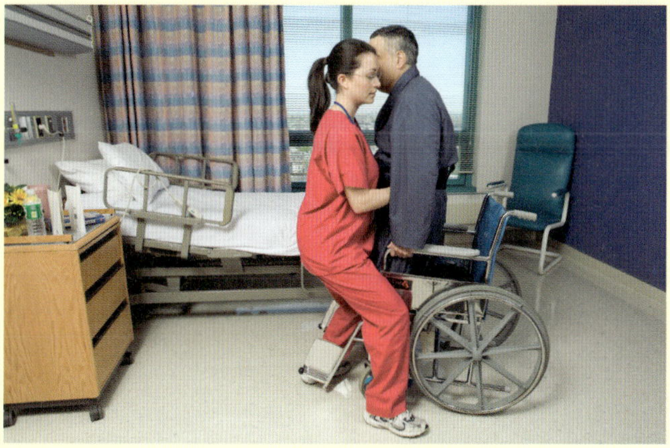

그림 7 대상자가 앉을 수 있게 보조한다.

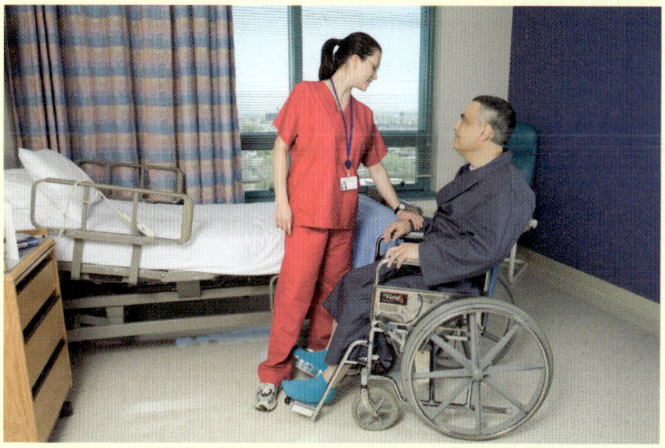

그림 8 앉아 있는 대상자의 선열과 편안함을 사정한다.

이론적 근거: 편안함과 안전함을 제공하기 위함이다.

기록

> 2016/1/16 11:30 - 대상자를 휠체어로 옮김. 신호에 따라 직접 중심을 잡을 수 있었음.
>
> RN 김미영

생애주기별 고려사항

영아와 아동

- 퇴원하기 전, 대상자 또는 가족은 안전한 이동기술을 시범보일 수 있어야 한다. 대상자는 휠체어에서 차로 이동하는 방법을 익혀야 한다. 영구적 장애를 가진 대상자를 위한 전동휠체어는 더 많은 이동성을 제공한다[그림 9].

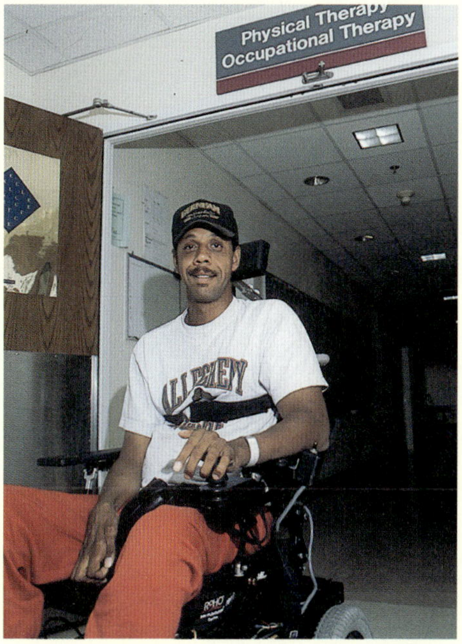

그림 9 대상자가 전동휠체어를 사용하고 있다.

절차 8-6 휠체어로 대상자 이동(계속)

협력과 위임

- 물리치료는 이동성을 급격하게 제한시키는 문제를 겪고 있거나 안전한 이동방법을 알아야 하는 대상자에게 적절한 사정과 교육을 제공할 수 있다.
- 간호보조인력은 대상자를 이동시킬 때 주위에 도움을 요청해야 한다.
- 고위험 대상자의 경우, 이송팀과 협력하여 대상자의 이동을 실시할 수 있다.

자가학습 체크리스트

수행항목	충분	부족	안 함
1. 손을 씻는다.			
2. 필요물품을 준비하여 침상 옆에 둔다.			
3. 대상자의 이름을 물어 대상자를 확인하고, 입원팔찌와 대조하여 대상자를 확인한다.			
4. 문을 닫거나 커튼을 치고 대상자에게 절차를 설명한다.			
5. 휠체어를 45° 정도 침대 옆으로 둔다. 발 지지대를 올리고 바퀴를 잠근다.			
6. 침대바퀴를 잠근다. 침대를 가장 낮게 하고 대상자가 견딜 수 있을 만한 높이로 침대머리를 올린다.			
7. 측위를 취하도록 한다. 침대 옆으로 앉힌다. 침대난간을 내리고 침대머리 쪽에 다리를 두고 다른 다리는 약간 떨어뜨려 간호사는 대상자의 고관절 가까이에 선다.			
8. 대상자의 다리를 침대 옆으로 떨어뜨린다. 동시에 간호사의 발을 대상자의 어깨와 몸통으로 이동한다. 허리를 곧게 세워 꼬이지 않게 한다.			
9. 대상자 앞에 서서, 균형과 현기증을 사정한다. 계속 진행하기 전에 대상자의 다리가 몇 분 정도 흔들리게 둔다.			
10. 대상자가 의복을 착용하고 미끄럽지 않은 신발을 신도록 한다.			
11. 이동벨트를 착용하고 이동 시 벨트를 잡고 보조한다.			
12. 간호사는 다리를 벌리고, 무릎과 고관절을 구부린다.			
13. 다리를 바닥으로 내리고 침대 끝 쪽에 둔부를 댄다.			
14. 뒤를 잡고, 힘을 주어 셋을 세면서 대상자가 서도록 한다.			
15. 선 자세에서 대상자의 약한 무릎을 지지하기 위해 간호사의 무릎 앞에 세운다.			
16. 대상자가 휠체어에 앉을 때까지 다리를 잡는다. 대상자의 무릎에 대항하여 간호사의 무릎을 유지한다.			
17. 지지를 위해 휠체어의 팔걸이를 대상자가 잡도록 한다. 대상자를 휠체어로 옮기는 동안 간호사의 무릎과 고관절을 구부린다.			
18. 발을 발 지지대에 올리고 다리를 지지한다.			
19. 의자에 앉아 있는 대상자의 신체선열을 사정한다.			
20. 수행한 것을 기록한다.			

절차 8-7 이동기를 사용하여 침대에서 의자로 대상자 이동

실습목적 1. 기계이동기 사용을 하지 않고서는 안전한 이동이 불가능할 때 침대에서 의자로 대상자를 안전하게 이동시킨다.

필요물품 기계이동기

사정
- 기계이동기 사용에 대한 지식을 사정한다. 대개의 기관은 기구를 사용하기 전에 직원훈련과 확인이 필요하다.
- 근골격계 기능을 사정한다: 관절가동성, 사지마비, 골절, 절단
- 인지능력, 이해할 수 있는 능력, 지시에 따르는 능력을 사정한다.
- 안전 수준을 사정한다. 이송 전에 처방된 진통제를 투약한다.
- 대상자의 체중과 간호사의 근육강도를 사정한다. 도움이 더 필요한지, 대상자의 체중이 이동기의 제한 무게보다 초과되는지를 확인한다.

절차

1. **손을 씻는다.**
   이론적 근거: 미생물의 전파를 감소시킨다.

2. **두 가지 확인지표를 사용하여 대상자를 확인한다.**
   이론적 근거: 대상자에게 올바르고 적절한 사정이나 치료를 받도록 제공하며, 오류를 감소시킨다.

3. **문을 닫거나 커튼을 치고 대상자에게 절차를 설명한다.**
   이론적 근거: 대상자의 사생활을 보호하고, 대상자가 지침에 따르도록 불안을 감소시킨다.

4. **대상자 아래에 이동을 위한 천을 깐다[그림 1].**
   이론적 근거: 천에 대상자의 무게를 실어 안전함과 편안함을 제공하기 위함이다.

5. **기계이동기를 위치하여 기계이동기 틀이 대상자를 완전히 덮도록 한다. 이동기 틀이 대상자를 완전히 덮도록 한다[그림 2]. 제조사의 기구 사용방법을 숙지한다.**
   이론적 근거: 적절하지 못한 방법으로 천을 밀착시킬 경우 대상자의 무게를 균등하게 지탱하지 못해 부상을 유발할 수 있다.

6. **기계이동기 양쪽에 간호사가 위치한다. 침대로부터 들어 올릴 때 대상자에게 설명한다. 필요시 머리 또는 석고붕대를 따로 지지한다. 침대에서 대상자를 들어올린다.**
   이론적 근거: 침대에서 들어 올려질 때와 위로 붕 떴을 때, 신체적 · 언어적으로 대상자를 지지하여 안전성을 제공하고 두려움을 감소시킨다.

7. **주의 깊게 침대에서 대상자를 들어올린다. 필요시 사지를 지지한다[그림 3]. 의자 위로 대상자를 위치시키고 기계이동기를 사용하여 의자에 앉힌다.**
   이론적 근거: 이동하는 동안 안정성을 제공한다.

8. **대상자 아래에 이동을 위한 천을 남기고 대상자가 침대로 되돌아갈 때 다시 부착한다.**
   이론적 근거: 대상자가 의자에 앉기가 힘들기 때문에 불필요한 기구는 제거한다.

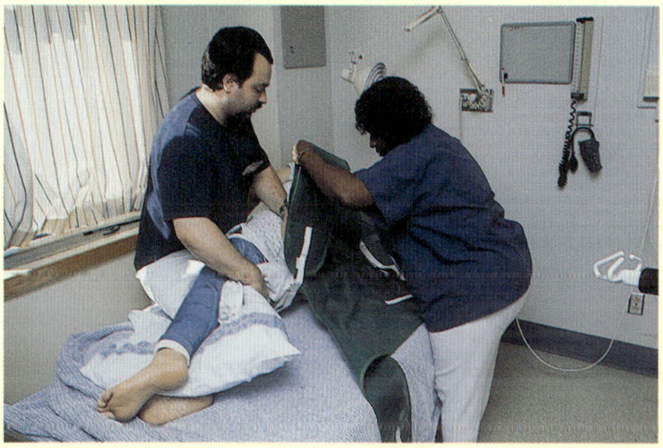

그림 1 대상자 아래에 천을 깐다.

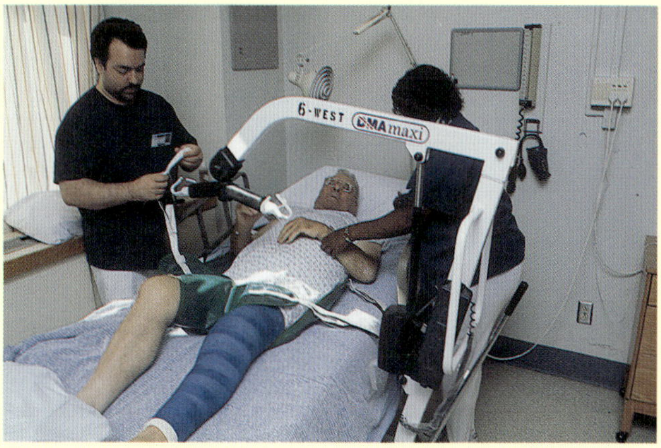

그림 2 이동기 틀이 대상자를 완전히 덮도록 한다. 틀에 이송천을 고정한다.

절차 8-7 이동기를 사용하여 침대에서 의자로 대상자 이동(계속)

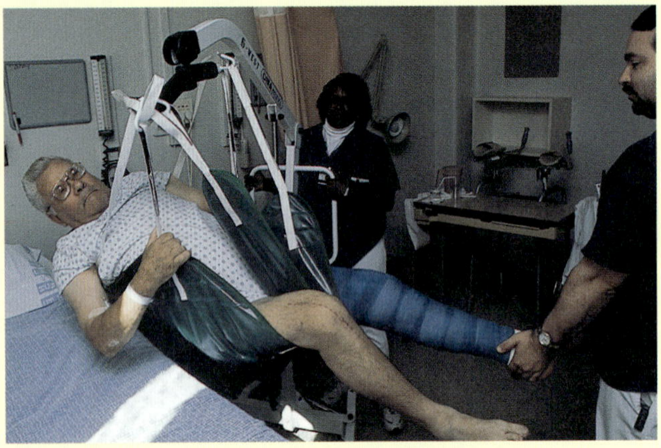

그림 3 이동기를 이용하여 대상자를 침대에서 의자 위로 이동시킨다.

기록

2017/9/12 14:00 – 기계이동기를 사용하여 대상자를 이동함. 대상자는 매우 불안해하였으며 이송 중 계속적인 안심이 필요했음. 30분가량 의자에 앉아 있었음.

– RN 김미영

생애주기별 고려사항

- 기계이동기를 사용하여 움직이는 것은 의식장애가 있는 노인에게 특히 더 힘들다. 신체적 접촉과 언어적 안심이 도움이 된다.

협력과 위임

- 간호보조인력이 기계이동기를 이용하여 대상자, 특히 오랜 기간 병원에 입원한 대상자를 이동시킬 수 있다. 과정을 설명하고 대상자와 함께 시범을 보인다. 대화는 운동제한성 혹은 기계이동기로 대상자를 이송할 때의 특별한 간호를 도울 수 있다.
- 가능하다면 이송팀의 도움을 받는다. 이송팀은 경험이 많으며 기구를 능숙하게 사용하여 복잡한 이동도 수행할 수 있다.

자가학습 체크리스트

수행항목	충분	부족	안 함
1. 손씻기를 한다.			
2. 필요물품을 준비하여 침상 옆에 둔다.			
3. 대상자의 이름을 물어 대상자를 확인하고, 입원팔찌와 대조하여 대상자를 확인한다.			
4. 문을 닫거나 커튼을 치고 대상자에게 절차를 설명한다.			
5. 대상자 아래에 이동을 위한 천을 깐다.			
6. 기계이동기를 위치하여 기계이동기 틀이 대상자를 완전히 덮도록 한다. 이동을 위한 천을 기계이동기 틀에 밀착시킨다.			
7. 기계이동기 각 양쪽에 간호사가 위치한다. 침대로부터 들어 올릴 때 대상자에게 설명한다.			
8. 주의 깊게 침대에서 대상자를 들어올린다. 의자 위로 대상자를 위치시키고 기계이동기를 사용하여 의자에 앉힌다.			
9. 대상자 아래에 이동을 위한 천을 남기고 대상자가 침대로 되돌아갈 때 다시 부착한다.			
10. 수행한 것을 기록한다.			

절차 9-1 맥박산소포화 계측

실습목적
1. 비침습적인 방법으로 산소포화도(SpO_2)를 측정한다.
2. 즉각적으로 임상적 저산소혈증을 구별한다.
3. 산소요법의 중단이나 활동에 대한 대상자의 적응 정도를 사정한다.

필요물품
맥박산소포화측정기(pulse oxymeter)
필요하면 매니큐어 제거제

사정
- 맥박산소포화 측정에 적합한 저산소혈증의 위험이 있는 대상자(호흡기 질환, 심장질환)를 확인한다.
- 지속적 또는 간헐적 산소포화도 모니터에 대한 적응증을 안다(지속적 또는 간헐적으로 산소포화 모니터를 확인한다).
- 활력징후, 피부나 손톱 색깔, 현재 산소요법, 부정맥 유무, 사지의 조직관류와 같은 대상자의 기초적인 호흡기계 상태를 사정한다.
- 산소포화도가 정상 수준에 있지만, 혈중산소량이 적은 빈혈이 있는 대상자를 알아내기 위해 헤모글로빈 수치를 확인한다.
- 적당한 센서를 선택하기 위해 대상자의 신장, 체중, 크기를 관찰하고 반창고에 대한 알레르기 여부를 확인한다.

절차

1. 적절한 형태의 센서를 선택한다. 센서는 신생아, 영아, 유아, 성인에 따라 크기가 다양하며, 또한 clip형, 접착형, 일회용 센서가 있다. 적절한 센서를 선택하기 위해 대상자의 체중, 활동량, 감염 통제 여부, 반창고 알레르기 유무, 모니터의 예상되는 기간을 고려한다.
   이론적 근거: 적당한 센서는 수치의 정확성을 증가시킨다.
2. 손을 씻는다.
   이론적 근거: 미생물의 전파를 감소시킨다.
3. 두 가지 확인지표를 사용하여 대상자를 확인한다.
   이론적 근거: 대상자에게 올바르고 적절한 사정이나 치료를 받도록 제공하며, 오류를 감소시킨다.
4. 문을 닫거나 커튼을 치고 대상자에게 절차를 설명한다.
   이론적 근거: 대상자의 사생활을 보호하고, 대상자가 지침에 따르도록 불안을 감소시킨다.
5. 대상자가 정상적으로 호흡하도록 교육한다.
   이론적 근거: 일관된 호흡은 산소포화도 수치의 부정확한 반영과 분당 환기에서의 심한 변동을 예방한다.
6. 센서를 부착할 적절한 위치를 선택한다[그림 1]. 순환이 불량할 수 있는 하지, 수액이나 다른 침습적인 모니터를 하고 있는 사지는 가급적 피한다. 대상자가 말초혈관질환으로 인한 불량한 조직관류가 있거나 혈관수축제를 투여하고 있다면, 비강이나 이마 부위의 센서를 고려할 수 있다.
7. 측정기를 부착할 손가락의 아크릴 손톱이나 매니큐어를 제거한다.
   이론적 근거: 어두운 색의 매니큐어나 인공손톱은 정확한 검사를 방해할 수 있다.
8. 센서 프로브(sensor probe)를 부착하고[그림 2], 측정기에 연결한다[그림 3]. 광선센서(photosensor)가 바르게 놓였는지 확인한다[그림 4].
   이론적 근거: 적절한 부착은 정확한 산소포화도를 측정하는 데 필수적이다.

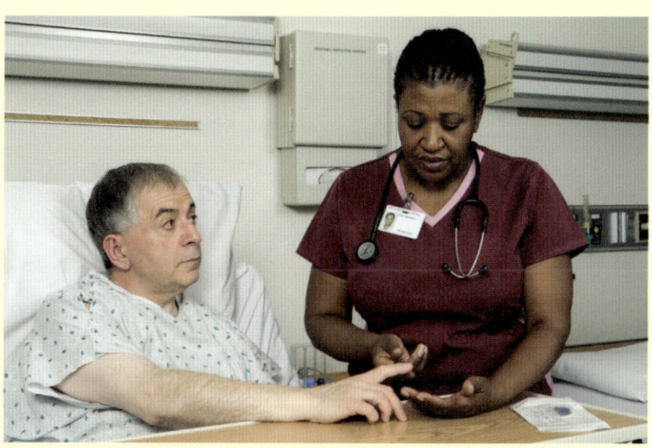

그림 1 조직 관류가 원활한 적절한 부위를 선택한다.

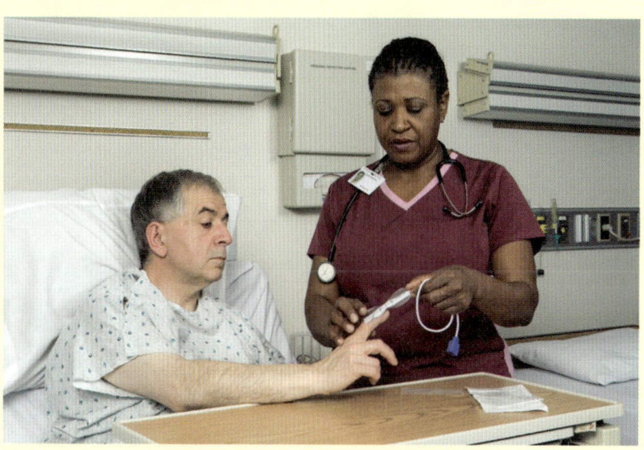

그림 2 센서 프로브를 부착한다.

절차 9-1 맥박산소포화 계측(계속)

9. **매 박동과 맥박의 강도를 반영하는 측정기 화면의 맥박 감지선을 관찰한다. 대상자의 요골 · 심첨맥박과 기계박동을 이중으로 확인한다[그림 5].**
   이론적 근거: 약한 신호나 사라진 맥박은 정확하게 측정하지 못하게 한다.

10. **계속적인 맥박 산소포화도가 필요하면, 높고 낮은 산소포화도와 맥박수를 반영하기 위해 알람 제한을 모니터에 설정한다. 대상자를 떠나기 전에 알람이 작동되는지 확인한다. 센서 부위에 압박이 가해지거나 피부손상이 없는지 4시간마다 확인한다.**
    이론적 근거: 낮은 산소포화도나 조직자극의 신속한 발견으로 대상자의 안전을 확보한다.

11. **모니터의 산소포화도를 읽고 기록한다[그림 6]. 산소포화도가 93% 이하이면 의사에게 보고한다.**
    이론적 근거: 기록은 건강관리팀에 기초정보와 치료에 대한 반응을 제공한다. 산소포화도가 93% 이하이면, 산소공급이 증가되어야 함을 나타낸다.

12. **수행한 것을 기록한다.**
    이론적 근거: 기록은 법적 자료가 되며, 건강관리팀과의 의사소통을 유지시킨다.

기록

2016/8/1 14:00 - 산소 2L/m을 비강으로 투여받고 휴식 시 침대에서 산소포화도는 93%이며, 화장실로 이동하는 경우 88%로 감소함. 호흡 횟수 26회, 의사에게 알리고 대상자를 침대로 다시 이동함. 산소는 곧 93%로 올랐으며 산소를 2L/m으로 제공했음. 산소포화도 저하를 예방하기 위해 이동 시 필요했음.

\- RN 김수지

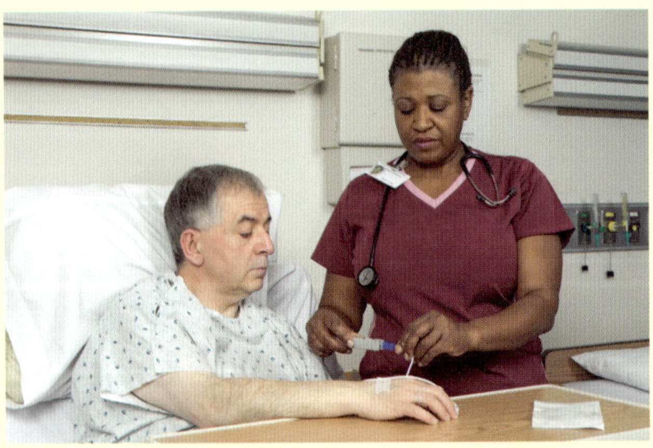

그림 3 맥박산소포화도 측정기에 센서 프로브를 연결한다.

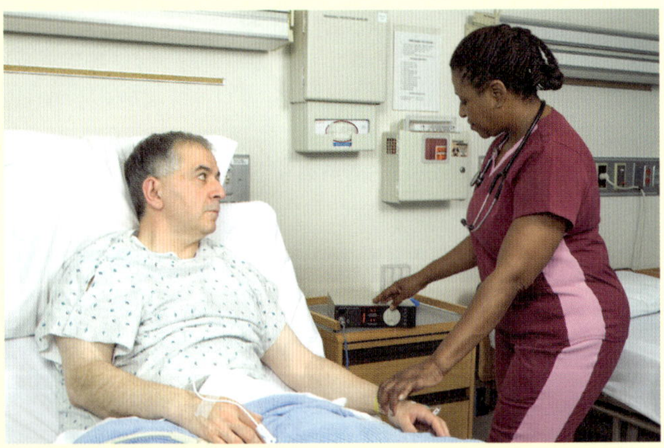

그림 5 요골동맥을 촉진하여 산소포화도 측정기 맥박과 비교한다.

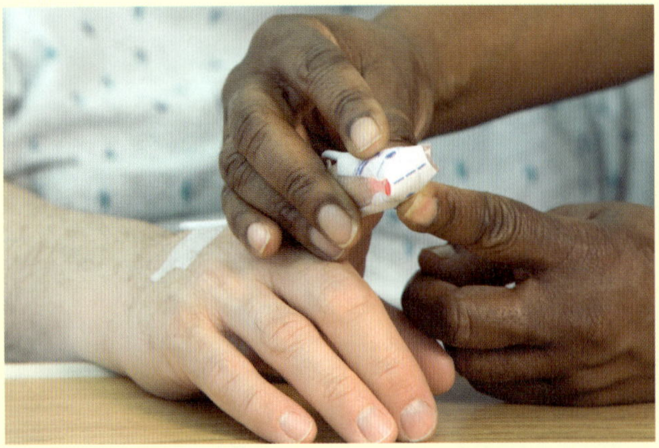

그림 4 광선센서가 바르게 놓였는지 확인한다.

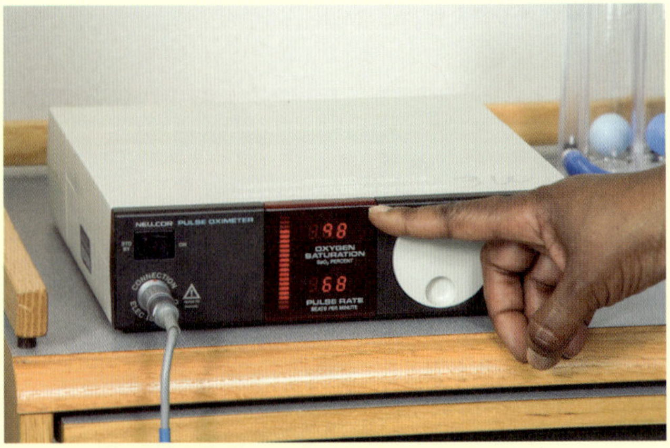

그림 6 측정기에서 산소포화도 수치를 읽는다.

절차 9-1 맥박산소포화 계측(계속)

생애주기별 고려사항

영아와 아동

- 대상자의 체중과 크기에 맞는 적절한 센서를 사용해야 한다.
- 아동은 센서의 불빛에 의해 화상을 입거나 다칠 수 있으므로 아동에게 센서를 보여주거나, 아동에게 부착하기 전에 엄마나 아빠의 손가락에 부착시킨다.

노인

- 말초혈관질환이 있는 대상자나 담배를 피우거나 니코틴 껌을 사용하는 대상자는 조직관류가 감소할 수 있다. 이는 측정을 어렵게 하고 해석의 정확도를 방해할 수 있다.

가정간호 시 고려사항

- 이동형이기 때문에 맥박산소포화도 계측기는 산소요법을 모니터링할 수 있도록 가정간호에서 사용할 수 있다. 간헐적인 모니터가 요구되면, 가정간호사는 방문 때마다 맥박산소포화도를 사정한다.

협력과 위임

- 산소포화도가 93% 이하인 대상자를 위한 계획을 세우기 위해 호흡치료사에게 의뢰하는데, 호흡치료사는 필요시 처방된 산소량을 점차 줄여야 한다. 산소공급이 적용된 후, 대상자의 반응을 평가하기 위해서는 약 15~30분이 경과한 후에 산소포화도를 읽는 것이 바람직하다.
- 간호보조인력에게 산소포화도 감시를 위임했을 경우, 산소포화도가 93% 이하의 이례적인 수치일 경우 보고하도록 전달한다.

자가학습 체크리스트

수행항목	충분	부족	안 함
1. 적절한 형태의 센서를 선택한다.			
2. 손을 씻는다.			
3. 대상자의 이름을 물어 대상자를 확인하고 입원팔찌와 대조하여 대상자를 확인한다.			
4. 문을 닫거나 커튼을 치고 대상자에게 절차를 설명한다.			
5. 대상자가 정상적으로 호흡하도록 교육한다.			
6. 센서를 부착할 적절한 위치를 선택한다.			
7. 측정기를 부착할 손가락의 아크릴 손톱이나 매니큐어를 제거한다.			
8. 센서 프로브(sensor probe)를 부착하고, 측정기에 연결한 뒤 광선센서(photosensor)가 바르게 놓였는지 확인한다.			
9. 매 박동과 맥박의 강도를 반영하는 측정기 화면의 맥박 감지선을 관찰한다.			
10. 계속적인 맥박 산소포화도가 필요하면, 산소포화도와 맥박수의 높고 낮은 산소포화도와 맥박수를 반영하기 위해 알람 제한을 모니터에 설정한다.			
11. 모니터의 산소포화도를 읽고 산소포화도가 93% 이하이면 의사에게 보고한다.			
12. 산소포화도와 수행한 것을 기록한다.			

절차 9-2 객담의 수집

실습목적	1. 임상검사를 위해 객담을 수집한다.
필요물품	소독된 객담용 컵 검진용 장갑
사정	• 대상자의 객담 여부를 사정한다. • 검사물의 수집을 돕기 위한 대상자의 능력을 사정한다.

절차

1. **처방을 확인한다.**
   이론적 근거: 오류를 예방한다.
2. **손소독을 실시한다.**
   이론적 근거: 미생물의 전파를 감소시킨다.
3. **대상자를 확인한다.**
   이론적 근거: 대상자에게 올바르고 적절한 사정이나 치료를 받도록 제공하며, 오류를 감소시킨다.
4. **문을 닫거나 커튼을 치고, 대상자에게 설명한다[그림 1]. 대상자를 반좌위(semi-)에서 고파울러씨 체위(high Fowler's position)를 취하게 한다.**
   이론적 근거: 대상자의 사생활을 보호하고, 대상자가 지침에 따르도록 불안을 감소시킨다.
5. **깨끗한 검사용 장갑을 낀다.**
   이론적 근거: 미생물의 전파를 감소시킨다.
6. **객담용 컵의 뚜껑을 열고, 컵 안쪽의 무균을 유지한다[그림 2].**
   이론적 근거: 미생물 유입을 줄이고, 배양하고자 하는 미생물이 오염되지 않도록 한다.
7. **대상자에게 깊은 기침법을 교육하고, 컵 속으로 객담을 배출하도록 한다[그림 3].**
   이론적 근거: 깊은 기침이 침이 아닌 객담을 뱉을 가능성을 증가시킨다.
8. **객담(불투명하고 빽빽한)인지 침(묽고 깨끗하고 수분이 많은)인지 확인한다. 샘플에서 객담의 양상이 안 보인다면, 다른 검체물을 수집한다.**
   이론적 근거: 검체물이 침으로 구성된 것이라면 진단하기에 적절치 않다.
9. **대상자가 즉시 검체물을 뱉을 수 없다면 검체용 컵을 대상자 침상 옆에 둘 수도 있다. 대신 대상자가 검체통의 내부를 만지지 않아야 하는 점을 이해시켜야 한다.**
10. **검체통에 캡을 씌운다.**
    이론적 근거: 검체물의 오염을 방지하기 위함이다.

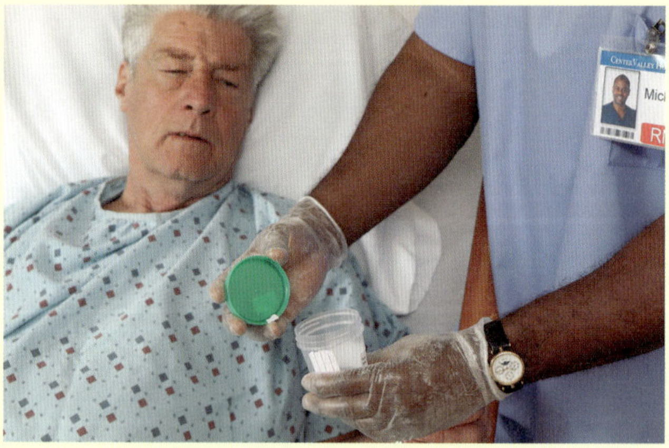

그림 2 검체용 컵의 뚜껑을 제거한다.

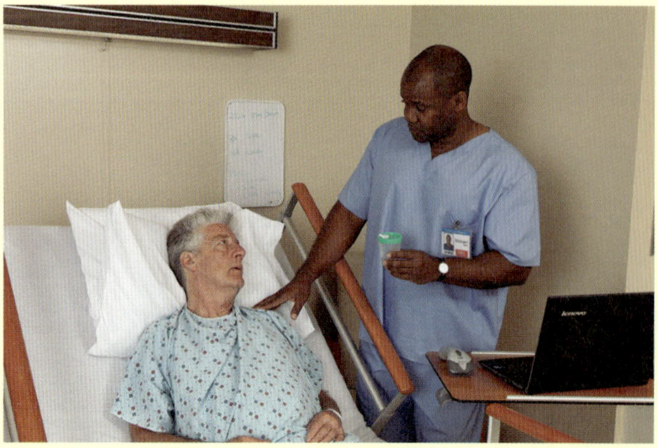

그림 1 대상자와 인사하고 절차를 설명한다.

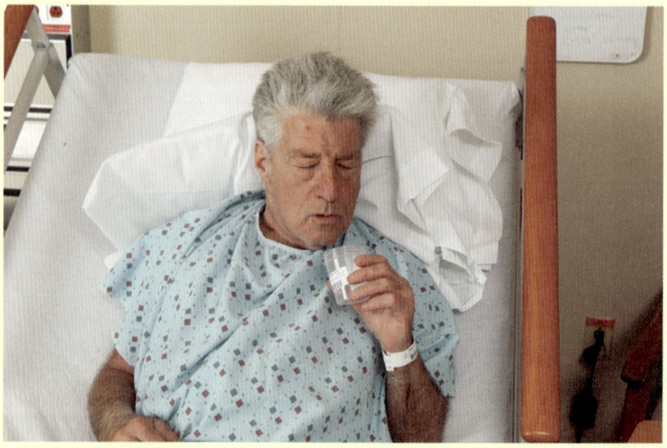

그림 3 컵안으로 객담을 배출할 것을 교육한다.

절차 9-2 객담의 수집(계속)

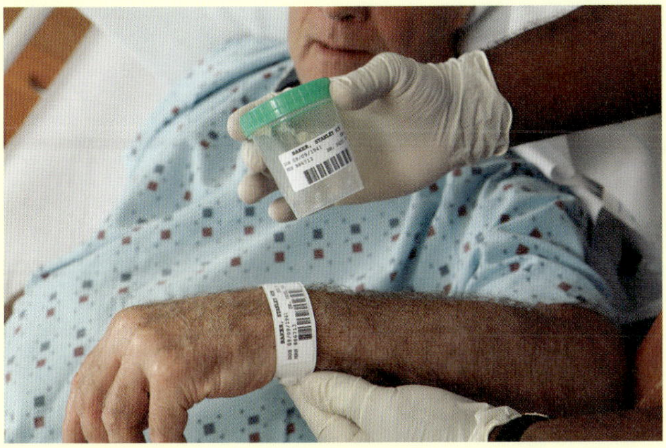

그림 4 대상자의 손목밴드와 검체컵의 라벨을 체크한다.

11. 적어도 대상자의 두 가지 이상의 정보(이름, 등록번호, 생일)와 검체수집통의 라벨의 정보를 확인한다[그림 4]. 검체물 수집의 날짜와 시간을 적는다. 임상검사실로 이송하기 위해 생물학적 안전을 보존하는 비닐에 담아둔다.

12. 즉시 검사실로 보낸다.
    이론적 근거: 임상검사는 검체가 컵에서 증식하기 전, 폐에서 나온 미생물의 양을 규명하기 위해 빠르게 이송하는 것이 가장 좋다.

13. 장갑을 벗고 손위생을 실시한다
    이론적 근거: 미생물의 전파를 감소시킨다.

기록

> 2016/2/17 06:30 - 깊은 기침으로 어려움 없이 객담을 배출하여 배양을 위해 검사실로 보냄.
>
> \- RN 김수지

생애주기별 고려사항

영아와 아동

- 영아와 아동은 좋은 검체물을 얻고 무균을 유지하기 위해 검체물 수집 동안 감독이 필요하다.

노인

- 허약한 노인들은 기침이 약하므로 기침할 때 베개의 지지 같은 도움이 필요하다.

협력과 위임

- 호흡치료사들은 흔히 흡인을 통해 검체를 얻기도 한다. 무자격 조력자들은 검체물의 수집을 대상자에게 설명하고, 간호사나 호흡치료사들로부터 교육을 받아야 한다.

절차 9-2 객담의 수집(계속)

자가학습 체크리스트

수행항목	충분	부족	안 함
1. 처방을 확인한다.			
2. 손을 씻는다.			
3. 대상자의 이름을 물어 대상자를 확인하고, 입원팔찌와 대조하여 대상자를 확인한다.			
4. 문을 닫거나 커튼을 치고 대상자에게 절차를 설명한다. 반좌위에서 고파울러씨 체위를 취하게 한다.			
5. 깨끗한 검사용 장갑을 낀다.			
6. 객담용 컵을 뚜껑을 열고, 컵 안쪽의 무균을 유지한다.			
7. 깊은 기침법 교육 후 컵 속으로 객담을 배출하도록 한다.			
8. 객담인지 침인지 확인하고, 객담의 양상이 안 보이면 다른 검체물을 수집한다.			
9. 검체컵을 대상자침상 옆에 둘 수도 있으므로 검체통 내부를 만지지 말 것을 이해시킨다.			
10. 검체통에 캡을 씌운다.			
11. 대상자의 두 가지 이상의 정보와 검체 수집통의 라벨 정보를 확인하여 날짜를 적고 비닐에 담아둔다.			
12. 즉시 검사실로 보낸다.			
13. 장갑을 벗고 손을 씻는다.			

절차 9-3 호기말 이산화탄소 분압 모니터링

실습목적

1. 호기말 이산화탄소 분압(end-tidal CO_2, $EtCO_2$)의 측정을 통해 환기의 적절성을 사정한다.
2. 감소된 $EtCO_2$로 나타나는 저환기를 조기에 발견한다.

필요물품

$EtCO_2$ 측정기기
비강 샘플링(nasal sampling) 기구

사정

- PCA를 적용받는 대상자와 같이 저환기 위험이 있는 대상자를 규명한다.
- 호흡률, 깊이, 리듬, 호흡음과 SpO_2와 같은 호흡기계를 사정한다.

절차

1. **처방을 보고 대상자를 확인한다.**
   이론적 근거: 잠재적 오류를 예방한다.

2. **손소독을 실시한다.**
   이론적 근거: 미생물의 전파를 감소시킨다.

3. **대상자를 확인한다.**
   이론적 근거: 대상자에게 올바르고 적절한 사정이나 치료를 받도록 제공하며, 오류를 감소시킨다.

4. **문을 닫거나 커튼을 치고, 대상자에게 설명한다.**
   이론적 근거: 대상자의 사생활을 보호하고, 대상자가 지침에 따르도록 불안을 감소시킨다.

5. **사용 권고에 따라 $EtCO_2$ 측정기기를 설치한다[그림 1].**
   이론적 근거: 각 기기는 설명서를 가지고 있다. 제작사의 권고에 따라 기기의 안전성을 확보한다

6. **대상자의 얼굴에 비강 샘플링 튜브(nasal sampling tube)를 적용한다[그림 2]. 만약 귀 뒤로 끈이 있다면 패드를 데어준다.**
   이론적 근거: 비강 샘플링 기구는 대상자가 내뱉는 CO_2의 양을 측정한다. 저환기는 낮은 CO_2 배출을 보일 것이다. 귀뒤에 패드를 대는 것은 의료기기와 관련된 욕창을 예방하기 위함이다.

7. **처방된 기준치를 입력한 후, 알람을 설정한다[그림 3].**
   이론적 근거: 알람 기준은 대상자의 상태를 고려하여 알람에 피로를 느끼지 않고 간호사가 충분히 변화시킬 수 있도록 설정해야 한다.

8. **산소치료가 필요한 경우, $EtCO_2$를 측정하면서 동시에 O_2를 전달할 수 있는 튜브인지 확인한다.**
   이론적 근거: 같은 튜브로 두 가지 기능을 수행하면 대상자에게 안위감을 증진시키고 필요이상의 기기를 대상자 옆에 두는 것을 막을 수 있다.

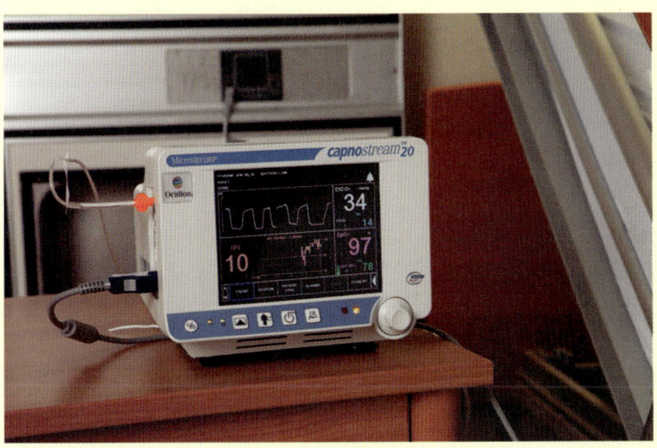

그림 1 $EtCO_2$ 기기

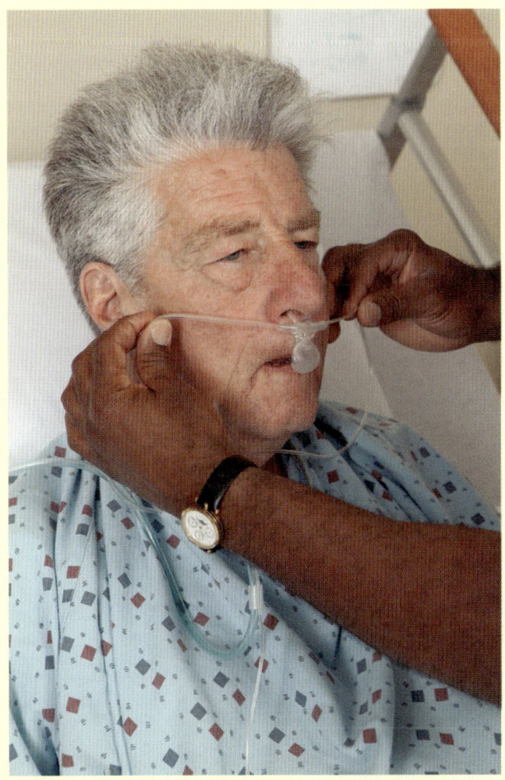

그림 2 대상자의 얼굴에 패드를 댄 비강 샘플링 튜브를 적용한다.

절차 9-3 호기말 이산화탄소 분압 모니터링(계속)

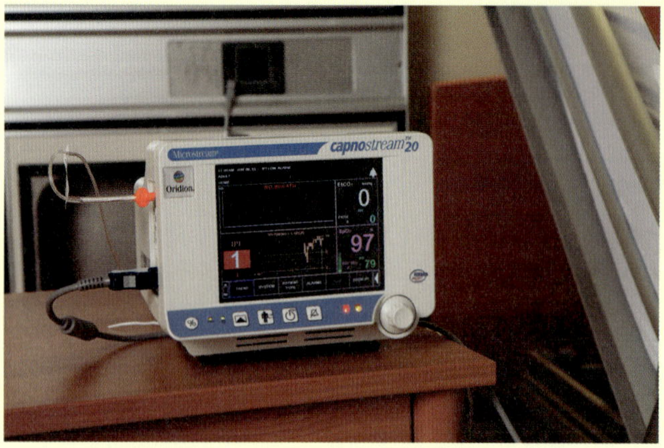

그림 3 처방된 기준치를 입력한 후 알림을 설정한다.

기록

> 2016/3/5 03:30 – $EtCO_2$ 수치 30mmHg. 대상자는 의식이 명료함. 호흡률 18회. nasal sampling 기기를 재적용하고 $EtCO_2$ 수치를 40까지 올림. 대상자에게 기기를 체크하도록 교육하고 문제가 있을 때 간호사에게 알리도록 함. 30분 후에 재사정할 것이고 필요시 더 자주 사정하도록 함.
> – RN 김수지

생애주기별 고려사항

- 아동들에게 기기를 설명한다. 적절한 놀이를 통해 협력을 이끌어내야 한다. 아동들에게는 무호흡이 있을 수 있다. $EtCO_2$ 측정은 무호흡의 초기지표를 알려주기도 한다. $EtCO_2$ 수치는 SpO_2가 떨어지는 것보다 빨리 무호흡으로 발전하여 호흡부족을 조기에 나타내어 준다.

가정간호 시 고려사항

- 가정에서 $EtCO_2$ 모니터의 사용에 대해 제조사의 권고를 따른다.

협력과 위임

- 면허가 없는 보조인력에게 기기 착용 방법을 설명한다. $EtCO_2$ 알람은 절대로 무음으로 하면 안 되며, 간호사에게 알려야 한다.

자가학습 체크리스트

수행항목	충분	부족	안 함
1. 처방을 확인한다.			
2. 손을 씻는다.			
3. 대상자의 이름을 물어 대상자를 확인하고 입원팔찌와 대조하여 대상자를 확인한다.			
4. 문을 닫거나 커튼을 치고 대상자에게 절차를 설명한다.			
5. 사용 권고에 따라 $EtCO_2$ 측정기기를 설치한다			
6. 대상자의 얼굴에 비강 샘플링 튜브를 적용하고 귀 뒤로 끈이 있다면 패드를 데어준다.			
7. 처방된 기준치를 입력한 후 알람을 설정한다			
8. 산소치료가 필요할 경우, $EtCO_2$를 측정하면서 동시에 O_2를 전달할 수 있는 튜브인지 확인한다.			

절차 9-4 최고 유량(Peak Flow) 모니터링

실습목적

1. 최대 호기 동안 최고 유속 지점인 최고 호기유량(PEFR)을 측정한다.
2. 기도직경의 미세한 변화를 신속히 감지함으로써 천식을 잘 조절할 수 있고, 예방적 중재를 시작할 수 있다.
3. 호흡기능을 사정하기 위해 객관적인 정보를 제공한다.

필요물품

최고 유량계
개인적 최고 수치에 관한 녹색, 황색, 적색 영역을 계산하기 위한 차트
최고 유량 수치를 기록하기 위한 일지

사정

- 최고 유량 모니터로 효과를 볼 수 있거나 처방된 대상자를 확인한다(천식 대상자).
- 활력징후, 피부 및 손톱 · 발톱 색깔, 호흡음, 숨이 참, 호흡양상 변화, 인지 변화 등과 같은 대상자의 기초적 산소화상태를 사정한다.
- 호흡상태와 관련된 모든 주관적 구두표현을 확인한다(흉부 답답함, 호흡곤란 증가).
- 호흡 직경을 변화시킬 수 있는 요인에 대한 새로운 또는 최근의 노출을 확인한다(담배, 화학물질, 동물 비듬, 꽃가루, 곰팡이 등).
- 기도 직경을 변화시킬 수 있는 모든 약물사용에 대해 확인한다(교감신경자극제, 항콜린성 제제, 부신피질스테로이드).

절차

1. **손을 씻는다.**
   이론적 근거: 미생물의 전파를 감소시킨다.

2. **두 가지 확인지표를 사용하여 대상자를 확인한다.**
   이론적 근거: 대상자에게 올바르고 적절한 사정이나 치료를 받도록 제공하며, 오류를 감소시킨다.

3. **문을 닫거나 커튼을 치고 대상자와 가족에게 최고 유량 모니터의 목적을 설명한다[그림 1].**
   이론적 근거: 대상자의 사생활을 보호하고, 대상자가 지침에 따르도록 불안을 감소시킨다. 기관지확장제 사용 전에 이루어지는 검사는 기본적 기도 직경에 대한 보다 정확한 정보를 제공할 것이다.

4. **수치가 명시된 기준선에 지표를 위치시킨다. 대상자를 일어서도록 한다.**
   이론적 근거: 지표가 정확하게 위치해야 최고 유량이 정확히 측정된다. 기립자세는 폐의 완전한 확장을 돕는다.

5. **대상자가 심호흡하도록 한다. 유량계를 입에 대고[그림 2], 마우스피스를 물고 입술을 다물어야 한다. 마우스피스에 혀를 놓지 않도록 한다.**
   이론적 근거: 마우스피스 주위를 잘 막고, 마우스피스가 막히지 않도록 해야 내쉬는 공기를 정확히 측정할 수 있다.

6. **대상자에게 마우스피스를 꽉 물고 가능한 한 빨리 그리고 세게 내쉬라고 말한다[그림 3].**
   이론적 근거: 대상자의 의욕과 정확한 방법으로 가장 높은 최고 유량을 확인할 수 있다.

7. **4~6번째 단계를 2회 이상 반복하고, 세 번의 시도에서 가장 높은 최고 유량을 기록한다[그림 4].**
   이론적 근거: 최고 유량은 시도할 때마다 다를 수 있다. 가장 높은 수치는 대상자의 최대 노력을 나타낸다.

8. **최고 호기량을 측정할 때 '개인 최고수치'를 결정하기 위해서 천식의 증상이 없는 안정된 2주간, 아침과 저녁에 반복해서 호기량을 측정해야 한다. 대상자는 기관지확장제를 투여하기 전에 이 검사를 해야 한다.**
   이론적 근거: '개인 최고수치'는 천식이 잘 조절되는 기간 동안 대상자의 최상의 노력을 나타낸다. 이는 녹색, 황색, 적색 영역을 예측하기 위한 기초자료가 된다.

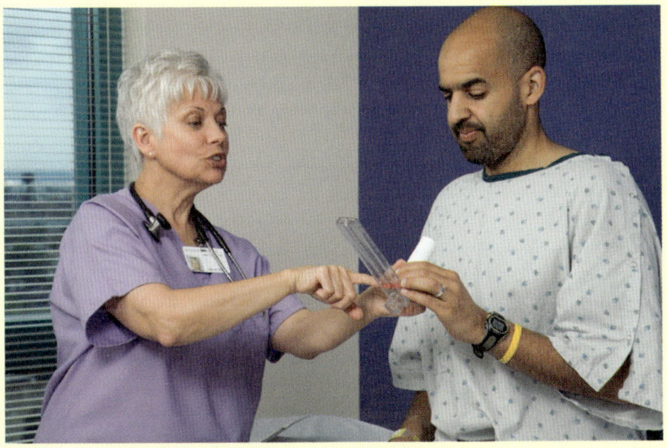

그림 1 최고 유량 모니터 사용 목적을 설명한다.

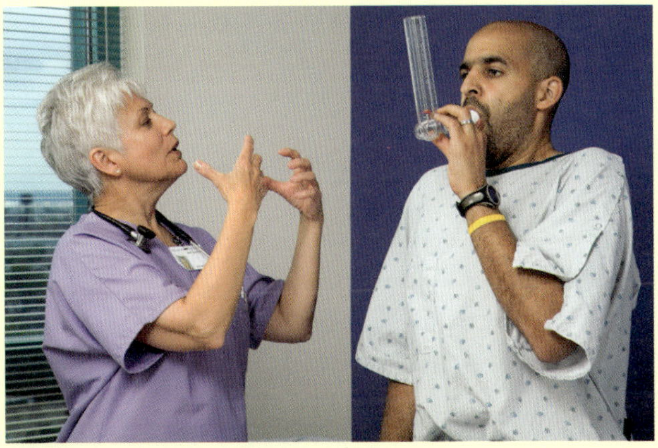

그림 2 대상자에게 심호흡을 하도록 격려하고 입에 기기를 물게 한다.

절차 9-4 최고 유량(Peak Flow) 모니터링(계속)

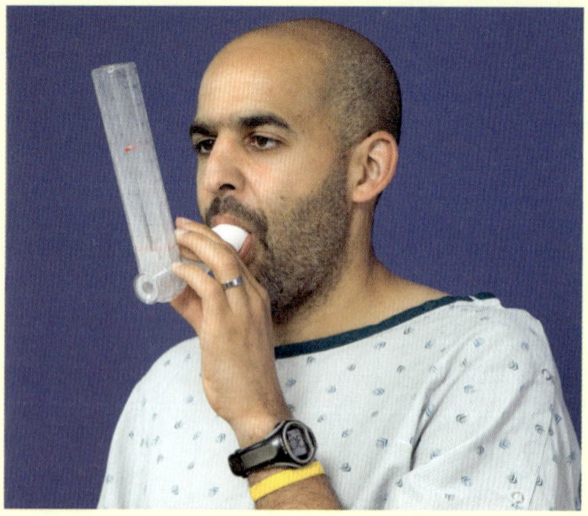

그림 3 대상자는 빠르게 힘껏 내쉰다.

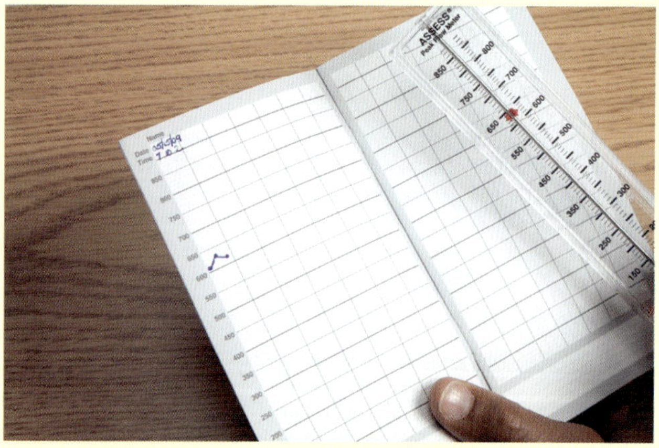

그림 4 세 번 시도하여 최고치를 기록한다.

9. **건강관리제공자는 개인적 최고수치의 백분율을 기초로 영역을 계산하고(녹색 80~100%, 황색 50~80%, 적색 50% 이하), 대상자에게 각 영역에서 무엇을 해야 하는지 교육한다.**
   이론적 근거: 영역은 천식이 얼마나 잘 조절되는지 결정하고, 대상자에게 치료에 적응하거나 건강관리제공자를 만나는 지침을 제공한다.

10. **대상자가 기관지확장제를 투여하기 전, 하루 2회(아침, 저녁) 최고 호기량 측정기를 관찰하며, 각 영역에서 최대 유량에 대한 건강관리제공자의 지도를 따르도록 격려한다. 4~7단계까지 따르도록 한다.**
    이론적 근거: 최고 유량 모니터를 지속적으로 사용하면 대상자가 기도 직경의 미세한 변화를 감지하고 급성 천식 악화를 피하기 위해 적절한 치료를 받을 수 있다.

11. **수행한 것을 기록한다.**
    이론적 근거: 기록은 법적 자료가 되며, 건강관리팀과의 의사소통을 유지시킨다.

기록

2016/8/5 09:00 -
P: 천식으로 새롭게 진단됨. 병원에 2주 전 입원
I: 호흡치료사가 최고 유량기 사용 기준치를 얻음(녹색, 노란색, 빨간색 중 어떤 영역인지 기술하였음).
E: 대상자와 부인은 최고 유량이 각 영역에 도달했을 때, 무엇을 해야 하는지 말로 표현하였음. 다음 예약 시 추후 관찰할 것임.
- RN 김수지

생애주기별 고려사항

아동과 청소년

- 최고 유량 측정을 위한 적합한 시기는 지시를 따르고 효과적인 기술을 사용할 수 있는 연령이다. 기초자료는 성장기 동안 6개월마다 다시 검사할 필요가 있다. 아동은 가족구성원의 도움이 필요하고 매일 일정을 따르도록 돕는다. 청소년기는 천식관리에 대해 더 많은 책임감과 통제를 생각할 필요가 있다.

가정간호 시 고려사항

- 대부분의 최고 호기량 측정은 가정에서 시행된다. 초기 교육은 클리닉이나 진료실에서 이루어진다. 추후관리는 중요하며, 가정간호사는 천식조절을 사정하기 위해 최고 유량 일지를 사용한다.

협력과 위임

- 호흡치료사는 초기교육과 영역계산에 대한 책임이 있다.

절차 9-4 최고 유량(Peak Flow) 모니터링(계속)

자가학습 체크리스트

수행항목	충분	부족	안 함
1. 손을 씻는다.			
2. 필요물품을 준비하여 침상 옆에 둔다.			
3. 대상자의 이름을 물어 대상자를 확인하고, 입원팔찌와 대조하여 대상자를 확인한다.			
4. 문을 닫거나 커튼을 치고 대상자와 가족에게 최고 유량 모니터의 목적을 설명한다.			
5. 수치가 명시된 기준선에 지표를 위치시킨다.			
6. 대상자가 일어서도록 한다.			
7. 대상자가 심호흡하도록 한다. 유량계를 입에 대고, 마우스피스를 물고 입술을 다물어야 한다.			
8. 대상자에게 마우스피스를 꽉 물고 가능한 한 빨리, 그리고 세게 내쉬라고 말한다.			
9. 4~6번째 단계를 2회 이상 반복하고, 세 번의 시도에서 가장 높은 최대 유량을 기록한다.			
10. 개인적 최고수치의 백분율을 기초로 영역을 계산하고(녹색 80~100%, 황색 50~80%, 적색 50% 이하), 대상자에게 각 영역에서 무엇을 해야 하는지 교육한다.			
11. 수행한 것을 기록한다.			

절차 9-5 심호흡과 기침 교육

실습목적
1. 폐 팽창을 증가시키고 폐포허탈을 예방함으로써 호흡기능을 촉진한다.
2. 전신마취나 부동 후 기도 내에 축적된 점액과 분비물의 배출을 촉진한다.

필요물품 자세를 잡고 절개부위를 지지하기 위한 베개

사정
- 대상자의 폐합병증을 일으킬 수 있는 위험요인(전신마취, 폐질환 · 흡연력, 흉벽 외상, 지난주 내에 호흡기 감염)을 사정한다.
- 호흡의 질, 수, 깊이를 사정한다.
- 호흡음을 청진한다.
- 절개 위치를 시진하고, 흉부팽창의 방해 여부를 평가한다.
- 폐 운동을 돕거나 수행하는 대상자의 신체적 능력을 평가한다.
  - 의식수준
  - 언어 및 의사소통의 장애
  - 파울러씨 체위를 취할 수 있는 능력
  - 통증 정도(처방된 대로 투약)

절차

1. **손을 씻는다.**
이론적 근거: 미생물의 전파를 감소시킨다.

2. **두 가지 확인지표를 사용하여 대상자를 확인한다.**
이론적 근거: 대상자에게 올바르고 적절한 사정이나 치료를 받도록 제공하며, 오류를 감소시킨다.

3. **문을 닫거나 커튼을 치고 대상자에게 절차를 설명한다.**
이론적 근거: 대상자의 사생활을 보호하고, 대상자가 지침에 따르도록 불안을 감소시킨다.

심호흡 교육

4. **대상자가 좌위를 취하도록 돕는다.**
이론적 근거: 똑바로 한 수직자세는 중력을 받은 장기가 아래로 이동하여 횡격막 범위가 증가하도록 한다.

5. **대상자에게 손바닥을 아래로 하고, 늑골하연을 따라 중지가 닿도록 한다[그림 1].**
이론적 근거: 이 자세가 심호흡을 나타내는 횡격막의 움직임을 느끼도록 한다.

6. **대상자는 코를 통해 천천히 깊게 숨을 들이마시고, 중지손가락이 떨어지는 것을 느끼도록 설명한다. 2~3초간 숨을 참게 한다[그림 2].**
이론적 근거: 코를 통해 들이마시는 것은 필터로서의 역할, 보온, 가습을 제공할 수 있다. 호흡을 참는 것은 폐가 완전히 확장하도록 돕는다.

7. **입으로 천천히 숨을 내쉬게 하고[그림 3], 3~5회 반복한다.**
이론적 근거: 공기를 천천히 내쉬면 기침반사를 일으켜 점액 배출을 촉진하고, 과호흡을 예방하도록 돕는다.

기침 교육

8. **우발적 호흡과 객담이 존재하면, 대상자에게 심호흡하고 3초간 참았다가 2~3회 깊게 기침하도록 한다. 대상자의 옆에 서서 기**

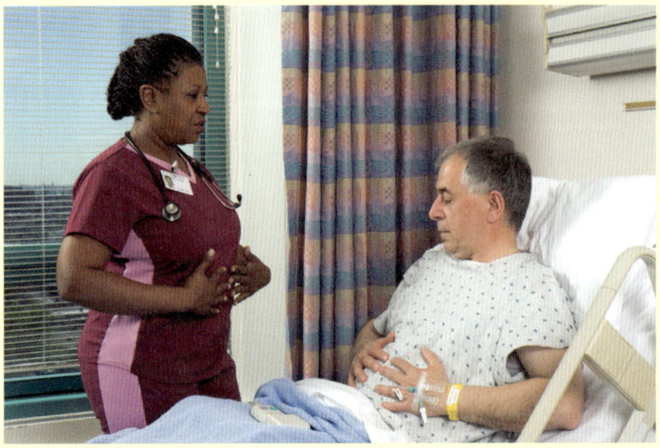

그림 1 대상자에게 늑골하연에 손을 놓고 횡격막 움직임을 느끼도록 한다.

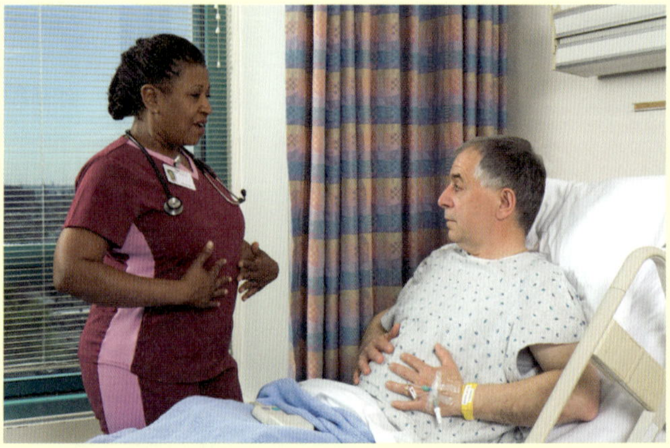

그림 2 대상자가 천천히 깊게 코를 통해 숨을 들이마시고, 2~3초간 숨을 참게 한다.

절차 9-5 심호흡과 기침 교육(계속)

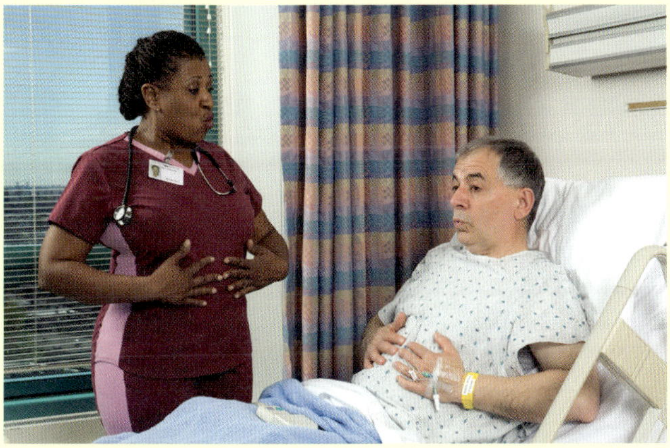

그림 3 입을 통해 천천히 숨을 내쉬도록 설명한다.

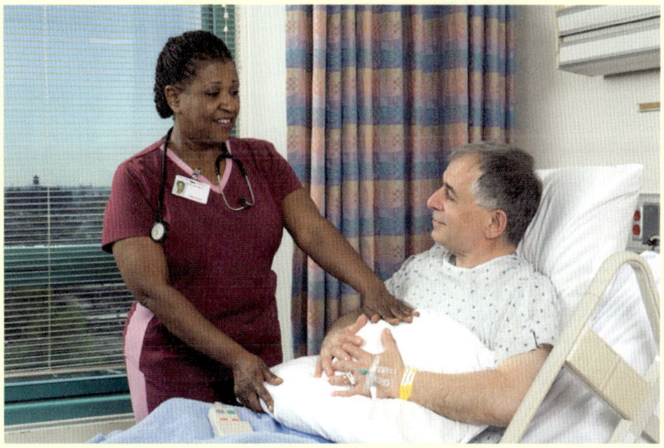

그림 4 절개 부위를 단단히 베개로 지지하도록 설명한다.

침이 간호사에게 직접 향하지 않도록 한다. 대상자는 단지 기도를 청결히 하는 것이 아니라 깊게 기침해야 한다.

이론적 근거: 몇 번의 연속적인 기침은 점액을 위로 이동시키고 기도 밖으로 배출시키는데, 한 번의 기침보다 더 효과적이다.

9. **대상자가 기침하는 동안 통증을 유발할 수 있는 복부나 흉부의 절개가 있다면, 베개로 절개부위를 단단히 지지하도록 한다[그림 4, 5].**

이론적 근거: 기침은 복근과 호흡부속근을 사용하는데 수술 중 절개되었을 수 있다. 근육지지는 절개와 주변조직을 지지하여 기침하는 동안 통증을 감소시킨다.

10. **수술 후 2~3시간마다 심호흡과 기침운동을 하도록 교육하고, 감독한다.**

이론적 근거: 2~3시간마다 이런 운동을 하는 것은 대상자를 지나치게 피곤하게 하지 않으면서도 폐환기를 촉진시키고 기도청결을 증진시킨다.

11. **수행한 것을 기록한다.**

이론적 근거: 기록은 법적 자료가 되며, 건강관리팀과의 의사소통을 유지시킨다.

기록

> 2016/8/5 17:00 – 나음과 감소된 호흡음이 청진됨. 호흡이 얕고 약한 기침이 있을 때 심호흡과 기침을 격려하고 설명함. 부인에게 매시간 시행할 것을 잊지 않도록 설명함.
>
> – RN 김수지

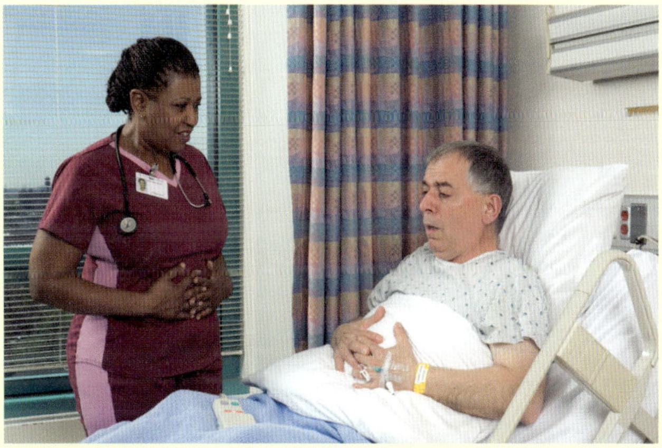

그림 5 기침하는 동안 편안함을 증진하도록 베개로 지지하도록 격려한다.

절차 9-5 심호흡과 기침 교육(계속)

생애주기별 고려사항

영아와 아동

- 영아는 기침이나 심호흡을 할 수 없지만, 울음이 폐를 과팽창시키는 것으로 본다.
- 어린 아동은 놀이나 흉내를 통해서 배운다. 수술 전 "준희가 말하기를"이란 놀이는 폐 운동을 가르치는 한 방법이다. "준희가 말하기를 코를 만져라", "준희가 말하기를 혀를 내밀어라", "준희가 말하기를 심호흡해라", "준희가 말하기를 기침을 해라"

협력과 위임

- 간호보조인력 또한 대상자가 심호흡과 기침을 하도록 상기시키고 도와주어야 한다. 간호보조인력에게 어떤 대상자가 적정의 폐 상태를 증진하기 위한 심호흡과 기침이 필요한지 분명하게 확인시킨다.

자가학습 체크리스트

수행항목	충분	부족	안 함
심호흡 교육			
1. 손을 씻는다.			
2. 필요물품을 준비하여 침상 옆에 둔다.			
3. 대상자의 이름을 물어 대상자를 확인하고, 입원팔찌와 대조하여 대상자를 확인한다.			
4. 문을 닫거나 커튼을 치고 대상자에게 절차를 설명한다.			
5. 대상자가 좌위를 취하도록 돕는다.			
6. 대상자에게 손바닥을 아래로 하고, 늑골하연을 따라 중지가 닿도록 한다.			
7. 대상자에게 코를 통해 천천히 깊게 숨을 들이마시고, 중지손가락이 떨어지는 것을 느끼도록 설명한다. 2~3초간 숨을 참게 한다.			
8. 입으로 천천히 숨을 내쉬게 하고, 3~4회 반복하게 한다.			
9. 수행한 것을 기록한다.			
기침 교육			
1. 손을 씻는다.			
2. 필요물품을 준비하여 침상 옆에 둔다.			
3. 대상자의 이름을 물어 대상자를 확인하고 입원팔찌와 대조하여 대상자를 확인한다.			
4. 문을 닫거나 커튼을 치고 대상자에게 절차를 설명한다.			
5. 우발적 호흡과 객담이 존재하면, 대상자에게 심호흡하고 3초간 참았다가 2~3회 깊게 기침하도록 한다.			
6. 대상자가 기침하는 동안 통증을 유발할 수 있는 복부나 흉부의 절개가 있다면, 대상자가 기침하는 동안 베개로 절개부위를 단단히 지지하도록 한다.			
7. 수술 후 2~3시간마다 심호흡과 기침운동을 하도록 교육하고 감독한다.			
8. 수행한 것을 기록한다.			

절차 9-6 강화폐활량계(Incentive Spirometer)로 호흡 증진하기

실습목적
1. 대상자에게 효과적인 심호흡에 대한 시각적인 단서를 제공한다.
2. 폐환기와 산소화를 증진하며, 호흡기 분비물을 제거하고 허탈된 폐포를 팽창시켜 무기폐를 예방하거나 치료한다.

필요물품 강화폐활량계(유속중심, 용량중심; 강화폐활량계의 유형은 호흡치료를 통해 사용 가능한 필요물품에 따라 결정한다)

사정
- 무기폐의 위험에 있는 대상자를 알아낸다.
- 호흡기를 사정한다(흡연력, 호흡음, 호흡수, 리듬, 객담)[그림 1].

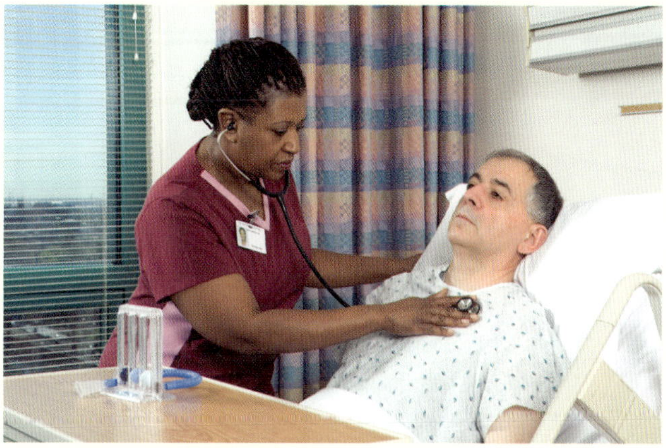

그림 1 호흡음을 사정한다.

절차

1. 손을 씻는다.
이론적 근거: 미생물의 전파를 감소시킨다.

2. 두 가지 확인지표를 사용하여 대상자를 확인한다.
이론적 근거: 대상자에게 올바르고 적절한 사정이나 치료를 받도록 제공하며, 오류를 감소시킨다.

3. 문을 닫거나 커튼을 치고 대상자에게 절차를 설명한다.
이론적 근거: 대상자의 사생활을 보호하고, 대상자가 지침에 따르도록 불안을 감소시킨다.

4. 대상자가 반좌위나 좌위를 취하도록 돕는다.
이론적 근거: 이 체위는 적정한 폐 팽창을 촉진시킨다.

5. 측정된 폐용량을 기초로 강화폐활량계의 목표를 설정하기 위한 용량을 결정한다. 대상자에게 목표를 설명한다[그림 2].
이론적 근거: 사람에 따라 폐용량이 다르다. 적정한 폐 팽창을 증진시키고 현실적인 동기를 제공하기 위해 사전 목표를 사람에 따라 개별화한다.

6. 대상자에게 방법을 설명한다.

a. 마우스피스에 입술을 꽉 대도록 한다.
이론적 근거: 밀봉된 마우스피스는 주위로 공기가 새는 것을 방지한다.

b. 숨을 천천히 깊게 들이마시고[그림 3], 2~3초간 숨을 참도록 한다.
이론적 근거: 호흡을 참는 것은 폐포의 확장을 최대한도로 유지시킨다.

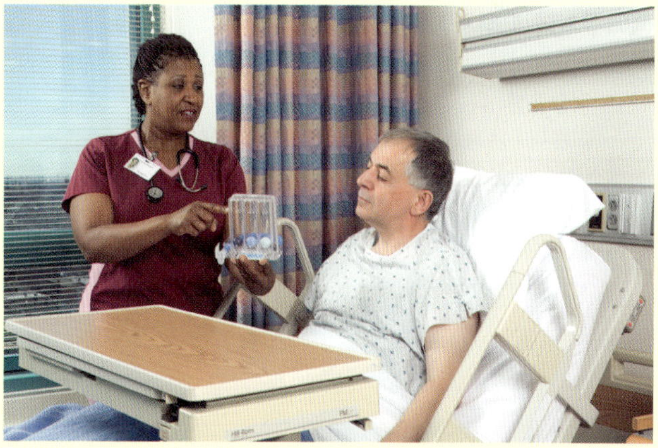

그림 2 대상자에게 목표치에 도달하도록 격려한다.

c. 대상자가 사용물품에 따라 공이 올라가거나 불이 들어오는 것을 지켜봄으로써 과정을 관찰하도록 한다[그림 4].
이론적 근거: 과정을 관찰하는 것은 대상자에게 호흡의 깊이에 대한 시각적 피드백을 제공하여 깊게 호흡하도록 동기를 부여한다.

d. 마우스피스를 통해 천천히 내쉬고 몇 번 정상적으로 호흡하도록 한다.
이론적 근거: 과다환기를 방지한다.

절차 9-6 강화폐활량계(Incentive Spirometer)로 호흡 증진하기(계속)

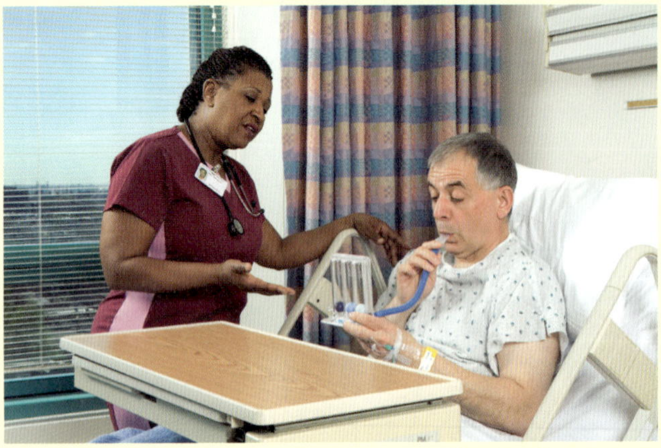

그림 3 숨을 천천히 깊게 들이마시도록 지시한다.

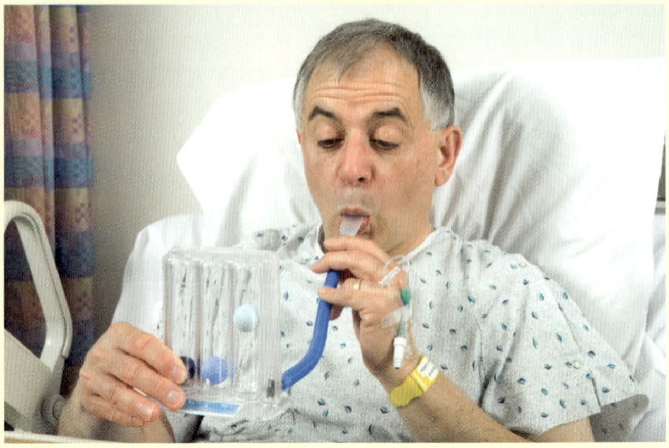

그림 4 공이 올라가는 과정을 관찰한다.

7. **의사의 처방에 따라 1~2시간마다 5~10회 반복하도록 설명한다.**
   이론적 근거: 빈번한 사용은 폐포 허탈을 예방한다.

8. **수행한 것을 기록한다.**
   이론적 근거: 기록은 법적 자료가 되며, 건강관리팀과의 의사소통을 유지시킨다.

기록

> 2016/8/1 15:00 - 강화폐활량계를 사용하여 깨어 있는 동안, 목표 500mL를 달성함. 폐음은 깨끗하게 청진됨.
>
> \- RN 김수지

생애주기별 고려사항

- 너무 어려서 지시를 따를 수 없거나 인지적으로 장애가 있거나 영양결핍이 있거나 필요한 운동기술이 부족한 대상자는 강화폐활량계를 사용하는 것이 적절치 못하다.
- 어린 아동은 동일한 목표를 달성하기 위해 풍선을 불거나 촛불을 끄는 척을 할 수 있다. 활동의 중심은 강화폐활량계의 흡기가 아니라 호기이지만, 아동은 강한 숨을 내쉴 수 있도록 충분히 흡입해야 한다.

협력과 위임

- 호흡치료는 강화폐활량계 사용 방법과 실제적인 폐용량 측정에 대한 초기교육을 제공한다. 수술 전 대상자는 이 교육을 받을 수 있도록 한다.

절차 9-6 강화폐활량계(Incentive Spirometer)로 호흡 증진하기(계속)

자가학습 체크리스트

수행항목	충분	부족	안 함
1. 손을 씻는다.			
2. 필요물품을 준비하여 침상 옆에 둔다.			
3. 대상자의 이름을 물어 대상자를 확인하고, 입원팔찌와 대조하여 대상자를 확인한다.			
4. 문을 닫거나 커튼을 치고 대상자에게 절차를 설명한다.			
5. 대상자가 반좌위나 좌위를 취하도록 돕는다.			
6. 측정된 폐용량을 기초로 강화폐활량계의 목표를 설정하기 위한 용량을 결정한다. 대상자에게 목표를 설명한다.			
7. 대상자에게 방법을 설명한다. a. 마우스피스에 입술을 꽉 대도록 한다. b. 숨을 천천히 깊게 들이마시고, 2~3초간 숨을 참도록 한다. c. 대상자가 사용물품에 따라 공이 올라가거나 불이 들어오는 것을 지켜봄으로써 과정을 관찰하도록 한다. d. 마우스피스를 통해 천천히 내쉬고 몇 번 정상적으로 호흡하도록 한다.			
8. 의사의 처방에 따라 1~2시간마다 5~10회 반복하도록 설명한다.			
9. 수행한 것을 기록한다.			

절차 9-7 비강 캐뉼라나 마스크를 이용한 산소투여

실습목적 1. 저산소증을 완화하기 위해 저농도에서 중 정도의 산소를 투여한다.

필요물품 적절한 산소전달체계
- 비강 캐뉼라와 연결관(산소농도: 22~44%)
- 단순 산소마스크(산소농도: 40~60%)
- 벤투리 마스크: 1% 이내에서 정확한 농도를 전달한다(24~50%). 만성폐쇄성폐질환(COPD)자에게 자주 사용된다.
- 부분적 재호흡 마스크: 저유량 체계(산소농도 : 50~70%). 보유주머니는 대상자가 내쉰 공기의 일부를 재호흡하도록 한다(주머니는 흡기 시 완전히 쪼그라들어 있으면 안 되며, 산소 유량은 증가해야 한다).
- 비재호흡 마스크: 기계적 환기 없이 최고의 산소농도를 제공한다(80~90%). 단방향 밸브는 실내 혹은 내쉰 공기를 마시지 못하도록 한다.

산소
유량계
금연 표시
습윤병
증류수(고유량 산소요법 시)

사정
- 호흡상태를 사정한다(호흡음, 호흡수와 깊이, 객담 유무, 가능하다면 동맥혈가스 분석)[그림 1].

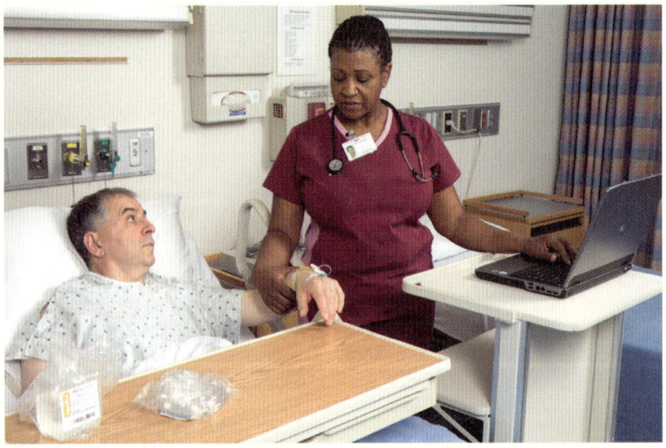

그림 1 의사 처방에 맞는지 대상자를 확인한다.

- 만성폐쇄성폐질환의 과거력을 사정한다.
- 저산소증에 대한 증상과 징후를 사정한다: 불안, 의식수준 저하, 집중력 저하, 피로, 현기증, 심부정맥, 창백, 청색증, 호흡곤란

절차

1. **전달방법, 유량속도, 산소요법의 기간에 대해 확인하기 위해 산소에 대한 의사의 처방을 확인하고 두 가지 확인지표를 사용하여 대상자를 확인한다.**
   이론적 근거: 잠재적인 오류를 방지한다.

2. **손을 씻는다.**
   이론적 근거: 세균의 전파를 줄인다.

3. **두 가지 확인지표를 사용하여 대상자를 확인한다.**
   이론적 근거: 대상자에게 올바르고 적절한 사정이나 치료를 받도록 제공하며, 오류를 감소시킨다.

4. **문을 닫거나 커튼을 치고 대상자에게 절차를 설명한다.**
   이론적 근거: 대상자의 사생활을 보호하고, 대상자가 지침에 따르도록 불안을 감소시킨다.

5. **투약의 여섯 가지 기본원칙을 지킨다[그림 1]. 산소가 호흡곤란이나 불편감을 완화시킴을 설명하고, 산소사용과 관련된 안전수칙 정보를 제공한다. 대상자가 캐뉼라를 사용하는 경우, 코로 숨쉬도록 한다.**
   이론적 근거: 산소는 약물의 하나이며, 투약의 여섯 가지 기본원칙을 사용하여 투여하는 것은 잠재적 오류를 방지한다. 교육은 치료에 대한 이행을 돕는다.

6. **가능하면 대상자를 반파울러씨 체위나 고파울러씨 체위를 취하도록 한다.**

절차 9-7 비강 캐뉼라나 마스크를 이용한 산소투여(계속)

이론적 근거: 이 체위는 적정한 폐확장을 돕는다.

7. **산소벽 출구에 유량계를 삽입한다**[그림 2]. **유량계에 고유량의 산소를 투여하면 습윤병을 부착해야 한다**[그림 3]. **산소 연결관을 습윤병에 연결한다**[그림 4].
   이론적 근거: 고농도의 산소는 점막을 건조시킨다.

8. **처방된 용량대로 산소를 켠다**[그림 5]. **산소가 관을 통해서 흐르는지 확인한다**[그림 6].
   이론적 근거: 산소는 처방대로 투여해야 한다.

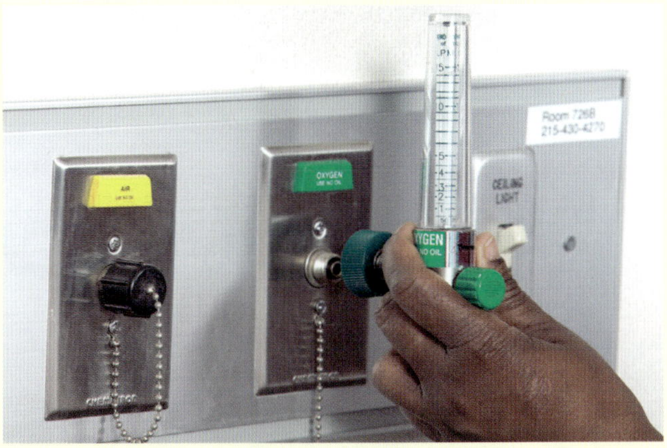

그림 2 산소벽 출구에 유량계를 삽입한다.

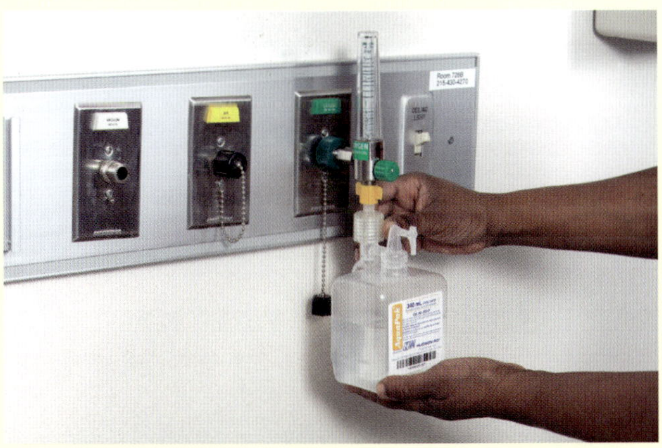

그림 3 유량계에 습윤병을 부착한다.

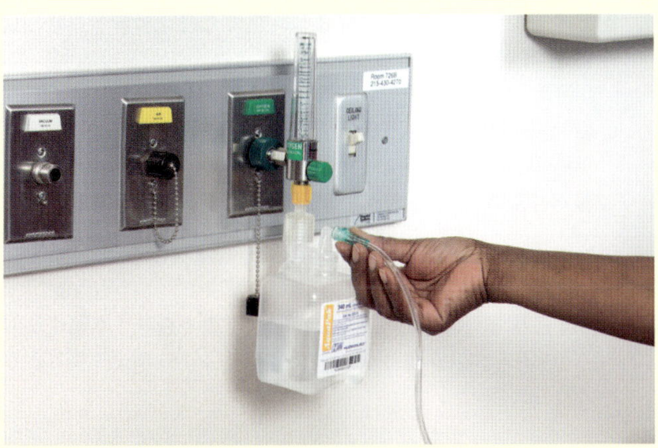

그림 4 습윤병에 산소 연결관을 연결한다.

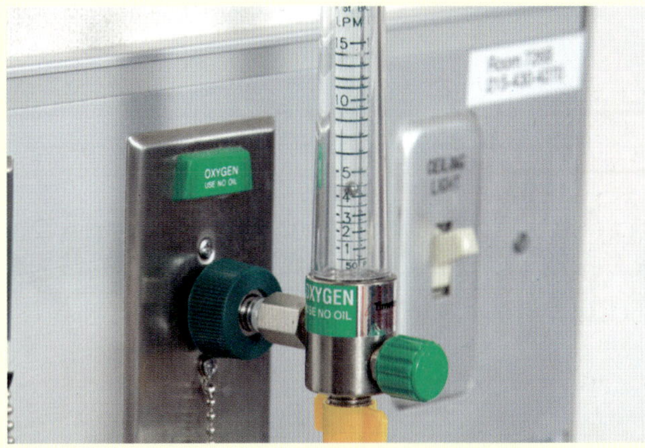

그림 5 처방된 용량대로 산소를 켠다.

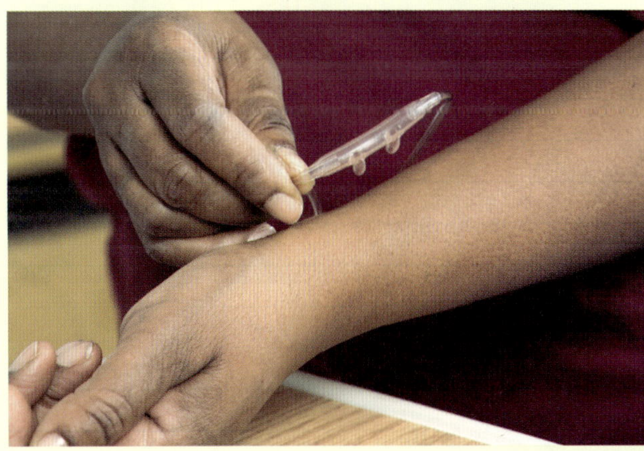

그림 6 산소가 관을 통해서 흐르는지 확인한다.

9. **캐뉼라**
   a. 캐뉼라를 아래로 구부려 코에 가져다 댄다[그림 7].
   b. 비강 내로 캐뉼라의 prong을 끼운다[그림 8].
   c. 관을 귀 뒤로 감싼다[그림 9].
   d. 캐뉼라가 꼭 맞을 때까지 플라스틱 슬라이드를 턱 밑에 고정시킨다[그림 10].
   이론적 근거: 비강 내에 정확히 위치시키는 것이 중요하다(주의: 캐뉼라는 어느 정도 움직일 수 있도록 하고, 대상자가 먹고 말하는 것을 방해하지 않도록 한다.).
   e. 필요하다면 귀에 거즈를 대고 관 아래에 놓는다[그림 11].
   이론적 근거: 관의 압력으로 궤양이 생길 수 있다.

절차 9-7 비강 캐뉼라나 마스크를 이용한 산소투여(계속)

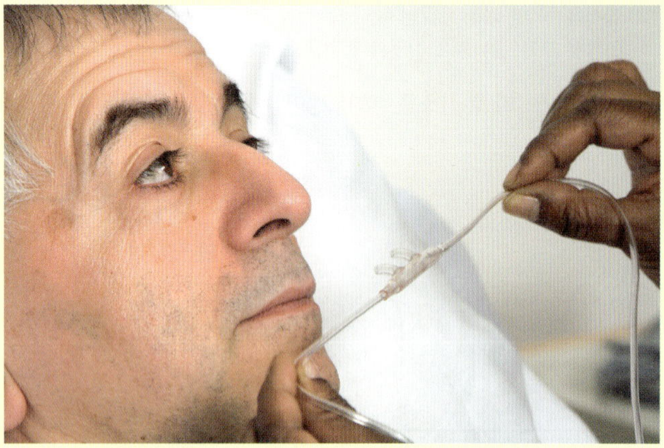

그림 7 캐뉼라를 아래로 구부려 적절하게 코에 가져다 댄다.

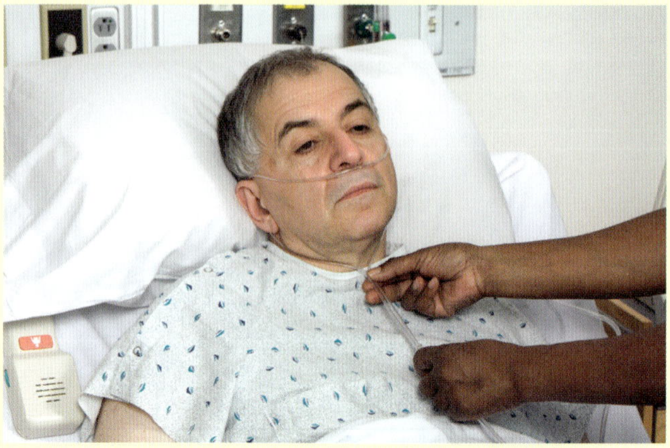

그림 10 캐뉼라가 잘 맞도록 턱 아래에서 고정시킨다.

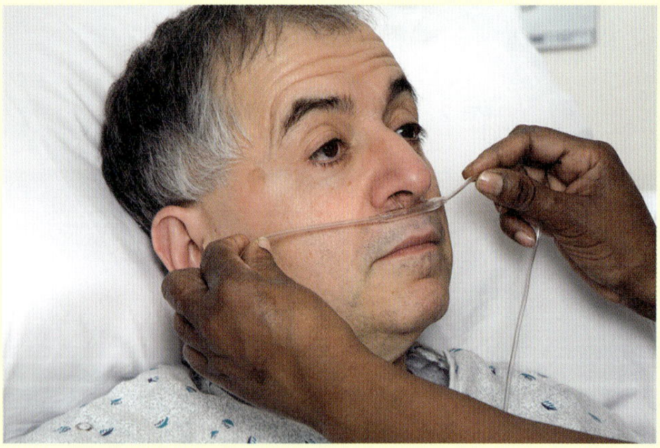

그림 8 비강 내로 캐뉼라 prong을 끼운다.

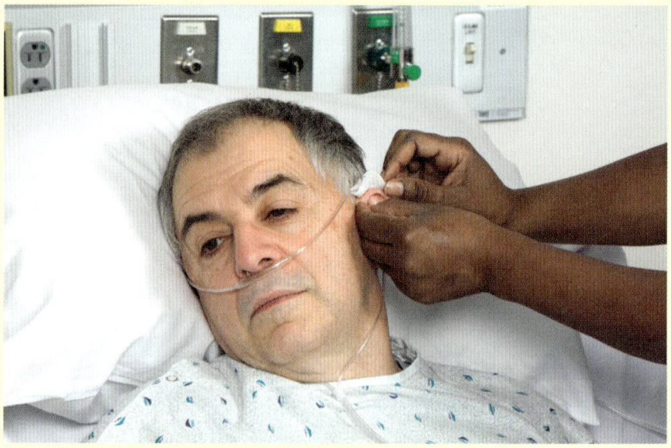

그림 11 귀에 거즈를 대고 관 아래로 놓는다.

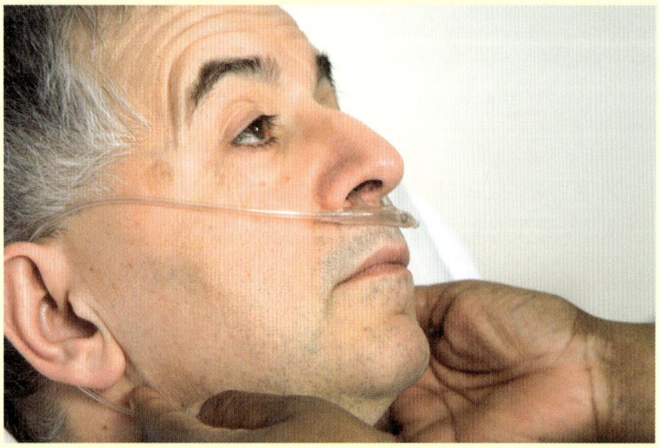

그림 9 캐뉼라 관을 귀에 잘 감싼다.

f. 코에서 prong이 빠지면, 즉시 다시 끼운다.
   이론적 근거: 정확한 산소를 전달하고 저산소혈증을 방지한다.

10. 마스크

a. 마스크를 얼굴에 놓고 코에서 턱을 덮도록 씌운다[그림 12].
b. 코에 금속 벨트의 가장자리를 조정하고, 마스크가 얼굴 윤곽에 맞도록 한다.
   이론적 근거: 마스크가 얼굴에 꼭 맞아야 산소가 새나가지 않는다.
c. 탄력밴드가 머리를 감싸도록 조절하고, 마스크가 편안하게 맞도록 한다.
   이론적 근거: 필요물품이 편안하게 맞으면, 대상자가 산소요법에 더 잘 적응할 수 있다.

11. 필요물품의 기능이 적절한지 확인하고, 대상자의 산소요법에 대한 초기 반응을 관찰한다.

이론적 근거: 활력징후, 산소포화도 · 피부, 색깔, 호흡양상, 지남력의 사정은 간호사가 치료의 효과성을 평가하고 저산소증의 임상적 증거를 찾는 것을 도와준다.

절차 9-7 비강 캐뉼라나 마스크를 이용한 산소투여(계속)

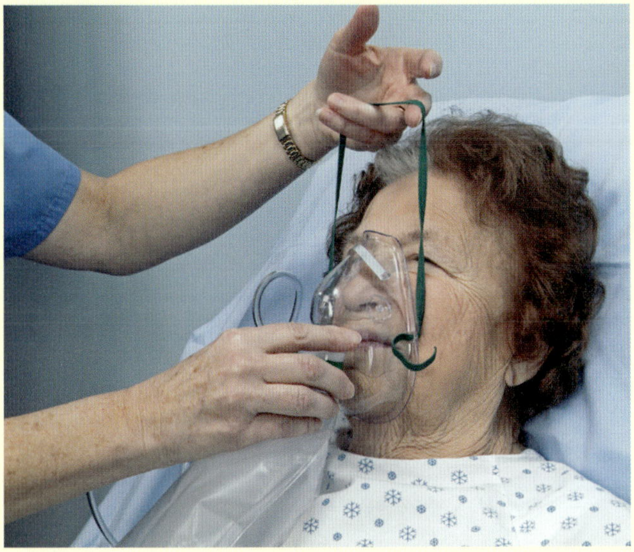

그림 12 산소마스크를 씌운다.

12. **피부에 압박되는 부위와 비공을 2시간마다 사정하고, 4~8시간마다 유량속도를 다시 확인함으로써 지속적인 산소요법을 모니터링한다.**
    이론적 근거: 피부손상과 부적절한 산소유량을 조기에 발견할 수 있도록 한다.

13. **수행한 것과 관찰사항을 기록한다.**
    이론적 근거: 기록은 법적 자료가 되며, 건강관리팀과의 의사소통을 유지시킨다.

기록

2016/8/4 08:00 -
P: 가스교환 장애
I: 91%까지 떨어지고 호흡수 26회, 호흡곤란으로 산소 2L/m를 비강 캐뉼라로 시작함. 산소의 중요성에 대해 교육하고 심호흡과 강화폐활량계를 사용하도록 격려함.
E: 산소는 94%로 상승함, 호흡수 18회, 더 편안해짐을 진술함.
- RN 김수지

생애주기별 고려사항

영아와 아동

- 인큐베이터나 텐트는 영아와 유아에게 산소와 습도를 투여하기 위해 사용한다. 인큐베이터와 텐트 내에 고농도의 산소를 유지하는 것은 어려우나, 비침습적이고 비자극적이다.
- 산소량이 감소하지 않도록 하기 위해 가능한 한 작게 텐트나 인큐베이터 안으로 들어가도록 간호를 계획한다.
- 산소텐트를 두려워하는 아동은 좋아하는 장난감이나 담요를 줌으로써 안정감을 느낄 수 있다.

가정간호 시 고려사항

- 가정 내 산소공급은 실린더, 액체 산소, 산소농축기를 이용한다. 이동형 산소체계는 독립성과 사회활동을 증가시키는 데 유용하다.
- 필요물품 판매자나 가정전문간호사는 대상자에게 가정용 산소를 사용하는 방법이나 필요물품를 얼마나 자주 채워야 하는지 교육해야 한다.
- 대상자와 가족에게 산소사용 구역에서 금연해야 하는 중요성에 대해 설명한다.
- 대상자는 다음과 같은 서비스에 대해 알아야 한다.
  - 필요물품를 사용하고 유지하는 것에 대한 교육을 할 훈련된 인력
  - 24시간 응급서비스
  - 필요물품 유지와 대상자 교육을 위한 매월 추후방문
  - 판매자 보험 청구서
- 가정에서 산소를 필요로 하는 것은 대상자에게 스트레스이다. 따라서 대상자가 두려움이나 걱정을 나눌 수 있도록 격려한다.
- 가정 내 산소사용을 보험에서 지불받기 위해서는 대상자의 가정 내 공기 산소포화도가 88~90% 이하여야 한다.

협력과 위임

- 호흡치료사는 대상자의 산소농도를 사용하는 프로토콜에 따라 산소농도를 적절하게 조정한다.

절차 9-7 비강 캐뉼라나 마스크를 이용한 산소투여(계속)

자가학습 체크리스트

수행항목	충분	부족	안 함
1. 전달방법, 유량속도, 산소요법의 기간에 대해 확인하기 위해 산소에 대한 의사의 처방을 확인하고 대상자를 확인한다.			
2. 손을 씻는다.			
3. 필요물품을 준비하여 침상 옆에 둔다.			
4. 대상자의 이름을 물어 대상자를 확인하고, 입원팔찌와 대조하여 대상자를 확인한다.			
5. 문을 닫거나 커튼을 치고 대상자에게 절차를 설명한다.			
6. 가능하면 대상자를 반파울러씨 체위나 고파울러씨 체위를 취하도록 한다.			
7. 산소벽 출구에 유량계를 삽입한다.			
8. 유량계에 습윤병을 부착한다.			
9. 산소 연결관을 습윤병에 연결한다.			
10. 처방된 용량대로 산소를 켠다. 산소가 관을 통해서 흐르는지 확인한다.			
11. 캐뉼라 a. 캐뉼라를 아래로 구부려 코에 가져다 댄다. a. 비강 내로 캐뉼라의 prong을 끼운다. b. 캐뉼라 관을 귀 뒤로 감싼다. c. 캐뉼라가 꼭 맞을 때까지 플라스틱 슬라이드를 턱 밑에 고정시킨다. e. 필요하다면 귀에 거즈를 대고 관 아래에 놓는다. f. 코에서 prong이 빠지면, 즉시 다시 끼운다.			
12. 마스크 a. 마스크를 얼굴에 놓고 코에서 턱을 덮도록 씌운다. b. 코에 금속 벨트의 가장자리를 조절하고, 마스크가 얼굴 윤곽에 맞도록 한다. c. 탄력밴드가 머리를 감싸도록 조절하고, 마스크가 편안하게 맞도록 한다.			
13. 필요물품의 기능이 적절한지 확인하고, 대상자의 산소요법에 대한 초기 반응을 관찰한다.			
14. 피부에 압박되는 부위와 비공을 2시간마다 사정하고, 4~8시간마다 유량속도를 다시 확인함으로써 지속적인 산소요법을 모니터링한다.			
15. 수행한 것과 관찰사항을 기록한다.			

절차 9-8 기관절개 간호

실습목적
1. 점액이나 분비물 딱지를 제거하여 기도개방을 유지한다.
2. 청결을 증진하고 누공 부위의 감염이나 피부손상을 예방한다.

필요물품
멸균 기관절개 간호키트의 구성: 용기 2개, 작은 솔이나 파이프 청소기, 4×4 거즈, 기관절개 드레싱, 기관절개 고정끈
과산화수소수
생리식염수
멸균장갑
가위
기관절개 흡인물품

사정
- 누공 주변의 과다한 분비물, 과다한 기관 내 분비물, 기관절개 드레싱이나 고정끈이 더럽혀졌는지 사정한다.
- 호흡상태를 사정한다: 호흡음, 호흡수, 피부색, 힘겨운 호흡, 코를 벌름거림, 흉골 퇴축, 동맥혈가스 분석
- 기관절개 간호에 영향을 미치는 요인을 확인한다.
  - 부적절한 영양상태는 대상자에게 감염이나 조직재생의 불량, 약한 기침반사의 소인을 만든다.
  - 호흡감염: 폐 분비물이 증가하거나 색, 양, 냄새에 변화가 있는지 확인한다.
  - 체액 상태: 수분의 부족은 분비물의 점도를 증가시킨다. 진한 분비물은 대상자가 기침으로 배출시키기 어렵다.
  - 습도: 건조하고 갈라지는 점막과 진한 분비물을 예방하기 위해 습화된 공기를 제공한다.
- 사용된 기관절개관의 종류와 내관이 있는지를 확인한다. 기관절개관이 커프가 달렸는지, 커프가 팽창되었는지 확인한다.
- 독립적인 기관절개 간호를 이해하고 수행하는 대상자의 능력을 사정한다.

절차

1. **의사의 처방과 대상자를 확인한다.**
   이론적 근거: 잠재적인 오류를 방지한다.

2. **손을 씻고 장갑을 낀다.**
   이론적 근거: 손씻기와 장갑은 미생물의 전파를 감소시킨다.

3. **두 가지 확인지표를 사용하여 대상자를 확인한다.**
   이론적 근거: 대상자에게 올바르고 적절한 사정이나 치료를 받도록 제공하며, 오류를 감소시킨다.

4. **문을 닫거나 커튼을 치고 대상자에게 절차를 설명한다[그림 1]. 대상자를 반파울러씨 체위나 고파울러씨 체위로 앉힌다.**
   이론적 근거: 대상자의 사생활을 보호하고, 대상자가 지침에 따르도록 불안을 감소시킨다.

5. **기관절개관을 흡인한다. 장갑을 버리기 전에 더러워진 기관절개 드레싱을 제거하고 카테터를 장갑 안으로 하여 버린다(주의: 절차 9-7을 따른다. 기관절개관을 통해 흡인 시 성인의 경우 10~12cm 정도 카테터를 삽입한다).**
   이론적 근거: 분비물을 제거하는 것은 기관절개관을 깨끗이 하여 기도개방을 유지하기 위함이다.

6. **산소나 습윤병을 교체하고 멸균물품을 준비하는 동안 대상자가 심호흡을 하도록 격려한다.**
   이론적 근거: 적절한 산소화상태를 유지한다. 멸균절차 전에 쉬운 제거를 돕는다.

7. **멸균 기관절개 간호키트를 뜯는다[그림 2]. 생리식염수를 용기에**

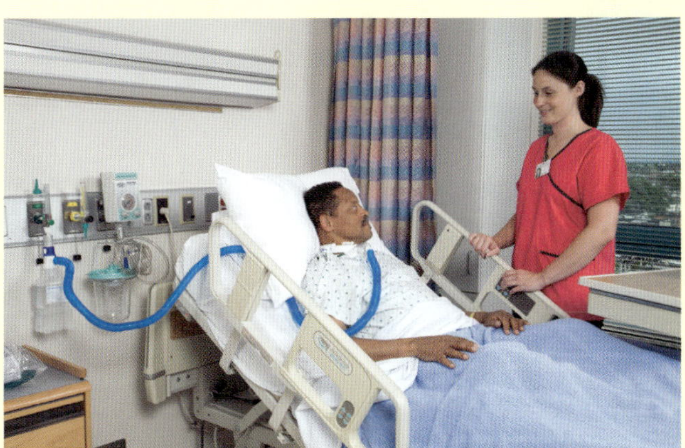

그림 1 대상자를 확인하고 절차를 설명한다.

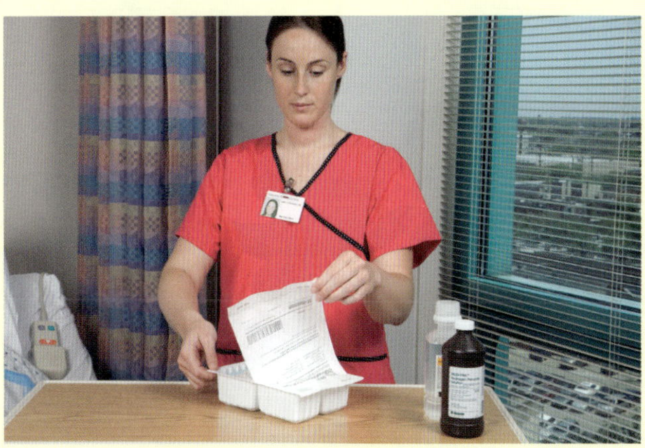

그림 2 멸균 기관절개 키트를 개봉한다.

절차 9-8 기관절개 간호(계속)

붓고 과산화수소를 다른 용기에 붓는다[그림 3]. 멸균장갑을 끼고 [그림 4], 몇 개의 멸균봉과 한 개의 멸균 기관절개 드레싱을 열어 멸균영역에 놓는다[그림 5]. 키트에 기관절개끈이 없으면, 목끈을 38.1cm 정도로 두 개를 자르고 옆에 둔다(주의: 키트에 멸균봉과 멸균 기관절개 드레싱이 없으면, 멸균 장갑을 끼기 전에 이러한 물품들을 개봉해 둔다.). 키트에 기관절개끈이 없으면, 목끈을 38.1cm 정도로 두 개를 자르고 옆에 둔다.

이론적 근거: 물품을 준비해두는 것은 기관절개 간호를 순조롭고 체계적으로 수행할 수 있게 한다.

8. 산소공급원을 제거한다[그림 6]. 산소공급원을 만진 손은 더 이상 멸균 상태가 아니다(주의: 내관이 있는 기관절개관에서는 7단계에서 25단계까지 수행하고, 내관이 없거나 보호덮개로 막은 기관절개관은 15~26단계를 수행한다).

이론적 근거: 멸균장갑의 오염을 예방한다.

9. 시계 반대방향으로 내관을 돌려 풀고 내관을 뺀다[그림 7].

10. 내관을 과산화수소수가 채워진 용기에 담근다[그림 8].

이론적 근거: 과산화수소수는 내관에서 분비물을 떨어뜨리고 제거한다.

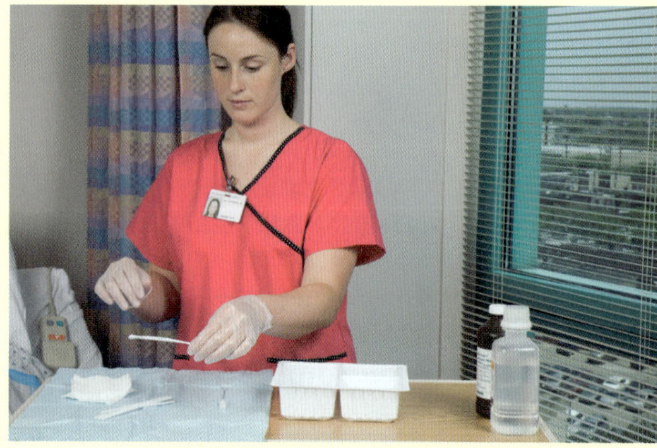

그림 5 멸균영역에 물품을 놓는다.

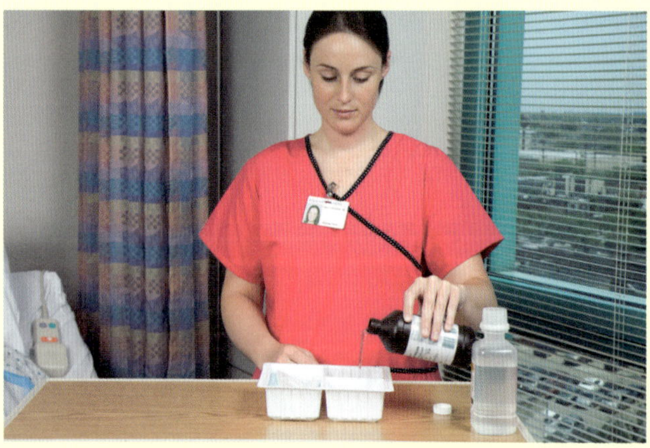

그림 3 멸균 과산화수소를 용기에 붓는다.

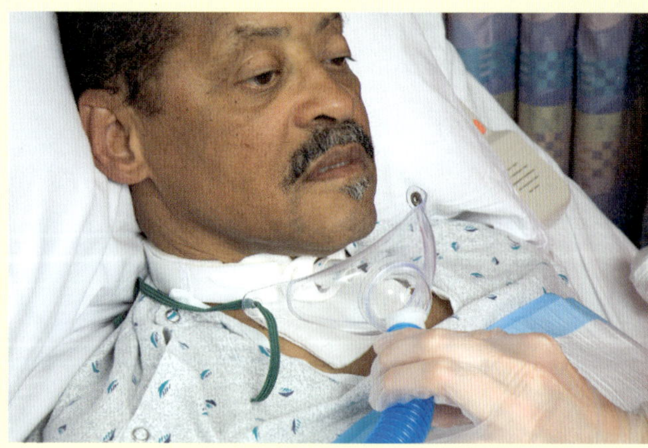

그림 6 산소공급원을 제거한다.

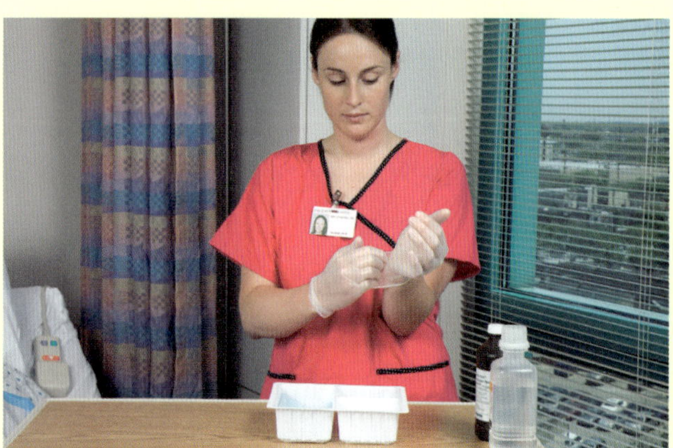

그림 4 멸균장갑을 착용한다.

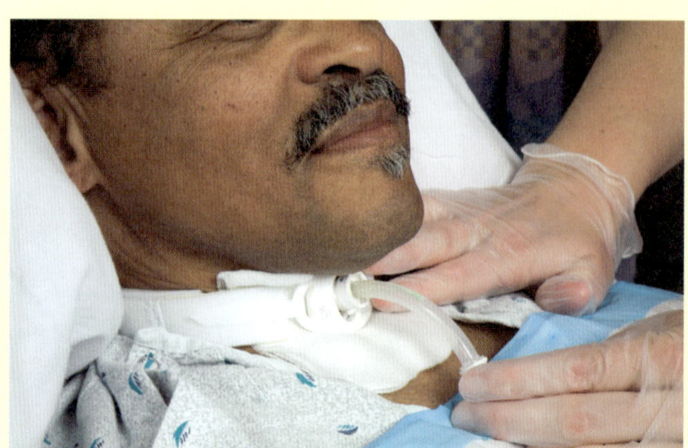

그림 7 시계 반대방향으로 내관을 돌려 풀고 내관을 뺀다.

절차 9-8 기관절개 간호(계속)

11. 외관 위 또는 옆에 산소공급원을 교체한다.
   이론적 근거: 호흡 및 심부전을 방지하기 위해 지속적인 산소공급을 유지한다(주의: 모든 대상자가 기관절개 간호를 수행하는 동안, 지속적인 산소공급이 필요한 것은 아니다).

12. 내관을 파이프 청소기나 멸균 솔로 닦는다[그림 9].
   이론적 근거: 기계적 힘과 마찰은 진하거나 건조된 분비물을 제거하는 데 필요하다.

13. 몇 초 동안 생리식염수 안에서 흔들어 내관을 철저히 헹구어낸다[그림 10].
   이론적 근거: 헹구는 것이나 털어내는 것은 관으로부터 분비물과 물을 제거하고 재삽입이 쉽도록 윤활역할을 한다.

14. 산소공급원을 제거하고 내관을 외관 안으로 넣는다. 두 개의 청색점이 일치될 때까지 시계방향으로 돌려 잠근다[그림 11]. 산소와 습윤병을 연결한다.
   이론적 근거: 산소는 안정된 내관에 연결된다.

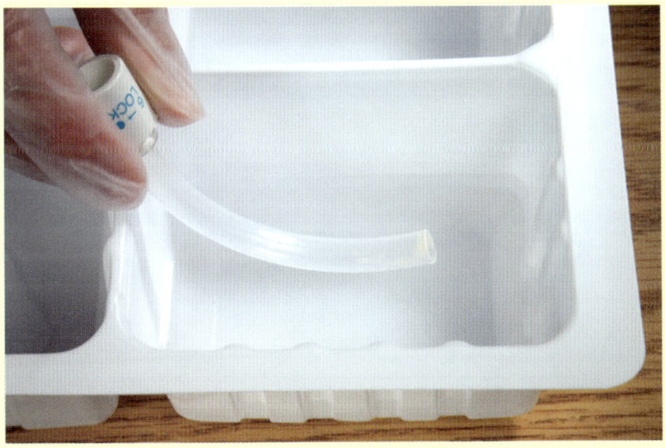

그림 8 내관을 과산화수소가 있는 용기에 넣는다.

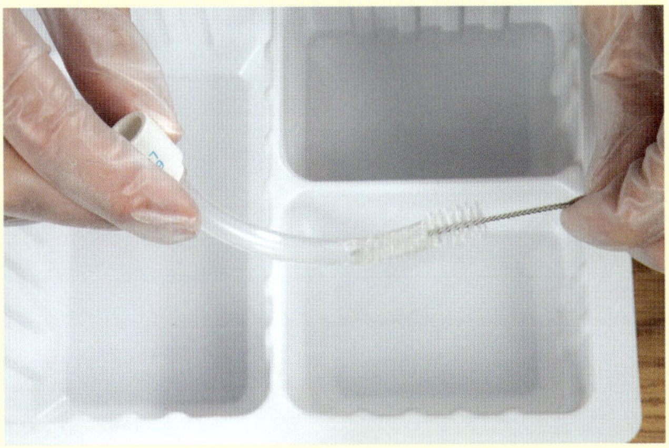

그림 9 솔로 내관을 청소한다.

15. 사용한 기관절개 드레싱을 전면판에서 제거한다[그림 12].
   이론적 근거: 사용한 기관절개 드레싱은 새것으로 교환한다.

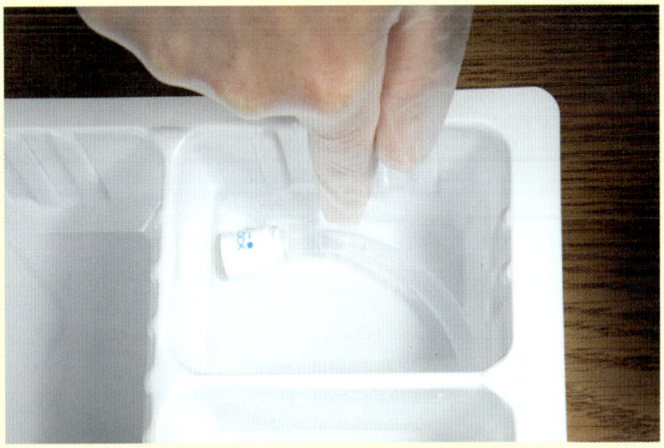

그림 10 생리식염수로 내관을 헹군다.

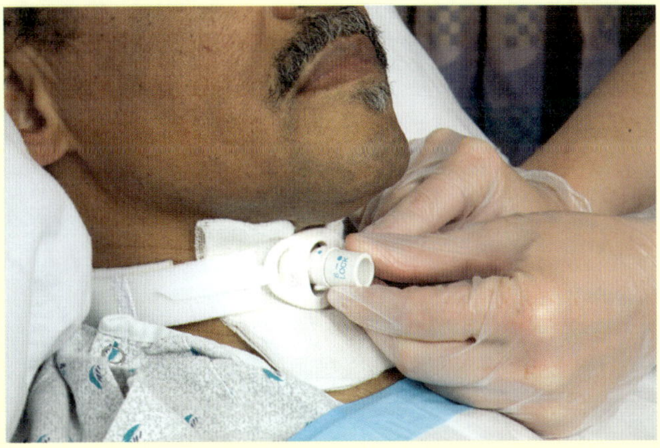

그림 11 내관을 다시 제 위치에 삽입하고 잠근다.

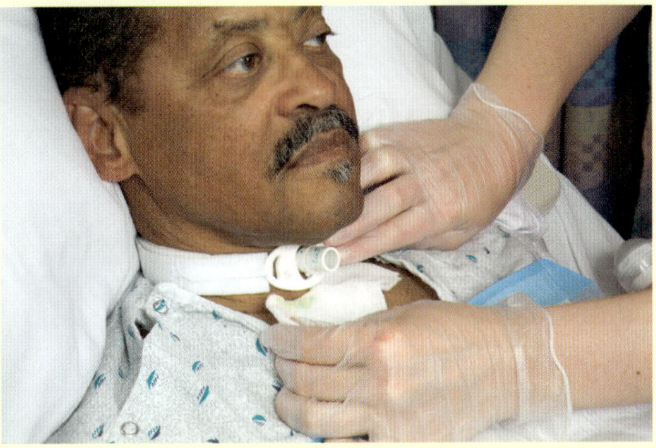

그림 12 사용한 기관절개 드레싱을 제거한다.

16. 과산화수소를 묻힌 면봉으로 원을 그리면서 전면판 아래의 누공을 닦는다. 모든 노출된 외관 표면에 말라붙은 분비물을 씻어낸다[그림 13].
   이론적 근거: 건조된 분비물에서 세균이 증식할 수 있다.

17. 4×4 거즈로 표면을 살짝 두드려 건조시킨다.
   이론적 근거: 습한 표면은 미생물을 증식시키고 피부 박리를 일으킬 수 있다.

18. 미리 자른 건조하고 무균적인 기관절개 드레싱을 기관절개 누공 주위 전면판 아래에 둔다[그림 14]. 자른 4×4 거즈를 사용하지 않는다.
   이론적 근거: 풀려진 면 실밥이 기관으로 흡입될 수 있다.

19. 기관절개관 끈을 교환하려면, 보조자에게 장갑을 끼도록 하고 기관절개관을 제자리에 잡고 있도록 한다.
   이론적 근거: 이 과정은 기관절개관이 고정되지 않을 때 대상자가 기침을 하거나 움직였을 때 기관절개관이 빠지는 것을 막는다.

기관절개 목끈 교환(20~24단계)

20. 기관절개 목끈의 양 끝으로부터 2.5cm되는 지점에 1.2cm의 절개를 만든다. 이는 목끈의 2.5cm 정도 되는 곳을 접어 중간에 작은 절개를 만들면 쉽게 만들 수 있다.
   이론적 근거: 절개는 목끈을 위해 여유를 준다.

21. 사용한 기관절개 목끈은 제거하고 버린다.
   이론적 근거: 목끈은 새것으로 교환해야 한다.

22. 목끈의 끝은 외관 전면판의 열린 곳에 삽입하여 빼낸 후, 목끈의 절개를 통과시켜 끼워 단단히 당긴다.
   이론적 근거: 끈은 매듭을 짓지 않고 전면판에 고정시킨다. 매듭은 분비물에 의해 끈에 딱지가 생기면 풀기 어렵다.

23. 두 번째 끈으로 22단계를 반복한다.

24. 양쪽의 끈을 대상자의 목 한쪽에서 함께 모은다. 끈과 목 사이에 손가락 하나가 들어갈 정도로만 묶고 단단히 묶였는지 확인한다.

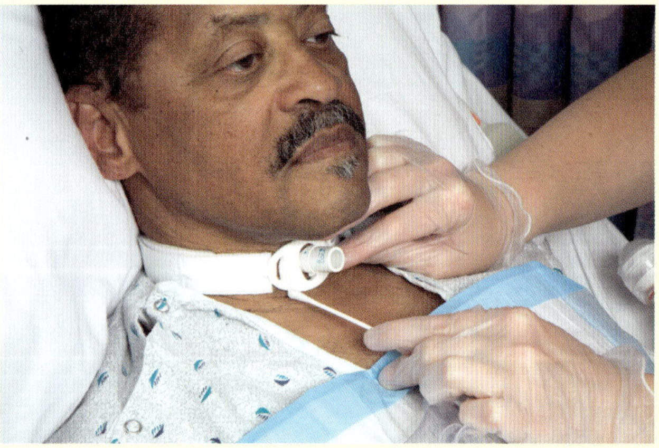

그림 13 기관절개 부위 분비물을 면봉으로 닦아낸다.

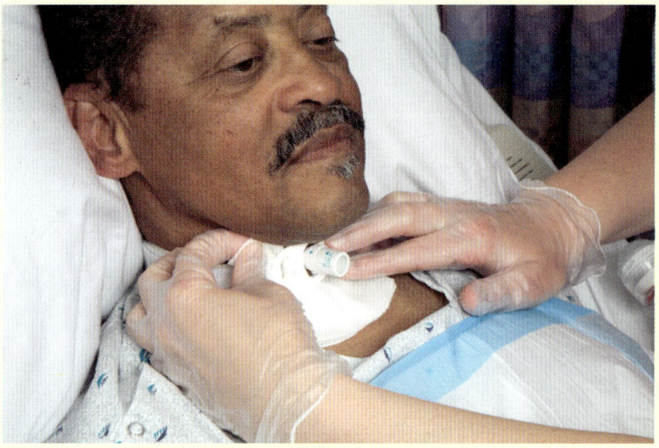

그림 14 새로운 기관절개 드레싱을 위치시킨다.

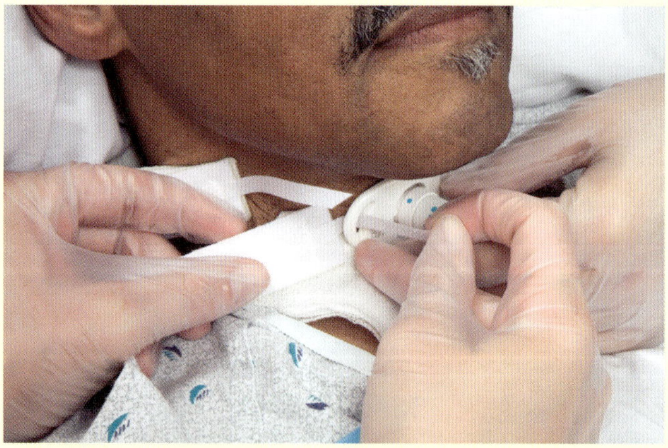

그림 15 외관 전면판의 열린 곳에 새로운 칼라를 삽입한다.

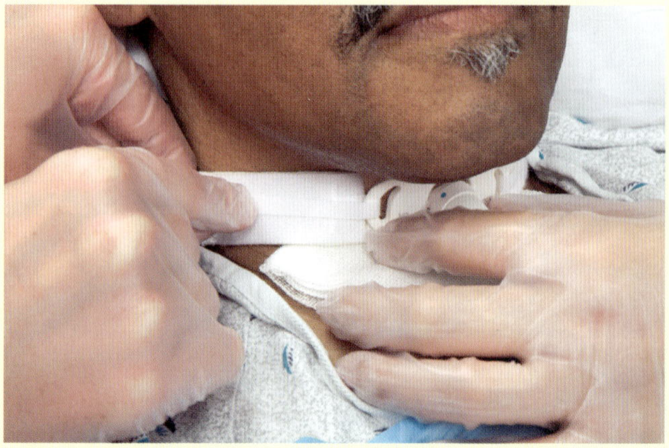

그림 16 외관 전면판의 열린 곳에 새로운 목끈을 삽입하고 벨크로 끈(velcro tab)을 고정한다.

절차 9-8 기관절개 간호(계속)

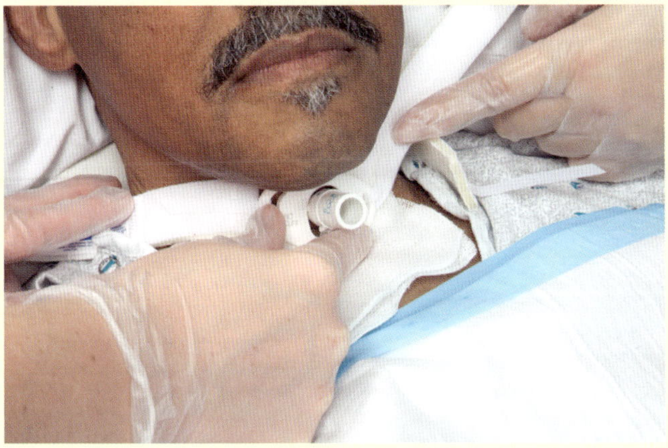

그림 17 반대쪽 면에 새로운 칼라를 삽입하고 Velcro tab으로 고정한다.

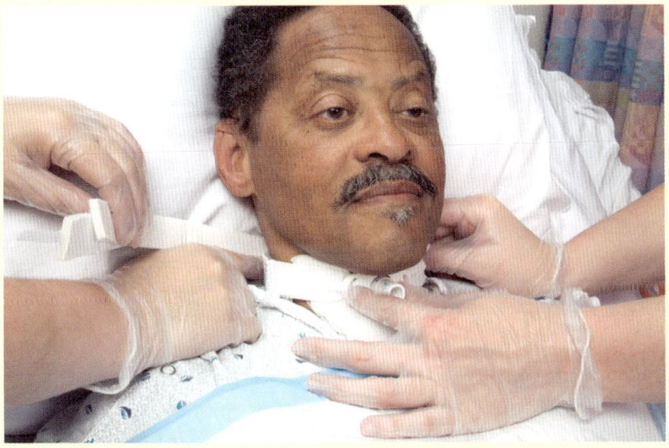

그림 18 더러운 칼라를 버리고, 새로운 칼라를 안전하게 고정한다.

끈을 고정시키는 데 사각묶음을 이용하며, 길게 남는 끈은 잘라낸다(주의: 외상이나 수술로 목이 부은 대상자에서 기관절개 목끈의 조임을 자주 사정한다).

이론적 근거: 목끈은 기관절개관이 우연히 빠지지 않도록 충분히 조여져야 하지만 질식을 일으키거나 경정맥을 압박하지 않도록 느슨해야 한다. 목의 측면에서 끈을 매는 것이 대상자에게 더 편안하다.

기관절개 칼라(25~27단계)

25. **보조간호사가 전면판을 잡아 기관의 절개관이 빠지지 않도록 하면서, 벨크로 끈을 부드럽게 잡아 당기고 한쪽에서 칼라를 제거한다. 새로운 칼라를 전면판의 구멍으로 삽입하고 벨크로 끈을 고정한다[그림 15, 16].**
    이론적 근거: 벨크로는 전면판을 고정시킨다.

26. **보조 간호사가 반대쪽 면에서 26단계를 반복하는 동안 전면판을 제자리에 고정한다[그림 17].**
    이론적 근거: 두 명의 간호사가 안전하게 시행한다.

27. **이전에 사용한 칼라를 버리고, 새로운 칼라가 안전하게 고정되었는지 확인한다[그림 18].**
    이론적 근거: 칼라가 단단하게 고정되어 있어야 한다.

28. **장갑과 일회용 필요물품를 버린다. 날짜와 시간 라벨을 붙이고 재사용 물품을 다시 보관한다.**
    이론적 근거: 뚜껑을 연 생리식염수는 24시간 동안 멸균상태로 간주한다.

29. **대상자가 편안한 자세를 취하도록 돕고 구강위생을 제공한다.**
    이론적 근거: 대상자의 안위를 증진시킨다.

30. **손을 씻는다.**
    이론적 근거: 미생물의 전파를 감소시킨다.

31. **수행한 것을 기록한다.**
    이론적 근거: 기록은 법적 자료가 되며, 건강관리팀과의 의사소통을 유지시킨다.

기록

2016/9/1 09:00 -
P: 기도청결 장애
I: 기관 간호-많은 진한 분비물을 내관에서 제거함. 기관절개 부근 피부는 깨끗하나 약간 붉은색을 띠고 있음. 대상자는 격려받을 때 분비물 배출을 할 수 있음. 축축한 칼라로 가습을 유지함.
E: 수액을 증가하고 분비물 축적을 줄이기 위해 폐 위생에 신경 쓰고 움직이라고 권장해야 함.

- RN 김수지

절차 9-8 기관절개 간호(계속)

생애주기별 고려사항

영아와 아동

- 활동적인 아동의 경우 기관절개관을 빼지 않도록 주의를 기울인다.
- 기관절개 간호 시 아동이 안정할 수 있도록 부모를 참관시키고, 대상자 교육에도 참여시키고 격려한다.

가정간호 시 고려사항

- 대상자와 돌봄제공자에게 다음을 교육한다.
  - 손씻기는 기관절개를 만지기 전 가장 중요한 단계이다.
  - 기관절개관 각 부분의 기능 숙지
  - 내관을 제거, 세척 혹은 교환, 다시 끼우는 방법
  - 내관을 하루에 2~3번 세척하는 것
  - 기관절개 누공을 세척하는 것
  - 기관분비물을 흡인하는 것
  - 감염 증상(체온상승, 분비물 증가, 분비물의 색, 냄새 변화) 사정
  - 더 잘 볼 수 있도록 거울 사용
- 가정에서는 공기를 습하게 하기 위해 가습기를 사용한다.
- 공기가 더러우면 대상자 기관절개관 위에 스카프나 4×4 거즈를 덮는다.
- 가정간호는 무균이라기보다 청결한 것이다.
  - 내관을 담그는 데 보통 일회용 종이컵을 사용한다.
  - 내관을 헹구는 데 수돗물을 사용한다.
  - 장갑은 필요치 않으나 철저한 손씻기는 필요하다.
- 필요한 물품과 장비 목록이나 의료용품 가게의 이름이 유용하다.
- 응급상황이나 24시간 조언이 가능한 건강관리전문가의 전화번호가 있어야 한다.

협력과 위임

- 건강관리기관에 따라 호흡치료사에게 기관절개간호의 책임이 있는 경우가 있다. 분비물이 과다하고 딱지가 생겼다면, 치료사와 이야기하여 즉각적인 간호를 제공하여 기도폐쇄를 예방하도록 한다.

절차 9-8 기관절개 간호(계속)

자가학습 체크리스트

수행항목	충분	부족	안 함
1. 의사의 처방과 대상자를 확인한다.			
2. 손을 씻고 장갑을 낀다.			
3. 필요물품을 준비하여 침상 옆에 둔다.			
4. 대상자의 이름을 물어 대상자를 확인하고, 입원팔찌와 대조하여 대상자를 확인한다.			
5. 문을 닫거나 커튼을 치고 대상자에게 절차를 설명한다.			
6. 대상자를 반파울러씨 체위나 고파울러씨 체위로 앉힌다.			
7. 기관절개관을 흡인한다.			
8. 멸균물품을 준비하는 동안 산소나 습윤병을 교체하고 대상자가 심호흡하도록 격려한다.			
9. 멸균 기관절개 간호키트를 개봉한다.			
10. 생리식염수를 용기에 붓고 과산화수소를 다른 용기에 붓는다.			
11. 멸균장갑을 끼고, 멸균 기관절개 드레싱을 열고 멸균면봉 몇 개를 멸균영역에 놓는다.			
12. 산소 공급원을 제거한다.			
13. 시계 반대방향으로 내관을 돌려 풀고 내관을 뺀다.			
14. 내관을 과산화수소수가 채워진 bowl에 담근다.			
15. 외관 위 또는 옆에 산소공급원을 둔다.			
16. 내관을 파이프 청소기나 멸균 솔로 닦는다.			
17. 몇 초 동안 생리식염수 안에서 흔들어 내관을 철저히 헹구어낸다.			
18. 산소공급원을 제거하고 내관을 외관 안으로 넣는다.			
19. 두 개의 청색점이 일치될 때까지 시계방향으로 돌려 잠근다.			
20. 산소와 습윤병을 연결한다.			
21. 사용한 기관절개 드레싱을 전면판에서 제거한다.			
22. 과산화수소를 묻힌 면봉으로 원을 그리면서 외관의 전면판 아래 누공을 닦고, 모든 노출된 외관 표면에 말라붙은 분비물을 씻어낸다.			
23. 생리식염수를 적신 면봉을 이용하여 거품 있는 분비물을 제거한다.			
24. 4×4 거즈로 표면을 살짝 두드려 건조시킨다.			
25. 미리 자른 건조하고 무균적인 기관절개 드레싱을 기관절개 누공 주위 외관부 전면판 아래에 둔다.			
기관절개 목끈 교환(26~30단계)			
26. 기관절개 목끈의 양 끝으로부터 2.5cm되는 지점에 1.2cm의 절개를 만든다.			
27. 사용한 기관절개 목끈은 버리고 기관지 절개관이 빠지지 않게 단단히 붙잡고 있는다.			
28. 목끈의 한 끝은 외관 전면판의 열린 곳에 삽입하여 빼낸 후 목끈의 절개를 통과시켜 끼워 단단히 당긴다.			
29. 두 번째 끈으로 28번 단계를 반복한다.			
30. 양쪽의 끈을 대상자의 목 한쪽에서 함께 모은다. 끈을 고정시키는 데 사각묶음을 이용하며, 길게 남는 끈은 잘라낸다.			

절차 9-8 기관절개 간호(계속)

수행항목	충분	부족	안 함
기관절개 칼라 교환(31~34단계)			
31. 전면판을 지지하여 기관지 절개관이 빠지지 않도록 하면서, 벨크로 끈을 부드럽게 잡아 당기고 한쪽에서 칼라를 뺀다.			
32. 새로운 칼라를 전면판의 구멍으로 삽입하고 벨크로 끈을 고정한다.			
33. 전면판을 지지하고 반대쪽 면에서 32단계를 반복한다.			
34. 이전에 사용한 칼라를 버리고 새로운 칼라가 안전하게 고정되었는지 확인한다.			
35. 장갑과 일회용 필요물품를 버린다.			
36. 날짜와 시간 라벨을 붙이고 재사용 물품을 다시 보관한다.			
37. 대상자가 편안한 자세를 취하도록 돕고 구강위생을 제공한다.			
38. 손을 씻는다.			
39. 수행한 것을 기록한다.			

절차 9-9 흡인

실습목적

1. 기도개방을 유지하기 위해 과다한 점액분비물을 제거한다.
2. 진단검사를 위해 객담이나 분비물을 수집한다.

필요물품

관(tube)과 저장백이 있는 이동형 또는 벽 고정형 흡인기
멸균 흡인 키트
- 적절한 크기의 흡인관: 영아 5~8Fr, 유아 8~10Fr, 성인 12~18Fr
- 장갑
- 흡인관을 담그고 헹굴 식염수를 담을 용기

멸균 생리식염수
방수 쓰레기 주머니
얼굴 티슈
수건(필요시)

사정

- 호흡기계를 사정한다(호흡수, 리듬, 깊이를 확인하고, 시끄럽고 촉촉하고 그르렁거리는 호흡음에 주의, 호흡음 청진).
- 기침할 수 있는 능력 및 객담의 양과 양상을 확인한다.
- 활력징후를 사정한다. 기초 활력징후와 비교하고 체온상승에 주의한다.
- 의식수준과 기도보호 능력을 사정하고(기침반사 유무), 입으로부터 배액을 확인한다.

절차

1. **의사의 처방과 대상자를 확인한다.**
   이론적 근거: 잠재적인 오류를 방지한다.
2. **손을 씻는다.**
   이론적 근거: 미생물의 전파를 감소시킨다.
3. **두 가지 확인지표를 사용하여 대상자를 확인한다.**
   이론적 근거: 대상자에게 올바르고 적절한 사정이나 치료를 받도록 제공하며, 오류를 감소시킨다.
4. **문을 닫거나 커튼을 치고, 대상자에게 절차를 설명한다.**
   이론적 근거: 대상자의 사생활을 보호하고, 대상자가 지침에 따르도록 불안을 감소시킨다.
5. a. 구토반사가 완벽하고 의식 있는 대상자는 반파울러씨 체위를 취하도록 한다.
   이론적 근거: 반파울러씨 체위는 분비물의 흡인을 방지한다.
   b. 무의식 대상자는 간호사를 향해 옆으로 눕도록 한다.
   이론적 근거: 측위는 분비물이 중력에 의해 배액되는 것을 돕고 흡인을 방지한다.
6. **흡인기를 켜고 압력을 조절한다: 영아나 유아, 50~75mmHg, 성인 100~120mmHg[그림 1].**
   이론적 근거: 과도한 음압은 점막을 손상시키고 저산소증을 유발한다.
7. **멸균흡인 카테터 키트를 개봉한다[그림 2].**
   a. 멸균컵의 표면만 만지면서 펼쳐 침상테이블에 놓는다.
   b. 멸균 생리식염수를 컵에 붓는다.
   이론적 근거: 멸균법을 유지한다.
8. **대상자를 100% 산소로 미리 산소화시켜야 한다. 앰부주머니(ambu bag)로 과환기시킨다[그림 3].**

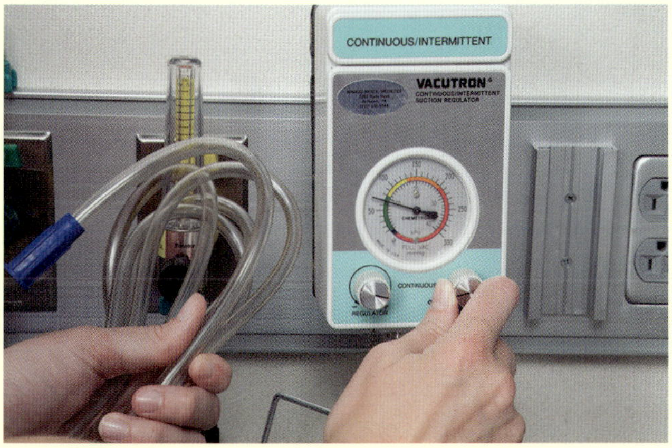

그림 1 적절한 압력을 흡인기를 조정한다.

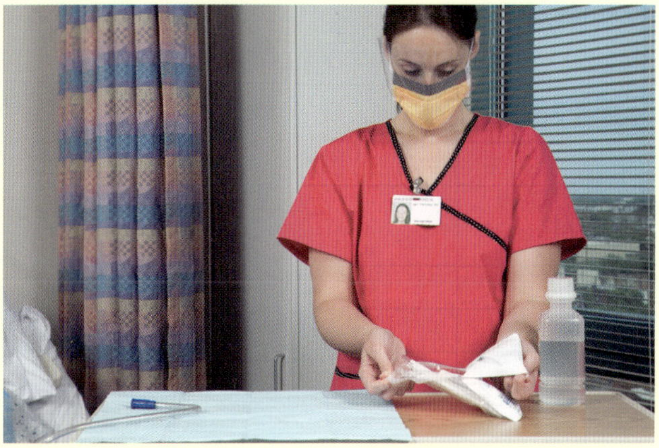

그림 2 멸균흡인 카테터 키트를 개봉하고 준비한다.

절차 9-9 흡인(계속)

이론적 근거: 미리 산소화시키는 것은 저산소증을 예방한다. 과환기는 흡인으로 발생할 수 있는 무기폐를 감소시킨다.

9. 키트 안에 멸균장갑이 한 짝만 있는 경우, 잘 사용하는 손에 착용하고 다른 손에는 일회용 장갑을 낀다.
   이론적 근거: 주로 사용하는 손은 멸균상태를 유지하고 다른 손은 점막이나 객담으로부터 자신을 보호하기 위해 깨끗한 일회용 장갑을 사용한다.

10. 주로 사용하는 손으로 흡인카테터를 잡고, 다른 손으로는 연결관을 든다. 멸균 손을 오염시키지 않도록 유의하면서 연결관과 카테터를 연결한다[그림 4].
    이론적 근거: 주로 사용하는 손을 멸균 상태로 유지한다.

11. 흡인카테터 끝을 생리식염수 컵에 담근다. 일회용 장갑을 낀 손의 엄지손가락으로 구멍을 막아 흡인압력을 만들어 기구의 기능을 검사한다[그림 5]. 코를 통해 흡인한다면, 비석유계의 윤활제를 사용해야 한다.
    이론적 근거: 윤활은 카테터를 삽입하는 것을 수월하게 하고, 흡인 필요 물품의 작동을 확실히 한다.

12. 흡인을 작동하지 않은 채 흡인관 카테터로 코, 비강 캐뉼라, 인공기도를 통해 흡기 동안 기관 안으로 삽입한다[그림 6].
    이론적 근거: 흡기는 후두개가 열려 카테터가 기관 안으로 들어가기 쉽다.

13. 저항을 느낄 때까지 흡인카테터를 삽입하고, 흡인을 시작하기 전에 1cm 정도 뒤로 뺀다(주의: 대상자는 흡인카테터가 기관으로 들어가면 기침을 하게 된다).
    이론적 근거: 흡인카테터를 뒤로 빼서 점막손상을 방지한다.

14. 일회용 장갑을 낀 손의 엄지손가락을 흡인관의 포트에 놓아 흡인한다. 흡인카테터를 빼낼 때 멸균장갑을 낀 손으로 흡인카테터를 회전시키는데[그림 7], 5~10초 안에 이루어져야 한다.
    이론적 근거: 흡인카테터를 회전시키는 것은 한 부분을 오랫동안 흡인하여 점막에 손상을 입히는 것을 방지한다. 10초나 그 이하로 흡인시간을 제한하는 것은 저산소증을 예방한다.

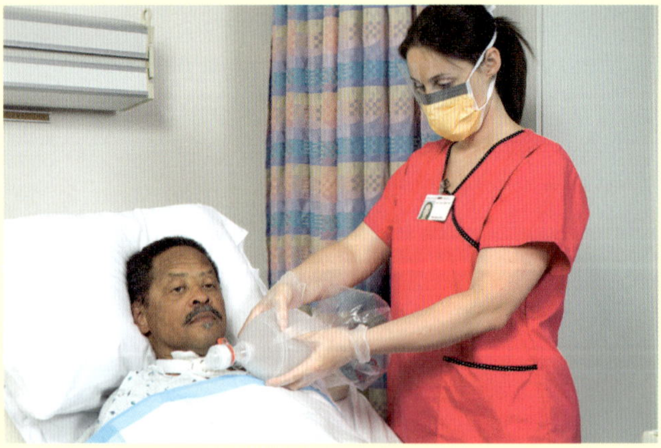

그림 3 흡인하기 전에 미리 산소화시키고 과환기시킨다.

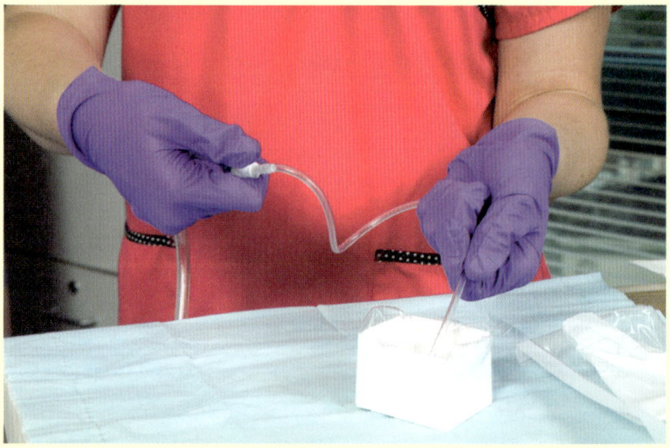

그림 5 흡인관 내부를 식염수로 씻어 내리고, Y-포트를 흡인기로 시험해본다.

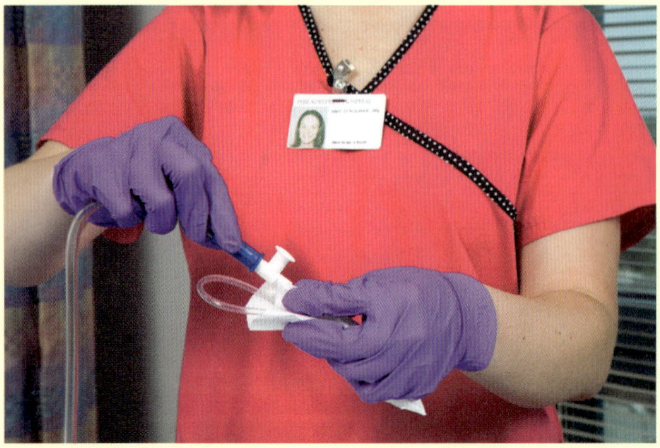

그림 4 흡인관에 카테터를 연결한다.

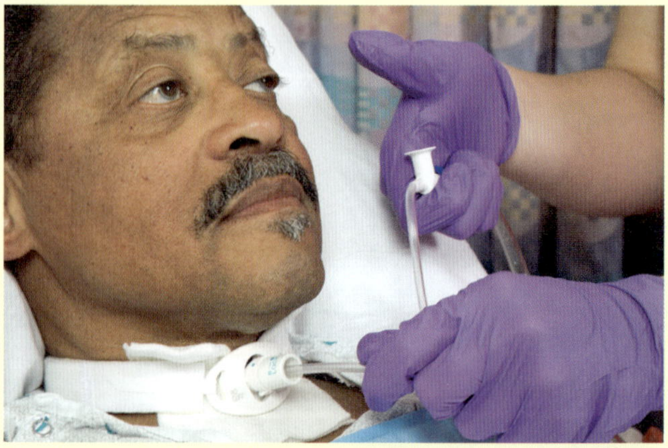

그림 6 흡인 압력을 주지 않고, 기관 내로 흡인관을 삽입한다.

절차 9-9 흡인(계속)

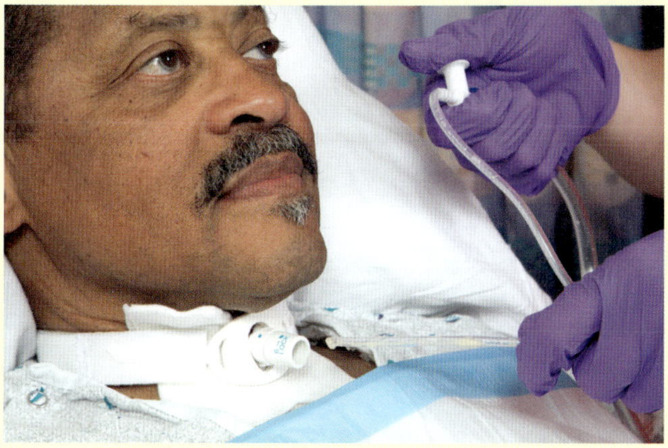

그림 7 흡인관을 뺄 때 압력을 준다.

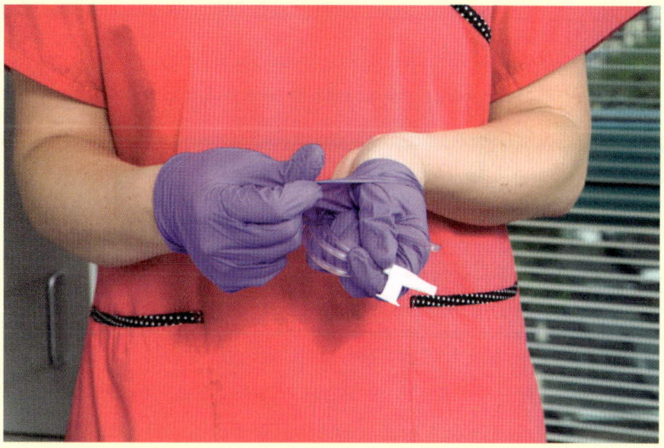

그림 8 다른 손으로 흡인관을 장갑 안으로 잡아당기면서 뒤집어 벗는다.

15. **흡인 사이에 1분 동안 앰부주머니를 이용하여 과환기시킨다. 그리고 심호흡을 시킨다.**
    이론적 근거: 흡인을 장시간 지속할 경우 저산소증을 유발한다.
16. **생리식염수로 카테터를 철저히 헹구어낸다.**
    이론적 근거: 헹구어내는 것은 흡인카케터의 분비물을 제거한다.
17. **기도가 깨끗해질 때까지 11~15단계를 반복하며, 매 흡인은 3회로 제한한다.**
18. **흡인을 적용하지 않고 흡인카테터를 입의 측면으로 삽입하고 구인두까지 넣는다.**
    이론적 근거: 입 안은 덜 청결하기 때문에 기관 후에 구인두 흡인을 한다. 입의 측면으로 삽입하는 것은 구토반사를 자극하는 것을 방지하기 위해서이다.
19. **흡인카테터를 회전시키면서 뺄 때, 5~10초간 흡인한다.**
    이론적 근거: 흡인카테터를 회전시키는 것은 점막의 손상을 방지한다. 혀 밑, 입 안의 전정에 고인 분비물을 제거한다.
20. **흡인 사이 1~2분 동안 대상자가 호흡하도록 한다. 심호흡을 격려하거나 산소를 투여한다.**
    이론적 근거: 저산소증을 막기 위한 시간이 필요하다
21. **구강-인두를 깨끗이 하기 위해 17~18단계를 반복한다.**
22. **식염수를 흡인함으로써 흡인카테터와 관을 헹구어낸다.**
    이론적 근거: 헹구는 것은 진한 분비물을 제거한다.
23. **주로 사용하는 손으로 흡인카테터를 잡고, 장갑을 안이 밖으로 나오도록 잡아당기면서 벗는다. 흡인카테터는 장갑 안쪽에 말려 들어가도록 한다[그림 8]. 다른 장갑도 안이 밖으로 나오도록 벗어 쓰레기통에 버린다.**
    이론적 근거: 미생물의 전파를 막기 위해 대상자의 분비물이 장갑 안쪽에 있도록 한다.
24. **흡인기를 끈다. 편안한 자세를 취하도록 대상자를 놓고, 구강이나 비강 위생을 돕는다. 사용한 산소기구를 제 자리에 둔다.**
    이론적 근거: 축적된 호흡기 분비물이 점막을 자극하고 대상자에게 불쾌감을 준다.
25. **손을 씻는다.**
    이론적 근거: 미생물의 전파를 감소시킨다.
26. **침대머리맡에 사용 가능한 멸균 흡인 키트를 준비한다.**
    이론적 근거: 흡인기구의 사용이 필요할 때 즉각 사용할 수 있도록 준비해둔다.
27. **수행한 것을 기록한다.**
    이론적 근거: 기록은 법적 자료가 되며, 건강관리팀과의 의사소통을 유지시킨다.

기록

2016/9/2 08:00 -
P: 기도청결 장애
I: 미리 산소를 제공하고 흡인 3회 시행함, 대상자가 심호흡과 기침을 하도록 격려함. 수분 섭취를 증가하도록 하고, 병실에 습한 공기 제공. 산소는 92% 이상으로 유지함.
E: 매우 진한 분비물이 배출됨. 기침이 약하고 분비물이 많을 때에는 2시간마다 흡인이 필요함.
- RN 김수지

절차 9-9 흡인(계속)

생애주기별 고려사항

영아 및 아동

- 영아나 어린 유아는 소량의 분비물에도 쉽게 기도가 막힐 수 있다. 비강의 기도는 직경이 작고, 후두개는 높고, 혀는 비교적 크다.
- 구강흡입기는 영아의 코나 구강으로부터 분비물을 흡인하기 위해 사용하는데, 이러한 처치는 기관으로 들어가지 않기 때문에 무균적이기보다 청결하게 이루어진다.

가정간호 시 고려사항

- 대상자는 기침을 통해 분비물을 효과적으로 뱉어낼 수 없으면 흡인하는 법을 배워야 하는데, 적절한 수분공급은 분비물을 묽게 하고 제거를 촉진한다.
- 호흡기계를 오염시킬 수 있는 미생물의 종류와 수는 가정과 병원환경이 다르다. 대상자나 돌봄제공자가 흡인을 위해 멸균 용기보다는 깨끗한 종이컵을 사용하도록 교육한다. 컵은 밀봉 가능한 패키지에 보관하도록 하고, 대상자와 돌봄제공자는 각 흡인 때마다 패키지의 밑에서 깨끗한 컵을 꺼내고 사용하지 않는 동안에는 패키지를 봉하도록 교육한다.
- 흡인카테터는 무균이 아닌 청결한 것을 사용할 수 있다. 비눗물로 씻고, 잘 헹구어 식초용액에 담근다.
- 비용을 줄이기 위해 식염수 용액은 끓인 물에 소금을 넣어 만들 수 있다.

협력과 위임

- 급성기 간호가 자주 요구되는 대상자의 흡인을 호흡치료사가 하는 상황도 있다. 간호사는 호흡치료사가 없을 때 흡인으로 기도개방을 빨리 유지하기 위해 흡인하는 기술을 갖출 필요가 있다.

절차 9-9 흡인(계속)

자가학습 체크리스트

수행항목	충분	부족	안함
1. 의사의 처방과 대상자를 확인한다.			
2. 손을 씻는다.			
3. 필요물품을 준비하여 침상 옆에 둔다.			
4. 대상자의 이름을 물어 대상자를 확인하고 입원팔찌와 대조하여 대상자를 확인한다.			
5. 문을 닫거나 커튼을 치고, 대상자에게 절차를 설명한다.			
6. a. 구토반사가 완벽하고 의식 있는 대상자는 반파울러씨 체위를 취하도록 한다.			
b. 무의식 대상자는 간호사를 향해 옆으로 눕도록 한다.			
7. 흡인기를 켜고 압력을 조절한다.			
8. 멸균흡인 카테터 키트를 개봉한다.			
a. 멸균컵의 표면만을 만지면서 펼쳐 침상테이블에 놓는다.			
b. 멸균 생리식염수를 컵에 붓는다.			
9. 대상자를 100% 산소로 미리 산소화시킨다.			
10. 키트 안에 멸균장갑이 한쪽만 있는 경우, 잘 사용하는 손에 착용하고 다른 손에는 일회용 장갑을 낀다.			
11. 주로 사용하는 손으로 흡인카테터를 잡고, 다른 손으로는 연결관을 든다. 멸균 손을 오염시키지 않도록 유의하면서 연결관과 카테터를 연결한다			
12. 흡인카테터 끝을 생리식염수 컵에 담근다. 일회용 장갑을 낀 손의 엄지손가락으로 구멍을 막아 흡인압력을 만들어 기구의 기능을 검사한다.			
13. 흡인관 카테터로 코, 비강 캐뉼라, 인공기도를 통해 흡기 동안 기관 안으로 삽입한다.			
14. 저항을 느낄 때까지 흡인카테터를 삽입하고, 흡인을 시작하기 전에 1cm 정도 뒤로 뺀다.			
15. 일회용 장갑을 낀 손의 엄지손가락을 흡인관의 포트에 놓아 흡인한다.			
16. 흡인 사이에 1분 동안 ambu bag을 이용하여 과환기와 심호흡을 시킨다.			
17. 생리식염수로 카테터를 철저히 헹구어낸다.			
18. 기도가 깨끗해질 때까지 12~16단계를 반복하며, 매 흡인은 3회로 제한한다.			
19. 흡인을 적용하지 않고 흡인카테터를 입의 측면으로 삽입하고 구인두까지 넣는다.			
20. 흡인카테터를 회전시키면서 뺄 때 5~10초간 흡인한다.			
21. 흡인 사이 1~2분 동안 대상자가 호흡하도록 한다.			
22. 구강-인두를 깨끗이 하기 위해 18~20단계를 반복한다.			
23. 식염수를 흡인함으로써 흡인카테터와 관을 헹구어낸다.			
24. 주로 사용하는 손으로 흡인카테터를 잡고 장갑을 안이 밖으로 나오도록 잡아당기면서 벗어 쓰레기통에 버린다.			
25. 흡인기를 끈다.			
26. 편안한 자세를 취하도록 대상자를 돕고, 구강이나 비강 위생을 돕는다.			
27. 사용한 산소기구를 제자리에 둔다.			
28. 손을 씻는다.			
29. 침대머리맡에 사용 가능한 멸균 흡인 키트를 준비한다.			
30. 수행한 것을 기록한다.			

절차 9-10 흉곽배액 체계

실습목적

1. 흉관이 있는 대상자의 호흡상태를 모니터한다.
2. 흉곽배액체계가 폐 팽창의 증진을 위해 적절하게 기능하는지 확인한다.

필요물품

필요하면 폐쇄성 무균 드레싱
흉관
흉관배액체계

사정

- 호흡상태를 사정한다(흉곽의 대칭적 팽창, 호흡음 청진, 호흡의 질, 깊이, 횟수 사정, 맥박 산소포화도).
- 저산소증의 임상적 증상과 징후를 사정한다: 불안, 의식수준 저하, 집중력 저하, 피로, 현기증, 부정맥, 창백, 청색증, 호흡곤란. 대상자의 호흡상태에 비정상적인 변화가 있으면 즉시 의사에게 보고한다.

절차

1. **흡인량을 포함한 의사의 처방을 확인한다.**
   이론적 근거: 잠재적 오류를 예방한다.

2. **손을 씻는다.**
   이론적 근거: 미생물의 전파를 감소시킨다.

3. **두 가지 확인지표를 사용하여 대상자를 확인한다.**
   이론적 근거: 대상자에게 올바르고 적절한 사정이나 치료를 받도록 제공하며, 오류를 감소시킨다.

4. **문을 닫거나 커튼을 치고, 대상자에게 절차를 설명한다.**
   이론적 근거: 대상자의 사생활을 보호하고, 대상자가 지침에 따르도록 불안을 감소시킨다.

5. **대상자가 반파울러씨 체위 혹은 고파울러씨 체위를 취할 수 있도록 돕는다.**
   이론적 근거: 이 자세는 폐 확장을 돕는다.

6. **흉관 삽입부위를 관찰한다. 삽입부위 드레싱 거즈의 배액량과 색을 관찰하고 기록한다. 삽입부위에 공기가 피하조직으로 새어나오는 마찰음(crepitus)이 있는지 사정하고[그림 1], 발견되면 기록한다. 필요하면 삽입부위 드레싱을 다시 해야 한다.**
   이론적 근거: 삽입부위의 과다한 분비물은 출혈을 의미한다. 삽입부위 드레싱은 흉관을 삽입한 의사가 교환해야 한다. 마찰음이 있으면 피하조직으로 공기누출이 있는 것을 나타낸다. 마찰음은 의사가 흉관의 위치를 조절할 필요가 있음을 나타낸다.

7. **흉관의 상태를 사정한다. 관이 대상자의 위치에 제대로 있는지, 꼬임이 없는지 확인한다. 흉관에 눈에 보이는 응어리가 있는지 사정한다. 배액체계로 응어리가 움직일 수 있도록 손가락으로 관을 눌러 줄 수 있지만, 흉관을 훑는 것은 주의해야 한다.**
   이론적 근거: 흉관에 꼬임이 있으면 흉강으로부터 배액이 제대로 이루어지지 않는다. 관을 훑는 것은 대상자에게 손상을 줄 수 있는 흉곽 내 음압을 형성하므로 위험하다.

8. **배액 수집병을 사정한다[그림 2]. 배액체계가 똑바로 있도록 하고, 배액의 양, 색, 양상을 사정한다. 수집병은 정확히 근무마다 축적된 배액량을 반영할 수 있도록 수집병에 표시해야 한다[그림 3]. 이때 배액량의 유의한 증가를 관찰한다.**
   이론적 근거: 배액체계를 똑바로 유지함으로써 수집병이 순차적으로 채워지도록 한다. 매 근무의 마지막에 수집병에 표시를 하는 것은 과다한 출혈이나 치유를 확인하기 위해서이며, 배출량을 평가할 수 있도록 한다.

9. **흡인병을 사정한다. 흡인병의 물 높이가 처방된 흡인력이 되도록 하고, 흡인이 지속되도록 벽의 흡인에 연결한다[그림 4]. 보통 흡인은 10~20mmHg로 조절한다.**

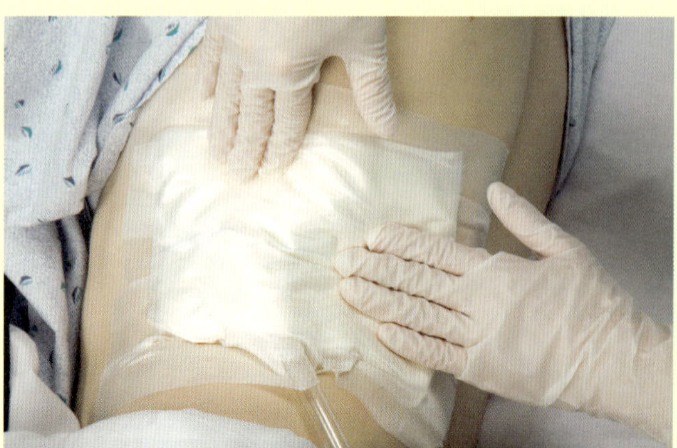

그림 1 흉관 삽입부위를 촉진한다.

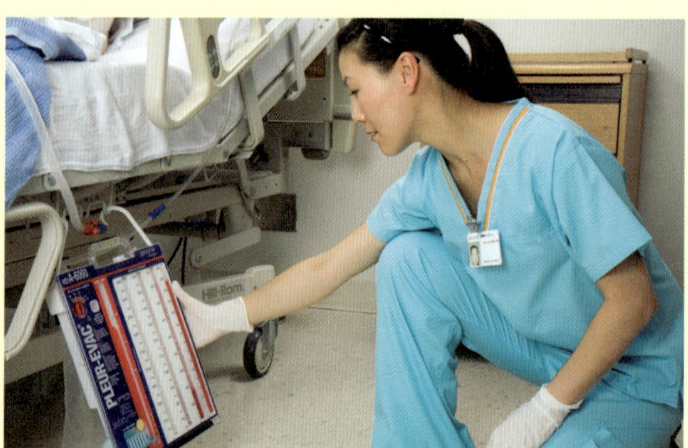

그림 2 배액 수집병을 사정한다.

절차 9-10 흉곽배액 체계(계속)

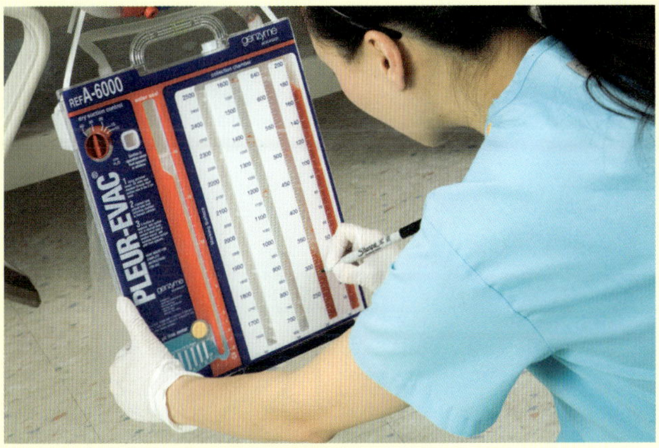

그림 3 수집병에 표시한다.

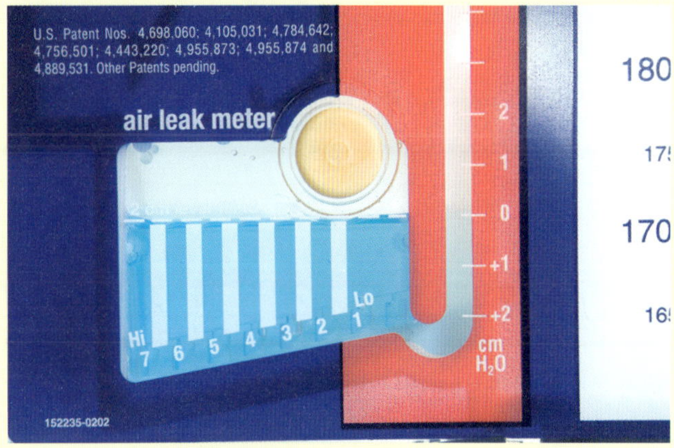

그림 4 흡인관에 물 높이를 사정한다.

이론적 근거: 흡인력은 정한 기준압보다 흡인병의 물 높이에 의해 더 영향을 받는다. 흡인병에 가벼운 물거품이 생기는 것은 정상이다.

10. **공기누출이 있는지 체계를 사정하고, 모든 외부 연결무위를 확인한다(흉관의 배액체계로의 연결, 흡인관의 배액체계와의 연결). 대상자가 정상적으로 숨을 쉴 때, 기침을 할 때 밀봉병을 확인한다.**
    이론적 근거: 흉곽배액체계는 정상 호흡기능에 필요한 음압을 유지하기 위해 지속적인 폐쇄체계가 필요하다. 공기누출은 폐쇄체계를 방해한다. 밀봉병에서 물거품이 일어나는 것은 간헐적이거나 지속적 공기누출을 나타낸다. 대상자가 기침할 때 거품이 일어나는 것은 간헐적인 공기누출을 나타내고 밀봉병의 지속적인 거품은 공기누출이 계속됨을 의미한다. 공기누출은 의사에게 보고할 내용이다.

11. **대상자가 기침, 심호흡을 자주 하도록 하고 강화폐활량계를 사용하도록 한다. 필요시 진통제를 제공한다.**
    이론적 근거: 기침과 심호흡은 늑막강 내 압력을 증가시켜 늑막강으로부터 체액 배출을 촉진하고 폐 팽창을 증진시킨다. 진통제는 대상자가 기침, 심호흡, 강화폐활량계를 사용할 때 통증조절을 돕는다.

12. **흉관을 잠그는 것은 권장되지 않는다.**
    이론적 근거: 흉관을 잠그는 것은 늑막강 내에 갑작스러운 공기의 축적을 초래할 수 있고, 이는 긴장성 기흉을 유발하고 생명을 위협할 수 있는 심장과 대혈관에 압박을 초래한다.

13. **흉관이 빠지면, 대상자 곁을 떠나지 말고, 흉관이 삽입되었던 개구부를 4×4 멸균거즈로 덮고 그 부위에 직접적인 압박을 가한다. 즉시 의사를 부르도록 동료간호사에게 도움을 요청한다.**
    이론적 근거: 흉관 삽입부를 개방된 상태로 두는 것은 개방성 기흉을 초래할 수 있고 호흡부전을 일으킬 수 있다. 의사는 가능한 한 빨리 흉관을 재삽입해야 한다.

14. **흉관 배액, 흉관의 개방성, 공기누출 유무, 흡인력, 통증 정도, 드레싱 상태, 호흡상태를 기록한다.**
    이론적 근거: 기록은 법적 자료가 되며, 건강관리팀과의 의사소통을 유지시킨다.

기록

> 2016/8/4 23:00 – 흉관이 20mmHg 압력으로 유지됨, 극소량이 배액되고 공기 누출은 없음. 오전에 흉관 제거가 예상됨.
>
> – RN 김수지

협력과 위임

- 흉관이 빠지거나, 갑작스러운 공기누출이 있거나, 예기치 못한 배액이 있거나, 호흡곤란이 발생하면 즉시 의사에게 보고해야 한다. 흉관배액체계가 똑바른 위치를 유지하고 침대에 고정되어 안정적으로 유지될 수 있도록 모든 근무자에게 주의를 주어야 한다. 침대위치가 낮아질 때, 흉관배액병이 갑자기 깨질 수 있기 때문에 침대 밑에 놓지 않도록 주의한다.

절차 9-10 흉곽배액 체계(계속)

자가학습 체크리스트

수행항목	충분	부족	안 함
1. 흡인량을 포함한 의사의 처방을 확인한다.			
2. 손을 씻는다.			
3. 필요물품을 준비하여 침상 옆에 둔다.			
4. 대상자의 이름을 물어 대상자를 확인하고, 입원팔찌와 대조하여 대상자를 확인한다.			
5. 문을 닫거나 커튼을 치고, 대상자에게 절차를 설명한다.			
6. 대상자가 반파울러씨 체위 혹은 고파울러씨 체위를 취할 수 있도록 돕는다.			
7. 흉관 삽입부위를 관찰한다. 삽입부위의 드레싱 거즈의 배액량과 색을 관찰하고 기록한다.			
8. 삽입부위에 공기가 피하조직으로 새어 나오는 마찰음(crepitus)이 있는지 사정하고 발견되면 기록한다.			
9. 흉관의 상태를 사정한다. 관이 대상자의 위치에 제대로 있는지, 꼬임이 없는지 확인한다. 흉관에 눈에 보이는 응어리가 있는지 사정한다.			
10. 배액 수집병을 사정한다. 배액체계가 똑바로 있도록 하고, 배액의 양, 색, 양상을 사정한다.			
11. 흡인병을 사정한다. 흡인병의 물 높이가 처방된 흡인력이 되도록 하고, 흡인이 지속되도록 벽의 흡인에 연결시킨다.			
12. 공기누출이 있는지 체계를 사정하고, 모든 외부 연결부위를 확인한다			
13. 대상자가 기침, 심호흡을 자주 하도록 하고 강화폐활량계를 사용하도록 한다.			
14. 흉관이 빠지면, 대상자 곁을 떠나지 말고, 흉관이 삽입되었던 개구부를 4×4 멸균거즈로 덮고 그 부위에 직접적인 압박을 가한 뒤, 즉시 의사를 부르도록 동료간호사에게 도움을 요청한다.			
15. 흉관 배액, 흉관의 개방성, 공기누출 유무, 흡인력, 통증 정도, 드레싱 상태, 호흡상태를 기록한다.			

CHAPTER 10 심혈관기능

절차 10-1 항색전 스타킹 적용

실습목적	1. 하지로부터 정맥혈 귀환에 의한 근육수축의 작용을 증진한다. 2. 부동 대상자에서 심부정맥혈전증을 예방한다.
필요물품	스타킹(무릎높이, 대퇴높이로 사용 가능) 스타킹 사이즈를 사정할 측정 테이프 베이비파우더나 탤컴(talcum) 파우더 방수용 패드나 타월(파우더를 적용하는 경우)
사정	• 대상자가 심부정맥혈전증의 고위험에 있는지 확인한다(장기간 침상안정, 심혈관계 질환). • 의사의 처방을 받는다.

절차

1. **손을 씻는다.**
   이론적 근거: 미생물의 전파를 감소시킨다.

2. **대상자를 확인한다.**
   이론적 근거: 대상자에게 올바르고 적절한 사정이나 치료를 받도록 제공하며, 오류를 감소시킨다.

3. **문을 닫거나 커튼을 치고 대상자에게 절차를 설명한다.**
   이론적 근거: 대상자의 사생활을 보호하고, 대상자가 지침에 따르도록 불안을 감소시킨다.

4. **스타킹을 착용하기 전 대상자를 30분 정도 앙와위로 눕힌다.**
   이론적 근거: 스타킹이 적용될 때, 정맥이 혈액에 의해 확장되어 있으면 안 된다.

5. **첫 번째 착용 전 정확한 사이즈를 측정한다. 길이(뒤꿈치-서혜부)나 너비(종아리나 대퇴)를 측정하고 정확한 치수를 확인하기 위해 제조회사의 인쇄물과 비교한다**[그림 1].
   이론적 근거: 너무 꽉 끼는 스타킹은 정맥폐색을 초래할 수 있고, 너무 느슨한 스타킹은 정맥귀환을 증진하지 못한다. 크기를 측정하지 않고 추정하면 오류를 유발할 수 있다.

6. **다리를 건조하게 하거나 파우더를 가볍게 묻힌다**[그림 2].

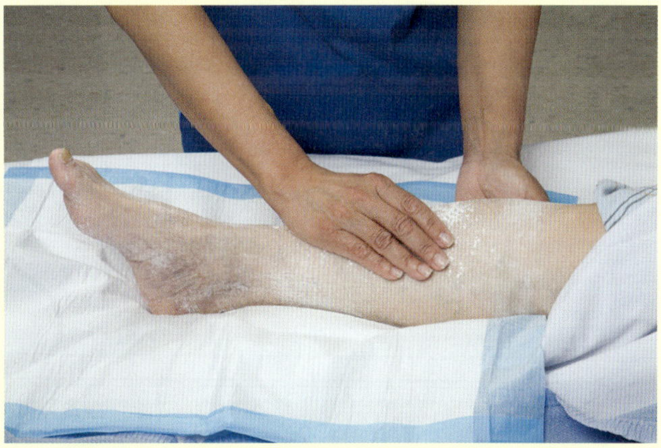

그림 2 금기가 아닌 경우, 피부에 가볍게 파우더를 바른다.

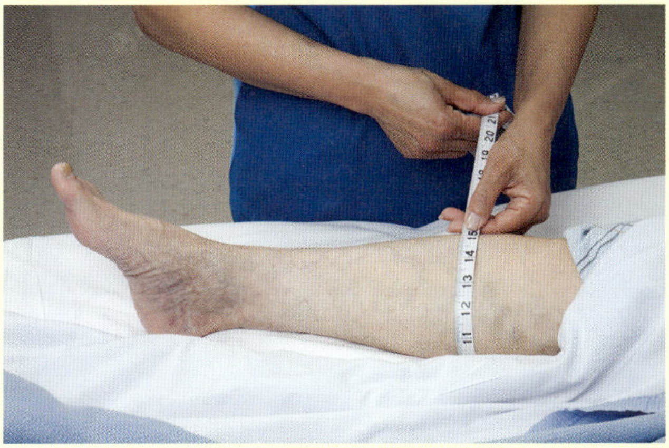

그림 1 알맞는 치수를 측정한다.

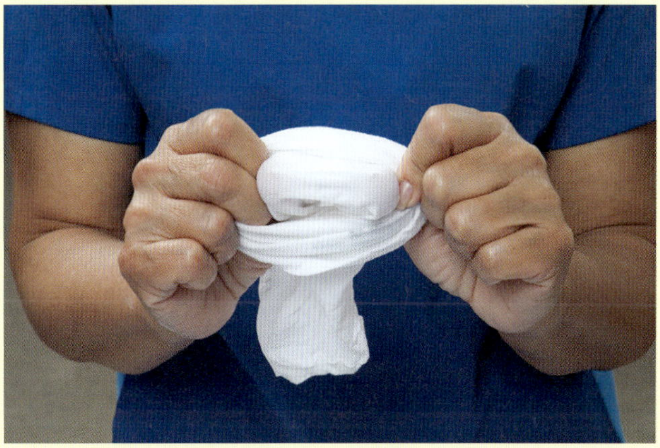

그림 3 스타킹을 뒤집어서 발뒤꿈치 부분을 밀어 넣는다.

절차 10-1 항색전 스타킹 적용(계속)

이론적 근거: 다리가 건조되었을 때 스타킹 착용이 쉽다.

7. 스타킹을 뒤집어서, 발을 안쪽으로 밀어 넣는다[그림 3].
   이론적 근거: 스타킹이 함께 모이지 않기 때문에, 뒤집는 방법을 이용하면 스타킹을 더 쉽게 착용할 수 있다.

8. 대상자의 발가락과 뒤꿈치 위에 발 부분을 놓고 정확하고 편안하게 맞도록 조절한다[그림 4].
   이론적 근거: 순환을 방해하는 주름을 최소화한다.

9. 스타킹을 다리 위로 부드럽게 당겨 모든 주름을 편다[그림 5, 6].
   이론적 근거: 주름과 같은 울퉁불퉁한 것은 압박을 유발할 수도 있다.

10. 순환상태와 온감을 확인하기 위해 발가락을 사정한다[그림 7].
    이론적 근거: 착용하는 동안 수축하거나 말려 내려가는 것은 불량한 착용을 유발하고 순환을 방해하며 혈전증을 유발할 수 있다.

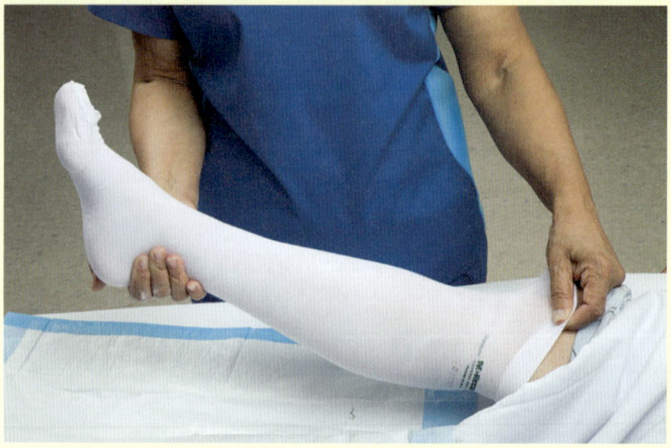

그림 6 무릎 위로 스타킹을 잡아 당기고 주름이 펴지도록 한다.

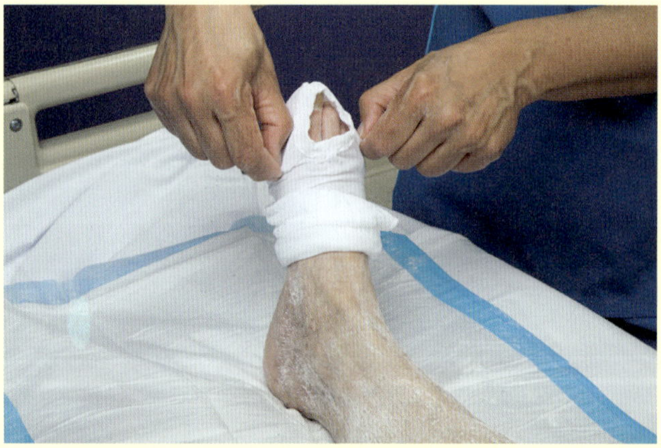

그림 4 발가락과 발뒤꿈치 위에 발 부분을 놓는 것이 쉽다.

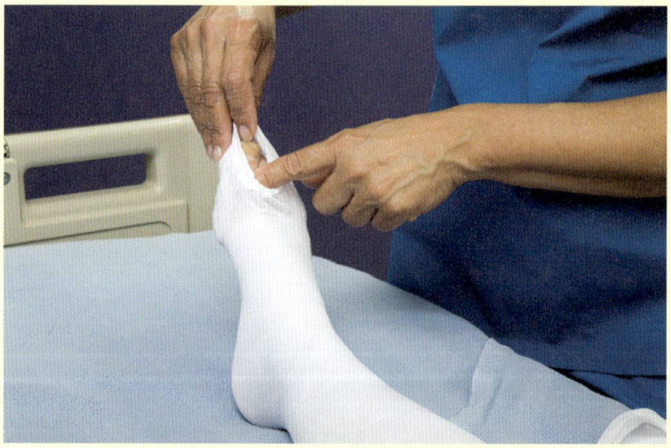

그림 7 피부 색깔, 온도, 감각, 부종, 움직일 수 있는 능력 등을 사정한다.

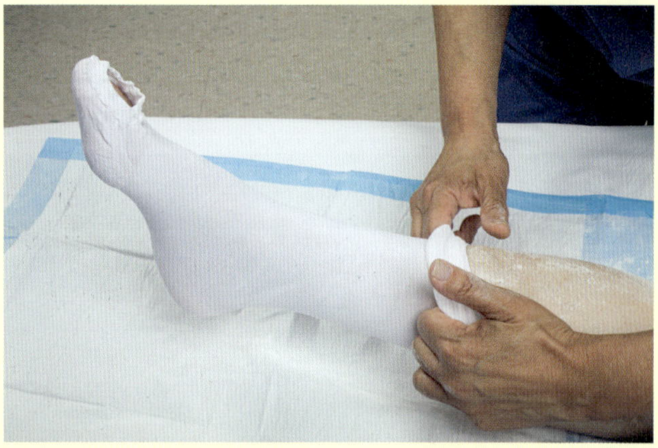

그림 5 스타킹을 다리 위로 잡아 당긴다.

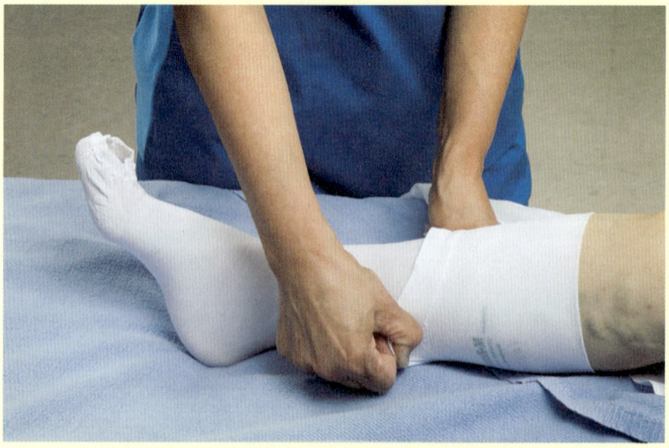

그림 8 스타킹을 잡아서 안쪽에서 부드럽게 벗긴다.

절차 10-1 항색전 스타킹 적용(계속)

11. 항색전 스타킹은 하루에 최소한 2번 벗어야 한다[그림 8].
    이론적 근거: 피부를 닦고 부종이나 자극에 대해 사정한다.

기록

2017/4/12 09:00
P: 침상안정으로 인한 이차적 말초순환장애
I: 항색전 스타킹의 크기를 측정함, 중간 사이즈를 적용하였고, 스타킹 제공 시 혈액 정체와 응괴예방의 중요성을 교육함.
E: 계속적으로 말초순환을 관찰하고 근무 번마다 스타킹을 벗겨 피부를 시진함.

\- RN 김영희

생애주기별 고려사항

아동

- 항색전 스타킹은 아동에게 흔히 사용되는 것은 아니다.

성인: 비만한 대상자

- 비만한 대상자가 신을 항색전 스타킹의 정확한 치수를 재는 것은 어렵고, 수축과 결합 부위에 대한 특별한 주의가 필요하다.
- 탄력붕대는 정확한 치수가 표준 스타킹 크기로는 불가능한 대상자에게 항색전 보호를 제공하기 위한 대안일 수 있다.

가정간호 시 고려사항

- 대상자에게 침대 밖으로 나오기 전에 스타킹을 적용하도록 교육한다.
- 대상자에게 피부 시진을 하고 씻기 위해 주기적으로 스타킹을 벗도록 교육한다.
- 대상자에게 상업적 탄력 스타킹이 의학적 항색전 스타킹에 대한 대체물이 아니라는 것을 이해하도록 교육한다.

협력과 위임

- 간호보조인력이 개인위생 간호를 수행하는 동안, 항색전 스타킹을 벗기거나 교체할 수 있다. 간호보조인력은 이러한 처치를 적어도 매일 최소한 2번씩 매일 시행하고 압박이나 피부손상의 어떤 징후가 있으면 즉시 보고하도록 교육한다.

자가학습 체크리스트

수행항목	충분	부족	안 함
1. 손을 씻는다.			
2. 필요물품을 준비하여 침상 옆에 둔다.			
3. 대상자의 이름을 물어 대상자를 확인하고, 입원팔찌와 대조하여 대상자를 확인한다.			
4. 문을 닫거나 커튼을 치고 대상자에게 절차를 설명한다.			
5. 스타킹을 착용하기 전 대상자를 30분 정도 앙와위로 눕힌다.			
6. 첫 번째 착용 전 정확한 사이즈를 측정한다. 길이(뒤꿈치-서혜부)나 너비(종아리나 대퇴)를 측정하고 정확한 치수를 확인하기 위해 제조회사의 인쇄물과 비교한다.			
7. 다리를 건조하게 하거나 파우더를 가볍게 묻힌다.			
8. 스타킹을 뒤집어서, 발을 안쪽으로 밀어 넣는다.			
9. 대상자의 발가락과 뒤꿈치 위에 발 부분을 놓고 정확하고 편안하게 맞도록 조절한다.			
10. 스타킹을 다리 위로 부드럽게 당겨 모든 주름을 편다.			
11. 순환상태와 온감을 확인하기 위해 발가락을 사정한다.			
12. 항색전 스타킹은 하루에 최소한 2번 벗어야 한다.			

절차 10-2 연속적 압박장치 적용

실습목적 1. 활동이 저하된 대상자에서 심부정맥혈전증이나 폐색전증의 위험을 감소시키기 위해 다리로부터의 정맥혈 귀환을 증진시킨다.

필요물품
측정테이프
압박 감싸개
압박장치 본체(unit)
항색전 스타킹(필요시)

사정
- 심부정맥혈전증 발생 위험의 증가를 사정한다.
- 피부통합성을 사정하고 플라스틱 감싸개나 압박장치의 사용에 의해 악화될 수 있는 현재 다리 상태를 확인한다.
  연속적 압박장치(sequential compression device, SCD) 사용이 금지되는 임상사례는 다음과 같다.
  - 피부염, 봉와직염
  - 혈관 결찰술 후
  - 괴저
  - 최근 피부이식
  - 다리의 광범위한 부종
  - 다리의 심한 기형
  - 심부정맥혈전이 의심되거나 있을 때
- 의사의 처방을 확인한다.

절차

1. **손을 씻는다.**
   이론적 근거: 미생물의 전파를 감소시킨다.

2. **대상자를 확인한다.**
   이론적 근거: 대상자에게 올바르고 적절한 사정이나 치료를 받도록 제공하며, 오류를 감소시킨다.

3. **문을 닫거나 커튼을 치고 대상자에게 절차를 설명한다.**
   이론적 근거: 대상자의 사생활을 보호하고, 대상자가 지침에 따르도록 불안을 감소시킨다.

4. **감싸개의 크기를 정확히 확인하기 위해 다리길이를 잰다(주의: 무릎길이-한 가지 크기가 전부 맞는다. 대퇴길이-발목에서 슬와부까지 다리의 길이 측정한다. 대둔근 주름에서 대퇴둘레를 측정한다). 정확한 감싸개의 크기를 다음과 같이 선택한다. 특소-둘레 55cm, 길이 40cm, 보통-둘레 73cm, 길이 40cm, 특대-둘레 88cm, 길이 40cm.**
   이론적 근거: 감싸개의 치수를 정확히 측정해야 감싸개의 기능이 보장된다.

5. **항색전 스타킹을 착용한다. 주름이나 접힌 부분이 없도록 한다[절차 10-1]. (주의: 솜 붕대나 붕대를 감는 것은 꼭 맞는 항색전 스타킹을 구할 수 없는 대상자에게 권장된다.)**
   이론적 근거: 스타킹을 착용하는 것은 플라스틱 감싸개 아래 피부자극이나 땀이 나는 것을 감소시킨다.

6. **앙와위로 체위를 취하도록 한다.**
   이론적 근거: 적절한 체위는 플라스틱 감싸개를 쉽게 고정하도록 한다.

7. **개방된 부분이 무릎에 오도록 각 다리 아래 플라스틱 감싸개를 놓는다[그림 1]. 한쪽 감싸개만 필요하다면, 다른 감싸개는 패키지에 남겨두고 조절기에 연결한다.**
   이론적 근거: 한쪽 감싸개를 빼내어 부풀린 채로 두면 적절한 압력에 도달할 수 없다.

8. **감싸개의 외부면을 안쪽 부분 위로 하여 접고 고정한다[그림 2]. 감싸개와 다리 사이에 손가락 2개가 들어갈 정도로 여유를 둔다.**
   이론적 근거: 잘 맞는 것은 다리에 대한 자극을 방지하고 충분한 팽창압력에 도달하도록 한다.

9. **조절기에 관을 연결한다[그림 3]. 감싸개의 관과 조절기의 관에 표시된 화살표들은 정확한 연결을 위해 선을 맞춘다. 조절기를 작동시킨다[그림 4].**
   이론적 근거: 조절기는 시스템을 자가 측정한다.

10. **필요하면 조절기의 설정을 조정한다. 조절기는 냉각조절 부분이 'off' 위치에 맞춰져 있고, 경보음은 'on' 위치에 있으면 알람이 울**

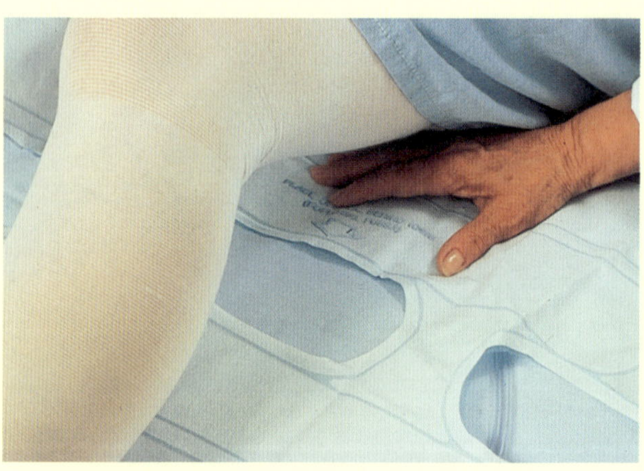

그림 1 플라스틱 감싸개를 다리 아래에 놓는다.

절차 10-2 연속적 압박장치 적용(계속)

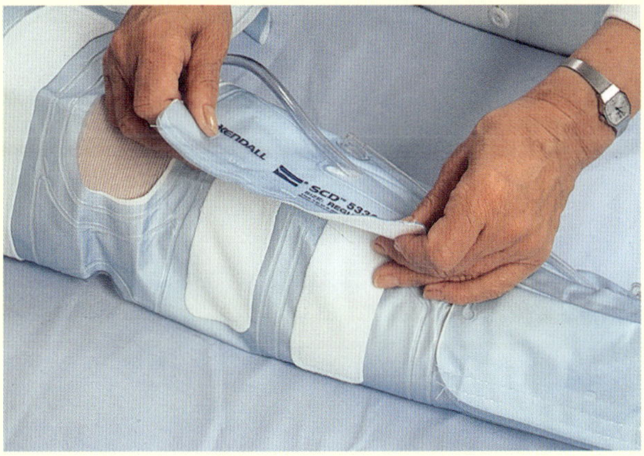

그림 2 다리 주위에 플라스틱 감싸개를 고정시킨다.

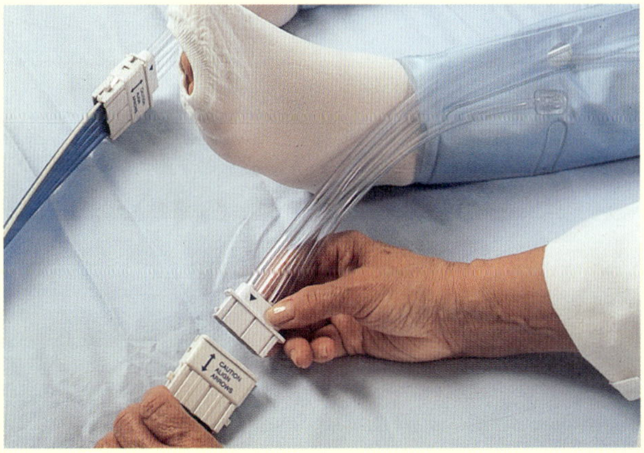

그림 3 관을 조절기에 연결한다.

린다. 냉각조절 부분은 수술하는 동안을 제외하고 항상 'on' 위치에 있어야 한다. 발목 압력은 35~55mmHg에 맞춰져야 한다.

이론적 근거: 플라스틱 감싸개는 냉각조절기가 'off' 위치에 있으면 덥고 불편할 수 있다. 감싸개 아래의 피부와 스타킹이 땀으로 젖을 수 있고, 이는 피부통합성 손상 위험을 증가시킨다. 대상자가 보온을 유지하기 위해 수술하는 동안에는 냉각조절기를 끈다.

11. 기계가 꺼지면 언제나 조절기의 설정을 다시 확인한다.
    이론적 근거: 장치는 미리 맞춰진 모드로 돌아갈 것이다.
12. 모든 문제를 나타내는 경고음에 반응하고 즉각적으로 교정해야 한다(주의: 조절기는 4개의 압력문제 상태를 감지하고 나타낸다.).

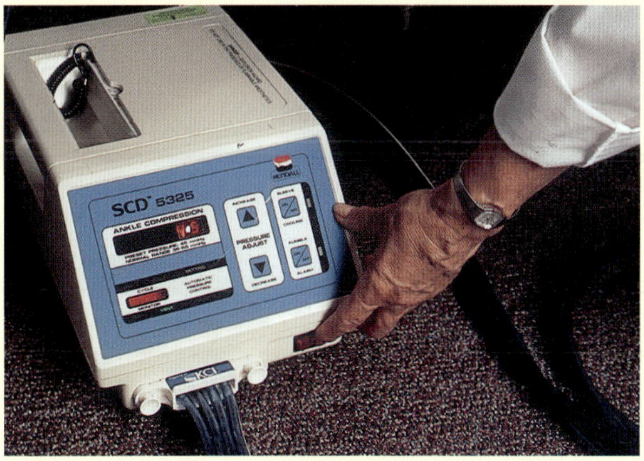

그림 4 조절기를 작동시킨다.

a. 주기 동안 압력이 0까지 떨어지지 않음.
b. 5개의 연속적 주기 동안 발목압력이 20mmHg로 올라가지 않음.
c. 발목압력이 90mmHg를 초과함.
d. 내석인 신난석 실수가 발생함.

이론적 근거: 경고음은 즉각적으로 문제를 발견하여 바로 잡도록 한다.

13. 적용한 시간과 날짜를 기록한다. 연속적 압박장치가 한쪽 다리에 적용되면, 그 이유를 기록한다.
    이론적 근거: 기록은 법적 자료가 되며, 건강관리팀과의 의사소통을 유지시킨다.
14. 8시간마다 피부통합성을 사정하고 기록한다.
    이론적 근거: 피부통합성의 빈번한 사정은 피부자극을 예방하고 빠른 중재를 제공하는 데 필요하다.
15. 대상자가 저린감, 무감각, 하지 통증을 호소하면, 감싸개를 제거하고 의사에게 보고한다.
    이론적 근거: 이런 결과는 신경압박을 나타낼 수 있다.

기록

2017/1/17 13:00 –
P: 말초순환장애
I: 연속적 압박장치를 이동 시 작동을 중지함. 혈액 응괴를 예방하기 위해 연속적 압박장치를 하는 중요성을 알고 침대에 있는 동안 항상 사용해야 하며 하루에 3~4시간은 침상에서 움직여 기동하도록 교육함.
E: 치료에 응하며 동의하고 더 많이 기동하려고 함. 발가락이 따뜻하고, 종아리가 붓거나 불편하지 않고, 계속 기동성을 격려하고 침상에 있는 동안이나 의자에 있을 때 연속적 압박장치를 사용하도록 격려함.
– RN 김영희

절차 10-2 연속적 압박장치 적용(계속)

협력과 위임

- 간호보조인력이 대상자의 보행이나 샤워를 도울 때는 빈번히 연속적 압박장치 착용을 벗기거나 다시 착용시키는 경우가 있다. 이때 순환을 증진하기 위해 오랫동안 연속적 압박장치 없이 지내지 않도록 연속적 압박장치를 다시 적용한 후 반드시 확인해야 한다.

자가학습 체크리스트

수행항목	충분	부족	안 함
1. 손을 씻는다.			
2. 필요물품을 준비하여 침상 옆에 둔다.			
3. 대상자의 이름을 물어 대상자를 확인하고, 입원팔찌와 대조하여 대상자를 확인한다.			
4. 문을 닫거나 커튼을 치고 대상자에게 절차를 설명한다.			
5. 감싸개의 크기를 정확히 확인하기 위해 다리길이를 재고 정확한 감싸개의 크기를 선택한다.			
6. 항색전 스타킹을 착용한다. 주름이나 접힌 부분이 없도록 한다.			
7. 앙와위로 체위를 취하도록 한다.			
8. 개방된 부분이 무릎에 오도록 각 다리 아래 플라스틱 감싸개를 놓는다. 한쪽 감싸개만 필요하다면, 다른 감싸개는 패키지에 남겨두고 조절기에 연결한다.			
9. 감싸개의 외부면을 안쪽 부분 위로 하여 접고 고정한다. 감싸개와 다리 사이에 손가락 2개가 들어갈 정도로 여유를 둔다.			
10. 조절기에 관을 연결한다. 감싸개의 관과 조절기의 관에 표시된 화살표들은 정확한 연결을 위해 선을 맞춘다.			
11. 기계를 작동시킨다.			
12. 필요하면 조절기의 설정을 조정한다. 조절기는 냉각조절 부분이 'off' 위치에 맞춰져 있고, 경보음은 'on' 위치에 있으면 알람이 울린다. 냉각조절 부분은 수술하는 동안을 제외하고 항상 'on' 위치에 있어야 한다. 발목 압력은 35~55mmHg에 맞춰져야 한다.			
13. 기계가 꺼지면 언제나 조절기의 설정을 다시 확인한다.			
14. 문제를 나타내는 경고음에 반응하고 즉각적으로 교정해야 한다. (주의: 조절기는 4개의 압력문제 상태를 감지하고 나타낸다. a. 주기 동안 압력이 0까지 떨어지지 않음 b. 5개의 연속적 주기 동안 발목압력이 20mmHg로 올라가지 않음 c. 발목압력이 90mmHg를 초과함 d. 내적인 진단적 실수가 발생함			
15. 적용한 시간과 날짜를 기록한다. 연속적 압박장치가 한쪽 다리에 적용되면, 그 이유를 기록한다.			
16. 8시간마다 피부통합성을 사정하고 기록한다.			
17. 대상자가 저린감, 무감각, 하지 통증을 호소하면, 감싸개를 제거하고 의사에게 보고한다.			

절차 11-1 피부천자를 통한 혈당 측정

실습목적

1. 고혈당 · 저혈당 위험이 있는 대상자의 혈당 수준을 측정한다.
2. 인슐린 투약의 효율성을 확인한다.

필요물품

알코올솜 혹은 포비돈-요오드 면봉(의료기관의 정책에 따라)
소독용 랜싯(lancet) 혹은 자동측정기기
면봉
혈당 측정스트립
혈당 측정기기
일회용 장갑

사정

- 피부천자의 합병증(예: 출혈장애, 항응고요법, 낮은 혈소판수) 위험을 확인하기 위해 대상자의 병력을 평가한다.
- 천자할 피부 부위를 사정한다(손가락, 발가락, 발꿈치). 개방성 병변 혹은 반상출혈 부위는 피한다.
- 절차의 목적에 대해 대상자가 알고 있는지를 사정하고, 스스로 혈당측정을 수행하고 학습할 수 있는지에 대한 대상자의 신체적 · 정서적 능력을 사정한다.

절차

1. **혈당을 측정하는 시간과 빈도를 결정하기 위해 의사의 처방을 확인한다(주의: 탄수화물이 혈당 수준을 변화시키기 때문에 식사 전에 혈당을 측정한다).**
   이론적 근거: 실수를 예방한다.

2. **손을 씻는다.**
   이론적 근거: 미생물의 전파를 감소시킨다.

3. **두 가지 확인지표를 사용하여 대상자를 확인한다.**
   이론적 근거: 대상자에게 올바르고 적절한 사정이나 치료를 받도록 제공하며, 오류를 감소시킨다.

4. **문을 닫거나 커튼을 치고 대상자에게 절차를 설명한다.**
   이론적 근거: 대상자의 사생활을 보호하고, 대상자가 지침에 따르도록 불안을 감소시킨다.

5. **대상자에게 비누와 따뜻한 물로 손을 씻도록 한다.**
   이론적 근거: 성인의 경우 손가락이 주된 피부천자 부위이다. 손씻기는 감염의 위험성을 줄일 뿐만 아니라, 따뜻한 물로 손을 씻으면 천자 부위의 혈액순환이 촉진된다.

6. **대상자가 편안한 자세를 취하도록 한다.**
   이론적 근거: 절차를 하는 동안 대상자의 안위를 보장한다.

7. **사용설명서에 따라 기기를 다루고, 혈당 측정기기를 준비한다.**
   이론적 근거: 혈당 측정기기는 눈금조절이 필요한 경우도 있고, 눈금을 '0'에 맞추어야 하는 경우도 있다.

8. **건조한 바닥에 검사패드를 둔다.**
   이론적 근거: 검사패드에 습기가 있으면 검사결과에 영향을 미칠 수 있다.

9. **장갑을 착용한다.**
   이론적 근거: 미생물의 전파를 감소시키고 표준 주의지침을 따른다.

10. **천자할 손가락을 선택하고, 부드럽게 마사지를 하고, 손가락을 잡는다[그림 1].**
    이론적 근거: 손가락을 잡고 자극을 주는 것은 천자 부위의 순환을 증가시킬 수 있다.

11. **알코올로 천자 부위를 닦는다[그림 2]. 그 부위를 완전히 건조시킨다.**
    이론적 근거: 천자 부위에 흔적이 있다면, 알코올은 얼얼함을 유발할 수 있고, 용혈을 유발할 수 있거나 혈액 검체를 희석시킬 수 있어 부정확한 결과가 나올 수 있다.

12. **랜싯 혹은 자동측정기기의 덮개를 제거한다. 자동측정기기를 손가락 옆에 두고, 버튼을 누른다. 랜싯을 사용할 때, 천자 부위에 직각이 되도록 두고, 재빨리 천자 부위를 찌른다[그림 3].**
    이론적 근거: 빠른 천자는 통증을 감소시킨다.

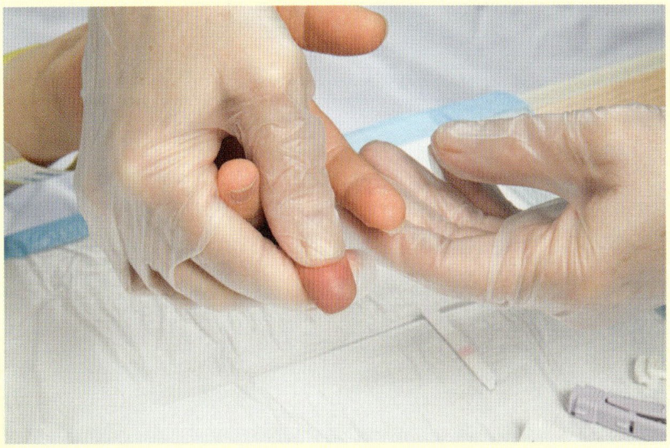

그림 1 천자를 시행할 손가락을 부드럽게 마사지한다.

절차 11-1 피부천자를 통한 혈당 측정(계속)

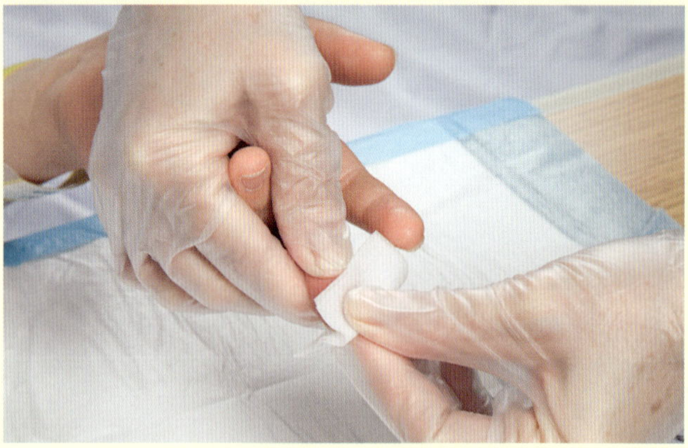

그림 2 천자할 부위를 알코올솜으로 깨끗이 닦는다.

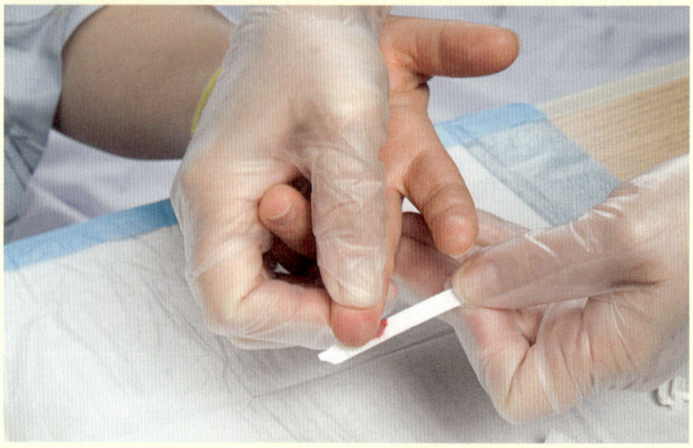

그림 4 혈당 측정스트립에 혈액을 묻힌다.

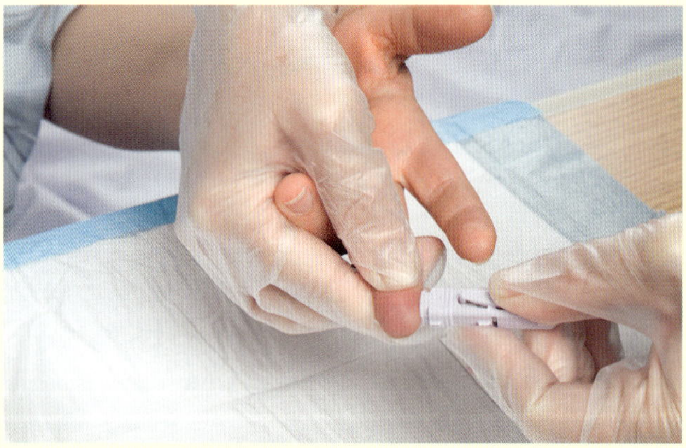

그림 3 랜싯을 손가락 측면에 위치시키고 버튼을 누른다. 작은 거즈를 사용하여 첫 혈액방울을 닦는다.

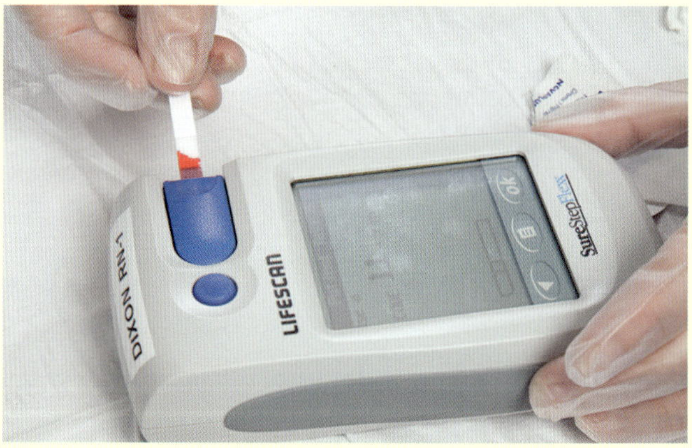

그림 5 혈당 측정기기에 혈당 측정스트립을 넣는다.

13. **부드럽게 천자 부위를 짜거나 더 많은 혈액을 얻기 위해 그 주변 피부를 마사지한다. 혈당 측정스트립을 혈액에 대고, 측정패드에 혈액이 완전히 묻도록 한다[그림 4]. 혈액을 문지르지 않는다. 일부 측정기기는 측정기기에 손가락을 대야 하기도 하고, 적절한 부위에 혈액을 떨어뜨려야 하기도 한다.**
이론적 근거: 측정패드를 혈액으로 문지르거나 완전히 채우지 않으면 혈당 측정 오류가 발생할 수 있다.

14. **혈당 측정기기가 요구하는 시간(보통 60초 이하) 동안 측정하고, 만약 기기가 없다면 시계를 이용한다.**
이론적 근거: 정확한 결과를 얻기 위해 혈당 측정기기의 사용법에 따라 요구된 시간 동안 측정패드에 혈액을 접촉시켜야 한다.

15. **혈당 측정기기에 혈당 측정스트립을 넣는다[그림 5]. 요구되는 시간이 지난 후 결과를 읽는다. 혈액을 직접 점적해야 하는 기기의 경우, 지시된 시간에 결과를 읽는다. 만약 혈당 측정기기를 이용할 수 없다면, 측정 패드의 색과 혈당 측정스트립 용기의 옆에 있는 색깔 스트립을 비교한다.**
이론적 근거: 혈당 수준을 정확히 측정하기 위해 측정시간을 정확히 한다.

16. **혈당 측정기기를 끈다. 알맞은 방법으로 사용한 측정기기를 정리한다.**
이론적 근거: 부주의한 천자를 피하도록 조심한다.

17. **대상자에게 측정결과를 알려주고, 대상자의 차트에 결과를 기록한다.**
이론적 근거: 대상자의 참여를 촉진하고 정확한 기록을 유지한다.

18. **수행한 것을 기록한다.**
이론적 근거: 기록은 법적 자료가 되며, 건강관리팀과의 의사소통을 유지시킨다.

기록

2017/10/8 07:30 – finger stick 혈당 측정을 시행함. 금식 시 혈당 92, 정상.

– RN 김지혜

절차 11-1 피부천자를 통한 혈당 측정(계속)

생애주기별 고려사항

영아

- 피부천자 부위는 일반적으로 뒤꿈치를 선택한다. 뒤꿈치를 따뜻하게 하는 기구를 사용하고, 천자 전에 발 주변을 젖은 수건으로 감싸 혈액순환을 촉진한다.

아동

- 아동은 특히 피부천자를 두려워할 수 있다. 주의를 분산시킬 수 있는 방법을 사용하고, 측정 절차 동안에 아동이 협조하도록 하기 위해 부모와 함께 있도록 한다.

가정간호 시 고려사항

- 가정에서 혈당측정을 할 때 피부를 깨끗하게 하기 위해 철저하게 손씻기를 한다.
- 모든 혈당 측정값의 결과를 기록하도록 교육한다.

협력과 위임

- 의사와 간호사의 협력은 목표 범주에서 혈당이 변화된 것을 관리해야 하는 상황에서 적절한 계획의 수립에 도움이 된다(저혈당과 고혈당 프로토콜).
- 간이 혈당 측정검사는 훈련받은 간호보조인력에게 위임할 수 있다. 전문직 간호사는 검사결과를 임상징후와 증상과 연관지어 결과가 목표 범주에서 벗어났을 때 간호계획을 수행한다.
- 당뇨병이나 혈당에 영향을 미치는 다른 문제가 있는 대상자를 관리하는 경우, 가족과 영양사의 참여가 필수적이다. 당뇨 팀과 같은 자원도 전문적 상담을 제공하기 위해 유용할 수 있다.

자가학습 체크리스트

수행항목	충분	부족	안 함
1. 혈당을 측정하는 시간과 빈도를 결정하기 위해 의사의 처방을 확인한다.			
2. 손을 씻는다.			
3. 필요물품을 준비하여 침상 옆에 둔다.			
4. 대상자의 이름을 물어 대상자를 확인하고, 입원팔찌와 대조하여 대상자를 확인한다.			
5. 문을 닫거나 커튼을 치고 대상자에게 절차를 설명한다.			
6. 대상자에게 비누와 따뜻한 물로 손을 씻도록 한다.			
7. 대상자가 편안한 자세를 취하도록 한다.			
8. 혈당 측정기기를 준비한다.			
9. 건조한 바닥에 검사패드를 둔다.			
10. 장갑을 착용한다.			
11. 천자할 손가락을 선택하여, 부드럽게 마사지를 하고, 손가락을 잡는다.			
12. 알코올로 천자 부위를 닦는다. 그 부위를 완전히 건조시킨다.			
13. 랜싯 혹은 자동측정기기의 덮개를 벗긴다. 자동측정기기를 손가락 옆에 두고, 버튼을 누른다.			
14. 부드럽게 천자 부위를 짜거나 더 많은 혈액을 얻기 위해 그 주변 피부를 마사지한다. 혈당 측정스트립을 혈액에 대고, 완전히 측정패드에 혈액이 묻도록 한다.			
15. 혈당 측정기기를 요구된 시간(보통 60초 이하) 동안 측정한다.			
16. 혈당 측정기기에 혈당 측정스트립을 넣는다. 요구되는 시간이 지난 후, 결과를 읽는다.			
17. 혈당 측정기기를 끈다. 사용한 측정기기를 알맞은 방법으로 정리한다.			
18. 대상자에게 측정결과를 이야기해 주고, 대상자의 차트에 결과를 기록한다.			

절차 11-2 성인의 식사 돕기

실습목적

1. 영양상태를 유지한다.
2. 사회화를 위한 시간 제공

필요물품

손씻기를 위해 대상자가 필요한 개인위생물품
안경(필요시)
특수기기(부목, 의치, 스푼, 컵)
식사 쟁반
구강위생기기

사정

- 스스로 식사를 하는 것에 대한 대상자의 신체적 · 정서적 능력을 사정한다(예: 운동기능, 조정능력, 의식상태, 시력, 관심, 우울).
- 대상자의 식사습관과 선호하는 음식을 사정한다. 문화와 종교적 신념은 음식의 일부를 제한할 수 있다.
- 음식에 대한 알레르기 병력을 조사한다.
- 흡수를 위한 위장관계와 구강영양에 대한 능력을 사정한다(예: 장음이 있는지, 규칙적인 장운동, 위장관 질환력, 크론병, 십이지장궤양, 췌장염, 담낭염, 궤양성 장염).

절차

1. **식사의 형태에 대한 의사의 처방을 확인한다.**
   이론적 근거: 실수를 예방한다.
2. **두 가지 확인지표를 사용하여 대상자를 확인한다.**
   이론적 근거: 대상자에게 올바르고 적절한 사정이나 치료를 받도록 제공하며, 오류를 감소시킨다.
3. **문을 닫거나 커튼을 치고 대상자에게 절차를 설명한다.**
   이론적 근거: 대상자의 사생활을 보호하고, 대상자가 지침에 따르도록 불안을 감소시킨다.
4. **식사를 위한 환경을 준비한다.**
   a. 소변기, 침상변기, 소독용품, 쓰레기를 치운다.
   b. 불쾌한 냄새를 제거하기 위해 환기를 한다.
   c. 대상자의 침대머리를 올린다.
   이론적 근거: 깨끗하고 깔끔한 환경은 식욕을 촉진한다.
5. **대상자의 식사 전에 준비한다.**
   a. 소변 혹은 대변 배설을 돕는다.
   b. 세수와 손씻기를 돕는다.
   c. 구강위생을 보조한다.
   d. 의치, 안경 혹은 특별한 보조기기를 착용하도록 돕는다.
   e. 침대나 의자에서 앉은 자세를 취하도록 돕는다.
   이론적 근거: 최적의 편안한 신체조건은 식욕을 촉진하고 소화를 돕는다.
6. **음식이 담긴 쟁반을 만지기 전에 손을 씻는다.**
   이론적 근거: 미생물의 전파를 감소시킨다.
7. **식사처방과 제공된 식사를 확인하고, 대상자를 확인한다.**
   이론적 근거: 해당 대상자에게 특정 식이를 준비한다.
8. **침상 보조테이블에 쟁반을 놓고, 대상자 앞으로 가져다준다.**
9. **냅킨이나 수건으로 대상자의 턱 아래를 덮어준다. 음식 쟁반을 준비한다. 뚜껑을 열고, 음식의 간을 맞추고, 한입에 먹을 수 있도록 음식을 자른다[그림 1].**
   이론적 근거: 신체적 · 인지적 기능에 손상이 있는 대상자는 음식준비가 어려울 수 있다.
10. **만약 대상자가 스스로 먹을 수 있다면, 호출벨이 대상자의 손에 닿는 곳에 있는지 확인한 후에, 여기까지만 도와주고 병실에서 떠나도 된다. 대상자가 식사를 잘 하고 있는지 10~15분 사이에 다시 살펴본다. 대상자가 완전히 독립적으로 식사를 하지 않는 이상, 너무 뜨거운 음식이나 액체는 제공하지 않는다.**
    이론적 근거: 자가간호는 독립심과 긍정적인 자존감을 강화한다. 감각 감소나 운동조정능력 부족은 뜨거운 음식이나 음료로 인해 화상을 입게 할 수 있다. 호출벨은 도움이 필요할 때 호출할 수 있도록 한다.

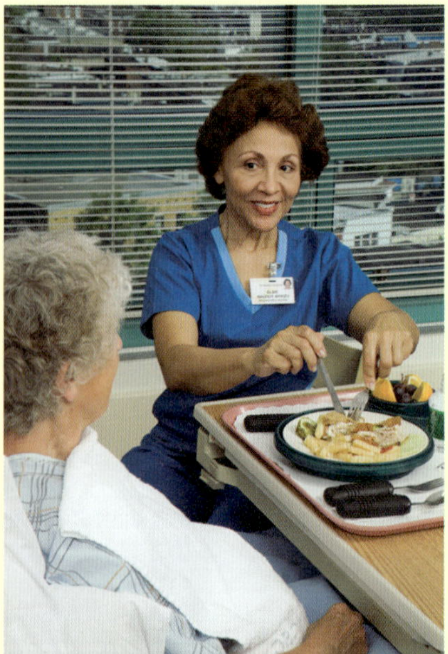

그림 1 먹기 쉬운 크기로 음식을 자른다.

절차 11-2 성인의 식사 돕기(계속)

11. 홀로 식사를 하지 못하는 대상자를 돕는다. 대상자가 의자에 앉을 수 있지만 식사를 하는 데 도움이 필요하다면, 대상자 정면에 앉는다. 만약 대상자가 침상에 계속 누워있어야 한다면, 의자에 앉거나 서서 대상자를 돕는다.
이론적 근거: 간호사가 대상자를 편한 자세로 도울 수 있도록 한다.

12. 대상자가 먹고 싶은 순서대로 식사를 하도록 한다. 만약 대상자에게 시력손상이 있다면 대상자 앞에 놓인 음식을 확인시켜준다.

13. 만약 음식이 너무 뜨겁거나 차다면 대상자에게 미리 주의를 준다. 알맞게 씹고 삼키도록 충분한 시간을 제공한다[그림 2].
이론적 근거: 소화를 돕기 위해 식사시간을 충분히 제공한다.

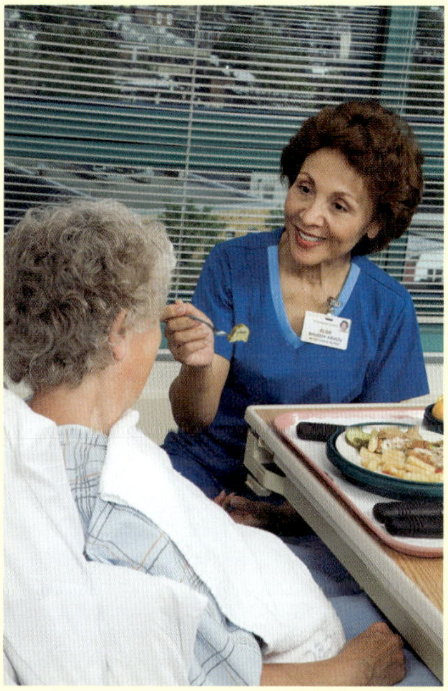

그림 2 음식을 씹고 삼킬 수 있도록 충분한 시간을 준다.

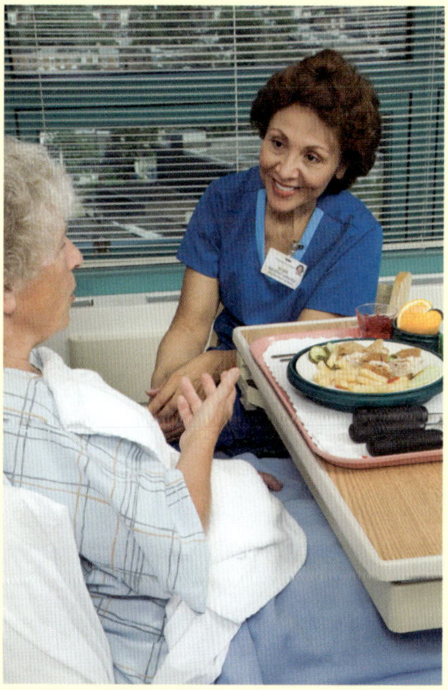

그림 4 식사 동안 대화를 한다.

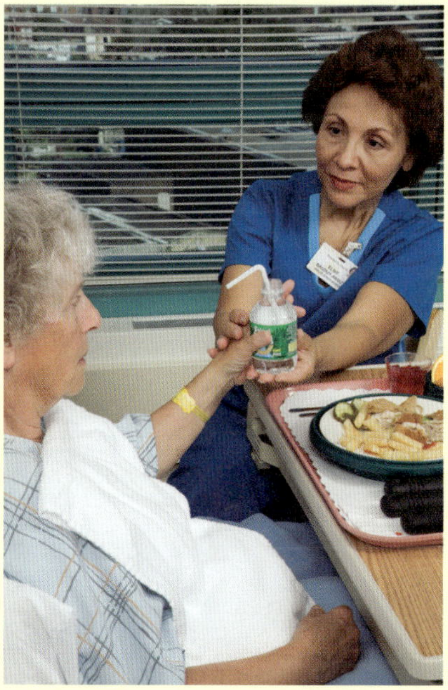

그림 3 식사 사이에 물을 제공한다.

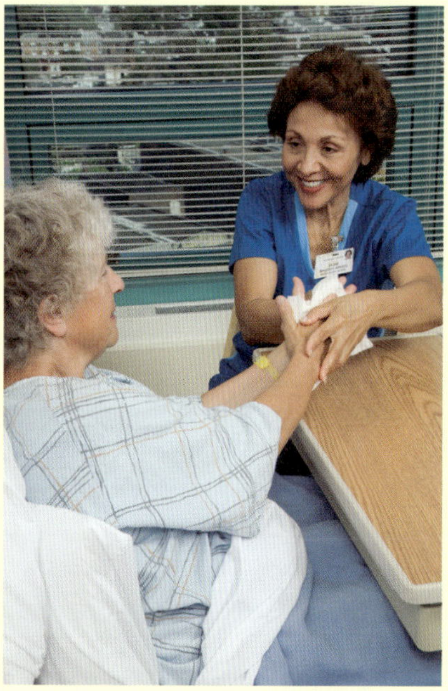

그림 5 손씻기를 보조한다.

절차 11-2 성인의 식사 돕기(계속)

14. 필요하면 식사 사이에 물을 제공한다. 필요에 따라 빨대나 특정 물컵을 사용한다[그림 3].
    이론적 근거: 물은 연하를 돕는다.

15. 식사하는 동안 대화를 한다. 대상자에게 흥미 있는 주제를 선택한다. 현재 일어나고 있는 일들을 이야기하거나 식이교육 또는 퇴원계획에 대해 식사 동안 이야기한다[그림 4]. 단, 연하기술을 다시 배우고 있는 대상자의 경우, 집중력을 방해하지 않기 위해 이야기하지 않는다.

16. 식사가 끝나면 식사쟁반을 정리하고, 대상자의 손과 얼굴을 씻도록 하며 구강위생을 실시한다[그림 5].
    이론적 근거: 미생물의 전파를 감소시킨다.

17. 편안한 자세를 취하도록 하고 휴식을 취할 시간을 준다. 대상자가 흡인 위험이 있다면, 식사 후 30분 동안 침대머리를 올려둔다.
    이론적 근거: 머리를 올려두면 흡인의 위험성이 줄어든다.

18. 손을 씻는다.
    이론적 근거: 미생물의 전파를 감소시킨다.

19. 기록을 하라는 처방이 있었다면, 섭취한 물과 식사량을 기록한다.
    이론적 근거: 물과 영양상태의 관찰에 대해 기록한다.

기록

2017/7/8 12:30 – 대상자의 식사를 보조함. 대상자는 식사에 나온 닭과 밥의 3/4, 당근 반찬을 전부 먹음. 식사 후 320mL의 물을 섭취함. 대상자는 식사에 대해 만족해하였으며, 음식을 씹거나 삼키는 데 불편함을 호소하지 않았음.

– RN 김지혜

생애주기별 고려사항

영아

- 영아는 보통 4~6개월이 될 때까지 모유나 유동식 외에 다른 음식을 필요로 하지는 않는다. 그 무렵에 혼합 식사를 제공할 수도 있다.
- 영아용 시리얼이 첫 번째 고형 식이로 적절한데, 왜냐하면 철분 함량과 영아의 불내성의 위험이 낮기 때문이다.
- 6개월에 영아는 숟가락을 사용하여 혼자 식사하는 것이나 크래커를 씹는 것에 흥미를 갖는다.

유아

- 유아는 흔히 독립적으로 식사를 하고 혼자 식사하겠다고 주장한다.
- 미트볼, 삶은 달걀, 익힌 당근, 과일 조각(껍질 없는), 치즈 조각, 말린 곡류, 크래커와 같이 '손가락으로 집어 먹을 수 있는 음식(finger food)'이 적절하다. 포도, 단단한 사탕 등 질식을 유발할 수 있는 음식은 피한다.

학령전기 아동

- 이 시기는 성장이 느린 시기이기 때문에, 식욕이 줄어들 수 있다.
- 색깔 게임으로 음식을 사용하고, 식사를 준비할 때 아동이 함께 하면서(예: 젤라틴과 푸딩을 섞는 것, 오렌지 껍질을 벗기는 것, 채소를 씻는 것) 아동의 흥미를 자극하고 좋은 식사습관을 갖도록 교육한다.

청소년

- 10~11세 사이의 여아와 12~13세 사이의 남아는 빠르게 성장한다. 이 시기에는 많은 열량과 영양소가 필요하다.
- 생리가 시작된 여아는 식사에 철분을 증가시킬 필요가 있다.
- 많은 청소년의 식사에는 칼슘, 철분, 비타민 A, 단백질이 부족하다.

절차 11-2 성인의 식사 돕기(계속)

노인

- 노인은 미각과 후각이 상실되고 미각세포의 수가 감소하여 식욕이 줄어들 수 있다.
- 대부분의 노인은 의치를 끼고 있다. 잘 맞지 않는 의치는 식사능력을 감소시킬 수 있고, 먹고 싶은 욕구를 감소시킬 수 있다.
- 노인은 활동이 감소하고, 대사율이 낮아져서 대개 필요한 열량이 적다.
- 칼슘 섭취는 보통 남성, 여성 모두에서 영양섭취기준(DRI)보다 많이 낮다.

가정간호 시 고려사항

- 외로움과 빈곤은 가정에서 규칙적인 식사를 할 수 있는 대상자의 능력과 흥미를 감소시킬 수 있다.
- 노인을 위한 영양 프로그램은 지역사회에서 적은 비용으로 영양가 있는 식사를 제공할 수 있도록 마련되었다. 이러한 프로그램은 외로운 노인에게 사회화의 기회도 제공한다.
- 대상자의 집으로 영양가 있는 음식을 배달해주는 식사배달 서비스를 많은 지역사회에서 이용할 수 있다.

협력과 위임

- 대상자의 식사는 대상자의 음식선호도, 식습관, 식사하는 능력을 가장 잘 알고 있는 전문직 간호사와 협력하여 의사가 처방한다.
- 대상자에게 음식을 먹이는 것은 흔히 적절하게 훈련된 간호보조인력에게 위임된다. 이들은 의사나 전문직 간호사와 의논할 필요가 있는 상황뿐만 아니라 대상자에게 요구되는 특별한 주의사항이나 관찰할 점을 잘 이해하는 것이 중요하다.
- 특별한 대상자 요구와 관련하여 대상자의 가족, 영양사, 언어치료사(연하의 어려움이 있는 경우), 작업치료사에게 의뢰하는 것은 대상자에게 영양을 제공하고 음식섭취에서 자가간호를 증진시키기 위한 건강관리팀의 능력을 향상시킨다.

절차 11-2 성인의 식사 돕기(계속)

자가학습 체크리스트

수행항목	충분	부족	안 함
1. 식사의 형태에 대한 의사의 처방을 확인한다.			
2. 대상자의 이름을 물어 대상자를 확인하고 입원팔찌와 대조하여 대상자를 확인한다.			
3. 문을 닫거나 커튼을 치고 대상자에게 절차를 설명한다.			
4. 식사를 위한 환경을 준비한다. a. 소변기, 침상변기, 소독용품, 쓰레기를 치운다. b. 불쾌한 냄새를 제거하기 위해 환기시키고 공기를 순환시킨다. c. 대상자의 침대머리를 올린다.			
5. 대상자의 식사 전에 준비한다. a. 소변 혹은 대변 배설을 돕는다. b. 세수와 손씻기를 돕는다. c. 구강위생을 보조한다. d. 의치, 안경, 혹은 특별한 보조기기를 착용하도록 돕는다. e. 침대나 의자에서 앉은 자세를 취하도록 돕는다.			
6. 음식이 담긴 쟁반을 만지기 전에 손을 씻는다.			
7. 식사처방과 제공된 식사를 확인하고, 대상자를 확인한다.			
8. 침상 보조 테이블에 쟁반을 놓고 대상자 앞으로 가져다준다.			
9. 냅킨이나 수건으로 대상자의 턱 아래를 덮어준다.			
10. 음식 쟁반을 준비한다. 뚜껑을 제거하고, 음식의 간을 맞추고, 한입에 먹을 수 있도록 음식을 자른다.			
11. 만약 대상자가 스스로 먹을 수 있다면, 호출벨이 대상자의 손 닿는 곳에 있는지 확인한 후에, 여기까지만 도와주고 병실에서 떠나도 된다. 대상자가 식사를 잘 하고 있는지 10~15분 사이에 다시 살펴본다.			
12. 홀로 식사를 하지 못하는 대상자를 돕는다.			
13. 대상자가 먹고 싶은 순서대로 식사를 하도록 한다.			
14. 만약 음식이 너무 뜨겁거나 차다면 대상자에게 미리 주의를 준다. 알맞게 씹고 삼키도록 충분한 시간을 제공한다.			
15. 필요하면 식사 사이에 물을 제공한다. 필요에 따라 빨대나 특정 물컵을 사용한다.			
16. 식사하는 동안 대화를 한다.			
17. 식사가 끝나면 식사쟁반을 정리하고, 대상자의 손과 얼굴을 씻도록 하며 구강위생을 실시한다.			
18. 편안한 자세를 취하도록 하고 휴식을 취할 시간을 준다. 대상자가 흡인 위험이 있다면, 식사 후 30분 동안 침대머리를 올려둔다.			
19. 손을 씻는다.			
20. 기록을 하라는 처방이 있었다면, 섭취한 물과 식사량을 기록한다.			

절차 11-3 비위관 혹은 위루관을 통한 영양 공급

실습목적

1. 삼킬 수 없거나 식도폐색이 있는 대상자를 위해 경관영양을 제공한다.
2. 혼수상태의 대상자에게 영양을 공급한다.
3. 구강으로 충분한 열량을 섭취할 수 없는 대상자에게 부가적인 영양을 제공한다.

필요물품

장갑
유동식
일회용 위관영양 주머니와 위장관
60mL 카테터 팁 세척 주사기
주입기기(선택)
물
측정 용기

사정

- 대상자의 영양상태와 관 영양에 필요한 자료를 사정한다.
  - 연하장애
  - 의식수준 감소
  - 머리, 목, 안면 수술 혹은 외상
  - 추가로 요구되는 열량
- 위장관을 사정한다.
  - 오심, 구토, 복부팽만, 압통에 대해 사정한다.
  - 장음을 청진한다.
  - 마지막 장 운동 시간을 확인한다.
  - 현재 관 영양의 위치에 대해 사정한다.

절차

1. **음식 알레르기에 대한 자료와 음식의 형태, 양, 횟수, 경로, 빈도에 대한 의사 처방을 확인한다.**
   이론적 근거: 실수를 예방한다.

2. **손을 씻고 장갑을 착용한다.**
   이론적 근거: 미생물의 전파를 감소시킨다.

3. **두 가지 확인지표를 사용하여 대상자를 확인한다.**
   이론적 근거: 대상자에게 올바르고 적절한 사정이나 치료를 받도록 제공하며, 오류를 감소시킨다.

4. **문을 닫거나 커튼을 치고 대상자에게 절차를 설명한다.**
   이론적 근거: 대상자의 사생활을 보호하고, 대상자가 지침에 따르도록 불안을 감소시킨다.

5. **침대머리를 30~45° 정도 올려 좌위를 취하거나 의자에 앉도록 지지한다. 좌위가 금기라면, 대상자를 오른쪽으로 눕혀 침대머리를 30° 정도 상승시킨다.**
   이론적 근거: 폐로 유동식이 흡인되는 것을 예방하고, 위 안으로 음식이 제대로 들어가도록 한다.

6. **위 안의 관의 위치를 확인한다. 60mL 주사기를 관에 부착하고 청진하는 동안 10mL 정도 공기를 주입해본다.**
   - 위: 중앙과 좌상위에서 가장 잘 청진된다.
   - 십이지장: 우상위에서 가장 잘 청진되며 좌상위로 퍼진다.
   - 먼 십이지장/가까운 공장: 신체 좌측 옆구리에서 공기가 잘 들린다.

   이론적 근거: 청진의 위치를 통해서 관의 위치를 확인할 수 있다.

7. **위 잔여량(GRV)을 확인한다.**
   이론적 근거: 위 잔여량을 통해서 위가 비어 있는지 확인할 수 있다.
   a. 위 잔여량 측정이 요구되는 경우, 흡인량을 기록한다. 위 잔여량이 400~500mL 이상인 경우 의사에게 보고한다.
   b. 잔여량 확인 후, 위 내용물을 다시 넣는다.
   이론적 근거: 위 내용물은 전해질이 풍부하다. 내용물을 그대로 제거한다면 전해질 불균형이 일어날 수 있다.

8. **적당한 양과 강도의 유동식을 준비한다. 유동식은 실내온도로 유지해야 한다.**
   이론적 근거: 설사를 예방하고, 위 내성을 예방하기 위해 유동식의 양과 강도를 점진적으로 증가시킨다. 유동식은 실내온도로 보관해야 한다. 정상 연하와 달리 관을 통한 영양공급은 구강과 식도 점막을 통해 음식물을 따뜻하게 또는 차갑게 할 수 없기 때문이다. 차가운 유동식은 복부경련과 불편감을 유발할 수 있고, 뜨거운 유동식은 위의 화상을 유발할 수 있다.

9. **Bolus 또는 간헐적 영양주입에는 아래 10a에서 16a 절차를 따르고, 지속적 영양주입에는 10b에서 18b 절차를 따른다.**

절차 11-3 비위관 혹은 위루관을 통한 영양 공급(계속)

간헐적 영양 주입

10a. 세척 주사기의 내관을 제거한다. 위관을 잠그고, 주사기 또는 위관 주머니를 연결한다. 만약 위관 주머니를 사용한다면, 대상자의 관에 위관 주머니와 주사기를 연결한다.
이론적 근거: 관을 막는 것은 위 내로 공기가 들어가는 것을 예방하고, 위 분비물이 새는 것을 예방한다.

11a. 유동식으로 주사기나 위관 주머니를 채운다[그림 1]. 영양 주입이 천천히 이루어지도록 한다(10~15분). 주사기를 사용할 경우 중력에 의해 속도가 조절되도록 주사기를 높이 위치시키거나 낮추도록 한다. 필요시 주사기를 계속 연결한 채로 공기가 들어가지 않도록 하면서 더 채우도록 한다. 위관 주머니를 사용할 경우, 정맥주사용 걸대에 주머니를 걸어놓고 클램프를 통해 주머니에 연결된 관의 속도를 조절한다.

12a. 영양 주입이 끝나가기 바로 직전에 관을 잠근다. 30~60mL 정도의 물로 관을 세척한다. 관에 공기가 들어가지 않도록 한다.
이론적 근거: 관을 잠그는 것은 위 내로 공기가 들어가는 것을 예방하고, 위가 팽만되고 경련이 일어나지 않게 하기 위함이다. 물로 관을 씻으면 관이 막히는 것과 미생물의 성장을 예방한다.

13a. 위관 관을 잠그고 주사기 혹은 위관 주머니를 제거한다.

14a. 영양공급 후 30~60분 동안 좌위나 상승된 측위를 유지한다.
이론적 근거: 흡인 위험성을 줄인다.

15a. 다시 사용할 수 있는 기구를 물과 비누로 세척한다. 24시간마다 또는 각 의료기관의 정책에 따라 기구를 교환한다.
이론적 근거: 기구를 세척하는 것은 유동식의 오염을 예방한다.

16a. 손을 씻는다.
이론적 근거: 미생물 전파를 예방한다.

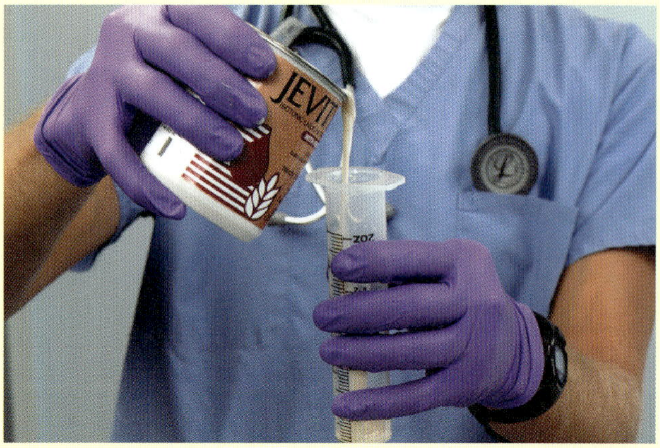

그림 1 유동식을 주사기에 넣는다.

지속적 영양 주입

10b. 위관 주머니와 위관을 대상자에게 연결한다.
이론적 근거: 유동식을 줄 수 있게 한다.

11b. 알맞은 양의 유동식을 붓는다[그림 2]. 보통 3시간 동안 주입되도록 유동식의 양을 조절한다. 이는 해당 의료기관의 정책을 확인한다. 위관 주머니에 대상자의 이름, 날짜 그리고 유동식을 주입하기 시작한 시간을 기록한다[그림 3].

12b. 정맥주사용 걸대에 위관 주머니를 걸어둔다. 유동식이 주머니로 들어가도록 한다[그림 4].
이론적 근거: 이는 공기가 위 또는 장에 들어가는 것을 예방한다.

13b. 관을 주입펌프에 연결하고 주입 속도를 조절한다[그림 5].
이론적 근거: 너무 빠르게 주입되면 구토나 경련을 일으킬 수 있다.

14b. 지속적인 영양을 공급받고 있는 대상자는 의료기관의 정책에 따라 4~6시간마다 남아 있는 위 내용물을 확인한다. 이때, 30~60mL 정도의 물로 관을 세척한다.
이론적 근거: 영양 흡수 정도의 적절성을 사정하고, 관의 위치가 정확한지 확인하기 위함이다.

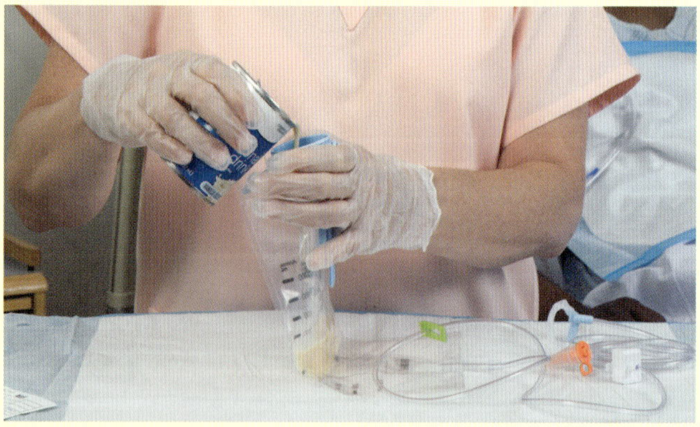

그림 2 유동식을 주머니에 넣는다.

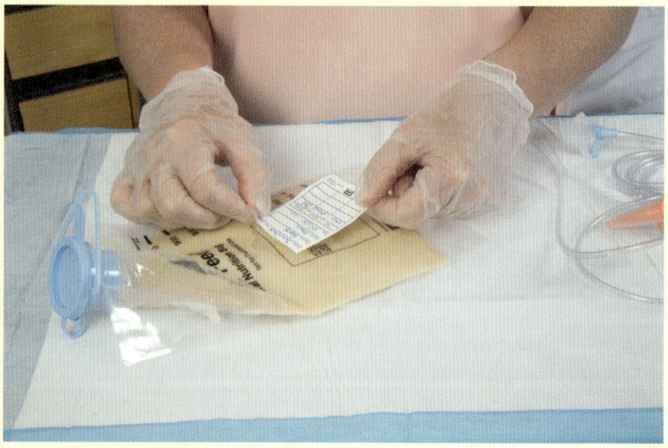

그림 3 주머니에 라벨을 부착한다.

절차 11-3 비위관 혹은 위루관을 통한 영양 공급(계속)

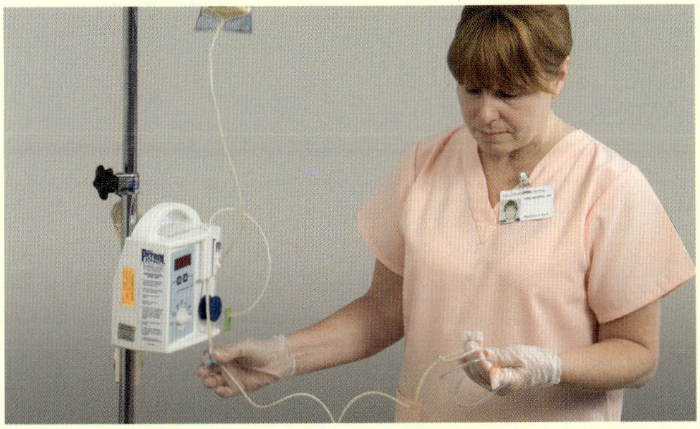

그림 4 관을 통해 유동식이 흐를 수 있게 한다.

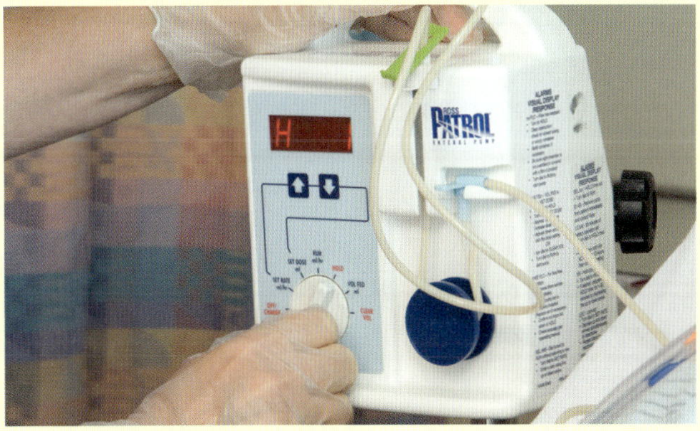

그림 5 주입펌프를 작동시키고 주입속도를 맞춘다.

15b. 대상자를 좌위나 약간 상승된 측위를 취하도록 해준다.
이론적 근거: 흡인의 위험성을 감소시킨다.

16b. 다시 사용할 수 있는 기구를 물과 비누로 세척한다. 24시간마다 또는 각 의료기관의 정책에 따라 기구를 교환한다.
이론적 근거: 기구를 세척하는 것은 유동식의 오염을 예방한다.

17b. 손을 씻는다.
이론적 근거: 미생물 전파를 예방한다.

18b. 수행내용을 기록한다.
이론적 근거: 기록은 법적 자료가 되며, 건강관리팀과의 의사소통을 유지시킨다.

기록

> 2017/6/16 10:30 – NG 영양관을 삽입하였고 X선 촬영을 통해 관의 위치를 확인함. 250mL의 유동식을 걸어두고 주입펌프를 처방된 속도로 설정함. 대상자는 위관영양의 목적을 이해하고 있으며 협조적임.
> – RN 이수영

생애주기별 고려사항

영아와 유아

- 아동은 간헐적으로 음식을 주입하고 주입 시마다 위관 관을 재삽입한다. 만약 주입 관이 지속적으로 남아 있다면, 위 천공, 비강 기도폐색, 점막의 궤양과 자극의 위험성이 있다.

가정간호 시 고려사항

- 가능하다면, 독립심과 자존심을 향상시킬 수 있도록 관 영양 준비와 절차에 대상자의 참여를 격려한다.
- 대상자와 보호자에게 정확한 방법을 설명하고 사전에 이론적 근거를 제공한다.
- 영양은 시판용 유동식 혹은 가정에서 만든 음식으로 제공할 수 있다. 유동식은 주스, 우유, 물처럼 묽게 한다.
- 보호자에게 유동식을 적절하게 보관하는 방법에 대해 교육한다.
  - 시판용 유동식은 캔을 개봉한 후 냉장보관한다. 개봉 24시간 이내에 사용한다.
  - 보증서, 날짜, 가정에서 냉장보관할 음식을 확인한다. 준비된 후 24간 이내에 사용한다.
- 관 영양 대상자는 식사와 관련된 감각기능 상실과 사회적 자극 감소로 인해 자존심 저하와 신체상 변화를 경험할 수 있다. 돌봄제공자에게 가족들 식사시간에 맞춰 주입계획을 세우도록 격려한다.
- 의학적으로 허용된다면, 대상자가 선호하는 음식을 일부 제공할 수 있다. 연하가 금기라면, 씹는 것은 가능할 수 있고, 좋아하는 음식을 씹어서 뱉는 것이 가능할 수 있다.
- 가정전문간호사는 추후관리 및 협진을 통해 대상자와 보호자의 문제점이나 관심사를 조정해준다.

협력과 위임

- 적절한 영양 제공을 위해 돌봄제공자와 간호사의 협동은 매우 중요하다.
- 위관영양은 주로 숙련된 간호사에 의해서 이루어지지만, 특수한 경우 다른 담당자가 이를 수행하기 위해 특별히 훈련을 받는 경우도 있다.
- 영양사와 가족의 협조가 매우 중요하다.

절차 11-3 비위관 혹은 위루관을 통한 영양 공급(계속)

자가학습 체크리스트

수행항목	충분	부족	안 함
간헐적 영양 주입			
1. 음식 알레르기에 대한 자료와 음식의 형태, 양, 횟수, 경로, 빈도에 대한 의사 처방을 확인한다.			
2. 손을 씻고 장갑을 착용한다.			
3. 대상자의 이름을 물어 대상자를 확인하고, 입원팔찌와 대조하여 대상자를 확인한다.			
4. 문을 닫거나 커튼을 치고 대상자에게 절차를 설명한다.			
5. 침대머리를 30~45° 정도 올려 좌위를 취하거나 의자에 앉도록 지지한다.			
6. 위 안의 관의 위치를 확인한다. 60mL 주사기를 관에 부착하고 청진하는 동안 10mL 정도 공기를 주입해 본다. • 위: 중앙과 좌상위에서 가장 잘 청진된다. • 십이지장: 우상위에서 가장 잘 청진되며 좌상위로 퍼진다. • 먼 십이지장, 가까운 공장: 신체 좌측 옆구리에서 공기가 잘 들린다.			
7. 위 잔여량(GRV)을 확인한다. a. 위 잔여량 측정이 요구되는 경우, 흡인량을 기록한다. 위 잔여량이 400~500mL 이상인 경우 의사에게 보고한다. b. 잔여량 확인 후, 위 내용물을 다시 넣는다.			
8. 적당한 양과 강도의 유동식을 준비한다. 유동식은 실내온도로 유지해야 한다.			
9. 세척 주사기의 내관을 제거한다. 위관을 잠그고, 주사기 또는 위관 주머니를 연결시킨다.			
10. 유동식으로 주사기나 위관 주머니를 채운다. 영양 주입이 천천히 이루어지도록 한다(10~15분). 주사기를 사용할 경우 중력에 의해 속도가 조절되도록 주사기를 높이 위치시키거나 낮추도록 한다. 위관 주머니를 사용할 경우, 정맥 주사용 걸대에 주머니를 걸어놓고 클램프를 통해 주머니에 연결된 관의 속도를 조절한다.			
11. 영양 주입이 끝나가기 바로 직전에 관을 잠근다.			
12. 30~60mL 정도의 물로 관을 세척한다.			
13. 위관 관을 잠그고 주사기 혹은 위관 주머니를 제거한다.			
14. 영양공급 후 30~60분 동안 좌위나 상승된 측위를 유지한다.			
15. 다시 사용할 수 있는 기구를 물과 비누로 세척한다. 24시간마다 또는 각 의료기관의 정책에 따라 기구를 교환한다.			
16. 손을 씻는다.			
17. 수행하는 것을 기록한다.			

절차 11-3 비위관 혹은 위루관을 통한 영양 공급(계속)

수행항목	충분	부족	안 함
지속적 영양 주입			
1. 음식 알레르기에 대한 자료와 음식의 형태, 양, 횟수, 경로, 빈도에 대한 의사 처방을 확인한다.			
2. 손을 씻고 장갑을 착용한다.			
3. 대상자의 이름을 물어 대상자를 확인하고 입원팔찌와 대조하여 대상자를 확인한다.			
4. 문을 닫거나 커튼을 치고 대상자에게 절차를 설명한다.			
5. 침대머리를 30~45° 정도 올려 좌위를 취하거나 의자에 앉도록 지지한다.			
6. 위 안의 관의 위치를 확인한다. 60mL 주사기를 관에 부착하고 청진하는 동안 10mL 정도 공기를 주입해 본다. • 위: 중앙과 좌상위에서 가장 잘 청진된다. • 십이지장: 우상위에서 가장 잘 청진되며 좌상위로 퍼진다. • 먼 십이지장, 가까운 공장: 신체 좌측 옆구리에서 공기가 잘 들린다.			
7. 위 잔여량(GRV)을 확인한다. a. 위 잔여량 측정이 요구되는 경우 흡인량을 기록한다. 위 잔여량이 400~500mL 이상인 경우 의사에게 보고한다. b. 잔여량 확인 후 위 내용물을 다시 넣는다.			
8. 적당한 양과 강도의 유동식을 준비한다. 유동식은 실내온도로 유지해야 한다.			
9. 위관 주머니와 위관을 대상자에게 연결한다.			
10. 알맞은 양의 유동식을 붓는다. 보통 3시간 동안 수입되도록 유동식의 양을 조절한다.			
11. 위관 주머니에 대상자의 이름, 날짜 그리고 유동식을 주입하기 시작한 시간을 기록한다.			
12. 정맥주사용 걸대에 위관 주머니를 걸어둔다. 유동식이 주머니로 들어가도록 한다.			
13. 관을 주입펌프에 연결하고 속도를 조절한다.			
14. 지속적인 영양을 공급받고 있는 대상자는 의료기관의 정책에 따라 4~6시간마다 남아있는 위 내용물을 확인한다. 이때, 30~60mL 정도의 물로 관을 세척한다.			
15. 대상자를 좌위나 약간 상승된 측위를 취하도록 해준다.			
16. 다시 사용할 수 있는 기구를 물과 비누로 세척한다. 24시간마다 또는 각 의료기관의 정책에 따라 기구를 교환한다.			
17. 손을 씻는다.			
18. 수행한 것을 기록한다.			

CHAPTER 12 피부통합성과 상처치유

절차 12-1 멸균 건조 드레싱의 교환

실습목적

1. 손상과 외부의 오염으로부터 상처를 보호한다.
2. 상처를 사정할 수 있는 기회를 제공한다.
3. 상처에 흡수성 덮개를 제공한다.

필요물품

멸균장갑
멸균된 드레싱 세트
생리식염수 세척용 주사기(10mL 또는 20mL)(또는 피부 상처 클렌징제)
깨끗하고 편평한 작업대
Micropore 테이프
플라스틱 주머니

사정

- 통증의 정도와 부위를 사정한다. 필요시 투약한다.
- 감염의 일반적 증상의 유무를 사정한다(예: 체온 상승, 백혈구 증가증, 발한).
- 배액을 위한 드레싱을 사정한다.
- 신체병력을 면밀하게 살피고, 상처치유를 지연시키는 요소를 확인한다(예: 영양 불균형 상태, 나이, 비만, 면역억제 요법, 빈혈이나 당뇨 같은 질환).
- 절차를 시행하는 동안 대상자가 협조할 수 있는지 사정하고, 필요하면 절차를 시행하는 동안 대상자의 안전을 확실하게 한다.
- 테이프나 드레싱 물질에 대한 알레르기가 있는지 주의한다.

절차

1. **손을 닦고 장갑을 착용한다.**
   이론적 근거: 미생물의 전파를 감소시킨다.
2. **두 가지 확인지표를 사용하여 대상자를 확인한다.**
   이론적 근거: 대상자에게 올바르고 적절한 사정이나 치료를 받도록 제공하며, 오류를 감소시킨다.
3. **문을 닫거나 커튼을 치고 대상자에게 절차를 설명한다.**
   이론적 근거: 대상자의 사생활을 보호하고, 대상자가 지침에 따르도록 불안을 감소시킨다.
4. **대상자를 편안한 자세를 취하게 하고, 상처부위만 노출시킨다.**
   이론적 근거: 대상자를 안전하고 편안하게 해준다.
5. **폐기물통은 작업하는 곳에서 손이 닿기 쉬운 곳에 둔다.**
   이론적 근거: 쉽게 접근할 수 있는 용기는 오염의 위험성을 줄여주고 효율성을 높인다.
6. **멸균물품을 준비한다.**
   a. 깨끗한 침상에 소독포를 펴고 살균제로 손을 씻는다.
   이론적 근거: 깨끗하고, 정돈된 작업환경을 제공한다.
   b. 드레싱 세트를 열고, 작은 드레싱을 드레싱 세트 안에 조심스럽게 떨어뜨린다[그림 1]
   이론적 근거: 드레싱 세트 안은 멸균상태이며 멸균영역을 유지시킨다.
   c. 생리식염수 세척용 주사기를 열거나 드레싱 세트가 열린 곳 옆에 놓는다.

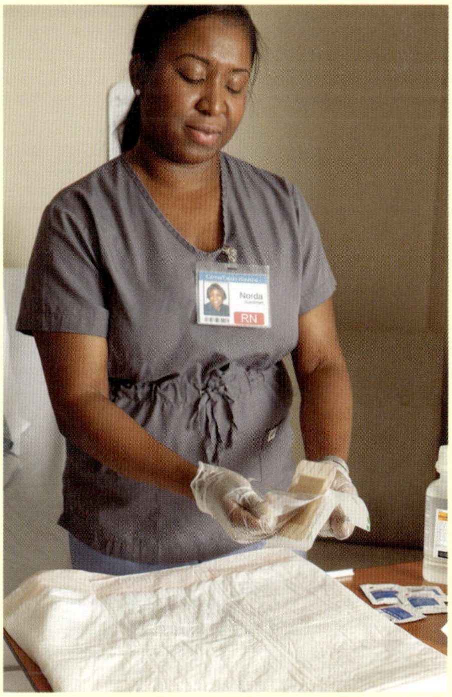

그림 1 멸균상태를 유지하며 거즈를 개봉한다.

절차 12-1 멸균 건조 드레싱의 교환(계속)

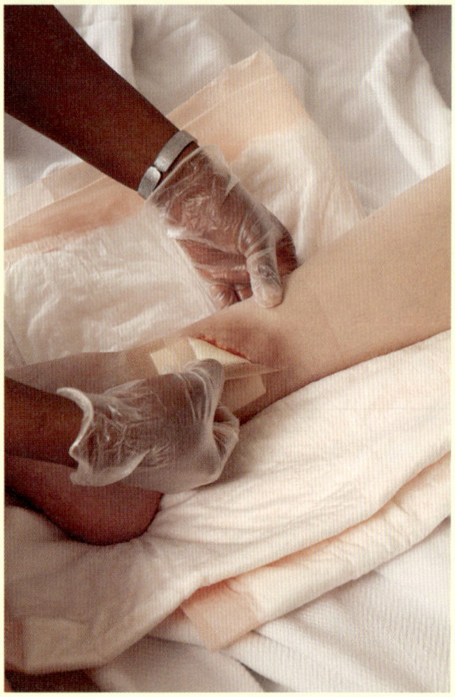

그림 2 상처의 오래된 드레싱을 제거한다.

이론적 근거: 생리식염수 또는 준비된 상처 클렌저는 폐쇄 상처나 얕은 개방 상처의 마른 삼출물을 제거하기 위함이다.

7. **장갑을 착용한다.**
   이론적 근거: 장갑은 상처의 배액에 의해 오염되는 것을 막는다.

8. **상처에서 드레싱을 제거한다[그림 2]. 드레싱 제거 시 고정용 테이프를 피부와 수평으로 피부 표면에 가깝게 유지하면서 모발 성장 방향으로 천천히 뒤로 젖히면서, 반대쪽 손의 손가락을 사용하여 노출된 피부를 지탱하며 떼어낸다(참고: 만약, 드레싱이 상처에 붙었다면, 멸균 생리식염수를 상처에 부어서 드레싱을 느슨하게 한다). 제거한 드레싱이 작으면 한 쪽 장갑의 손바닥으로 드레싱을 쥐고 장갑을 뒤집어 제거한 다음, 첫 번째 장갑을 두 번째 장갑의 손바닥으로 감싸 쥔 후 두 번째 장갑을 제거한다.**
   이론적 근거: 의료용 접착제관련 피부손상을 방지하기 위해 테이프를 제거할 때 빠르게 수직으로 당겨 제거하는 것이나, 접착제로 드레싱하는 것을 피한다. 만약 드레싱이 달라붙을 경우 멸균생리식염수에 적시지 않고 드레싱을 제거하면 치유된 조직을 파괴시킬 수 있으며, 대상자에게는 통증을 유발할 것이다.

9. **장갑과 더러워진 드레싱을 폐기물통에 버린다. 만약 장갑이 상처배액으로 오염되었다면 손씻기를 수행한다. 일회용 장갑을 착용한다.**
   이론적 근거: 미생물의 전파를 감소시킨다.

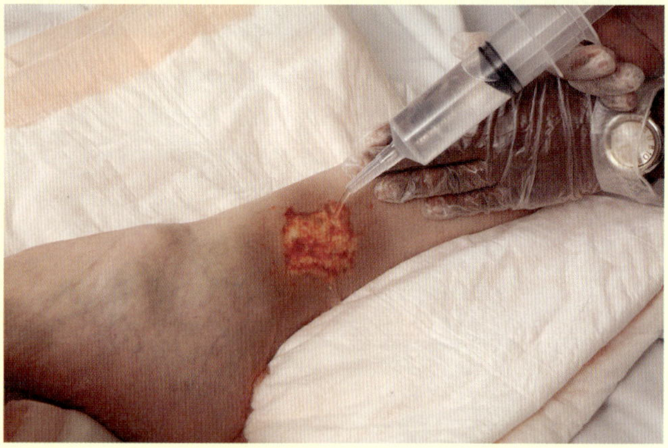

그림 3 상처를 세척한다.

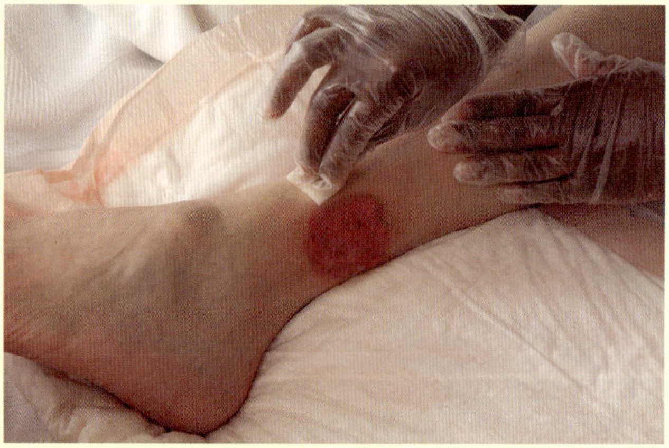

그림 4 스킨베리어(skin barrier) 제제를 적용한다.

10. **생리식염수 또는 피부상처 클렌저를 상처에 뿌린다. 깨끗해진 상처에 거즈를 사용한다. 절개상처 주위를 세척하여 상처의 삼출물을 부드럽게 제거한다[그림 3].**
    이론적 근거: 미생물 성장을 최소화하기 위해 상처 삼출물을 제거한다.

11. **상처부위의 출혈, 염증, 배액, 치유 정도를 확인한다. 벌어진 부위가 있는지 기록한다(상처 가장자리의 개방이나 벌어짐).**
    이론적 근거: 부적절한 치유 또는 합병증을 즉시 치료하고 기록한다.

12. **상처주위에 스킨베리어(skin barrier) 제제를 바른다[그림 4].**
    이론적 근거: 스킨베리어(skin barrier) 제제는 피부와 접착제(반창고 등) 사이에 공간을 제공하여 상처의 삼출물로부터 피부를 보호하고, MARSI(의료용 접착제관련 피부손상)를 방지한다.

13. **드레싱의 중심부위 바깥쪽이나 테이프의 가장자리만 잡고 멸균 폼 드레싱제제를 상처 부위에 붙인다[그림 5].**
    이론적 근거: 드레싱 제제를 주의하여 적용하는 것은 상처에 미생물이 유입되는 것을 방지한다.

절차 12-1 멸균 건조 드레싱의 교환(계속)

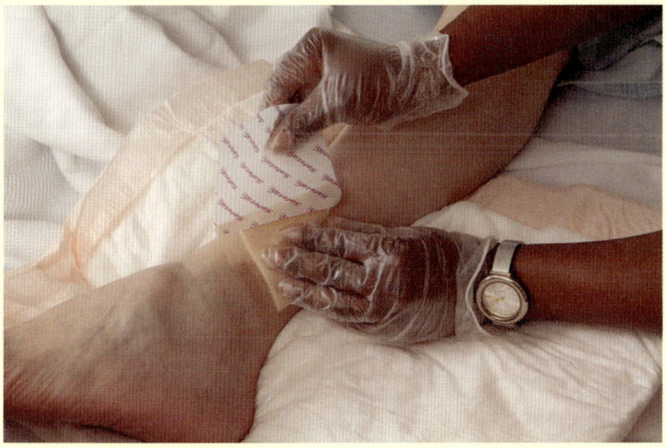

그림 5 상처부위에 멸균 드레싱 제제를 적용한다.

14. 드레싱을 테이프로 고정한다. 드레싱 중심부위에 테이프를 붙이고 가장자리에는 고르게 압력을 제공한다.
이론적 근거: 테이프 적용 시 당기거나 늘이지 않고 부드럽고 고른 압력을 사용하면, 테이프를 제거 할 때 상처주위 피부가 벗겨지는 것과 기타 유형의 MARSI(의료용 접착제관련 피부손상)를 예방할 수 있다.

15. 장갑을 벗고 손을 씻는다.
이론적 근거: 미생물의 전파를 감소시킨다.

16. 수행한 것을 기록한다.
이론적 근거: 기록을 하고 의료진과 논의한다.

기록

> 2016/5/31 16:15 – 수술 후 3일째, 드레싱 교환함, 상처 가장자리 대체적으로 좋음, 배액이나 감염 증상 없음.
> – RN 이나영

생애주기별 고려사항

아동

- 아동에게 드레싱을 제거할 때 수술절개 부위를 만지지 말 것을 교육시킨다. 멸균영역이나 상처를 오염시키거나 아동이 움직이는 것을 막기 위해 보조인의 협력을 받는다.
- 학령전기와 나이가 어린 학령기 아동은 드레싱으로 덮은 신체부위에는 아무 것도 없다고 생각할 수 있다. 만약 아동이 관심을 보이면 절개부위를 보여주도록 한다. 신체부위를 보게 함으로써 아동이 다시 확인하게 될 것이다.
- 만약 아동이 배변훈련이 안 되었고, 소변이나 대변으로 드레싱이 젖으면 즉시 교환한다. 드레싱을 마른 상태로 유지하기 위해 넓은 플라스틱 테이프의 사용을 고려한다.

노인

- 피부가 노화할수록 탄력성을 잃고 더 민감해진다는 것을 염두에 둔다. 접착테이프는 피부에 상처를 낼 수 있다. 좀 더 보호성이 있는 종이테이프나 몽고메리 스트랩을 사용한다.

가정간호 시 고려사항

- 대상자가 가정에서 드레싱을 교환할 필요가 있을 때, 드레싱 교환 전후에 손씻기는 멸균을 유지하는 측면에서 가장 중요하다. 일부 드레싱은 장갑착용이 필요하지 않다.
- 대상자에게 드레싱을 구매하는 장소, 드레싱 개봉과 사용하는 방법, 세척액을 사용하여 상처를 소독하는 방법, 간호사나 의사에게 연락해야 할 필요성이 있는 감염의 증상을 확인하는 방법에 대하여 교육한다.

협력과 위임

- 간호보조인력에게 드레싱 위로 새어나오는 과다한 배액이 있는지 관찰할 것을 지시하고, 드레싱이 피부에서 느슨해지거나 더러워졌을 때 보고하도록 한다.

절차 12-1 멸균 건조 드레싱의 교환(계속)

자가학습 체크리스트

수행항목	충분	부족	안 함
1. 손을 닦는다.			
2. 필요물품을 준비하여 침상 옆에 둔다.			
2. 대상자의 이름을 물어 대상자를 확인하고, 입원팔찌와 대조하여 대상자를 확인한다.			
3. 문을 닫거나 커튼을 치고 대상자에게 절차를 설명한다.			
4. 대상자를 편안한 자세를 취하게 하고, 상처부위만 노출시킨다.			
5. 폐기물통은 작업하는 곳에서 손이 닿기 쉬운 곳에 둔다.			
6. 멸균물품을 준비한다. a. 깨끗한 침상에 소독포를 펴고 살균제로 손을 씻는다. b. 드레싱 세트를 열고, 작은 드레싱을 드레싱 세트 안에 조심스럽게 떨어뜨린다. c. 생리식염수 배출용 주사기를 열거나 드레싱 세트가 열린 곳 옆에 놓는다.			
7. 장갑을 착용한다.			
8. 상처에서 드레싱을 제거한다.			
9. 장갑과 더러워진 드레싱을 폐기물통에 버린다.			
10. 일회용 장갑을 착용한다.			
11. 생리식염수 또는 피부상처 클렌저를 상처에 뿌린다.			
12. 깨끗해진 상처에 거즈를 사용한다.			
13. 절개상처 주위를 세척하여 상처의 삼출물을 부드럽게 제거한다			
14. 상처부위의 출혈, 염증, 배액, 치유 정도를 확인한다.			
15. 벌어진 부위가 있는지 기록한다(상처 가장자리의 개방이나 벌어짐).			
16. 상처주위에 스킨베리어(skin barrier) 제제를 바른다.			
17. 드레싱을 테이프로 고정한다.			
18. 장갑을 벗고 손을 씻는다.			
19. 수행한 것을 기록한다.			

절차 12-2 멸균 습기 드레싱의 적용

실습목적
1. 습기 있는 상처치유를 촉진한다.
2. 상처의 잔해조직과 삼출물을 제거하여 상처를 세척한다.
3. 처방이 있다면, 상처에 약물을 주입하여 스며들게 한다.

필요물품
깨끗한 일회용 장갑
멸균장갑
멸균거즈 드레싱
흡수성 2차 드레싱
ABD 패드
처방된 세척액: 멸균 생리식염수
깨끗한 타월
테이프
일회용 방수 주머니
포셉과 가위가 들어 있는 멸균 드레싱 세트(선택사항)
소독면봉(선택사항)

사정
- 필요한 드레싱 물품을 정하기 위해 상처부위와 크기를 사정한다.
- 대상자의 안위 정도를 사정한다. 필요시 상처간호 전에 진통제를 투여한다.
- 이전 상처에 대해 기술한 간호기록을 살펴보고, 감염의 일반적 증상(예: 체온 상승, 백혈구 증가 등)이 있는지 확인한다.

절차

1. **드레싱 교환의 빈도를 위한 의사 처방을 확인한다.**
   이론적 근거: 실수를 예방한다.

2. **대상자를 준비하고 절차 12-1의 1~6단계에 따라 드레싱을 제거한다(주의: 더러워진 드레싱을 제거하기 위해 포셉을 사용할 수도 있다). 드레싱이 하부조직 표면에 붙어 있으면 생리식염수로 적셔서 떨어지게 한다. 대상자의 안위 정도를 사정하면서 드레싱을 가볍게 편다.**
   이론적 근거: 드레싱을 적시는 것은 치유된 조직의 손상을 막는다.

3. **드레싱의 배액량과 배액의 특성을 관찰한다. 냄새나 색깔을 기록한다.**
   이론적 근거: 배액의 양이나 형태의 변화는 상처감염의 증상일 수 있다.

4. **상처의 가피(죽은 세포나 마른 혈장의 두꺼운 층), 육아조직(쉽게 출혈하는 붉은 모세혈관 고리) 또는 피부의 새 상피조직을 관찰한다. 상처의 깊이, 지름과 길이를 재고 기록한다.**
   이론적 근거: 치유된 상처를 사정한다.

5. **대상자의 상처부위 가까이에 흡수성 천 또는 깨끗한 타월을 준비한다.**
   이론적 근거: 상처의 삼출물과 세척용액을 흡수하고, 대상자의 피부와 침대 시트를 깨끗이 한다.

6. **만성 개방 상처를 위해 일회용 장갑을 착용한다(예: 욕창). 급성 피부 상처를 위해 멸균장갑을 착용한다(예: 벌어진 외과적 상처).**
   이론적 근거: 장갑은 상처나 물품의 오염을 예방한다. 만성 개방 상처는 이미 침범됨을 고려해야 한다(미생물은 감염의 증상과 징후 없이도 현재 상처에 존재한다). 일회용 장갑은 이미 오염된 상처에 병리적 생물의 침입을 예방한다. 멸균장갑은 미생물에 노출되는 것을 감소시키고, 가능한 상처가 오염되지 않도록 한다.

7. **오염된 영역을 제거하기 위해 처방된 세척액 또는 생리식염수로 상처를 세척한다. 세척을 위해 주사기를 사용하거나 상처부위에 병에 담긴 멸균 생리식염수를 붓는다[그림 1, 그림 2]. 세척된 상처에 거즈를 사용하여 삼출물과 세척 용액을 흡수시킨다.**
   이론적 근거: 상처에서 나온 조직파편이 상처부위를 오염시키지 않도록 한다.

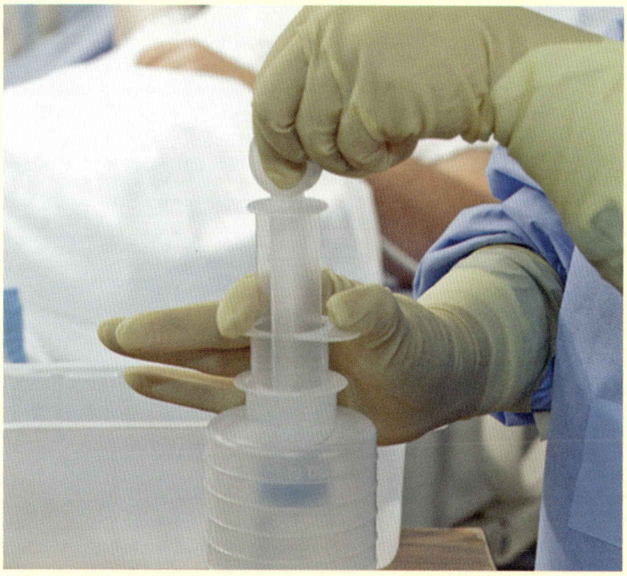

그림 1 세척용액이 담긴 주사기를 준비한다.

절차 12-2 멸균 습기 드레싱의 적용(계속)

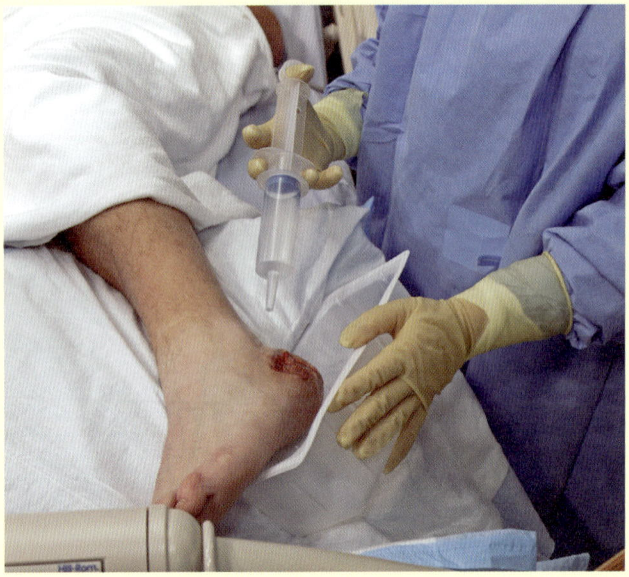

그림 2 상처부위를 세척한다.

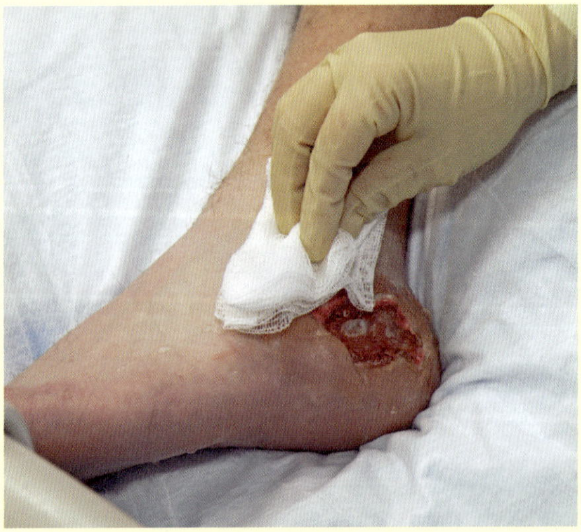

그림 3 거즈 드레싱이 많이 젖었다면 꽉 짜고 편다.

8. **생리식염수로 약간 적신 거즈 드레싱을 사용한다. 거즈 드레싱이 많이 젖었으면 꽉 짜고 편다[그림 3].**
   이론적 근거: 상처표면에 얇고 촉촉한 막을 형성하기 위함이다.

9. **터널을 확인하여 모든 사강을 막는다. 상처 공간에 젖은 거즈를 채운다. 만약 상처가 깊다면, 포셉 또는 소독면봉을 사용하여 거즈를 누른다.**
   이론적 근거: 가장 깊은 상처의 치유를 높인다.

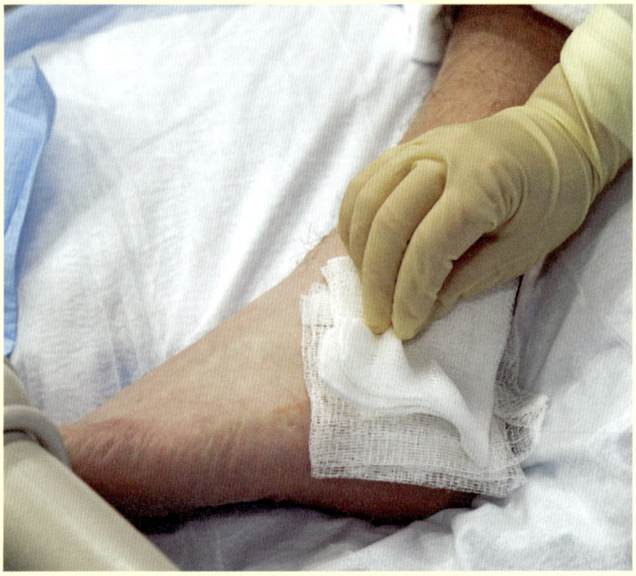

그림 4 4×4 패드를 적용한다.

10. **젖은 거즈 위에 마른 멸균 4×4 패드를 적용한다[그림 4].**
    이론적 근거: 여분의 패드는 드레싱 아래에서 나오는 과다한 습기의 흡수를 돕는다.

11. **상처 주위에 스킨베리어(skin barrier) 제제를 바르고 말린다.**
    이론적 근거: MARSI(의료용 접착제관련 피부손상)를 예방한다.

12. **필요시 4×4 패드 위에 ABD패드를 댄다.**
    이론적 근거: 상처를 오염으로부터 보호한다.

13. **장갑을 벗는다.**

14. **테이프나 Kerlix거즈(상처 주변 드레싱을 위한 것)나 몽고메리 스트랩으로 고정한다.**

15. **대상자가 편안한 자세를 취하도록 돕는다.**

16. **손을 씻는다.**
    이론적 근거: 무균상태를 유지한다.

17. **수행한 것을 기록한다.**
    이론적 근거: 기록은 법적 자료가 되며, 건강관리팀과의 의사소통을 유지시킨다.

기록

> 2015/10/20 10:00 – 생리식염수로 욕창 있는 발을 세척하고 젖은 거즈로 패킹함. 5시에 2cm 터널을 기록함. 배액의 양은 적당함.
>
> – RN 이나영

절차 12-2 멸균 습기 드레싱의 적용(계속)

생애 주기별 고려사항, 가정간호 시 고려사항, 협력과 위임

- 멸균 건조 드레싱의 교환을 참고한다.

자가학습 체크리스트

수행항목	충분	부족	안 함
1. 드레싱 교환의 빈도를 위한 의사 처방을 확인한다.			
2. 손을 씻는다.			
3. 필요용품을 준비하여 침상 옆에 둔다.			
4. 대상자의 이름을 물어 대상자를 확인하고, 입원팔찌와 대조하여 대상자를 확인한다.			
5. 문을 닫거나 커튼을 치고 대상자에게 절차를 설명한다.			
6. 대상자를 편안한 자세를 취하게 하고 상처부위만 노출시킨다.			
7. 폐기물통은 작업하는 곳에서 손에 닿기 쉬운 곳에 둔다.			
8. 멸균물품을 준비한다. a. 깨끗한 침상에 소독포를 펴고 살균제로 손을 씻는다. b. 드레싱 세트를 열고, 작은 드레싱을 드레싱 세트 안에 조심스럽게 떨어뜨린다. c. 생리식염수 배출용 주사기를 열기니 드레싱 세드가 열린 곳 잎에 놓는나.			
9. 장갑을 착용한다.			
10. 드레싱이 하부조직 표면에 붙어 있으면 생리식염수로 적셔서 떨어지게 한다.			
11. 대상자의 안위 정도를 사정하면서 드레싱을 가볍게 뗀다.			
12. 드레싱의 배액량과 배액의 특성을 관찰하고 기록한다.			
13. 상처의 가피(죽은 세포나 마른 혈장의 두꺼운 층), 육아조직(쉽게 출혈하는 붉은 모세혈관 고리) 또는 피부의 새 상피 조직을 관찰한다.			
14. 상처의 깊이, 지름과 길이를 재고 기록한다.			
15. 대상자의 상처부위 가까이에 흡수성 천 또는 깨끗한 타월을 준비한다.			
16. 만성 개방 상처를 위해 일회용 장갑을 착용한다.			
17. 급성 피부 상처를 위해 멸균장갑을 착용한다.			
18. 오염된 영역을 제거하기 위해 처방된 세척액 또는 생리식염수로 상처를 세척한다. 세척을 위해 주사기를 사용하거나 멸균 생리식염수를 붓는다.			
19. 생리식염수로 약간 적신 거즈 드레싱을 사용한다. 거즈 드레싱이 많이 젖었으면 꽉 짜고 편다.			
20. 터널을 확인하여 모든 사강을 막는다. 상처 공간에 젖은 거즈를 채운다.			
21. 젖은 거즈 위에 마른 멸균 4×4 패드를 댄다.			
22. 상처주위에 스킨베리어(skin barrier) 제제를 바르고 말린다.			
23. 필요시 4×4 패드 위에 ABD패드를 댄다.			
24. 장갑을 벗는다.			
25. 테이프나 Kerlix거즈나 몽고메리 스트랩으로 고정한다.			
26. 대상자가 편안한 자세를 취하도록 돕는다.			
27. 손을 씻는다.			
28. 수행한 것을 기록한다.			

절차 12-3 휴대용 상처 흡인백 관리

실습목적 1. 육아조직이 형성된 절개부위에서 배액을 제거함으로써 치유를 증진한다.

필요물품
깨끗한 일회용 장갑
눈금이 있는 배액 용기
소독된 면봉

사정
- 감염의 일반적 증상을 사정한다(예: 체온 상승).
- 수술의 종류, 예상되는 배액의 양과 형태를 사정한다.
- 배액 양, 색깔, 투명도, 냄새를 사정한다.
- 배액 주위의 염증 또는 대상자의 불편감을 사정한다.

절차

1. 손을 씻고 깨끗한 일회용 장갑을 착용한다.
   이론적 근거: 미생물의 전파를 감소시킨다.
2. 두 가지 확인지표를 사용하여 대상자를 확인한다.
   이론적 근거: 대상자에게 올바르고 적절한 사정이나 치료를 받도록 제공하며, 오류를 감소시킨다.
3. 문을 닫거나 커튼을 치고 대상자에게 절차를 설명한다.
   이론적 근거: 대상자의 사생활을 보호하고, 대상자가 지침에 따르도록 불안을 감소시킨다.
4. 대상자가 편안한 자세를 취하도록 돕는다.
   이론적 근거: 대상자의 편안함을 유지한다.
5. 대상자의 드랩을 열고 상처 흡인관과 용기를 노출한다[그림 1].
   이론적 근거: 대상자의 프라이버시를 지켜주고 체온을 유지한다.
6. 튜브와 용기의 개방성과 흡인기의 밀봉을 확인한다[그림 2]. (주의: 만일 기계의 밀봉이 유지되지 않으면 저장용기는 확장되고 압축되지 않아 흡입이 되지 않는다.)
7. 배액주머니의 플러그를 개봉한다[그림 3].
   이론적 근거: 내용물을 비우기 위해 배액관을 준비한다.
8. 용기의 입구가 오염되지 않도록 눈금이 있는 용기에 용액을 붓는다[그림 4]. 배액관을 닦기 위해 소독된 면봉을 사용한다[그림 5].
   이론적 근거: 상처에 미생물이 전파되는 것을 예방한다.
9. 흡인기를 재배치한다. 배액 플러그를 열고, 저장용기를 누르고 배액 플러그를 다시 꽂아넣는다[그림 6].
   이론적 근거: 폐쇄 배액 시스템으로 만든다.

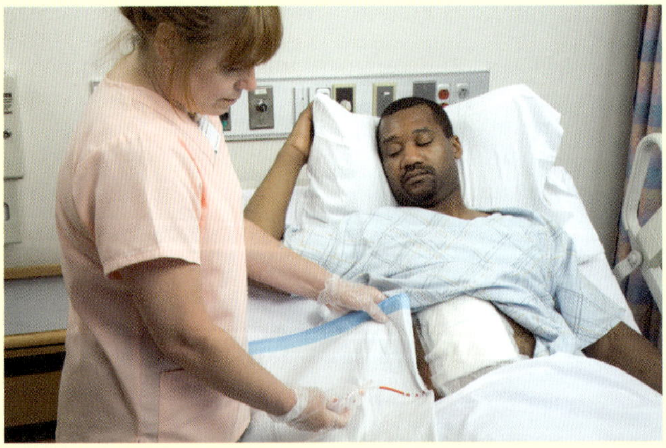

그림 2 배액관과 배액주머니를 사정한다.

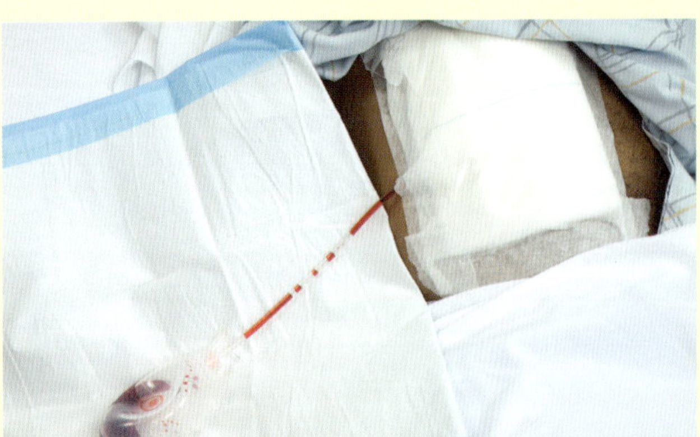

그림 1 이동식 상처 흡인장치를 노출한다.

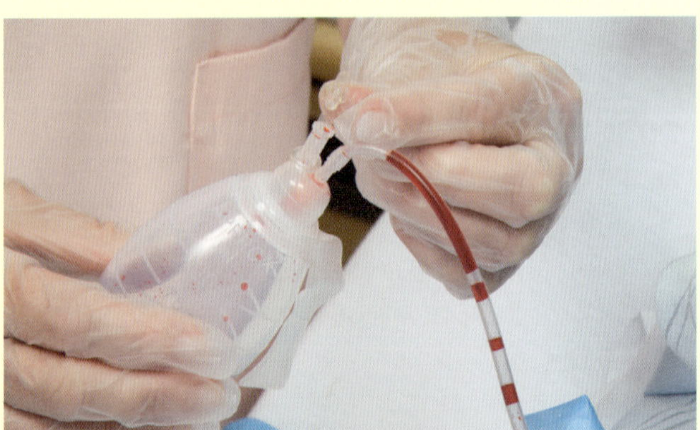

그림 3 배액주머니의 플러그를 연다.

절차 12-3 휴대용 상처 흡인백 관리(계속)

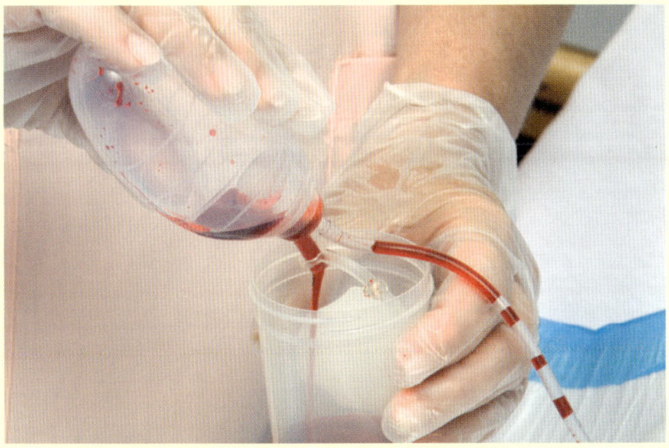

그림 4 눈금이 있는 배액용기에 삼출물을 붓는다.

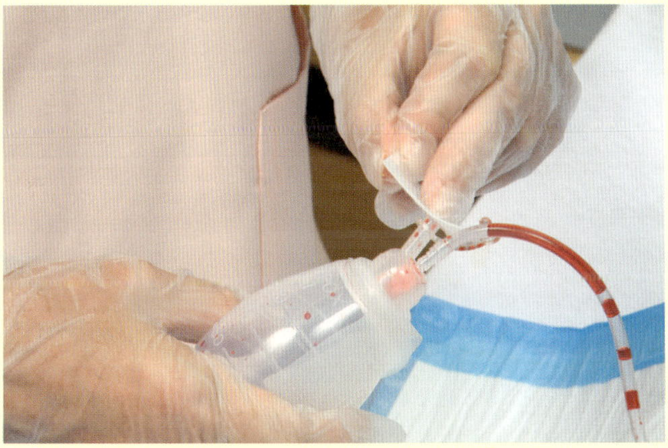

그림 5 소독된 면봉으로 배액구멍을 닦는다.

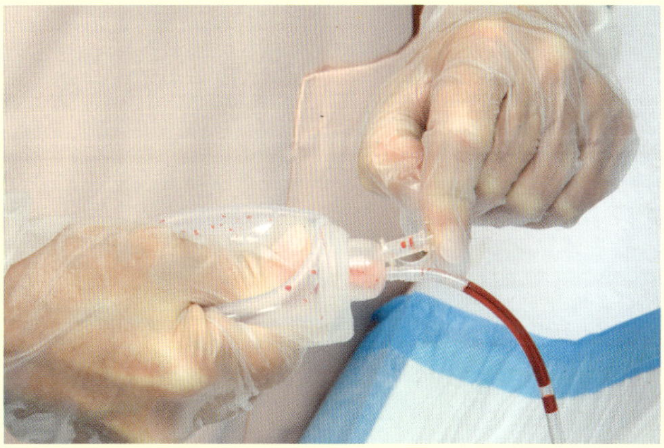

그림 6 흡인을 위해 저장주머니를 압축하여 누른다.

10. **장갑을 벗고 손을 씻는다.**
    이론적 근거: 무균상태를 유지한다.
11. **대상자를 편안한 자세로 눕는다.**
    이론적 근거: 대상자의 편안함을 유지한다.
12. **배액의 양과 색, 다른 관련된 정보를 기록한다.**
    이론적 근거: 의사결정을 위한 건강관리 팀에게 중요한 정보를 제공한다.
13. **수행한 것을 기록한다.**
    이론적 근거: 기록은 법적 자료가 되며, 건강관리팀과의 의사소통을 유지시킨다.

기록

- 배액량을 섭취량과 배설량 기록지에 기록함. 만약 배액관이 1개 이상이라면 각각에 이름표를 붙이고 분리하여 기록하는 것이 중요함.

가정간호 시 고려사항

- 대상자는 J-P배액관을 가지고 퇴원하였다. 만약 배액주머니가 압축되어 있지 않으면 흡인을 유지할 수 없기 때문에 8시간마다 또는 배액주머니가 1/3 채워졌을 때 배액관을 비우도록 교육한다. 배액을 기록한다. 배액관은 갑작스럽게 빠지는 것을 피하기 위해 옷의 허리높이에 핀으로 고정시킬 수 있다. 만약 배액관이 빠지면, 외과의에게 알려야 한다. 샤워할 때, 끈을 이용해 목 주위로 고리를 만들 수 있으며 배액관을 그곳에 고정할 수 있다.

협력과 위임

- 간호보조인력에게 흡인장치가 배액으로 채워졌거나 관이 빠진 것을 보았다면 보고하도록 교육한다. 면허가 없는 보조원은 배액관에서 배액을 비우거나 기록할 책임이 있다. 만일 대상자가 여러 개의 배액관을 가지고 있다면, 각각의 배액관에 이름표를 붙이고(예: 오른쪽 & 왼쪽, A, B, C), 배액량은 각각 입력한다.
- 외과의는 배액관을 제거한다는 결정을 하기 위해 24시간 배액량을 확인한다.

절차 12-3 휴대용 상처 흡인백 관리(계속)

자가학습 체크리스트

수행항목	충분	부족	안 함
1. 손을 씻는다.			
2. 필요물품을 준비하여 침상 옆에 둔다.			
3. 깨끗한 일회용 장갑을 착용한다.			
4. 대상자의 이름을 물어 대상자를 확인하고, 입원팔찌와 대조하여 대상자를 확인한다.			
4. 문을 닫거나 커튼을 치고 대상자에게 절차를 설명한다.			
5. 대상자가 편안한 자세를 취하도록 돕는다.			
6. 대상자의 드랩을 열고 상처 흡입관과 용기를 노출한다.			
7. 튜브와 용기의 개방성과 흡인기의 밀봉을 확인한다.			
8. 배액 플러그를 개봉한다.			
9. 용기의 입구가 오염되지 않도록 눈금이 있는 용기에 용액을 붓는다.			
10. 배액관을 닦기 위해 소독된 면봉을 사용한다.			
11. 흡인기를 재배치한다. 배액 플러그를 열고, 저장용기를 누르고 배액 플러그를 다시 꽂아 넣는다.			
12. 장갑을 벗고 손을 씻는다.			
13. 대상자를 편안한 자세로 눕힌다.			
14. 배액의 양과 색, 다른 관련된 정보를 기록한다.			

절차 12-4 음압상처치료 드레싱 적용

실습목적

1. 상처부위에 음압(진공)을 주어 상처 치유를 증진한다.
2. 진공을 통한 상처치료는 다음과 같은 도움을 준다.
   - 상처 가장자리를 결합시킨다.
   - 상처 삼출물을 제거한다.
   - 상처부위에 부종을 줄여준다.
   - 육아조직을 발달시킨다.

필요물품

일회용 장갑
급성 외과적 상처를 위한 멸균장갑
음압치료장치
음압 드레싱 키트(검정 폼 드레싱, 투명필름형 접착 필름, 연결 관을 포함)
음압 배액 금속용기
상처 클렌저(생리식염수, 상품화된 피부 상처 클렌저)
4×4 패드(세척한 상처 부위에)
일회용 측정기구
멸균면봉
피부 준비용 닦기
가위
타월 또는 다른 방어벽
플라스틱 주머니 또는 다른 쓰레기 용기

사정

- 상처 위치와 종류를 사정한다. 사용할 폼 드레싱 키트 사이즈를 정하기 위해 상처 크기를 평가한다.
- 통증 정도를 사정하고, 필요시 투약한다.
- 처치 동안 협력을 위한 대상자의 능력을 사정한다. 필요시 대상자의 안전을 위해 도움을 요청한다.

절차

1. 절차 12-1의 1~5단계를 시행한다.
2. 상처부위와 침상보에 타월이나 다른 방어벽을 설치한다.
   이론적 근거: 상처에서 삼출물을 흡수하기 위해 대상자의 피부와 침상보 사이에 방어벽을 제공한다.
3. 드레싱을 제거하고 폐기물 통에 버린다. 음압드레싱을 제거할 때 드레싱 패드 관의 클램프를 잠근다. 금속용기 관에서 드레싱 관의 연결을 해제한다. 음압치료장치의 전원을 끈다. 드레싱을 제거한다. 만약 드레싱이 상처에 붙었다면, 멸균식염수로 드레싱과 상처를 적신다. 15분 동안 담그기 위해 드레싱이 필요할 것이다.
   이론적 근거: 음압치료장치 전원을 끄기 전에 금속용기에서 상처 삼출물이 흘러들어가도록 한다. 식염수는 드레싱이 안전하게 헐거워지도록 할 것이며, 치료된 육아조직이 파괴되는 것을 막는다.
4. 장갑을 벗고 새로운 장갑을 착용한다(급성 외과적 상처를 위해서는 멸균장갑).
   이론적 근거: 장갑은 오염된 것으로 간주한다.
5. 생리식염수나 피부 상처 클렌저를 사용하여 상처를 세척한다.
   이론적 근거: 상처 삼출물과 부스러기를 제거하기 위해 곡반을 준비한다.
6. 일회용 측정기구와 멸균면봉을 사용하여 상처 길이, 넓이, 깊이, 구멍 크기를 측정한다.
   이론적 근거: 상처부위에 폼 드레싱의 양과 형태를 결정하고 치유과정을 평가한다.
7. 장갑을 벗고, 손을 씻는다.
   이론적 근거: 장갑은 오염된 것으로 간주한다.
8. 멸균물품을 개봉한다(멸균영역 안에 있는 물품을 사용한다).
   a. 검정 폼 드레싱 키트를 개봉한다.
   b. 가위나 봉합 제거용 키트를 개봉한다(가위와 포셉 포함).
   c. 피부준비용 닦기를 개봉한다.
   이론적 근거: 모든 멸균물품은 멸균장갑을 착용하기 전에 개봉되어야 한다.
9. 급성 외과적 상처에 드레싱을 할 때 멸균장갑을 착용한다. 욕창과 같은 만성적으로 오염된 상처에 드레싱할 때는 일회용 장갑을 착용한다.
   이론적 근거: 장갑은 상처간호의 감염통제 예방법을 적용한다.
10. 상처 주위의 3~5cm에 피부 준비를 하고 건조시킨다.
    이론적 근거: 피부 준비는 원래 피부를 보호하고 진공 봉인을 위해 피부에 투명필름 드레싱이 부착되도록 돕는다.
11. 원래 피부에 겹쳐지는 부분 없이 상처에 맞는 치수로 검정 폼을 자른다. 1개 이상의 검정 폼이 사용될 것이다[그림 1]. 상처 위에서 검정 폼을 자르지 않는다.

절차 12-4 음압상처치료 드레싱 적용(계속)

이론적 근거: 검정 폼이 상처 부위에 접촉됨으로 인해 원래 피부에 홍반을 발생시킬 것이다. 작은 조각들이 치유를 방해하고, 이물질로써 작용하기 때문에 폼의 파편이 상처에 떨어져서는 안 된다.

12. **상처 공간을 채우기 위해서 상처에 검정 폼 드레싱을 놓는다[그림 2]. 만약 1개 이상의 검정 폼이 사용된다면, 인접 부위에 폼이 닿지 않도록 해야 한다.**
    이론적 근거: 검정 폼 드레싱은 상처의 가장 깊은 곳에서부터 치유를 위해 상처 가장자리의 모든 곳에 닿아야 한다. 모든 폼 조각은 효과적인 음압을 보장하기 위해 접촉되어야 한다.

13. **투명필름 드레싱으로 상처 주위 3~5cm와 폼 조각을 덮는다. 상처와 검정 폼 스펀지를 잘 덮기 위해 작은 조각으로 드랩을 잘라야 할 것이다.**
    이론적 근거: 투명필름은 드레싱을 보호한다. 상처 가장자리 너머로 확장된 드레싱은 효과적인 진공 봉인을 위해 필요하다.

14. **연결패드 부위를 선택한다. 드랩을 끼워서 2cm 원으로 자른다. 연결패드에서 보조껍질을 제거하고 2cm 구멍 위에 놓는다. 패드에 압력을 적용하고 패드 위의 보조 고정껍질을 벗긴다[그림 3].**
    이론적 근거: 상처 삼출물이 연결관으로 흘러가도록 충분히 큰 구멍이 필요하다. 서서히 패드 위에 눌러서 완전히 부착한다.

15. **음압치료장치에 배액금속용기를 삽입한다. 금속용 기관에 패드관을 연결하고 클램프를 둘 다 열어놓는다[그림 4].**
    이론적 근거: 상처 삼출물이 배액금속용기에서 관을 통해 폼 드레싱으로 흘러 나올 것이다.

16. **음압치료장치의 전원을 켠다[그림 5]. 적절한 봉인과 음압치료의 기능에 대하여 사정한다.**
    이론적 근거: 음압이 적절하게 기능을 할 때 드레싱이 접히고 주름이 잡힌다. 삼출물은 관과 금속용기에 흘러나오기 시작할 것이다. 음압치료장치는 mmHg 단위의 음압을 보여준다.

17. **수행한 것을 기록한다.**
    이론적 근거: 기록하고 의료진과 논의한다.

출처: KCI. (2012). V.A.C. Therapy clinical guidelines: A reference source for clinicians. Retrieved April 19, 2014, from www.kci1.com/KCI1/vactherapyformsandbrochures

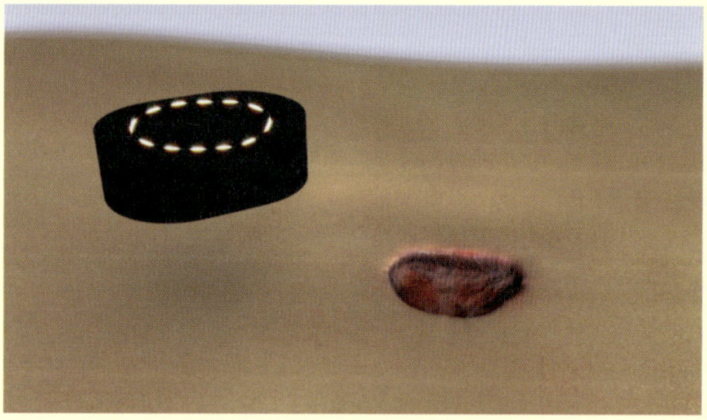

그림 1 크기에 맞게 드레싱을 자른다.

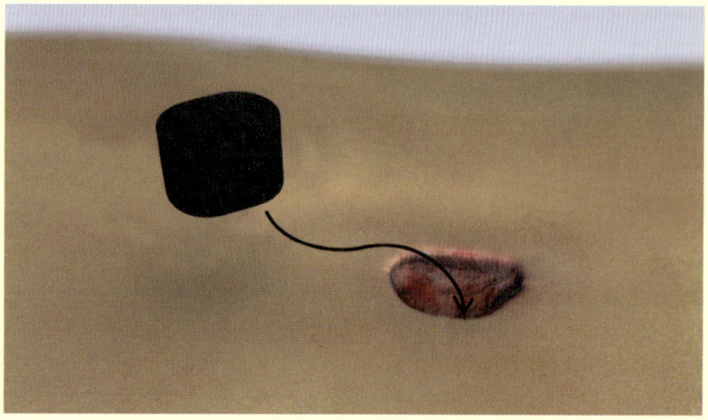

그림 2 상처에 드레싱을 적용한다.

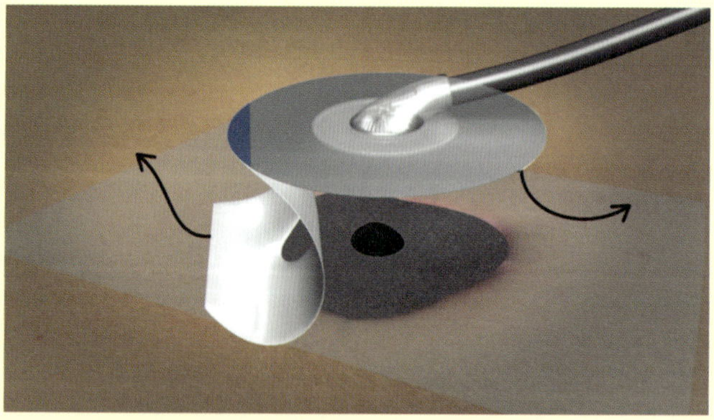

그림 3 투명필름드레싱을 상처위에 적용한다.

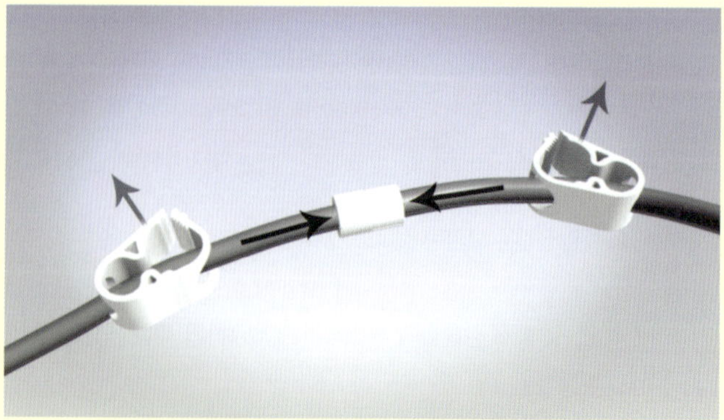

그림 4 금속용 기관에 T.R.A.C 패드관을 연결한다.

절차 12-4 음압상처치료 드레싱 적용(계속)

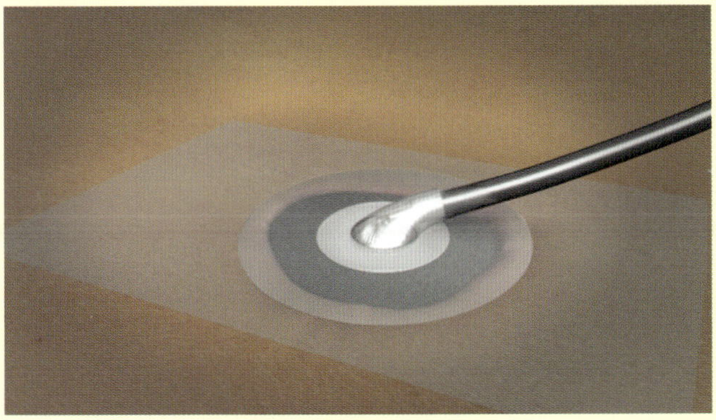

그림 5 V.A.C. 치료장치 전원을 켠다.

기록

> 2015/9/12 16:00 – 욕창 4단계 4×5×3cm 상처를 세척함. 상처부위의 육아조직을 기록함. 터널은 없음. 음압치료를 상처에 다시 적용함.
> – RN 이나영

생애주기별 고려사항

아동

- 아동에 대한 음압치료는 식품의약품국(FDA)의 승인을 받지 못하였다.

가정간호 시 고려사항

- 작은 휴대용 음압치료장치는 가정에 있는 대상자에게 사용한다. 이 장치는 충전을 위해 플러그를 끼우는 것을 제외하고 병원보다 더 오래가는 건전지를 가지고 있다.
- 가정간호사는 음압치료장치 드레싱을 가지고 있는 대상자와 가족을 도울 것이다.

협력과 위임

- 상처간호전문가에게 복잡한 상처와 음압치료장치의 적용과 관련하여 자문을 구한다.
- 사례관리자는 가정에서 음압치료장치 사용을 위한 보험적용을 받을 수 있도록 돕는다.
- 큰 상처에 음압치료장치 드레싱을 적용할 때는 다른 간호사 또는 간호보조인력의 도움을 요청한다.

절차 12-4 음압상처치료 드레싱 적용(계속)

자가학습 체크리스트

수행항목	충분	부족	안 함
1. 멸균 건조 드레싱 교환의 1~5단계를 시행한다.			
2. 상처부위와 침상보에 타월이나 다른 방어벽을 설치한다.			
3. 드레싱을 제거하고 폐기물통에 버린다.			
4. 음압드레싱을 제거할 때 드레싱 패드 관의 클램프를 잠근다.			
5. 금속용기 관에서 드레싱 관의 연결을 해제한다.			
6. 음압치료장치의 전원을 끈다.			
7. 드레싱을 제거한다.			
8. 장갑을 벗고 새로운 장갑을 착용한다.			
9. 생리식염수나 피부 상처 클렌저를 사용하여 상처를 세척한다.			
10. 일회용 측정기구와 멸균면봉을 사용하여 상처 길이, 넓이, 깊이, 구멍 크기를 측정한다.			
11. 장갑을 벗고, 손을 씻는다.			
12. 멸균물품을 개봉한다.			
13. 급성 외과적 상처에 드레싱을 할 때 멸균장갑을 착용한다. 욕창과 같은 만성적으로 오염된 상처에 드레싱을 할 때는 일회용 장갑을 착용한다.			
14. 상처 주위의 3~5cm에 피부 준비를 하고 건조시킨다.			
15. 원래 피부에 겹쳐지는 부분 없이 상처에 맞는 치수로 검정 폼을 자른다.			
16. 상처 공간을 채우기 위해서 상처에 검정 폼 드레싱을 놓는다.			
17. 투명필름 드레싱으로 상처 주위 3~5cm와 폼 조각을 덮는다.			
18. 연결패드 부위를 선택한다. 드랩을 끼워서 2cm 원으로 자른다. 연결패드에서 보조껍질을 벗기고 2cm 구멍 위에 놓는다. 패드에 압력을 적용하고 패드 위의 보조고정껍질을 벗긴다.			
19. 음압치료장치에 배액금속용기를 삽입한다.			
20. 금속용기 관에 패드 관을 연결하고 클램프를 열어 놓는다.			
21. 음압치료장치의 전원을 켠다.			
22. 적절한 봉인과 음압치료의 기능에 대하여 사정한다.			
23. 수행한 것을 기록한다.			

절차 12-5 열적용

실습목적
1. 혈액순환을 증진하고, 염증을 치료하고 연조직의 치유를 향상시킨다.
2. 근육통증과 뻣뻣함을 경감시킨다.
3. 경화된 병변에 화농을 촉진한다.

필요물품
- 적합한 드레싱 물품을 결정하기 위해 상처의 위치와 크기를 사정한다.
- 대상자의 편안한 상태를 사정한다. 필요시 진통제를 투여한다.
- 피부손상의 위험성을 증가시키는 감각결손에 대해 사정한다(예: 당뇨 신경장애).

절차

1. **열 치료기간, 치료 영역 및 종류를 결정하기 위해 의사의 지시를 확인한다.**
   이론적 근거: 오류를 예방한다.
2. **손을 씻는다.**
   이론적 근거: 미생물의 전파를 감소시킨다.
3. **두 가지 확인지표를 사용하여 대상자를 확인한다.**
   이론적 근거: 대상자에게 올바르고 적절한 사정이나 치료를 받도록 제공하며, 오류를 감소시킨다.
4. **문을 닫거나 커튼을 치고 대상자에게 절차를 설명한다.**
   이론적 근거: 대상자의 사생활을 보호하고, 대상자가 지침에 따르도록 불안을 감소시킨다.

제품화된 열팩

5. **적절한 크기의 팩의 포장지를 벗긴다. 화학물질의 방출로 작은 용기가 파열되고 조여지는 방향을 기록한다.**
   이론적 근거: 화학물질이 방출되는 용기의 봉인이 깨지면서 열을 생산한다.
6. **서서히 주머니에 섞고, 새는 것을 확인한다.**
   이론적 근거: 새는 것은 대상자의 피부에 화학반응을 일으킬 수 있다.
7. **대상자의 피부에 홍반을 확인하기 위해 3~5분간 지켜보고, 팩을 적용한다.**
   이론적 근거: 과도한 발적 또는 종창은 열팩이 너무 뜨겁다는 것을 나타내며 조직 손상을 일으킬 수 있다.
8. **15~20분 후 또는 더 이상 뜨겁지 않을 때 팩을 제거한다.**
   이론적 근거: 열치료는 피부손상을 예방하기 위해 20분 이상 하지 않는다.
9. **열 팩을 처리하고 재사용하지 않는다.**
   이론적 근거: 한 번만 사용하도록 만들어진 물품이다.

온습포

필요물품
패드를 가진 온습포
테이프
깨끗한 수건

1. **1~4단계를 따른다.**
2. **닳지 않은 선과 연결부위의 안전성을 확인한다[그림 1].**
   이론적 근거: 전기적 쇼크를 예방한다.
3. **전원을 켜고 온도를 맞춘다.**
   이론적 근거: 온도는 약 30~42℃가 되어야 한다.
4. **수건에 따뜻한 물을 적용하고 병변 위에 놓는다.**
   이론적 근거: 습한 옷은 습기를 제공하고, 상처에서 나온 삼출물을 흡수한다.
5. **온습한 수건 안에 코일이 있는 패드를 적용한다[그림 2].**
6. **필요시 테이프로 고정한다.**
   이론적 근거: 안전 핀과 같은 날카로운 장치는 패드나 코일을 관통할 수 있다.
7. **첫 20분 동안 10분마다 온도가 적당한지 확인하기 위해 대상자의 피부와 치료부위를 확인한다. 30분 후에는 제거한다.**
   이론적 근거: 과도한 발적 또는 종창은 열팩이 너무 뜨겁다는 것을 나타내며 조직 손상을 일으킬 수 있다.
8. **장치의 물 높이를 확인하고 적절한 높이로 준비한다.**
   이론적 근거: 장치의 물 부족은 열 적용을 방해하고 장치를 손상시킬 수 있다.
9. **수행한 것을 기록한다.**
   이론적 근거: 기록하고 의료진과 논의한다.

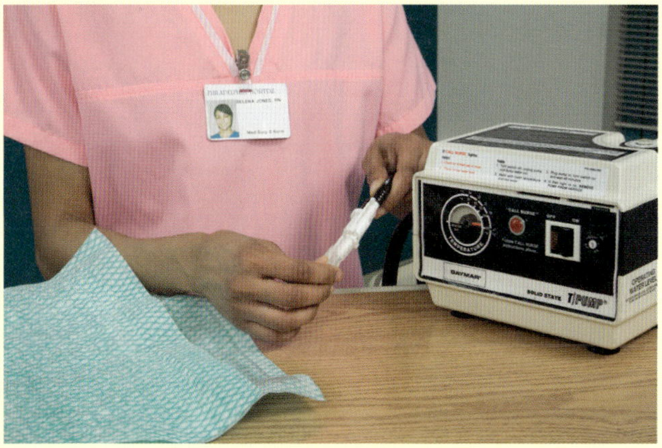

그림 1 필요물품의 연결을 확인한다.

절차 12-5 열적용(계속)

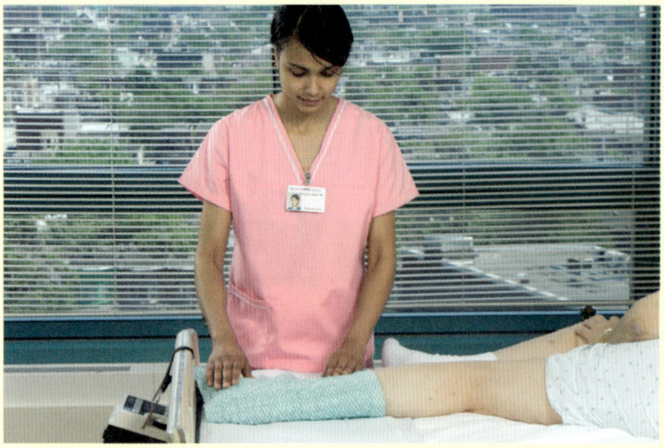

그림 2 온습패드를 적용한다.

기록

2012/6/15 15:00 - 혈관 위 오른쪽 팔뚝에 열팩을 적용하였음. 효과를 사정하기 위해 20분 후에 팔을 확인할 것임.

- RN 이나영

생애주기별 고려사항

아동

- 아동은 피부손상의 위험성이 높다. 영아는 열팩이나 열패드를 사용하지 않는다.
- 아동은 온도 변화 또는 위치 변화, 화상위험이 있기 때문에 열패드 사용 시 가까이에서 관찰해야 한다.

노인

- 노인은 열치료에 매우 민감하고 심한 홍반 또는 화상을 피하기 위한 관찰이 자주 필요하다.

가정간호 시 고려사항

- 열패드가 처방되었다면, 대상자와 가족에게 자는 동안 사용하지 말아야 하며 낮은 온도 이상으로 온도를 올리면 안 된다는 것을 교육한다.
- 간호사에게 연락해야 하는 감염 증상을 대상자에게 교육한다.

협력과 위임

- 부종과 발적을 관찰하기 위해 간호보조인력을 교육하고 열치료에서 조절이 필요한 경우 알리도록 한다.

절차 12-5 열적용(계속)

자가학습 체크리스트

수행항목	충분	부족	안 함
제품화된 열팩			
1. 열 치료기간, 치료영역 및 종류를 결정하기 위해 의사의 지시를 확인한다.			
2. 손을 씻는다.			
3. 대상자의 이름을 물어 대상자를 확인하고, 입원팔찌와 대조하여 대상자를 확인한다.			
4. 문을 닫거나 커튼을 치고 대상자에게 절차를 설명한다.			
5. 적절한 크기의 팩 포장지를 제거한다.			
6. 화학물질의 방출로 작은 용기가 파열되고 조여지는 방향을 기록한다.			
7. 서서히 주머니에 섞고, 새는 것을 확인한다.			
8. 대상자의 피부에 홍반을 확인하기 위해 3~5분간 지켜보고, 팩을 적용한다.			
9. 15~20분 후 또는 더 이상 뜨겁지 않을 때 팩을 제거한다.			
10. 열팩을 처리하고 재사용하지 않는다.			
온습포			
1. 열 치료 기간, 치료영역 및 종류를 결정하기 위해 의사의 지시를 확인한다.			
2. 손을 씻는다.			
3. 대상자의 이름을 물어 대상자를 확인하고 입원팔찌와 대조하여 대상자를 확인한다.			
4. 문을 닫거나 커튼을 치고 대상자에게 절차를 설명한다.			
5. 닳지 않은 선과 연결부위의 안전성을 확인한다.			
6. 전원을 켜고 온도를 맞춘다.			
7. 수건에 따뜻한 물을 적용하고 방번 위에 놓는다.			
8. 온습한 수건 안에 코일이 있는 패드를 적용한다.			
9. 필요시 테이프로 고정한다.			
10. 첫 20분 동안 10분마다 온도가 적당한지 확인하기 위해 대상자의 피부와 치료부위를 확인한다.			
11. 30분 후에 제거한다.			
12. 장치의 물 높이를 확인하고 적절한 높이로 준비한다.			
13. 수행한 것을 기록한다.			

절차 12-6 냉적용

실습목적	1. 종창과 염증을 경감시키고 출혈을 감소시킨다. 2. 급성 손상 후 24시간 동안 대상자의 편안함을 증진시킨다.
필요물품	얼음주머니
사정	• 손상의 위치와 크기를 사정한다. • 대상자의 편안함 정도를 사정하고, 필요시 진통제를 투여한다. • 냉과 관련된 손상의 위험성을 증가시킬 수 있는 감각 결손에 대해 사정한다(예: 당뇨 신경장애).

절차

1. 냉 치료기간과 치료영역을 결정하기 위해 의사 처방을 확인한다.
   이론적 근거: 만약 냉치료가 과도한 경우 피부 손상이 발생할 수 있다.
2. 손을 씻고 장갑을 착용한다.
   이론적 근거: 미생물의 전파를 감소시킨다.
3. 두 가지 확인지표를 사용하여 대상자를 확인한다.
   이론적 근거: 대상자에게 올바르고 적절한 사정이나 치료를 받도록 제공하며, 오류를 감소시킨다.
4. 문을 닫거나 커튼을 치고 대상자에게 절차를 설명한다.
   이론적 근거: 대상자의 사생활을 보호하고, 대상자가 지침에 따르도록 불안을 감소시킨다.
5. 얼음주머니의 제한선까지 얼음을 채운다. 클램프를 잠근다. 만약 상품화된 얼음주머니가 아니라면, 수건으로 플라스틱 주머니를 감싼다.
   이론적 근거: 대상자의 피부를 냉 손상으로부터 보호한다.
6. 얼음주머니를 적용한다. 냉감이나 무감각으로부터 대상자의 피부를 보호하기 위해 5분 정도 확인한다[그림 1].
   이론적 근거: 과도한 냉은 조직손상을 일으킬 수 있다.
7. 15~20분 후 얼음주머니를 제거한다. 필요시 1~2시간마다 새 얼음주머니를 제공한다.
   이론적 근거: 냉적용은 피부손상을 예방하기 위해 20분 이상 하지 않는다.
8. 수행한 것을 기록한다.
   이론적 근거: 기록은 법적 자료가 되며, 건강관리팀과의 의사소통을 유지시킨다.

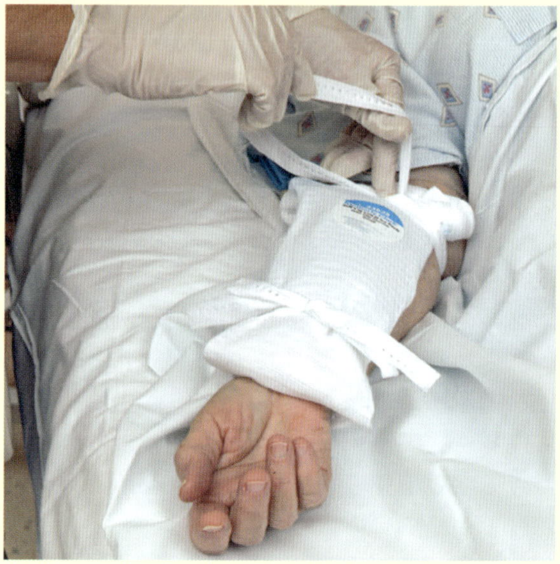

그림 1 치유를 촉진하고 통증을 최소화하기 위해 수건으로 감싼 얼음주머니를 상처 부위에 적용한다.

기록

> 2017/11/1 11:45 – 오른쪽 발목 염좌에 얼음주머니를 적용함. 오른쪽 말초부위의 움직임을 평가함. 말초부위 혈액순환 좋음.
>
> – RN 이나영

절차 12-6 냉적용(계속)

생애주기별 고려사항

아동

- 영아는 체온을 조절할 수 없고 피부손상에 매우 민감하다. 따라서 냉적용을 할 수 없다. 유아와 아동은 작은 손상의 통증과 종창을 줄이기 위해 얼음주머니를 사용하기도 한다.

노인

- 감각이 약하고 혈액순환이 좋지 않아 피부손상의 위험이 높은 노인은 냉치료 시 주의 깊은 관찰이 필요하다.

가정간호 시 고려사항

- 얼음주머니는 사용하는 얼음에 의해 손상을 유발할 수 있다. 만약 상품화된 물품이 없다면 콩알만한 얼음을 사용해야 한다.

협력과 위임

- 간호보조인력이 대상자를 위해 얼음주머니를 만들기도 한다. 피부사정의 중요성과 간호사에게 피부변화를 보고하도록 교육한다.

자가학습 체크리스트

수행항목	충분	부족	안 함
1. 냉 치료 기간과 치료영역을 결정하기 위해 의사 처방을 확인한다.			
2. 손을 씻고 장갑을 착용한다.			
3. 대상자의 이름을 물어 대상자를 확인하고, 입원팔찌와 대조하여 대상자를 확인한다.			
4. 문을 닫거나 커튼을 치고 대상자에게 절차를 설명한다.			
5. 얼음주머니의 제한선까지 얼음을 채우고 클램프를 잠근다. 만약 상품화된 얼음주머니가 아니라면, 수건으로 플라스틱 주머니를 감싼다.			
6. 얼음주머니를 적용한다. 냉감이나 무감각으로부터 대상자의 피부를 보호하기 위해 5분 정도 확인한다.			
7. 15~20분 후 얼음주머니를 제거한다. 필요시 1~2시간마다 새 얼음주머니를 제공한다.			
8. 수행한 것을 기록한다.			

CHAPTER 13 상처 배양물 채취

절차 13-1 상처 배양물 채취

실습목적 1. 미생물에 민감한 항생제를 처방하기 위해 상처 내에 군집한 유기체를 확인한다.

필요물품
멸균 배양면봉(혐기성 혹은 호기성)과 운송용기
상처를 세척할 생리식염수
깨끗한 장갑
멸균드레싱과 테이프
라벨과 작성된 임상병리 전환 청구

사정
- 수술 절개부위와 염증이나 감염의 징후(발적, 부종, 열감, 배액 등)가 있는 다른 상처를 자주 시진한다.
- 감염의 근거가 되는 활력징후를 관찰한다(예: 체온, 맥박의 증가).
- 상처에서 나오는 배액의 양, 색깔, 냄새를 확인하고 기록한다.
- 드레싱 소독과 관련되어 불편감이 있는지 확인하고, 사전에 진통제와 같은 약물이 필요한지 확인한다.
- 상처 감염의 잠재적인 발달에 기여하는 요소를 확인한다.

절차

1. **두 가지 확인지표를 사용하여 대상자를 확인한다.**
   이론적 근거: 두 가지 신원을 각각 확인하는 것은 모든 검체물 수집에 필요하다.
2. **문을 닫거나 커튼을 치고 대상자에게 절차를 설명한다.**
   이론적 근거: 대상자의 사생활을 보호하고, 대상자가 지침에 따르도록 불안을 감소시킨다.
3. **부위와 배양 형태에 관해 배양 처방을 확인한다. 검체물 용기에 이름을 기입하고 대상자 이름, 등록번호, 검체 날짜와 시간, 배양 부위에 관한 정보를 점검한다.**
   이론적 근거: 잠재적 실수를 예방한다.
4. **손을 씻고 장갑을 낀다.**
   이론적 근거: 미생물의 전파를 감소시키고, 손이 배액에 접촉하는 것을 예방한다.
5. **더러워진 드레싱을 제거한다[그림 1]. 배액의 양, 냄새, 색깔을 관찰한다.**
   이론적 근거: 상처 감염의 징후가 있는지 사정한다.
6. **상처 주변의 삼출물을 제거하고 생리식염수로 세척한다.**
   이론적 근거: 오래된 배액과 상처에 있는 미생물은 정확한 배양과 민감성 보고에 방해가 될 수 있다.

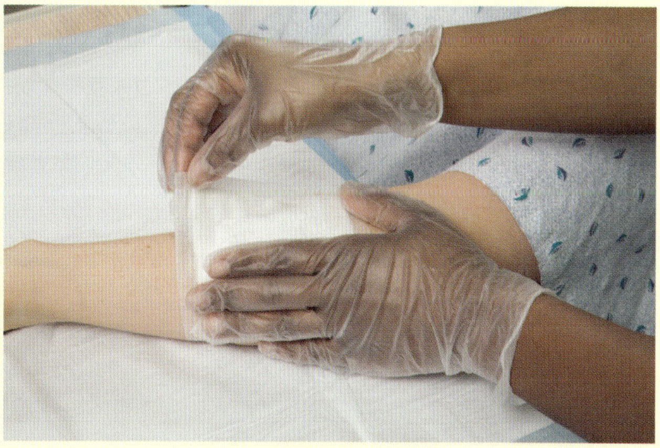

그림 1 더러워진 드레싱을 제거한다.

호기성 배양물 채취

1. **절차 1~6을 시행한다.**
2. **배양관에서 멸균면봉을 사용하여 배액이 있는 부위 안으로 면봉을 깊게 삽입한다[그림 2]. 면봉을 돌려서 가능한 한 많은 배액을 흡수시킨다.**
   이론적 근거: 적당한 검체 샘플은 유기체 배양에 필요하다.

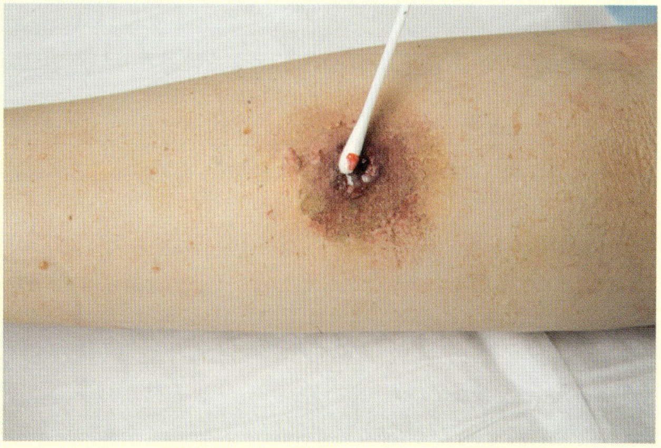

그림 2 샘플을 얻기 위해 상처 안에 배양 면봉을 삽입한다.

절차 13-1 상처 배양물 채취(계속)

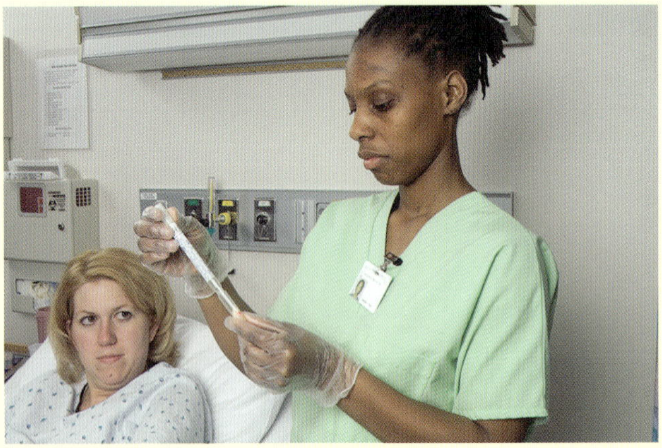

그림 3 관의 중앙에 밀어 넣는다.

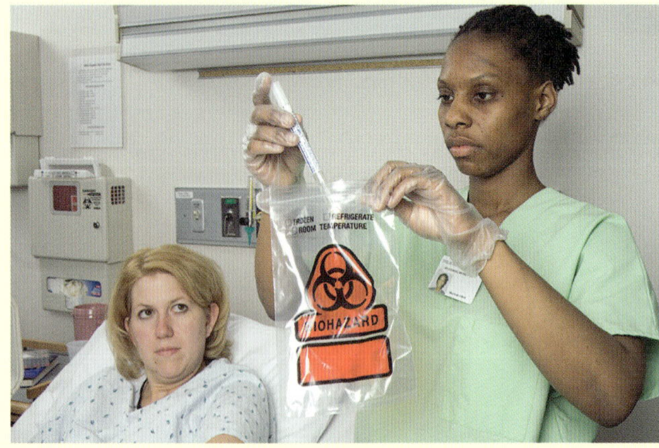

그림 4 플라스틱 봉지에 검체물을 넣는다.

3. **면봉을 배양관에 넣고, 관 윗부분이나 바깥쪽에 닿지 않도록 조심한다.**
   이론적 근거: 배양관 바깥쪽은 가능한 한 다른 감염의 전파를 막기 위해서 병리미생물이 묻어 있으면 안 된다.
4. **중간 부위까지 밀어넣고 용기를 안전하게 막는다**[그림 3].
   이론적 근거: 배양 시 분석이 끝날 때까지 박테리아가 살아 있다. 용기를 닫는 것은 다른 영역에 미생물의 전파를 막고, 관 속에 다른 미생물이 들어가는 것을 막는다.
5. **혐기성 배양물 채취의 4~7번과 동일하다.**

혐기성 배양물 채취

1. **절차 1~6을 시행한다.**
2. **특수한 혐기성 배양관에서 멸균면봉을 사용하여 몸 안에 배액되고 있는 곳으로 깊게 면봉을 삽입한다.**
   이론적 근거: 산소가 존재하지 않는 곳에서 자라는 유기체를 확인하기 위해 깊은 체강(cavity)에서 배액 샘플을 얻는다.
3. a. 부드럽게 면봉을 돌리고 제거한다. 면봉을 수집 용기 내부관 안으로 바르게 넣는다.
   b. 대안법: 바늘이 있는 주사기 끝을 삽입하여 삼출물을 1~5mL 흡입한다. 21G 바늘의 주사기에서 모든 공기를 빼고, 배양용기 관에 삼출물을 주입한다.
   이론적 근거: 배양용기 내부관은 임상분석이 완료될 때까지 잠재적으로 오염되어 있는 유기체가 성장하는 것을 예방할 질소와 이산화탄소가 있는 환경이다(주의: 배액은 배양면봉 하나로 배액부위 한 군데에서 얻는다. 만약 검체물이 다른 부위에도 필요하다면, 위 단계를 반복하여 각각의 배액 부위에 존재하는 정확한 미생물을 확인하도록 한다).
4. **검체물을 미리 이름을 기입한 용기에 담아 적절한 전환장치를 통해 즉시 임상병리검사실로 보낸다. 일부 기관은 검체물이 플라스틱 봉투로 운송되도록 하여 미생물 전파를 막는다**[그림 4].

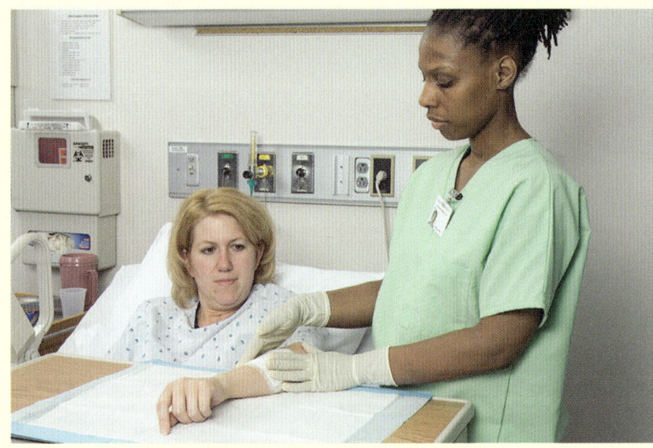

그림 5 청결한 드레싱을 적용한다.

   이론적 근거: 박테리아는 검체물 관 배양 매체 안에서 빠르게 성장한다. 정확한 결과를 위해 배양을 신속히 준비한다.
5. **상처를 깨끗이 하고 멸균드레싱을 적용한다**[그림 5].
   이론적 근거: 상처를 환경적 오염으로부터 보호한다. 드레싱은 감염의 전파를 막기 위해 배액되도록 한다.
6. **장갑을 벗어 폐기물 통에 버리고 손을 씻는다.**
   이론적 근거: 미생물의 전파를 감소시킨다.
7. **관련된 모든 정보를 대상자 기록부에 검체물 위치와 날짜, 시간을 기록한다. 상처의 외양, 색깔, 냄새, 양, 배액의 지속성을 기록한다. 대상자가 절차에 어떻게 견디었는지, 대상자가 경험한 불편감이 있는지도 기록한다.**
   이론적 근거: 기록은 법적 자료가 되며, 건강관리팀과의 의사소통을 유지시킨다.

절차 13-1 상처 배양물 채취(계속)

기록

2016/4/22 08:30
P: 감염의 위험: 오른쪽 손 궤양
VS: 체온 38.6℃, 혈압 148/70, 맥박 110회, 호흡수 18회
통증 7/10
상처에 진하고 악취 나는 녹색 삼출물이 있음
I: 대상자는 통증으로 사전에 약물을 투여 받음. 상처 배양은 적절한 기술을 사용하여 확보함. 8:00. 딱딱한 껍질이 있는 배액이 제거되고 상처 안의 깊은 부위에서 액체 배양을 얻음. 검체물은 적절하게 대상자 확인을 한 멸균 배양관에 넣고 임상검사실로 보냄. 8:20
E: 대상자는 절차를 잘 견뎌줌. 통증은 2/10. 결과는 평가될 것이고, MD는 ASAP에 보고될 것임.

- RN 김태희

부록: 임상검사 결과, 상처에서 MRSA가 확인되었다. MD는 11시에 보고했다. 대상자는 개인 병실로 옮겼고, 적절한 장벽으로 사전주의를 통해 접촉하게 된다. 필요한 사람들에게 모두 알렸다. 2시간 체위변경 일정과 발꿈치 보호가 계속되었다.

- RN 김태희, 2016/4/22 12:30

생애주기별 고려사항

영아와 아동

- 불편하거나 잠재적으로 두려움을 유발하는 절차는 아동의 병실보다는 다른 곳에서 수행한다. 아동이 자신의 방을 계속적으로 안전한 장소로 받아들이도록 하기 위함이다.

가정간호 시 고려사항

- 대상자에게 감염의 징후와 증상에 대해 교육하고, 건강관리제공자에게 보고할 것이 무엇인지 알려준다.
- 대상자의 가정에서 대상자로부터 배양 검체물을 얻을 때, 분석을 위해 가능한 한 빨리 임상검사실로 보내도록 한다.

협력과 위임

- 배양 결과가 양성인 경우, 건강관리제공자에게 즉각적으로 보고하고, 감염이 확인된 민감한 항생제가 표시되어 있다면 함께 보고한다.
- 병균의 전파를 가능한 막기 위해 적절한 감염 조절이 확보되도록 모든 사람을 감시한다.

절차 13-1 상처 배양물 채취(계속)

자가학습 체크리스트

수행항목	충분	부족	안 함
호기성 배양물 채취			
1. 손을 씻는다.			
2. 필요물품을 준비하여 침상 옆에 둔다.			
3. 대상자의 이름을 물어 대상자를 확인하고, 입원팔찌와 대조하여 대상자를 확인한다.			
4. 문을 닫거나 커튼을 치고 대상자에게 절차를 설명한다.			
5. 부위와 배양 형태에 관해 배양 처방을 확인한다. 검체물 용기에 이름을 기입하고 대상자 이름, 등록번호, 검체 날짜와 시간, 배양 부위에 관한 정보를 점검한다.			
6. 손을 씻고 장갑을 낀다.			
7. 더러워진 드레싱을 제거한다. 배액의 양, 냄새, 색깔을 관찰한다.			
8. 상처 주변에 삼출물을 제거하고 생리식염수로 세척한다.			
9. 배양관에서 멸균면봉을 사용하여 배액이 있는 부위 안으로 면봉을 깊게 삽입한다. 면봉을 돌려서 가능한 한 많은 배액을 흡수시킨다.			
10. 면봉을 배양관에 넣고, 관 윗부분이나 바깥쪽에 닿지 않도록 조심한다.			
11. 중간 부위까지 밀어넣고 용기를 안전하게 막는다.			
12. 검체물을 미리 이름을 기입한 용기에 담아 적절한 전환장치를 통해 즉시 임상병리검사실로 보낸다. 일부 기관은 검체물이 플라스틱 봉투로 운송되도록 하여 미생물의 전파를 감소시킨다.			
13. 상처를 깨끗이하고 멸균드레싱을 적용한다.			
14. 장갑을 벗고 손을 씻는다.			
15. 대상자 기록부에 검체물 위치와 날짜, 시간을 관련된 모든 정보를 기록한다. 상처의 외양, 색깔, 냄새, 양, 배액의 지속성을 기록한다. 대상자가 절차에 어떻게 견디었는지, 대상자가 경험한 불편감이 있는지도 기록한다.			
혐기성 배양물 채취			
1. 손을 씻는다.			
2. 필요물품을 준비하여 침상 옆에 둔다.			
3. 대상자의 이름을 물어 대상자를 확인하고 입원팔찌와 대조하여 대상자를 확인한다.			
2. 문을 닫거나 커튼을 치고 대상자에게 절차를 설명한다.			
3. 부위와 배양 형태에 관해 배양 처방을 확인한다. 검체물 용기에 이름을 기입하고 대상자 이름, 등록번호, 검체 날짜와 시간, 배양 부위에 관한 정보를 점검한다.			
4. 손을 씻고 장갑을 낀다.			
5. 더러워진 드레싱을 제거한다. 배액의 양, 냄새, 색깔을 관찰한다.			
6. 상처 주변에 삼출물를 제거하고 생리식염수로 세척한다.			
7. 특수한 혐기성 배양관에서 멸균면봉을 사용하여 몸 안에 배액되고 있는 곳으로 깊게 면봉을 삽입한다.			
8. a. 부드럽게 면봉을 돌리고 뺀다. 바르게 면봉을 수집용기 내부관에 넣는다. b. 대안법: 바늘이 있는 주사기 끝을 삽입하여 삼출물을 1~5mL 흡입한다. 21G 바늘의 주사기에서 모든 공기를 빼고, 배양용기 관에 삼출물을 주입한다.			
9. 검체물을 미리 이름을 기입한 용기에 담아 적절한 전환장치를 통해 즉시 임상병리검사실로 보낸다. 일부 기관은 검체물이 플라스틱 봉투로 운송되도록 하여 미생물의 전파를 감소시킨다.			
10. 상처를 깨끗이 하고 멸균드레싱을 적용한다.			
11. 장갑을 벗고 손을 씻는다.			
12. 대상자 기록부에 검체물 위치와 날짜, 시간 등 관련된 모든 정보를 기록한다. 상처의 외양, 색깔, 냄새, 양, 배액의 지속성을 기록한다. 대상자가 절차에 어떻게 견디었는지, 대상자가 경험한 불편감이 있는지도 기록한다.			

CHAPTER 14 배뇨

절차 14-1 방광 초음파 검사를 이용한 소변량 사정

실습목적

1. 비침습적으로 방광에서 소변의 양을 측정한다.
2. 요정체를 완화하기 위한 유치도뇨의 필요성을 확인한다.

필요물품

청결장갑
방광스캔기구
초음파용 겔
알코올 솜

사정

- 대상자의 배뇨양상을 관찰한다. 8시간 전에 마지막 배뇨를 한 대상자는 요정체가 있을 수 있다. 1~2시간마다 소량(50~100mL)의 배뇨가 잦은 대상자는 과도 일출성 요정체를 경험할 수 있다.
- 수술 후 항콜린성 제제 복용, 요로폐쇄질환(예: 전립성 비대), 신경계 손상이 있는 대상자는 요정체의 위험이 증가한다.

절차

1. **손을 씻고, 일회용 장갑을 착용한다.**
   이론적 근거: 손씻기와 장갑 착용은 미생물의 전파를 감소시킨다.

2. **대상자의 이름, 주민등록번호 등을 개방형으로 질문하고, 입원팔찌를 대조하여 대상자를 확인한다.**
   이론적 근거: 대상자에게 올바르고 적절한 사정이나 치료를 받도록 제공하며, 오류를 감소시킨다.

3. **문을 닫거나, 커튼을 치고 대상자에게 절차를 설명한다.**
   이론적 근거: 대상자의 사생활을 보호하고, 대상자가 지침에 따르도록 불안을 감소시킨다.

4. **침상을 허리 높이만큼 올려서 간호사가 수행하기에 편한 자세를 취한다. 대상자는 편안하게 절차에 따를 수 있도록 가능한 한 편평하게 눕도록 한다. 대상자의 하복부와 치골상부만을 노출시킨다.**
   이론적 근거: 방광을 더 잘 스캔하고 불필요한 오한을 예방한다.

5. **스캔 탐침(scan head probe)(음파변환기, soundwave transducer)을 알코올 솜으로 깨끗이 닦는다[그림 1].**
   이론적 근거: 미생물의 전파를 감소시킨다.

6. **방광스캔 기기를 켜고, 스캔을 누른다.**
   이론적 근거: 초음파 스캐너를 활성화한다.

7. **스캔 기계에 있는 남성용 또는 여성용 모드를 누른다[그림 2]. 만일 여성이 자궁절제술을 했다면, 남성용을 누른다.**
   이론적 근거: 방광 초음파 기기는 자궁/방광 구조에 맞게 계산한다.

8. **대상자의 치골결합 부위를 부드럽게 촉진한 후, 초음파용 윤활제를 복부 중간에 바른다(치골결합 2.5~4cm 위쪽). 또는 초음파용윤활제를 스캔헤드에 직접 바른다[그림 3].**
   이론적 근거: 초음파가 적절하게 전달되도록 한다.

9. **치골결합(배꼽 아래 중앙)을 찾고 치골결합에서 약 3cm 위 부위에 탐침을 올려놓는다. 아이콘이 스캔헤드에 위치하게 하고, 대상자의 머리 쪽을 향하도록 한다[그림 4].**
   이론적 근거: 방광을 스캔하기 위해 탐침을 정확한 위치에 둔다.

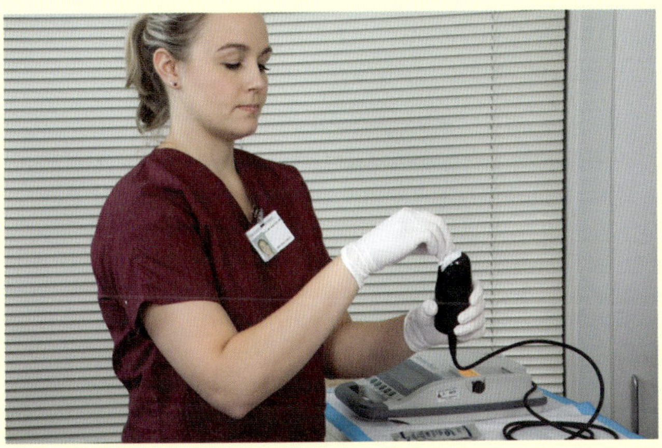

그림 1 스캔 탐침을 깨끗이 닦는다.

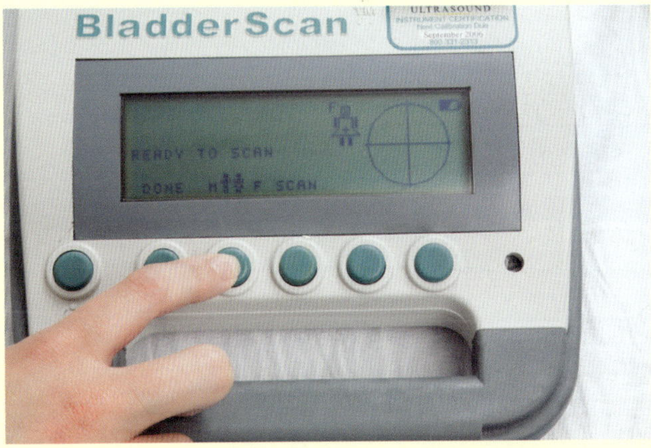

그림 2 스캔 기계에 있는 '남성용' 또는 '여성용' 모드를 누른다.

절차 14-1 방광 초음파 검사를 이용한 소변량 사정(계속)

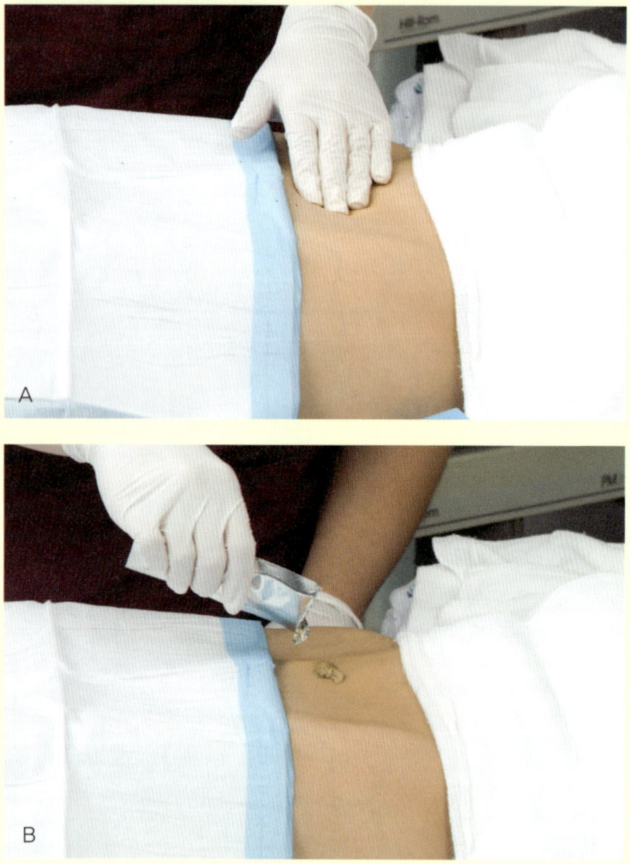

그림 3 A: 대상자의 치골결합 부위를 촉진한다. B: 윤활제를 바른다.

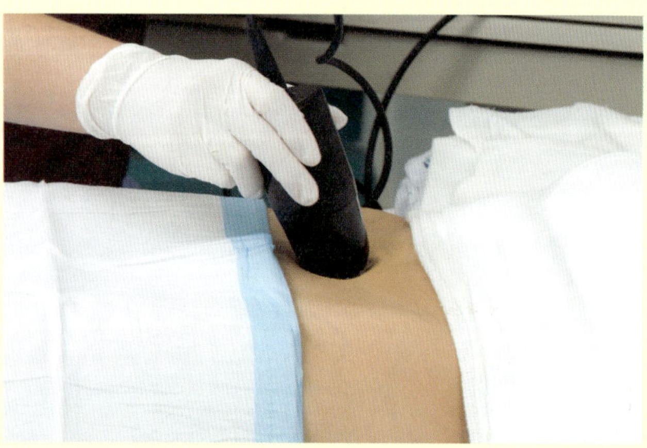

그림 4 스캔헤드를 올려 놓는다.

10. 스캔헤드 버튼을 누르고, 천천히 소리가 들릴 때까지 스캔헤드를 안정되게 잡고 있다가 놓는다[그림 5].
    이론적 근거: 시술자가 스캔헤드를 움직이는 것은 스캔의 정확도에 변화를 줄 수 있다.

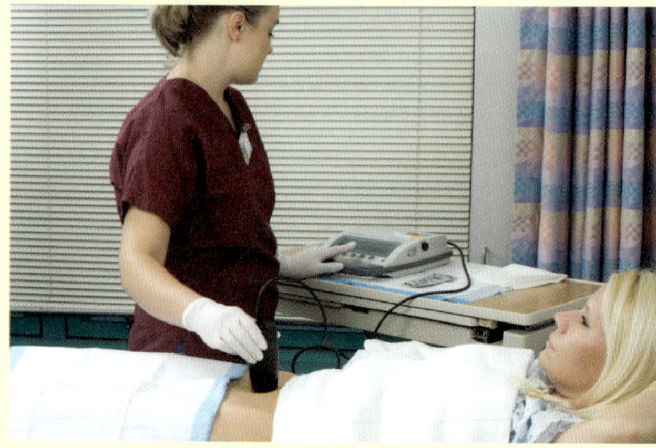

그림 5 스캔헤드의 버튼을 누르고, 천천히 소리가 들릴 때까지 스캔 탐침을 잡고 있는다.

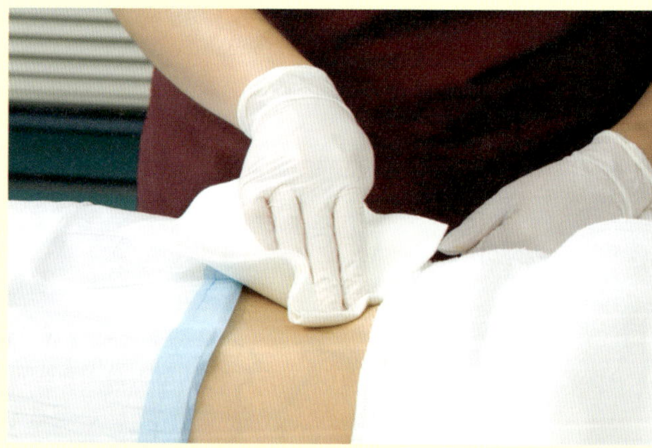

그림 6 피부에 묻은 윤활제를 닦아낸다.

11. 방광스캔은 방광용량 측정치와 조준 화면을 보여준다. 탐침이 십자선과 방광의 교차점에 맞도록 스캔헤드를 조정한다. 필요하다면 중심 영상을 얻기 위해서 스캔헤드를 재배치하고, 반복 측정한다.
    이론적 근거: 최대한의 정확성을 위해 여러 번 측정한다.
12. 끝나면 '마침'을 누르고, 결과를 보기 위해 인쇄를 누른다.
    이론적 근거: 인쇄결과물로 나온 소변량 측정이 기록지로 대체되기도 한다.
13. 대상자의 피부에 묻은 윤활제를 닦아내고, 필요시 대상자의 체위를 변경시킨다[그림 6].
    이론적 근거: 대상자의 안위를 최대화하기 위함이다.
14. 사용한 물품을 버린다. 알코올 솜으로 탐침을 닦는다. 손을 씻는다.
    이론적 근거: 미생물의 전파를 감소시킨다.
15. 수행한 것을 기록한다.

절차 14-1 방광 초음파 검사를 이용한 소변량 사정(계속)

기록

2017/6/12 04:30 -
P: 8시간 전 도뇨관 제거로 인한 요정체의 위험성
I: 대상자에게 수분섭취와 화장실의 따뜻한 곳에 앉아서 배뇨하도록 격려함. 16:15에 깨끗한 노란색의 소변을 150mL을 보고 16:30에 BUS로 375mL를 확인하였음. 복부 팽만이나 불편감은 없었음.
E: 요정체는 유치도뇨관 삽입 이후에 방광 긴장도의 감소 때문이었음. 의사에게 보고하고 배뇨 이후에 BUS를 이용해 300mL 이상의 요가 확인되면 보고하기로 하였음.

- RN 김영희

협력과 위임

- BUS를 사용한 소변량 측정은 간호보조인력에게 위임하기도 한다. 간호보조인력의 기술을 확인하고 소변량을 측정한 후에는 간호사에게 보고하도록 한다.

사가학습 체크리스트

수행항목	충분	부족	안 함
1. 손을 씻고, 일회용 장갑을 착용한다			
2. 필요물품을 준비하여 침상 옆에 둔다.			
3. 대상자의 이름을 개방형으로 질문하고, 입원팔찌와 대조하여 대상자를 확인한다.			
4. 문을 닫거나 커튼을 치고 대상자에게 절차를 설명한다.			
5. 침상을 허리 높이만큼 올려서 간호사가 수행하기에 편한 자세를 취한다.			
6. 대상자는 편안하게 절차에 따를 수 있도록 가능한 한 편평하게 눕도록 하고, 대상자의 하복부와 치골상부만 노출시킨다.			
7. 스캔 탐침(scan head probe)(음파변환기, soundwave transducer)을 알코올로 깨끗이 닦는다.			
8. 방광스캔 기기를 켜고, 스캔을 누른다.			
9. 스캔 기계에 있는 남성용 또는 여성용 모드를 누른다.			
10. 대상자의 치골결합 부위를 부드럽게 촉진한 후, 초음파용 윤활제를 복부 중간에 바른다(치골결합 2.5~4cm 위쪽). 또는 초음파용 윤활제를 스캔헤드에 직접 바른다.			
11. 치골결합 부위에서 약 3cm 위 부위에 탐침을 올려놓는다. 아이콘이 스캔헤드에 위치하게 하고, 대상자의 머리쪽을 향하도록 한다.			
12. 스캔헤드 버튼을 누르고, 천천히 소리가 들릴 때까지 스캔헤드를 안정되게 잡고 있다가 놓는다.			
13. 탐침이 십자선과 방광의 교차점에 맞도록 스캔헤드를 조정한다.			
14. 필요하다면 중심 영상을 얻기 위해서 탐침을 재배치하고, 반복 측정한다.			
15. 끝나면 '마침'을 누르고, 결과를 보기 위해 인쇄를 누른다.			
16. 대상자의 피부에 묻은 윤활제를 닦아내고, 필요시 대상자의 체위를 변경시킨다.			
17. 사용한 물품을 버린다.			
18. 알코올 솜으로 탐침을 닦는다.			
19. 손을 씻는다.			
20. 수행한 것을 기록한다.			

절차 14-2 소변검체물 수집

실습목적 1. 정규적인 검사나 배양검사를 위해 오염되지 않은 소변검체물을 얻는다.

필요물품
일회용 장갑
용기, 라벨, 검체용 멸균백
유치카테터를 이용하여 무균소변검체를 수집하기 위해: 세정액, 수건, 검체수집통
배뇨조절을 하지 못하는 아동에서 검체물을 수집하기 위해: 세정액, 수건, 아동용 소변수집백, 기저귀

사정
- 대상자가 지시사항을 이해하고, 혼자서 검체물을 수집할 수 있는지 판단한다.
- 가장 바람직한 검체물 수집방법에 대한 지침을 알려주기 위하여 검체물 수집의 목적을 확인한다.

절차

유치도뇨 카테터를 이용한 멸균검체물 수집

1. **의사처방을 확인하고 대상자를 확인한다.**
2. **손을 씻는다. 일회용 장갑을 착용한다.**
   이론적 근거: 미생물의 전파를 감소시킨다.
3. **대상자의 이름을 개방형으로 질문하고 입원팔찌와 대조하여 대상자를 확인한다.**
   이론적 근거: 대상자에게 올바르고 적절한 사정이나 치료를 받도록 제공하며, 오류를 감소시킨다.
4. **문을 닫거나 커튼을 치고 대상자에게 절차를 설명한다.**
   이론적 근거: 대상자의 사생활을 보호하고, 대상자가 지침에 따르도록 불안을 감소시킨다.
5. **카테터에 접근할 수 있도록 체위를 취한다.**
   이론적 근거: 적절한 자세는 수행을 용이하게 한다.
6. **배액관에서 소변수집주머니로 소변을 배액시킨다. 신선한 소변을 수집하기 위해 관을 잠그거나 구부린다(소변배양과 민감도 검사 시에는 2mL면 충분하며, 요분석 시에는 30mL가 필요하다)[그림 1].**
7. **배액관의 흡인용 포트(port)를 알코올솜이나 베타딘솜으로 닦는다[그림 2].**
8. **포트에 주사기를 삽입한다[그림 3]. 주사기를 부드럽게 흡인하여 소변을 빼낸다. 주사기를 빼고 잠가두었던 소변관을 푼다.**
9. **주사기에서 멸균검체물 용기로 소변을 옮긴다[그림 4].**
10. **적어도 대상자를 두 번 확인하고(이름과 진료기록번호, 생년월일), 검체물 용기에 라벨을 부착한다. 날짜와 시간을 반드시 기재한다. 검체물을 플라스틱 샘플링백에 넣어 검사실로 보낸다.**

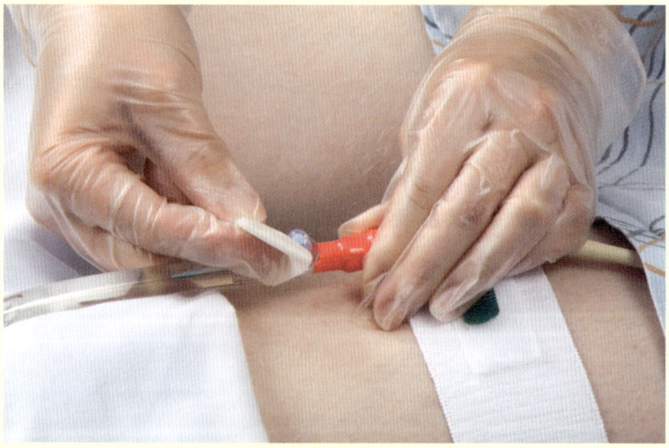

그림 2 포트를 닦는다.

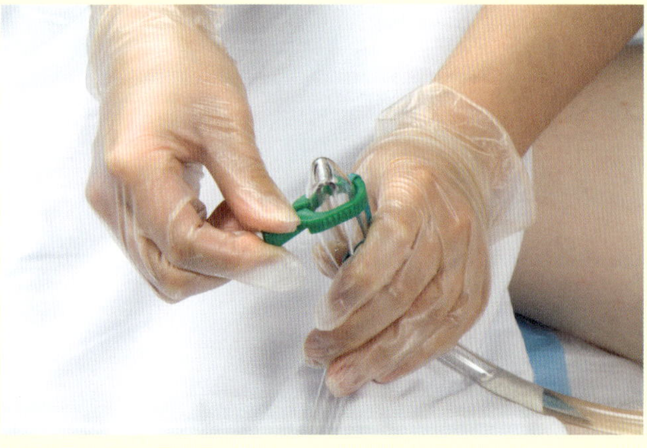

그림 1 관을 잠근다.

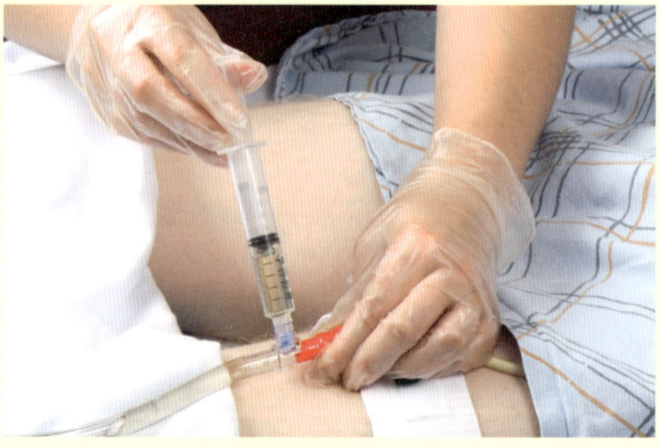

그림 3 소변을 흡인한다.

절차 14-2 소변검체물 수집(계속)

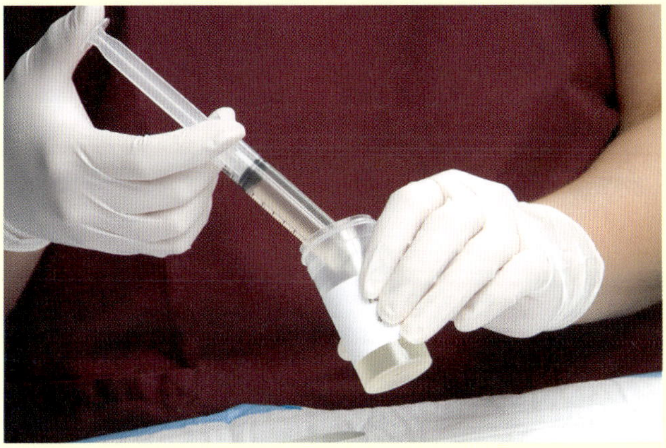

그림 4 수집한 소변을 멸균검체물 용기로 옮긴다.

11. **검체물은 15분 내에 검사실로 보내거나 냉장고에 보관한다. 만일 검체물이 미생물학적 검사를 위한 것이라면 즉시 보내야 하며 냉장고에 넣으면 안 된다.**
   이론적 근거: 미생물은 실온상태의 소변에서 빠르게 활성화된다. 냉장보관은 세균 활성화를 지연시킨다.
12. **사용한 물품을 버린다. 손을 씻는다.**
13. **수집하여 보낸 검체물에 대해 기록한다.**
   이론적 근거: 정확한 대상자 기록을 유지하기 위한 것이다.

여성에서 중간뇨 검체물의 자가수집

1. **앞에서 설명한 1~4번을 시행한다.**
2. **요도구 세척방법과 소변검체물 수집방법을 교육한다.**
   a. 손을 씻는다.
   b. 소음순을 벌리고, 알코올솜으로 회음부를 청결히 한다. 이때 요도구 앞에서부터 시작하여 직장 쪽으로 닦는다.
   이론적 근거: 직장에서 요도구 쪽으로의 미생물의 전파를 감소시킨다.
   c. 매번 새 알코올솜으로 청결과정을 세 번 반복한다.
   d. 소음순을 벌린 상태에서 배뇨를 시작한다. 첫 소변은 변기 내로 흘려보낸다.
   이론적 근거: 첫 소변은 미생물과 세포파편(cellular debris)을 요도구 밖으로 씻어낸다.
   e. 소변줄기 아래에 검체물 용기를 대고 검체물을 수집한다.
   f. 검체물 용기를 떼고, 소음순을 벌린 손을 놓고, 검체물 용기를 단단하게 밀봉하고, 배뇨를 마친 후 손을 씻는다.
3. **간호사는 대상자로부터 검체물 용기를 받기 위해 일회용 장갑을 낀다. 검체물 용기 겉표면을 화장지로 닦아 건조시킨다.**
   이론적 근거: 검체물 용기 겉표면에 흘린 소변으로 인해 다른 건강관리제공자에게 미생물이 전파되는 것을 막기 위해서이다.
4. **검체물에 날짜와 시간을 적는다. 대상자를 두 번 확인하고, 라벨과 맞는지 확인한다. 검체물 용기에 라벨을 붙이고 biohazard bag에 검체물 용기를 담는다.**
   이론적 근거: 부정확하게 검체물을 확인하면 진단이나 치료에 실수가 생길 수 있다. 주머니에 담는 것은 다른 건강관리제공자에게 미생물이 전파되는 것을 막기 위한 것이다.
5. **검체물은 15분 내에 검사실로 보내거나 냉장고에 보관한다. 만일 검체물이 미생물학적 검사를 위한 것이라면 즉시 보내야 하며, 냉장고에 넣으면 안 된다.**
   이론적 근거: 미생물은 실온상태의 소변에서 빠르게 활성화된다. 냉장보관은 세균 활성화를 지연시킨다.
6. **사용한 물품을 버린다. 손을 씻는다.**
   이론적 근거: 바람직한 감염통제를 유지한다.
7. **수집하여 보낸 검체물에 대해 기록한다.**

남성에서 중간뇨 검체물의 자가수집

1. **앞에서 설명한 1~4번을 시행한다.**
2. **요도구 세척방법과 소변검체물 수집방법을 교육한다.**
   a. 손을 씻는다(대상자).
   b. 솜, 비누 또는 알코올솜으로 음경 상부에서 시작하여 아래쪽으로 둥글게 음경을 청결히 한다. 만일 포경을 하지 않았으면 청결히 하기 전과 검체물을 채취하는 동안 요도구를 노출시키기 위해 포피를 뒤로 당기도록 교육한다.
   이론적 근거: 포피를 뒤로 당기는 것은 요도구의 청결을 위해 필수적이다.
   c. 매번 새 알코올솜으로 청결과정을 세 번 반복한다.
   d. 배뇨를 시작한 후, 첫 소변은 변기 내로 흘려보낸다.
   이론적 근거: 첫 소변은 미생물과 세포파편을 요도구 밖으로 씻어낸다.
   e. 소변줄기에 검체물 용기를 대고 검체물을 수집한다.
   f. 검체물 용기를 떼고, 검체물 용기를 단단하게 밀봉하고 배뇨를 마친다.
3. **여성의 3~7단계와 같다.**

배뇨를 조절하지 못하는 아동에서 검체물 수집

1. **앞에서 설명한 1~4번을 시행한다.**
2. **부모에게 절차를 설명한다.**
   이론적 근거: 부모의 이해를 증진시키고, 절차 동안 아동을 지지하기 위함이다.
3. **앙와위를 취하고 일회용 장갑을 끼고, 기저귀를 벗긴다.**
   이론적 근거: 미생물의 확산을 예방하기 위해서이다.
4. **여아: 소음순을 벌리고 요도구 앞에서 직장 쪽으로 닦는다[그림 5]. 물로 헹구고 솜으로 건조시킨다.**
   이론적 근거: 청결히 하는 것은 로션, 파우더, 대변을 제거하고 피부에 남아있는 미생물 수를 줄이기 위한 것이다. 소변수집주머니의 부착을 돕기 위해 그 부위를 철저하게 말린다.

절차 14-2 소변검체물 수집(계속)

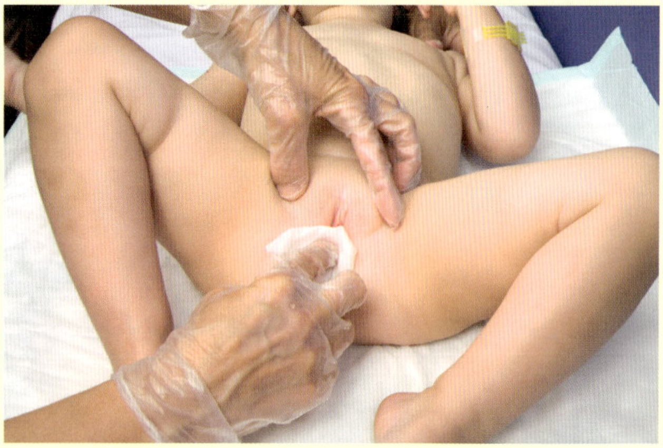

그림 5 여아는 요도구 앞에서 직장 쪽으로 닦는다.

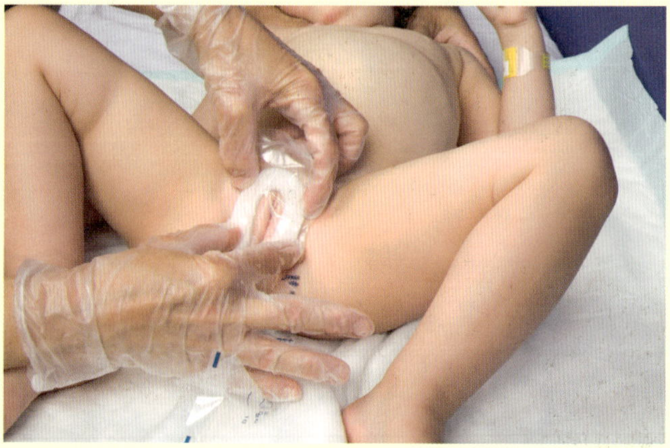

그림 6 여아는 요도구와 질을 덮도록 소변수집주머니를 부착한다.

5. 남아: 음경과 음낭을 청결히 한다. 만일 포경을 하지 않았으면 포피를 뒤로 당기고 청결히 한다. 물로 헹구고 거즈나 솜으로 건조시킨다.
 이론적 근거: 여아의 경우와 같다.

6. 소변수집주머니에 부착되어 있는 종이를 떼어낸다.

7. 아동의 다리를 넓게 벌린다.
 이론적 근거: 주머니의 부착을 돕고, 주머니가 샐 가능성을 줄이기 위해 다리를 벌리고, 피부주름을 편다.

8. 남아는 음경과 음낭을, 여아는 요도구와 질을 덮도록 아동의 회음부에 소변수집주머니를 부착한다. 테이프를 잘 붙이고, 소변이 배출되도록 한다[그림 6].
 이론적 근거: 테이프를 중심부에서 바깥쪽으로 고정하는 것은 주름을 줄이고, 소변 누출을 줄이기 위해서이다.

9. 기저귀를 느슨하게 채운다.
 이론적 근거: 기저귀는 소변수집주머니를 제자리에 위치하도록 한다.

10. 장갑을 벗고 손을 씻는다.

11. 15분마다 소변수집주머니를 확인한다. 부모가 아동의 소변검체물을 확인할 수 있다.

12. 소변검체물을 수집할 때는 다시 장갑을 끼고, 피부에서 소변수집주머니를 부드럽게 떼어낸 후, 주머니의 소변을 검체물 용기에 붓는다[그림 7].

13. 검체물 용기가 소변으로 오염되었으면, 용기 밖을 씻는다.
 이론적 근거: 미생물의 전파를 감소시킨다.

14. 용기에 라벨을 붙이고, 정확하게 대상자 정보를 기록한다.
 이론적 근거: 부정확한 검체물 확인은 진단이나 치료에 실수를 유발할 수 있다.

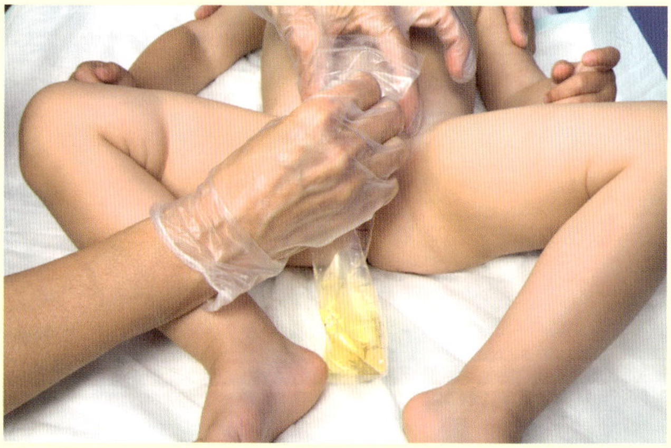

그림 7 소변검체물을 수집한 후 수집주머니를 제거한다.

15. 플라스틱 샘플링백에 담아 15분 내에 검사실로 검체물을 보내거나 냉장고에 보관한다(주의: 만일 검체물이 미생물학적 검사를 위한 것이라면 냉장고에 넣지 말고 즉시 검사실로 보낸다).
 이론적 근거: 미생물은 실온상태의 소변에서 빠르게 활성화한다. 냉장보관은 세균증식을 억제한다.

16. 사용한 물품을 버린다. 손을 씻는다.

17. 수집하여 보낸 검체물에 대해 기록한다.

기록

> 2017/1/17 14:30 - 소변수집 주머니를 통해 담황색의 깨끗한 30mL의 소변을 채취하여 즉각 검사실로 보냈음.
>
> - RN 김영희

절차 14-2 소변검체물 수집(계속)

가정간호 시 고려사항

- 설명서, 검체 용기, 소독물품, 라벨 등이 포함된 상업적 제품 상자는 집에서 소변검체를 얻어야 하는 대상자에게 유용하게 사용된다.
- 좋은 결과를 얻기 위해서는 아침 일찍 검체를 얻는 것이 가장 좋다는 것을 기억한다.
- 집에서 24시간 소변을 수집해야 할 경우, 검체의 냉장보관을 위하여 화학적 얼음팩을 사용한다(가족용 냉장고에 두어서는 안 된다). 하루 동안 수집한 소변에 마지막 소변을 모아서 가급적 빨리 검사실로 보낸다.

협력과 위임

- 검체물 수집은 자주 간호보조인력에게 위임된다. 검체물의 정확한 수집방법은 검체물 오염을 예방하므로 이들 인력이 검체물 수집방법을 정확히 이해하는지 확인한다.
- 검사실 직원과 명확하게 의사소통을 한다. 검체물이 검사실에 빠르게 전달되는 것을 확실히 하기 위해서 검체물 이송에 대한 통지가 필요할 수 있다.

자가학습 체크리스트

수행항목	충분	부족	안 함
유치도뇨 카테터를 이용한 멸균검체물 수집			
1. 의사처방을 확인하고 대상자를 확인한다.			
2. 손을 씻는다.			
3. 일회용 장갑을 착용한다.			
4. 필요물품을 준비하여 침상 옆에 둔다.			
5. 대상자의 이름을 개방형으로 질문하고 입원팔찌와 대조하여 대상자를 확인한다.			
6. 문을 닫거나 커튼을 치고, 대상자에게 절차를 설명한다.			
7. 카테터에 접근할 수 있도록 체위를 취한다.			
8. 배액관에서 소변수집주머니로 소변을 배액시킨다.			
9. 배액관을 잠근다.			
10. 배액관의 흡인용 포트(port)를 알코올이나 베타딘 솜으로 닦는다.			
11. 포트에 주사기를 삽입한다. 주사기로 부드럽게 흡인하여 소변검체물을 빼낸다.			
12. 주사기를 제거하고 잠가두었던 배액관을 푼다.			
13. 주사기에서 멸균검체물 용기로 소변을 옮긴다.			
14. 적어도 두 번 대상자를 확인하고(이름과 진료기록번호, 생년월일), 검체물 용기에 라벨을 부착한다.			
15. 검체물을 플라스틱 샘플링백에 넣어 15분 내에 검사실로 보낸다.			
16. 사용한 물품을 버린다.			
17. 손을 씻는다.			
18. 수집하여 보낸 검체물에 대해 기록한다.			

절차 14-2 소변검체물 수집(계속)

수행항목	충분	부족	안 함
여성에서 중간뇨 정체물의 자가수집			
1. 의사처방을 확인하고 대상자를 확인한다.			
2. 손을 씻는다.			
3. 일회용 장갑을 착용한다.			
4. 필요물품을 준비하여 침상 옆에 둔다.			
5. 대상자의 이름을 개방형으로 질문하고, 입원팔찌와 대조하여 대상자를 확인한다.			
6. 문을 닫거나 커튼을 치고, 대상자에게 절차를 설명한다.			
7. 요도구 세척방법과 소변검체물 수집방법을 교육한다. a. 손을 씻는다. b. 소음순을 벌리고, 소독솜으로 회음부를 청결히 한다. 이때 요도구 앞에서부터 시작하여 직장 쪽으로 닦는다. c. 매번 새 소독솜으로 청결과정을 세 번 반복한다. d. 소음순을 벌린 상태에서 배뇨를 시작한다. 첫 소변은 변기 내로 흘려 보낸다. e. 소변줄기 아래에 검체물 용기를 대고 검체물을 수집한다. f. 검체물 용기를 떼고, 소음순을 벌린 손을 놓고, 검체물 용기를 단단하게 밀봉하고, 배뇨를 마친 후 손을 씻는다.			
8. 간호사는 대상자로부터 검체물 용기를 받기 위해 일회용 장갑을 낀다. 검체물 용기 겉표면을 화장지로 닦아 건조시킨다.			
9. 검체물에 날짜와 시간을 적는다. 대상자를 두 번 확인하고, 라벨과 맞는지 확인한다.			
10. 검체물 용기에 라벨을 붙이고 플라스틱 샘플링백에 넣어 15분 내에 검사실로 보낸다.			
11. 사용한 물품을 버린다.			
12. 손을 씻는다.			
13. 수집하여 보낸 검체물에 대해 기록한다.			

절차 14-2 소변검체물 수집(계속)

수행항목	충분	부족	안 함
남성에서 중간뇨 정체물의 자가수집			
1. 의사처방을 확인하고 대상자를 확인한다.			
2. 손을 씻는다.			
3. 일회용 장갑을 착용한다.			
4. 필요물품을 준비하여 침상 옆에 둔다.			
5. 대상자의 이름을 개방형으로 질문하고, 입원팔찌와 대조하여 대상자를 확인한다.			
6. 문을 닫거나 커튼을 치고, 대상자에게 절차를 설명한다.			
7. 요도구 세척방법과 소변검체물 수집방법을 교육한다. a. 손을 씻는다. b. 솜, 비누 또는 소독솜으로 음경 상부에서 시작하여 아래쪽으로 둥글게 음경을 청결히 한다. 만일 포경을 하지 않았으면 청결히 하기 전과 검체물을 채취하는 동안 요도구를 노출시키기 위해 포피를 뒤로 당기도록 교육한다. c. 매번 새 소독솜으로 청결과정을 세 번 반복한다. d. 배뇨를 시작한 후 첫 소변은 변기 내로 흘려보낸다. e. 소변줄기에 검체물 용기를 대고 검체물을 수집한다. f. 검체물 용기를 떼고, 검체물 용기를 단단하게 밀봉하고, 배뇨를 마친다.			
8. 간호사는 대상자로부터 검체물 용기를 받기 위해 일회용 장갑을 낀다. 검체물 용기 겉표면을 화장지로 닦아 건조시킨다.			
9. 검체물에 날짜와 시간을 적는다. 대상자를 두 번 확인하고, 라벨과 맞는지 확인한다.			
10. 검체물 용기에 라벨을 붙이고 플라스틱 샘플링백에 넣어 15분 내에 검사실로 보낸다.			
11. 사용한 물품을 버린다.			
12. 손을 씻는다.			
13. 수집하여 보낸 검체물에 대해 기록한다.			

절차 14-2 소변검체물 수집(계속)

수행항목	충분	부족	안 함
배뇨를 조절하지 못하는 아동에게 검체물 수집			
1. 의사처방을 확인하고 대상자를 확인한다.			
2. 손을 씻는다.			
3. 일회용 장갑을 착용한다.			
4. 필요물품을 준비하여 침상 옆에 둔다.			
5. 대상자의 이름을 개방형으로 질문하고, 입원팔찌와 대조하여 대상자를 확인한다.			
6. 문을 닫거나 커튼을 치고, 대상자에게 절차를 설명한다.			
7. 부모에게 절차를 설명한다.			
8. 앙와위를 취하고 일회용 장갑을 끼고, 기저귀를 뺀다.			
9. 여아: 소음순을 벌리고 요도구 앞에서 직장 쪽으로 닦는다. 물로 헹구고 솜으로 건조시킨다.			
10. 남아: 음경과 음낭을 청결히 한다. 만일 포경을 하지 않았으면 포피를 뒤로 당기고 청결히 한다. 물로 헹구고 거즈나 솜으로 건조시킨다.			
11. 소변수집주머니에 부착되어 있는 종이를 떼어낸다.			
12. 아동의 다리를 넓게 벌린다.			
13. 남아는 음경과 음낭을, 여아는 요도구와 질을 덮도록 아동의 회음부에 소변수집주머니를 부착한다. 테이프를 잘 붙이고, 소변이 배출되도록 한다.			
14. 기저귀를 느슨하게 채운다.			
15. 장갑을 벗고 손을 씻는다.			
16. 15분마다 소변수집주머니를 확인한다.			
17. 소변검체물을 수집할 때는 다시 장갑을 끼고, 피부에서 소변수집주머니를 부드럽게 떼어낸 후, 주머니의 소변을 검체물 용기에 붓는다.			
18. 검체물 용기가 소변으로 오염되었으면, 용기 밖을 씻는다.			
19. 용기에 라벨을 붙이고, 정확하게 대상자 정보를 기록하여 플라스틱 샘플링백에 담아 검사실로 보낸다.			
20. 검사실에 보낸 시간과 날짜를 기록한다.			
21. 사용한 물품을 버린다.			
22. 손을 씻는다.			
23. 수집하여 보낸 검체물을 기록한다.			

절차 14-3 콘돔 카테터 적용

실습목적 1. 유치도뇨 카테터 삽입으로 인한 감염의 위험 없이 소변을 수집하고, 실금을 조절하는 방법을 제공한다.

필요물품 비누, 따뜻한 물, 수건, 미리 포장된 피부보호물
상업용으로 포장된 콘돔 카테터와 부착띠
일회용 장갑
배액관이 연결된 소변수집주머니 또는 밴드가 달린 하지주머니(leg bag)

사정
- 실금조절이 필요한 남성인지 확인한다.
- 절차에 협조할 수 있는지를 확인하기 위해 정신상태를 사정한다.
- 과거 실금으로 인한 자극이나 피부손상 부위가 있는지 시진한다.
- 적절한 카테터 크기를 결정하기 위해 음경의 직경을 측정한다.
- 대상자의 활동수준, 소변수집을 위한 하지주머니 또는 지속적인 배액체계의 필요성을 결정한다.

절차

콘돔 카테터 적용

1. **손을 씻는다.**
   이론적 근거: 미생물의 전파를 감소시킨다.
2. **대상자의 이름을 개방형을 질문하고 입원팔찌와 대조하여 대상자를 확인한다.**
   이론적 근거: 대상자에게 올바르고 적절한 사정이나 치료를 받도록 제공하며, 오류를 감소시킨다.
3. **문을 닫거나 커튼을 치고 대상자에게 절차를 설명한다.**
   이론적 근거: 대상자의 사생활을 보호하고, 대상자가 지침에 따르도록 불안을 감소시킨다.
4. **수행하기 편한 높이로 침대를 올린다. 앙와위로 자세를 취하며 다리를 약간 벌리도록 한다. 생식기만 노출하도록 하고 주위를 가린다[그림 1].**
   이론적 근거: 대상자의 안위와 프라이버시를 지켜준다.
5. **일회용 장갑을 낀다. 비누와 물로 생식기를 닦는다. 음경 끝 바깥쪽으로부터 순환하며 닦는다. 음경 사면을 위에서 아래로 닦는다[그림 2]. 수건으로 건조시킨다. 세척 후 포피는 원위치시킨다.**
   이론적 근거: 피부손상을 막기 위해 분비물을 제거한다. 피부를 철저히 건조시키면 카테터가 잘 부착된다. 콘돔을 뒤로 당겨진 포피에 적용함으로써 음경에 허혈이나 괴사가 발생하는 것을 예방한다.
6. **필요하면 음경 주변의 과다한 체모를 제거한다.**
   이론적 근거: 과다한 모발은 콘돔 부착띠에 붙어 밀폐를 방해하고, 콘돔 제거 시 불편감을 줄 수 있다.
7. **음경에 피부보호제(보통 상업용으로 판매되는 콘돔 카테터 키트에 들어 있음)를 바른 다음, 30초 동안 건조시킨다.**
   이론적 근거: 자극으로부터 민감한 음경피부를 보호하고, 부착 부위에 더 잘 붙도록 하기 위함이다.
8. **부착 부위의 양면에서 종이를 벗겨내고 나선형으로 음경을 감싼다. 다른 손으로 말려 있는 콘돔을 음경 길이만큼 풀어서 끼운다[그림 3A]. 음경 끝과 콘돔 사이에 2.5~5cm 정도 거리를 두어 공간을 둔다[그림 3B].**
   이론적 근거: 소변수집이 가능하도록 콘돔덮개를 적절한 위치에 둔다.
9. **콘돔 깔때기 끝부분을 소변수집주머니의 배액관에 연결한다[그림 4]. 연결관이 꼬이거나 고리형태(loop)가 되지 않도록 한다. 콘돔 아래의 연결부위를 고정시키는 데, 벨크로밴드나 테이프를 사용한다.**

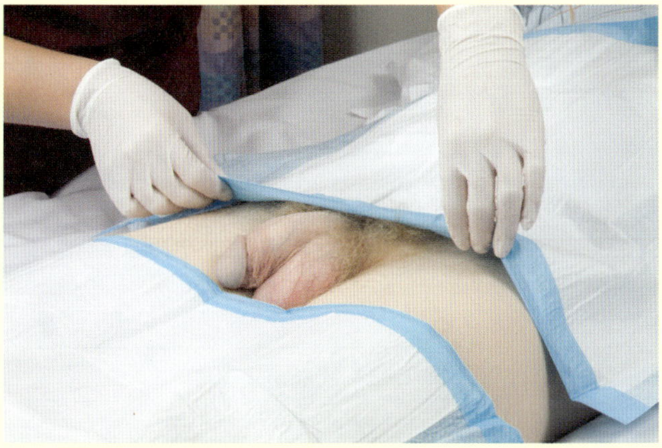

그림 1 생식기만 노출하도록 하고 주위를 가린다.

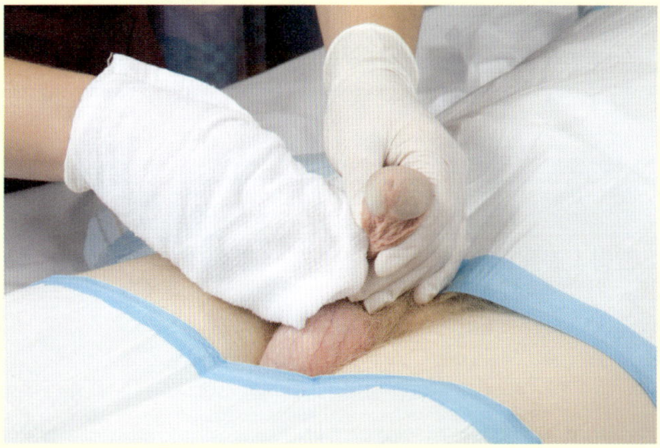

그림 2 음경 사면을 닦는다.

절차 14-3 콘돔 카테터 적용(계속)

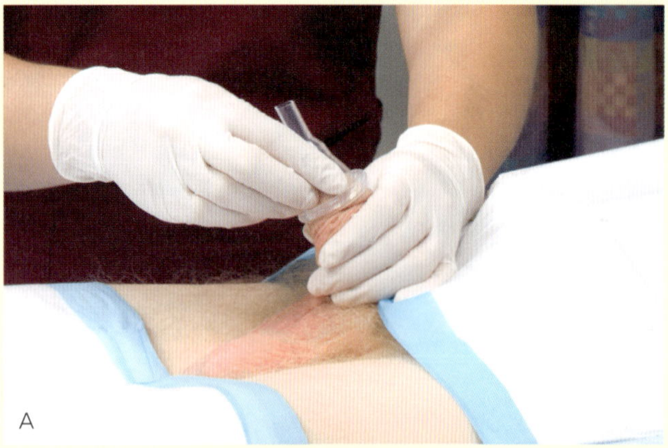

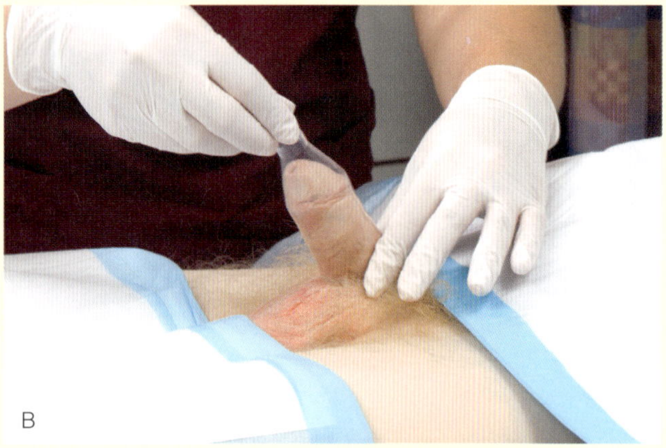

그림 3 A: 한 손으로 음경을 단단히 감싸 쥔다. B: 말려 있는 콘돔을 음경 길이만큼 풀어서 끼운다.

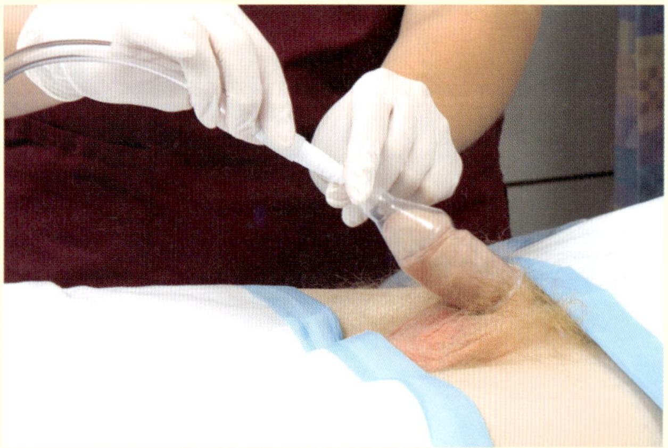

그림 4 콘돔 깔때기 끝 부분을 소변수집주머니의 배액관에 연결한다.

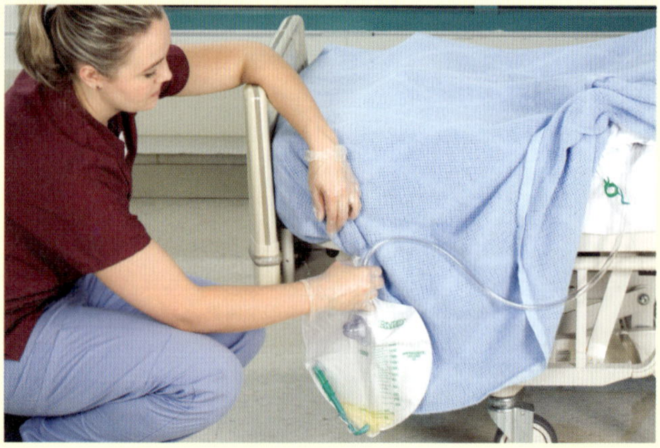

그림 5 소변수집주머니를 방광의 위치보다 낮게 둔다.

이론적 근거: 연결관은 소변이 자유롭게 흐르게 하고, 소변 색깔 및 특성을 관찰할 수 있게 한다. 벨크로밴드나 테이프 사용으로 대상자의 이동이나 움직임에도 소변수집주머니가 분리되지 않게 예방한다.

10. **사용한 물품을 버리고 손을 씻는다.**
11. **대상자가 편안한 자세를 취하도록 돕고 홑이불로 대상자를 덮어준다. 대상자의 침상은 낮게 한다.**
    이론적 근거: 대상자를 따뜻하게 해주고 편안하게 해준다.
12. **소변수집주머니를 방광의 위치보다 낮게 둔다. 배액관이 꼬이지 않은지 관찰하고 침대난간을 올리고 내릴 때에도 소변수집주머니에 방해가 되지 않도록 한다[그림 5].**
    이론적 근거: 모인 소변은 잘 버리고 역류하지 않도록 한다.
13. **콘돔 카테터 적용 후, 15~30분 동안 부종이나 피부색깔에 변화가 있는지 음경을 관찰한다. 정기적으로 콘돔을 벗기고, 그 주위 피부를 관찰하며, 대상자가 불평을 호소할 때는 적어도 24시간마다 다시 적용한다.**
    이론적 근거: 음경의 부종이나 색깔 변화는 콘돔이 너무 꽉 조인 것을 의미하므로 콘돔을 벗기고, 더 큰 크기로 다시 적용해야 한다.
14. **콘돔 카테터 부착 및 피부상태에 대해 기록한다.**
    이론적 근거: 기록은 법적 자료가 되며, 건강관리팀과의 의사소통을 유지시킨다.

기록

2017/7/18 09:30 - 콘돔 카테터는 지난 4시간 이상 요실금이 있었기 때문에 적용함. 회음의 피부에 찰과상은 없음. 콘돔 카테터를 통해 노란색의 소변이 흐름.

- RN 김영희

절차 14-3 콘돔 카테터 적용(계속)

생애주기별 고려사항

- 콘돔 카테터는 아동에게 사용해서는 안 된다.
- 젊은 남성은 콘돔 적용을 위해 음경을 잡을 때 발기할 수 있다.
- 노인 남성은 음경을 잡을 때 음경이 하복부 피부주름 쪽으로 움츠러들어서 콘돔 적용이 어려워질 수 있다.

가정간호 시 고려사항

- 가정에서 콘돔 카테터를 사용하는 대상자에게는 소변수집주머니를 어떻게 비우고 관리하는지에 대한 교육한다. 더불어 신체활동을 허용하기 위해 콘돔을 하지 주머니에 부착하는 방법을 교육한다.
- 피부를 사정하고, 피부손상을 즉시 발견하기 위해 대상자에게 매일 콘돔 카테터를 교환하도록 주지시킨다.

협력과 위임

- 간호보조인력이 콘돔 카테터를 적용하는 경우가 많다. 카테터가 적절하게 적용되었는지 확인하고 대상자에게 조이거나 피부손상의 징후가 있는지를 자주 확인한다.

자가학습 체크리스트

수행항목	충분	부족	안 함
1. 손을 씻는다.			
2. 필요물품을 준비하여 침상 옆에 둔다.			
3. 대상자의 이름을 개방형으로 질문하고 입원팔찌와 대조하여 대상자를 확인한다.			
4. 문을 닫거나 커튼을 치고, 대상자에게 절차를 설명한다.			
5. 수행하기 편한 높이로 침대를 올린다.			
6. 앙와위로 자세를 취하며 다리를 약간 벌리도록 한다.			
7. 생식기만 노출하도록 하고 주위를 가린다.			
8. 일회용 장갑을 낀다.			
9. 비누와 물로 생식기를 닦는다.			
10. 수건으로 건조시킨다.			
11. 필요하면 음경 주변의 과다한 체모를 제거한다.			
12. 음경에 피부보호제(보통 상업용으로 판매되는 콘돔 카테터 키트에 들어 있음)를 바른 다음, 30초 동안 건조시킨다.			
13. 부착 부위의 양면에서 종이를 벗겨내고 나선형으로 음경을 감싼다. 다른 손으로 말려 있는 콘돔을 음경 길이만큼 풀어서 끼운다.			
14. 콘돔 깔대기 끝부분을 소변수집주머니에 연결한다.			
15. 사용한 물품을 버리고 손을 씻는다.			
16. 대상자에게 편안한 자세를 취하도록 돕고 홑이불로 대상자를 덮어준다.			
17. 소변수집주머니를 방광의 위치보다 낮게 둔다. 배액관이 꼬이지 않은지 관찰한다.			
18. 콘돔 카테터 적용 후, 15~30분 동안 부종이나 피부색깔에 변화가 있는지 음경을 관찰한다.			
19. 콘돔 카테터 부착 및 피부상태에 대해 기록한다.			

절차 14-4 단순 또는 유치도뇨 카테터 삽입

실습목적

유치도뇨 카테터

1. 배뇨기능 상태를 모니터한다.
2. 방광 긴장 예방과 이완을 돕는다.
3. 지속적인 배뇨를 제공한다.
4. 수액과 약물로 방광을 세척하는 방법을 제공한다.

단순도뇨 카테터

1. 멸균 소변검체물을 수집한다.
2. 신경인성 방광 대상자의 방광을 비운다.
3. 잔료량을 측정한다.

필요물품

밝은 조명
미리 포장된 멸균된 도뇨세트[멸균포, 멸균장갑, 멸균카테터(단순카테터 또는 유치카테터(14~16Fr), 솜, 윤활제, 1회용 섭자, 혈관 섭자)],
멸균 검체컵(검체가 필요하면), 소변수집주머니와 연결관, 1회용 장갑, 방수포, 2% 리도카인 젤
도뇨 전후에 사용할 회음간호를 시행할 수 있는 따뜻한 물수건
예비용 카테터

사정

- 카테터 삽입 이유와 처방을 확인한다.
- 방광 긴장도를 사정한다.
- 대상자의 배뇨자세를 위한 신체적 능력을 사정한다.
- 대상자의 소독액과 라텍스에 대한 알레르기 여부를 사정한다.

절차

단순 또는 유치도뇨 카테터 삽입 전 처치

1. 의사의 처방을 확인한다.
   이론적 근거: 잠재적 실수를 예방하기 위함이다.

2. 손을 씻고 일회용 장갑을 낀다.
   이론적 근거: 교차감염을 줄이기 위함이다.

3. 대상자의 이름을 개방형을 질문하고 입원팔찌와 대조하여 대상자를 확인한다.
   이론적 근거: 대상자에게 올바르고 적절한 사정이나 치료를 받도록 제공하며, 오류를 감소시킨다.

4. 대상자에게 조영제나 라텍스에 알레르기가 있는지 확인한다.
   이론적 근거: 의료과실이나 알레르기 반응을 예방하기 위함이다.

5. 문을 닫거나 커튼을 치고 대상자에게 절차를 설명한다.
   이론적 근거: 대상자의 사생활을 보호하고, 대상자가 지침에 따르도록 불안을 감소시킨다.

6. 조명을 밝게 한다. 잘 닿을 수 있는 곳에 오염물 수집통을 둔다.
   이론적 근거: 회음부 관찰을 용이하게 한다. 오염물 수집통을 가까운 곳에 두어 오염구역을 최소화한다.

7. 침상을 간호를 수행하기 편한 상태로 조절한다. 주로 사용하는 손을 고려하여 물품들을 편리하게 배치한다.
   이론적 근거: 간호수행 시 간호사의 등을 보호한다. 카테터 삽입 시 또한 유리하다.

8. 대상자에게 회음부 위생을 수행할 기회를 주며, 필요시 도와준다. 손을 씻고 장갑을 낀다. 방수포를 깐다. 여자 대상자일 경우, 앞에서 뒤쪽으로 닦는다[그림 1A]. 남자 대상자인 경우 음경 끝을 바깥쪽으로 원을 그리며 닦은 후 음경을 회음부 방향인 아래방향으로 닦는다[그림 1B]. 장갑을 벗고 손을 씻는다.
   이론적 근거: 요로감염의 가능성을 막기 위해 무균술을 엄격하게 유지해야 하며, 청결은 신체의 오염을 제거한다. 손씻기는 미생물 전파를 예방하기 위한 것이다.

여성을 위한 유치도뇨 카테터 삽입

9. 배횡와위를 취한다. 대퇴를 외회전시킨다. 대안은 측위를 취하는 것이다.
   이론적 근거: 요도구가 잘 보이도록 하기 위함이다.

10. 멸균상태를 유지하면서 침상 옆 테이블 위에서 도뇨세트를 연다[그림 2]. 절차 2-3을 참고한다. 대상자의 둔부 아래에 멸균포를 펴기 위해 멸균포 가장자리를 잡는다. 멸균포를 펴기 위해 대상자에게 둔부를 들도록 요구한다. 멸균포 중간은 만지지 않는다[그림 3].
    이론적 근거: 멸균포는 광범위한 멸균영역을 제공한다.

11. 멸균장갑을 낀다. 소공포를 회음 부위에 편다[그림 4A]. 대상자 대퇴다리 사이에 소독된 도뇨세트를 둔다[그림 4B].
    이론적 근거: 멸균장갑을 낀 상태에서는 도뇨세트 속에 들어 있는 물품을 만질 수 있다.

절차 14-4 단순 또는 유치도뇨 카테터 삽입(계속)

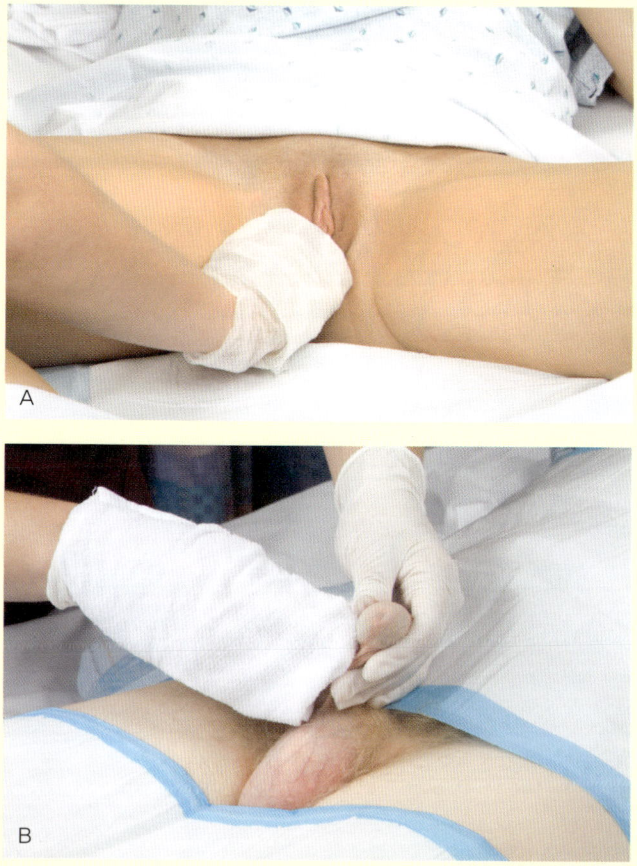

그림 1 A: 여성의 회음간호를 실시한다. B: 남성의 회음간호를 실시한다.

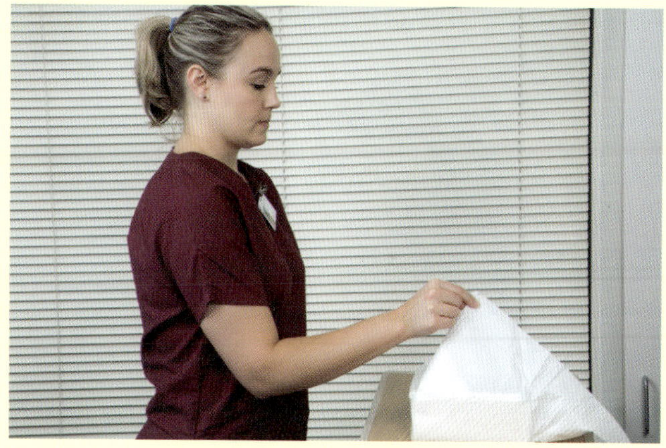

그림 2 도뇨 세트를 펼친다.

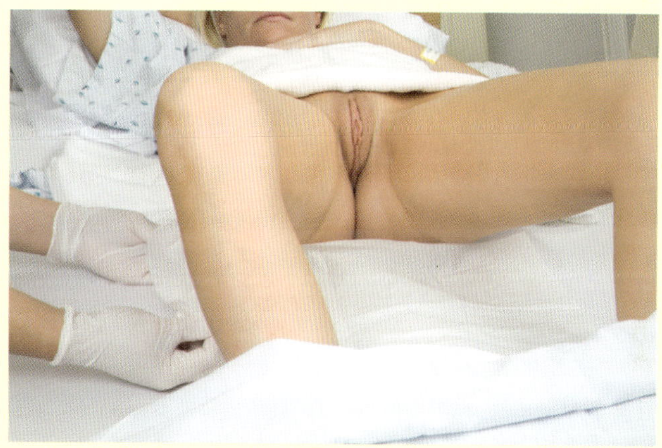

그림 3 대상자의 엉덩이 밑에 멸균포를 편다.

12. **멸균윤활제를 연 다음 카테터 끝에 묻힌다. 처방전에 따라 2% 리도카인 젤을 사용한다. 카테터의 소변이 나오는 출구를 혈관 섭자로 잠근다. 소독액을 열고 멸균솜에 붓는다. 멸균검체물 용기를 연다. 풍선이 새는지 확인하기 위해 용액을 미리 채운 주사기를 이용해 풍선을 팽창시킨다. 팽창이 적절이 이루어지면 용액을 모두 주사기 내로 흡입한다.**
    이론적 근거: 윤활제는 카테터 삽입 시 유발되는 외상을 줄이고 불편함을 감소시킨다. 절차수행 전에 물품이나 손이 오염되지 않도록 한다.

13. **왼손은 소음순 위에 놓고 요도구를 노출시키기 위해 부드럽게 벌린다. 요도구의 정확한 위치를 확인한다. 소독 후 카테터를 삽입하며, 카테터 삽입 후까지 요도구가 닫히지 않도록 소음순을 벌린 상태로 유지한다(왼손은 오염된 것으로 간주한다).**
    이론적 근거: 만일 카테터 삽입 전에 소음순이 요도구에 닿으면 요도구는 오염된 것으로 간주하고 다시 소독해야 한다.

14. **멸균된 오른손으로 멸균섭자를 이용해 소독솜을 집는다.**
    이론적 근거: 요도구 소독 시 멸균섭자를 사용하는 것은 멸균된 손이 오염되는 것을 막기 위함이다.

15. **위에서 아래로 대음순, 소음순을 소독한다. 사용한 솜은 버린다. 매번 새 솜으로 3~4회 반복한다[그림 5]. 마지막으로 요도구를 위에서 아래로 소독한다.**
    이론적 근거: 위에서 아래로 소독하는 것은 직장에서 요도구로 미생물이 들어가는 것을 막기 위함이다.

16. **섭자를 이용해 마른 솜으로 과다한 소독액을 흡수해낸다.**
    이론적 근거: 과다한 소독액 흡수는 조직이 미끄러지는 것을 막고 요도구를 잘 보이도록 하며, 요도 내로 소독액이 들어가 불편감을 유발하는 것을 막기 위함이다.

17. **멸균된 손으로 카테터 끝으로부터 7~8cm 정도를 잡고 나머지 카테터 부분은 소독된 도뇨세트 안에 둔다. 만약 카테터와 소변수집주머니가 이미 연결되어 나온 제품이라면 소독 부위를 손쉽게 잡을 수 있는 곳에 둔다.**
    이론적 근거: 소변백을 적절히 잘 다룸으로써 감염을 최소화한다.

절차 14-4 단순 또는 유치도뇨 카테터 삽입(계속)

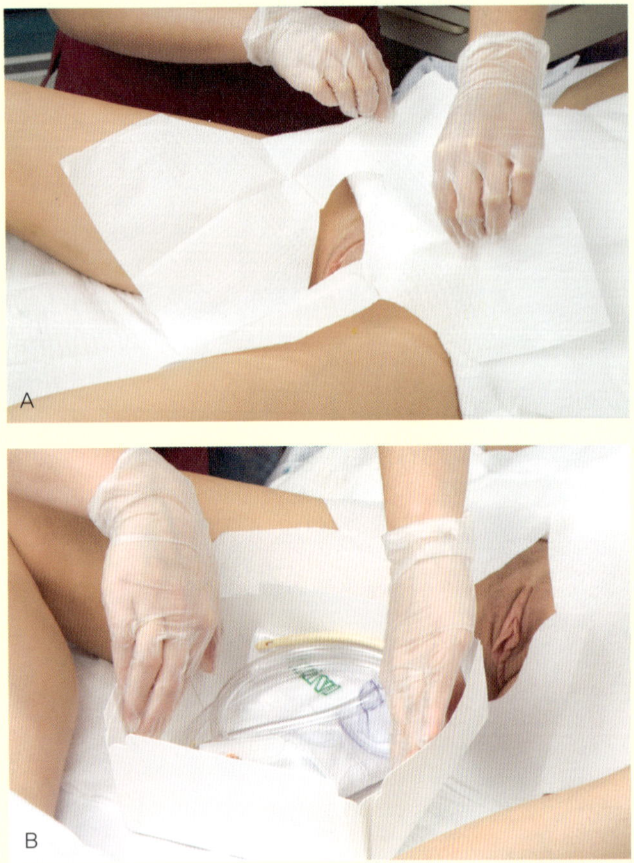

그림 4 **A:** 소공포를 회음부위에 편다. **B:** 대상자의 대퇴다리 사이에 소독된 도뇨세트를 둔다.

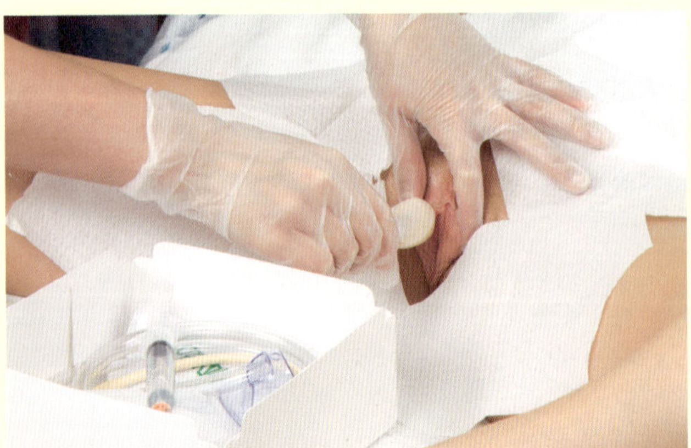

그림 5 요도구를 소독한 후 솜을 버린다.

18. **카테터를 부드럽게 요도 내로(약 5cm) 소변이 나올 때까지 삽입한다[그림 6]. 만일 소변이 나오지 않으면 기침을 하도록 하거나 카테터를 돌려서 카테터의 위치를 바꾸어본다. 카테터 삽입 동안에 천천히 심호흡을 하게 한다.**

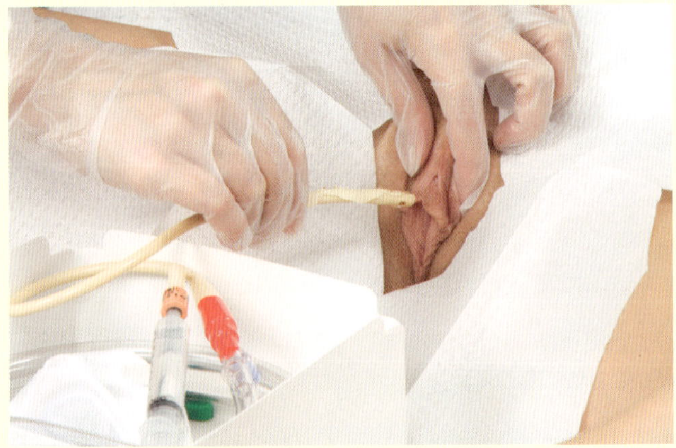

그림 6 요도 내로 카테터를 삽입한다.

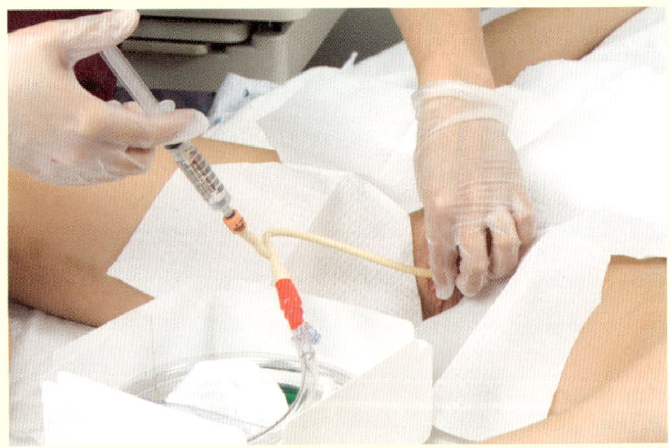

그림 7 용액이 채워진 주사기로 풍선을 팽창시킨다.

이론적 근거: 기침은 복압을 상승시켜 소변의 흐름을 도와준다. 대상자가 천천히 깊게 숨을 쉴 때 외괄약근이 이완된다.

19. **잠가둔 혈관 섭자를 풀어 소변이 나오는지 확인한다. 소변이 나오면 소변이 나오는 출구를 잠근 후 카테터를 2~3cm 더 삽입한다.**
    이론적 근거: 유치도뇨 카테터의 풍선을 팽창시킬 수 있는 충분한 공간을 확보하기 위함이다. 풍선이 요도가 아닌 방광 내에서 팽창하도록 하기 위함이며, 만일 요도 내에서 풍선이 팽창하면 외상을 일으킬 수 있다. 만일 카테터가 실수로 인해 질로 들어갔으면 질의 위치를 표시할 수 있도록 그대로 두고, 요도구로 다시 새 카테터를 삽입한다.

20. **주사기에 있는 용액을 주입해 풍선을 팽창시킨다[그림 7]. 카테터를 당겨보아 제 자리에 고정되었는지 확인한다.**
    이론적 근거: 만약 저항이 느껴지면, 카테터 풍선이 방광 내에서 팽창된 것이다.

21. **외음부위의 소공포를 치운다. 카테터의 소변이 나오는 출구에 소변수집주머니를 연결한다. 일부 도뇨관 세트에는 카테터가 소변수집주머니에 미리 연결되어 있는 것도 있다. 일부 간호사는 카**

절차 14-4 단순 또는 유치도뇨 카테터 삽입(계속)

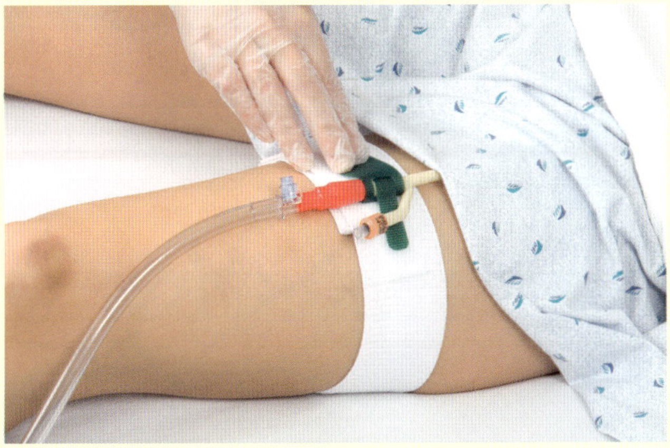

그림 8 대상자의 대퇴다리 안쪽에 카테터 연결관을 고정한다.

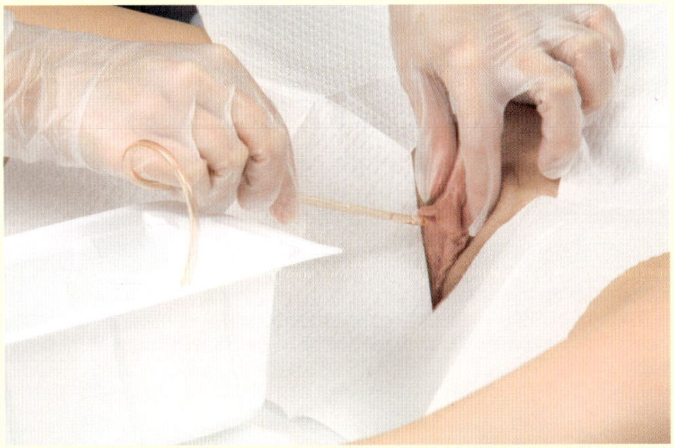

그림 9 요도 내로 단순도뇨 카테터를 삽입한다.

테터 삽입 전에 미리 연결하기도 한다.
이론적 근거: 배액 시 멸균상태를 유지한다.

22. 대퇴 안쪽에 1인치 테이프로 카테터를 안전하게 고정시켜 다리를 움직일 때 빠지지 않도록 한다[그림 8].
이론적 근거: 테이프로 고정하는 것은 대상자가 움직일 때 요도마찰과 자극을 줄이기 위함이다.

23. 침대 틀에 소변수집주머니를 매달고, 배액관이 꺾이거나 고리형태가 되지 않도록 하며, 또한 침대난간이 배액관에서 소변이 흐르는 데 장애를 주지 않도록 한다.
이론적 근거: 배액관이 고리형태가 되면, 관에 소변이 차서 소변이 자유롭게 배액되는 것을 방해할 수 있다.

24. 장갑을 벗고 손을 씻는다.

25. 시간, 삽입된 카테터 크기, 소변량과 색깔, 대상자의 반응 등을 기록한다.
이론적 근거: 기록은 법적 자료가 되며, 건강관리팀과의 의사소통을 유지시킨다.

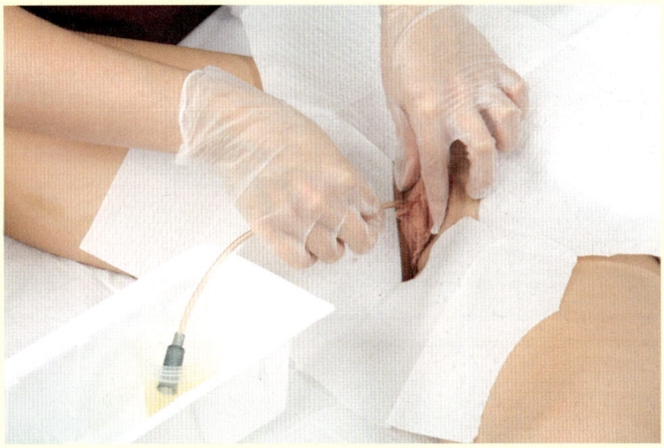

그림 10 방광이 비워질 때까지 카테터를 안전하게 잡는다.

여성을 위한 단순도뇨 카테터 삽입

1. 유치도뇨 카테터 삽입 절차 1~16번을 따른다.

2. 멸균된 손으로 카테터 끝을 잡는다. 멸균용기에 소변검체물을 받는다.
이론적 근거: 소변을 정확히 측정하고 낭비 없이 검체물을 받는다.

3. 카테터를 부드럽게 요도 내로(약 5cm) 소변이 나올 때까지 삽입한다[그림 9]. 만일 소변이 나오지 않으면 기침을 하도록 하거나 카테터를 돌려서 카테터의 위치를 바꾸어본다. 카테터 삽입 동안에 천천히 심호흡을 하게 한다.
이론적 근거: 기침은 복압을 상승시켜 소변의 흐름을 도와준다. 대상자가 천천히 깊게 숨을 쉴 때 외괄약근이 이완된다.

4. 방광이 비워질 때까지 카테터를 안전하게 잡는다[그림 10]. 처방에 따라 소변을 소독검체통에 받고, 다 받은 후에 카테터를 잠근다. 잔뇨량에 소변검체량을 더한다.
이론적 근거: 잔뇨를 정확히 측정한다.

5. 방광이 다 비워지도록 한다. 카테터를 천천히 제거한다. 필요시 회음 부위를 닦고 건조시킨다.
이론적 근거: 잔뇨를 정확히 측정한다.

6. 장갑을 빼고 대상자에게 편안한 자세를 취하도록 한다.
이론적 근거: 대상자에게 안위를 제공한다.

7. 장갑을 낀다. 소변검체물을 덮고 라벨을 부착한다. 두 명의 간호사가 이중으로 대상자의 이름을 확인한다. 즉시 검사실로 보낸다.
이론적 근거: 정확한 검체물 라벨의 부착은 실수를 방지한다. 검사실로 빨리 보내 미생물 성장을 예방한다.

8. 장갑을 벗고 손을 씻는다.

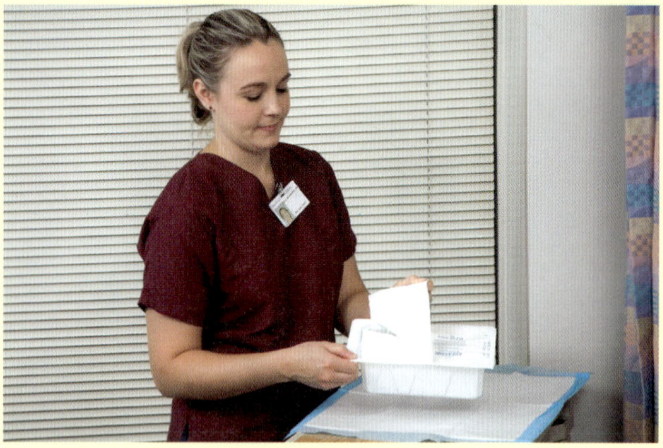

그림 11 도뇨 세트를 연다.

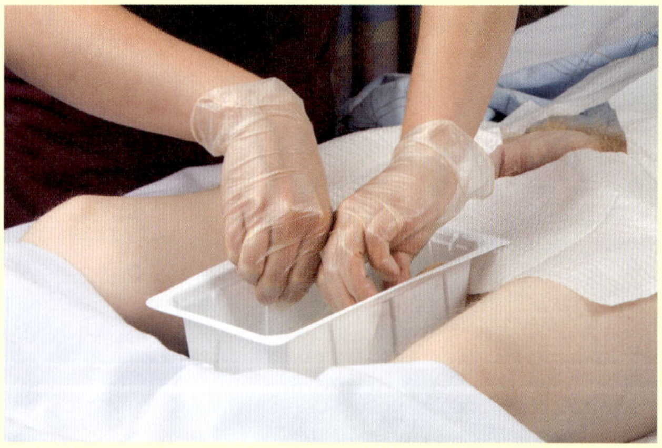

그림 12 생식기 위에 소공포를 씌우고 다리 사이에 소독된 도뇨 세트를 둔다.

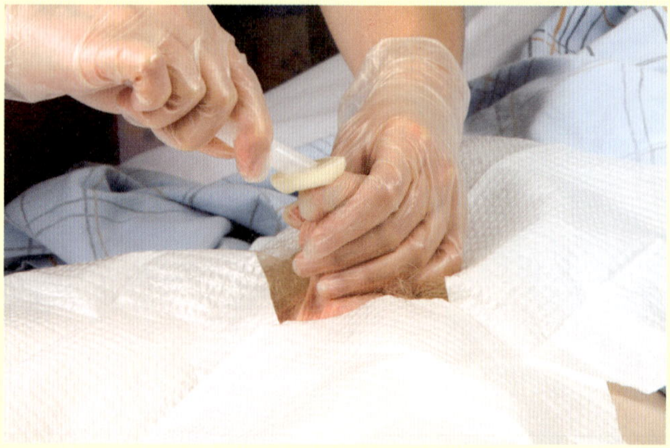

그림 13 요도구를 닦는다.

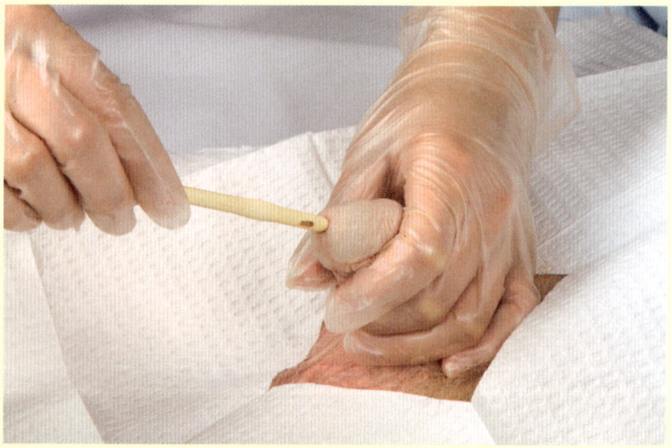

그림 14 요도 내에 카테터를 삽입한다.

남성을 위한 유치도뇨 카테터 삽입

9. 앙와위를 취하고, 생식기만 노출되도록 한다.
   이론적 근거: 편안하고 프라이버시를 보장하기 위함이다.

10. 목욕타월로 대퇴 중간부까지 다리를 가린다.
    이론적 근거: 오한을 막고, 안위를 증진시키며, 이완을 돕는다.

11. 멸균상태를 유지하며 도뇨관 세트를 연다[그림 11].

12. 장갑을 낀다. 생식기 위에 소공포를 씌운다. 다리 사이에 소독된 카테터 세트를 둔다[그림 12]. 카테터의 소변이 나오는 출구를 혈관 섭자로 잠근다.
    이론적 근거: 절차 중 멸균상태를 유지하기 위함이다.

13. 소독액을 멸균솜에 붓는다. 검체물 용기를 연다. 용액을 미리 채운 주사기를 이용해 카테터의 풍선을 팽창시킨다. 이후 주사기로 풍선 내 용액을 모두 흡인한다.
    이론적 근거: 절차 수행 전에 물품이나 손이 오염되지 않도록 한다. 풍선이 팽창하지 않거나 세면 삽입 전에 교환한다.

14. 멸균된 손으로 카테터 끝을 잡는다. 만약 카테터와 소변수집주머니가 이미 연결되어 나온 제품이라면 소독부위를 손쉽게 잡을 수 있는 곳에 둔다. 소변배액백의 잠금장치를 확인한다.
    이론적 근거: 절차 중 감염을 최소화한다.

15. 왼손으로 신체에서 90° 각도로 음경을 잡는다. 대상자가 포경을 하지 않았으면 왼손으로 포피를 뒤로 잡아당겨 요도구가 보이도록 한다(왼손은 오염된 것으로 간주한다).
    이론적 근거: 음경을 90°로 잡는 것은 요도를 일직선으로 만들고, 카테터 삽입 시 외상이 없도록 하기 위함이다.

16. 멸균된 손(오른 손)을 이용해 섭자로 소독솜을 집는다.
    이론적 근거: 소독 시 섭자를 사용하는 것은 멸균된 손이 오염되지 않도록 하기 위함이다.

17. 요도구에서 시작하여 음경의 아래쪽으로 둥글게 요도구를 소독한다. 사용한 솜은 버린다. 매번 새 솜으로 3~4회 반복한다[그림 13].
    이론적 근거: 요도구를 소독하는 것은 삽입 부위를 가능한 청결상태로 유지하기 위함이다.

절차 14-4 단순 또는 유치도뇨 카테터 삽입(계속)

18. 마른 솜으로 요도구를 건조시킨다.
이론적 근거: 요도구를 건조시키는 것은 소독액이 요도구로 들어가 불편감을 줄 수 있기 때문이다.

19. 음경을 바로 잡고 리도카인 겔을 카테터에 바른다. 윤활제가 더 필요하다면 음경에 바로 바를 수 있다.
이론적 근거: 윤활제는 카테터 삽입을 도와주고 요도 외상을 줄인다. 리도카인 겔은 삽입 시 불편감을 감소시킨다.

20. 요도 내로(약 21cm) 카테터를 부드럽게 삽입한다[그림 14].
이론적 근거: 남자의 요도가 여자보다 더 길다.

21. 잠가둔 혈관 섭자를 풀어 소변이 나오는지 확인한다. 소변이 나오면 소변이 나오는 출구를 잠근 후 카테터를 2~3cm 더 삽입한다.
이론적 근거: 풍선이 요도 내가 아닌 방광 내에서 팽창되게 하기 위함이다.

22. 주사기에 있는 용액을 주입해 풍선을 팽창시킨다[그림 15].
이론적 근거: 방광 밖으로 카테터가 빠지는 것을 막기 위함이다.

23. 부드럽게 카테터를 잡아당겨 카테터가 제자리에 고정된 것을 확인한다.
이론적 근거: 저항이 느껴지면 카테터 풍선이 방광 내에서 적절히 팽창된 것이다.

24. 카테터 소변이 나오는 출구에 소변수집주머니를 연결한다.
이론적 근거: 멸균상태를 유지한다.

25. 복부나 허벅지에 벨크로 끈이나 1인치 테이프로 카테터를 안전하게 고정시킨다[그림 16].
이론적 근거: 테이프로 고정시키는 것은 음경-음낭 연접부에 외상을 막고, 대상자가 움직일 때 요도의 마찰과 자극을 막기 위함이다.

26. 포경을 하지 않았으면 포피를 귀두 위로 부드럽게 되돌린다.
이론적 근거: 포피를 잡아당긴 상태로 두면 부종을 일으키고, 음경에 순환장애가 생길 수 있다.

27. 침대틀에 소변수집주머니를 매달고, 배액관이 꺾이거나 고리형태가 되지 않도록 한다. 또한 침대난간이 배액관에서 소변이 흐르는 데 지장을 주지 않도록 한다.

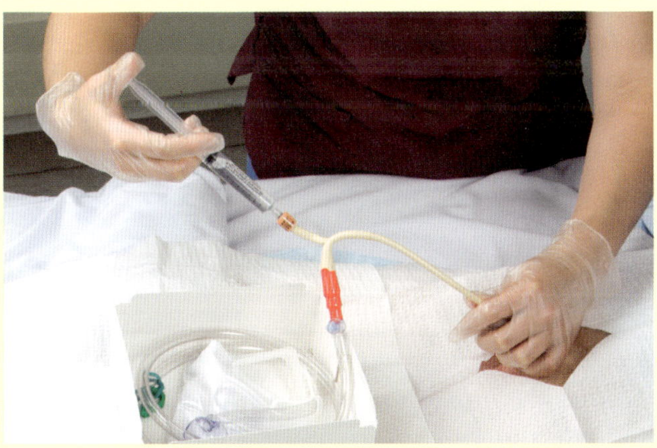

그림 15 채워진 주사기를 이용해 풍선을 팽창시킨다.

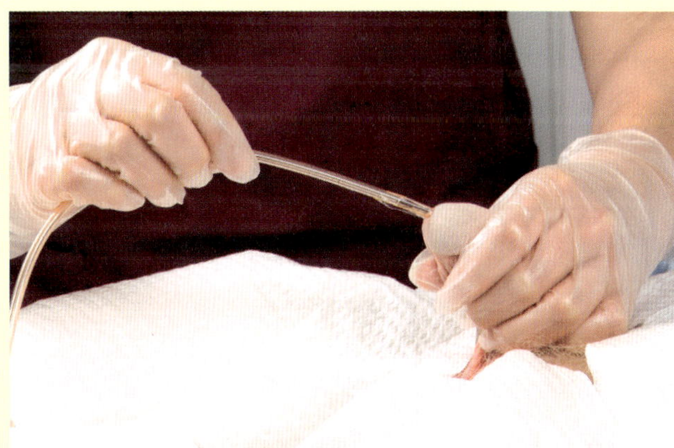

그림 17 요도 내에 단순도뇨 카테터를 삽입한다.

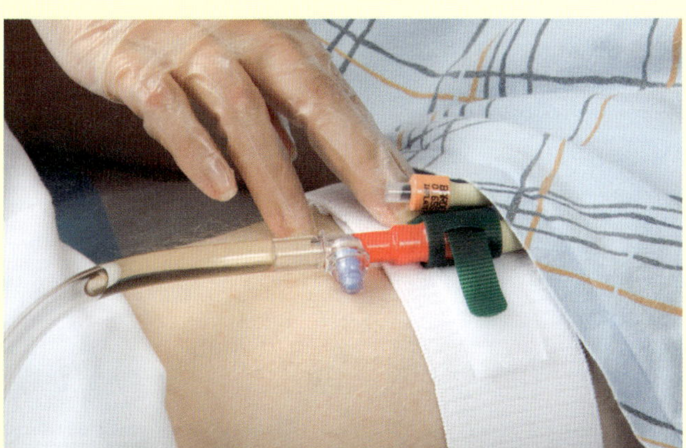

그림 16 고정용 밸트를 이용하여 대퇴다리에 카테터를 고정한다.

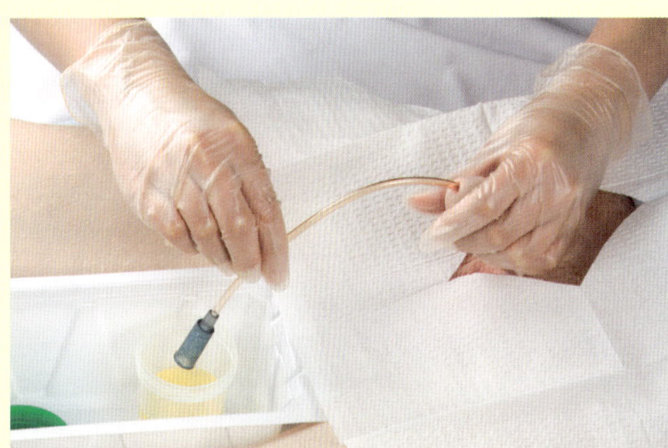

그림 18 방광이 비워질 때까지 카테터를 안전하게 잡는다.

절차 14-4 단순 또는 유치도뇨 카테터 삽입(계속)

이론적 근거: 배액관이 고리형태가 되면 관에 소변이 차서, 소변이 자유롭게 배액되는 것을 방해할 수 있다.

28. 손을 씻는다.
이론적 근거: 미생물의 전파를 감소시킨다.

29. 시간, 삽입된 카테터 크기, 소변량과 색깔, 대상자 반응 등을 기록한다.
이론적 근거: 기록은 법적 자료가 되며, 건강관리팀과의 의사소통을 유지시킨다.

남성을 위한 단순도뇨 카테터 삽입

1. 단순 또는 유치도뇨 카테터 삽입 전 처치 절차 1~8번을 따른다.

2. 남성을 위한 유치도뇨 카테터 삽입 절차 9~19번을 따른다.

3. 멸균된 손으로 카테터 끝을 잡는다. 멸균용기에 소변검체물을 받는다.
이론적 근거: 소변을 정확히 측정하고 낭비 없이 검체물을 받는다.

4. 카테터를 요도 내로 소변이 나올 때까지 부드럽게 삽입한다[그림 17].
이론적 근거: 남자의 요도가 여자보다 더 길다.

5. 방광이 비워질 때까지 카테터를 안전하게 잡는다[그림 18]. 처방에 따라 소변을 멸균검체통에 받고 다 받은 후에 카테터에 남아 있는 소변은 버린다. 소변검체물 용기를 옆에 둔다.
이론적 근거: 정확한 잔뇨를 측정하고 적당한 소변을 수집하고 버려지는 소변이 없도록 한다.

6. 방광이 다 비워지도록 한다. 카테터를 천천히 제거한다. 필요시 회음부위를 닦고 건조시킨다.
이론적 근거: 잔뇨를 정확히 측정한다.

7. 장갑을 빼고 대상자에게 편안한 자세를 취하도록 한다.
이론적 근거: 대상자에게 안위를 제공한다.

8. 새 장갑을 낀다. 소변검체물을 덮고 라벨을 부착한다. 두 명의 간호사가 대상자의 이름을 이중으로 확인한다. 즉시 검사실로 보낸다.
이론적 근거: 적절한 검체물 라벨 부착은 실수를 방지한다. 검사실로 빨리 보내 미생물 성장을 예방한다.

9. 장갑을 벗고 손을 씻는다.

10. 시간, 삽입된 카테터 크기, 소변량과 색깔, 대상자 반응 등을 기록한다.

유치도뇨 카테터 제거

1. 절차 1~4번을 따른다.

2. 카테터 삽입 시와 같은 자세를 취하도록 한다. 카테터 부위만 노출되게 하고 소독포를 덮는다. 방수포를 여성 대상자는 다리 사이에 남성 대상자는 허벅지 위로 놓는다.
이론적 근거: 불필요한 노출을 피하고 따듯하게 해준다. 방수포는 리넨을 보호하고 사용한 카테터를 싸서 버릴 용기이다.

3. 카테터를 잠근다.
이론적 근거: 카테터를 잠그는 것은 카테터 제거 후 카테터 내에 남아 있는 소변이 침대에 누출되는 것을 막기 위함이다.

4. 카테터를 고정한 벨크로 끈이나 테이프를 제거한다[그림 19].
이론적 근거: 카테터를 제거한다.

5. 카테터의 풍선팽창 관에 빈 주사기를 삽입하여 용액을 모두 빼낸다[그림 20]. 풍선의 크기는 카테터의 크기에 따라 다르지만, 대부분 10mL 미만이다. 큰 풍선(30mL)은 전립선이나 비뇨기 수술 후에 사용한다.
이론적 근거: 카테터 제거 시 요도외상을 막기 위해 풍선의 공기를 완전히 뺀다.

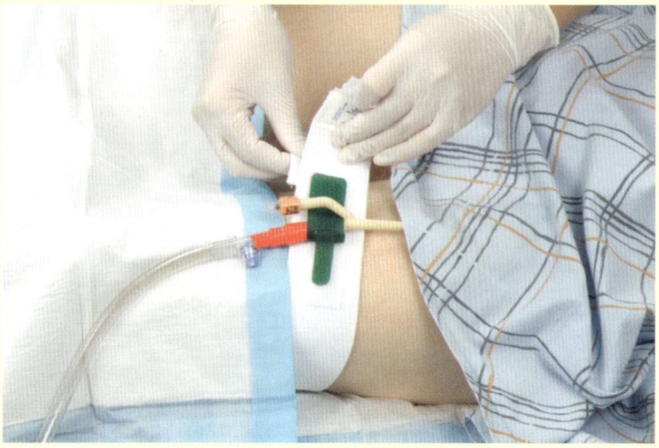

그림 19 고정용 벨트나 테이프를 제거한다.

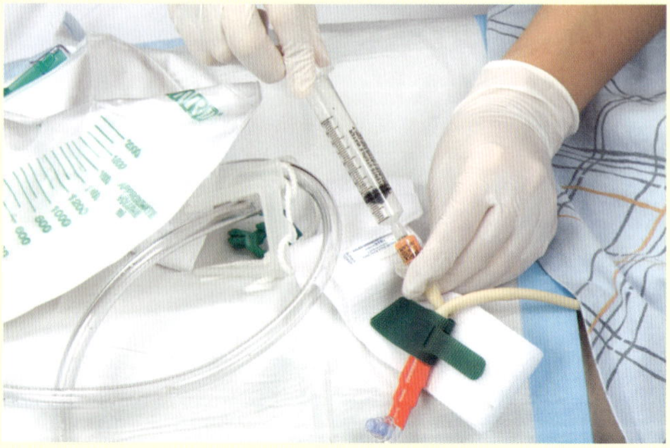

그림 20 풍선팽창 관에 빈 주사기를 삽입하여 용액을 제거한다.

절차 14-4 단순 또는 유치도뇨 카테터 삽입(계속)

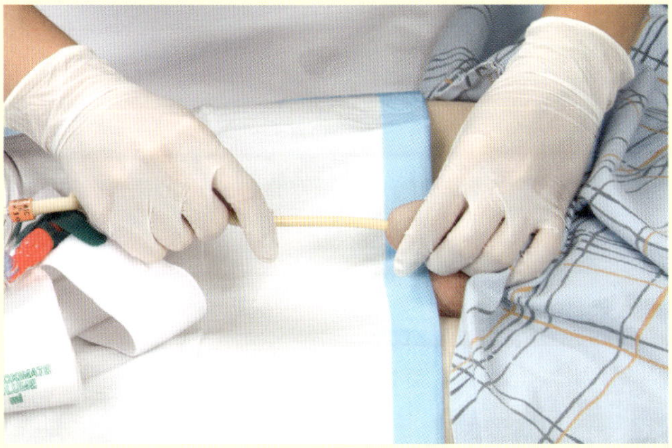

그림 21 대상자의 호기 시 카테터를 부드럽게 제거한다.

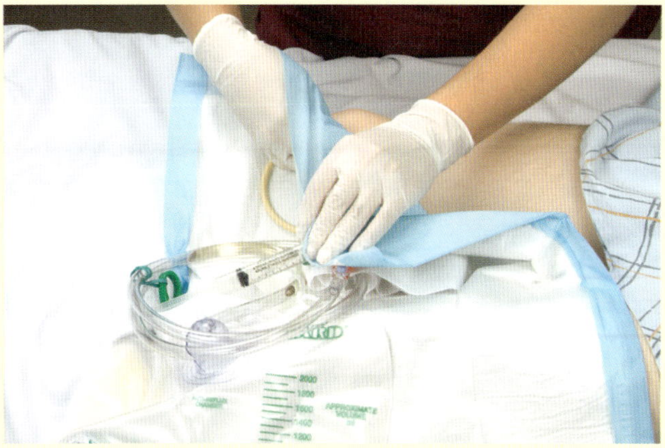

그림 22 방수포에 사용한 카테터를 둔다.

6. 심호흡을 하도록 하고, 호기 시 카테터를 조여 집은 채로 부드럽게 제거한다[그림 21].
   이론적 근거: 호흡을 통해 주의를 전환시키고, 호기 시 카테터를 제거하면 복근과 회음근의 긴장을 예방한다. 카테터를 조여 집는 것은 소변누출을 막기 위함이다.
7. 방수포에 카테터를 둔다[그림 22]
   이론적 근거: 카테터와의 직접접촉을 피한다.
8. 대상자가 생식기를 청결히 하고 건조시키는 것을 돕는다. 장갑을 벗고 대상자를 편안하게 해준다. 환의를 입혀 주고 이불을 덮어준다.
   이론적 근거: 안위를 제공하기 위함이다.
9. 새 장갑을 낀다. 병동 프로토콜에 따라 사용한 물품을 정리한다. 소변수집주머니에 있는 소변량을 측정하고 카테터 제거시간을 기록한다. 대상자가 배뇨해야 할 시간을 추정해본다(8시간 이내).
   이론적 근거: 기록은 법적 자료가 되며, 건강관리팀과의 의사소통을 유지시킨다.
10. 장갑을 벗고 손을 씻는다.
   이론적 근거: 미생물의 전파를 감소시킨다.
11. 카테터 제거 시간, 대상자가 소변을 꼭 보아야 할 시간, 대상자 반응 등을 기록한다.
   이론적 근거: 기록은 법적 자료가 되며, 건강관리팀과의 의사소통을 유지시킨다.

기록

2017/7/13 14:30 -
P: 07:30 이후 배뇨하지 못하고 요정체가 있으며 복부팽만이 있고 BUS을 이용해 625mL의 요정체를 확인함.
I: 의사에게 보고함. 처방을 따라 I/O 수집을 위한 16Fr 유치도뇨 카테터를 삽입함. 담황색의 675mL의 소변을 수집함. 수분 섭취를 격려함.
E: 배설량을 계속 사정하고 배뇨가 없으면 4시간마다 BUS로 요정체를 확인함.

\- RN 김영희

절차 14-4 단순 또는 유치도뇨 카테터 삽입(계속)

생애주기별 고려사항

아동

- 어린 아동에게 도뇨는 놀랍고, 통증을 유발하는 절차일 수 있다. 아동의 침대가 안전한 영역으로 계속 인식될 수 있도록 도뇨는 치료실에서 시행되도록 한다.
- 도뇨 동안에 아동이 움직이지 않도록 돕기 위해 보조자가 필요할 수 있다.
- 여아의 질구는 성인 여성보다 더 앞쪽에 있으므로 여아의 요도구를 찾을 때는 더 세심한 주의가 필요하다.
- 아동에서는 다양한 크기의 카테터가 이용된다.

여성 노인

- 폐경 후 여성의 음순은 위축된다. 카테터 삽입 전에 피부주름을 잡을 때 늘어지고 미끄럽게 느껴질 수 있다.
- 관절염과 기타 노화 관련 근골격 상태는 노인이 혼자서 도뇨 삽입 체위를 유지하는 것을 어렵게 할 수 있다. 측위를 더 편안해하는 경향이 있다.

남성 노인

- 노화에 따라 전립선이 비대해져서, 요도-방광 접합부에 압박을 주기도 한다. 따라서 항상 부드럽게 도뇨하도록 하며, 만일 저항이 느껴질 경우, 음경의 각도를 변화시키고, 카테터를 다시 진입시킨다. 또는 콘돔 카테터를 사용한다. 만일 저항이 계속되면 절차를 중단하고, 의사에게 보고한다.

가정간호 시 유의사항

- 대상자는 유치도뇨를 한 채 귀가할 수 있다. 이러한 경우, 가정간호사의 방문이 권장된다.
- 대상자에게 요로감염의 징후와 증상에 대해 교육하고, 그러한 징후와 증상이 나타나면 보고하도록 한다. 요로 감염의 증상은 발열, 오한, 탁하고 고약한 냄새가 나는 소변, 카테터 주변에 작열감 등이다.
- 대상자에게 소변배액체계의 어느 부분이라도 만지기 전과 후에 손을 씻도록 교육한다.
- 대상자나 돌봄제공자는 최소한 1일 2회 따뜻한 물과 비누로 요도구를 청결히 해야 한다. 포경수술을 하지 않은 남자는 포피를 뒤로 당기고 귀두 전체를 청결히 한다.
- 가정에서 간헐적 자가도뇨는 보통 청결법으로 시행된다.
- 하지주머니는 보행을 하는 대상자에게 독립심을 증가시킨다.
- 밤에는 큰 용량의 소변수집주머니를 이용하여 침대틀에 고정한다.
- 카테터, 배액관, 소변수집주머니 교환은 가정간호기관의 지침을 확인하고 따른다.

협력과 위임

- 도뇨는 보통 간호사가 수행한다. 일부 건강기관에서는 남자 간호보조인력이 남성 도뇨를 수행한다.
- 많은 대상자가 간헐적 도뇨를 하는 재활병동에서는 도뇨 수행을 위해 자주 도뇨팀 인력을 훈련시킨다.
- 카테터 삽입이 매우 어렵거나 불가능하면 비뇨기계 전문의에게 자문을 구한다.

절차 14-4 단순 또는 유치도뇨 카테터 삽입(계속)

자가학습 체크리스트

수행항목	충분	부족	안 함
여성을 위한 유치도뇨 카테터 삽입			
1. 의사의 처방을 확인한다.			
2. 손을 씻고 일회용 장갑을 낀다.			
3. 필요물품을 준비하여 침상 옆에 둔다.			
4. 대상자의 이름을 개방형으로 질문하고 입원팔찌와 대조하여 대상자를 확인한다.			
5. 대상자에게 조영제나 라텍스에 대한 알레르기가 있는지 확인한다.			
6. 문을 닫거나 커튼을 치고 대상자에게 절차를 설명한다.			
7. 조명을 밝게 한다. 잘 닿을 수 있는 곳에 오염물 수집통을 둔다.			
8. 간호를 수행하기 편한 상태로 침상을 조절한다. 주로 사용하는 손을 고려하여 물품들을 편리하게 배치한다.			
9. 대상자에게 회음부 위생을 수행할 기회를 주며, 필요시 도와준다.			
10. 배횡와위를 취한다. 대퇴를 외회전시킨다.			
11. 멸균상태를 유지하면서 침상 옆 테이블 위에서 도뇨세트를 연다.			
12. 대상자의 둔부 아래에 멸균포를 깐다.			
13. 멸균장갑을 낀다.			
14. 소공포를 회음부위에 편다.			
15. 대상자 허벅지 사이에 소독된 도뇨세트를 둔다.			
16. 멸균윤활제를 카테터 끝에 묻힌다.			
17. 카테터의 소변이 나오는 출구를 혈관 섭자로 잠근다.			
18. 소독액을 열고 멸균솜에 붓는다.			
19. 필요하면 멸균검체물 용기를 연다.			
20. 카테터 풍선이 새는지 확인하기 위해 용액을 미리 채운 주사기를 이용해 풍선을 팽창시킨다.			
21. 팽창이 적절이 이루어지면 용액을 모두 주사기 내로 흡입한다.			
22. 왼손은 소음순 위에 놓고 요도구를 노출시키기 위해 부드럽게 벌린다. 요도구의 정확한 위치를 확인한다.			
23. 멸균된 오른손으로 멸균섭자를 이용해 알코올솜을 집는다.			
24. 위에서 아래로 대음순, 소음순을 소독한다. 사용한 솜은 버린다. 매번 새 솜으로 3~4회 반복한다. 마지막으로 위에서 아래로 소독한다.			
25. 섭자를 이용해 마른 솜으로 과다한 소독액을 흡수해낸다.			
26. 카테터 삽입 후까지 요도구가 닫히지 않도록 소음순을 벌린 상태로 유지한다.			
27. 멸균된 손으로 카테터 끝에서 7~8cm 정도를 잡고 나머지 카테터 부분은 소독된 도뇨세트 안에 둔다.			
28. 요도 내로(약 5cm) 카테터를 부드럽게 삽입한다.			
29. 카테터 삽입 동안에 천천히 심호흡을 하게 한다.			
30. 잠가둔 혈관 섭자를 풀어 소변이 나오는지 확인한다.			
31. 소변이 나오면 소변이 나오는 출구를 잠근 후 카테터를 2~3cm 더 삽입한다.			
32. 주사기에 있는 용액을 주입해 풍선을 팽창시킨다.			
33. 카테터를 당겨 보아 제자리에 고정되어 있는지 확인한다.			
34. 외음주위의 소공포를 치운다.			
35. 카테터의 소변이 나오는 출구에 소변수집주머니를 연결한다.			
36. 대퇴 안쪽에 1인치 테이프로 안전하게 카테터를 고정시켜 다리를 움직일 때 빠지지 않도록 한다.			
37. 침대틀에 소변수집주머니를 매달고, 배액관이 꺾이거나 고리형태가 되지 않도록 하며, 또한 침대난간이 배액관에서 소변이 흐르는 데 지장을 주지 않도록 한다.			

절차 14-4 단순 또는 유치도뇨 카테터 삽입(계속)

수행항목	충분	부족	안 함
38. 장갑을 벗고 손을 씻는다.			
39. 시간, 삽입된 카테터 크기, 소변량과 색깔, 대상자의 반응 등을 기록한다.			
여성을 위한 단순도뇨 카테터 삽입			
1. 유치도뇨 카테터 삽입 절차 1~14번을 따른다.			
2. 유치도뇨 카테터 삽입 절차 22~26번을 따른다.			
3. 멸균된 손으로 카테터 끝을 잡는다.			
4. 카테터를 부드럽게 요도 내로(약 5cm) 소변이 나올 때까지 삽입한다. 만일 소변이 나오지 않으면 기침을 하도록 하거나 카테터를 돌려서 카테터의 위치를 바꾸어본다. 카테터 삽입 동안에 천천히 심호흡을 하게 한다.			
5. 방광이 비워질 때까지 카테터를 안전하게 잡는다. 처방에 따라 소변을 소독검체통에 받는다. 잔뇨량에 검체소변량을 더한다.			
6. 방광이 다 비워지도록 한다. 카테터를 천천히 제거한다. 필요시 회음부위를 닦고 건조시킨다.			
7. 장갑을 빼고 대상자에게 편안한 자세를 취하도록 한다.			
8. 장갑을 낀다. 소변검체물을 덮고 라벨을 부착한다. 두 명의 간호사가 대상자의 이름을 이중으로 확인한다. 즉시 검사실로 보낸다.			
9. 장갑을 벗고 손을 씻는다.			
10. 수행한 것을 기록한다.			
남성을 위한 유치도뇨 카테터 삽입			
1. 유치도뇨 카테터 삽입 절차 1~14번을 따른다.			
2. 앙와위를 취하고, 생식기만 노출되도록 한다.			
3. 목욕타월로 대퇴 중간부까지 다리를 가린다.			
4. 무균 상태를 유지하며 도뇨관 세트를 연다.			
5. 장갑을 낀다.			
6. 생식기 위에 소공포를 씌운다.			
7. 다리 사이에 소독된 카테터 세트를 둔다.			
8. 카테터의 소변이 나오는 출구를 혈관 섭자로 잠근다.			
9. 소독액을 멸균솜에 붓는다.			
10. 검체물 용기를 연다.			
11. 용액을 미리 채운 주사기를 이용해 카테터의 풍선을 팽창시킨다.			
12. 풍선 내 용액을 모두 주사기 내로 흡인한다.			
13. 멸균된 손으로 카테터 끝을 잡는다.			
14. 왼손으로 신체에서 90° 각도로 음경을 잡는다.			
15. 멸균된 손(오른 손)을 이용해 섭자로 소독솜을 집는다.			
16. 요도구에서 시작하여 음경의 아래쪽으로 둥글게 요도구를 소독한다. 사용한 솜은 버리고 새 솜으로 3~4회 반복한다.			
17. 마른 솜으로 요도구를 건조시킨다.			
18. 음경을 바로 잡고 리도카인 겔을 카테터에 바른다.			
19. 멸균된 손으로 카테터 끝을 잡는다.			
20. 부드럽게 요도 내로(약 21cm) 카테터를 삽입한다.			
21. 잠가둔 혈관 섭자를 풀어 소변이 나오는지 확인한다.			
22. 소변이 나오면 소변이 나오는 출구를 잠근 후 카테터를 2~3cm 더 삽입한다.			
23. 주사기에 있는 용액을 주입해 풍선을 팽창시킨다.			
24. 부드럽게 카테터를 잡아당겨 카테터가 제자리에 고정된 것을 확인한다.			
25. 카테터 소변이 나오는 출구에 소변수집주머니를 연결한다.			
26. 복부나 허벅지에 벨크로 끈이나 1인치 테이프로 카테터를 안전하게 고정시킨다.			

절차 14-4 단순 또는 유치도뇨 카테터 삽입(계속)

수행항목	충분	부족	안 함
27. 포경을 하지 않았으면 포피를 귀두 위로 부드럽게 되돌린다.			
28. 침대틀에 소변수집주머니를 매달고, 배액관이 꺾이거나 고리형태가 되지 않도록 하고, 또한 침대난간이 배액관에서 소변이 흐르는 데 지장을 주지 않도록 한다.			
29. 손을 씻는다.			
30. 시간, 삽입된 카테터 크기, 소변량과 색깔, 대상자의 반응 등을 기록한다.			
남성을 위한 단순도뇨 카테터 삽입			
1. 유치도뇨 카테터 삽입 절차 1~14, 17~18, 21~25를 따른다.			
2. 멸균된 손으로 카테터 끝을 잡는다.			
3. 카테터를 요도 내로 소변이 나올 때까지 부드럽게 삽입한다.			
4. 방광이 비워질 때까지 카테터를 안전하게 잡는다.			
5. 처방에 따라 소변을 멸균검체물 용기에 받는다.			
6. 소변검체물 용기를 옆에 둔다.			
7. 방광이 다 비워지도록 한다.			
8. 카테터를 천천히 제거한다.			
9. 필요시 회음부위를 닦고 건조시킨다.			
10. 장갑을 빼고 대상자에게 편안한 자세를 취하도록 한다.			
11. 새 장갑을 낀다.			
12. 소변검체물을 덮고 라벨을 부착한다.			
13. 두 명의 간호사가 대상자의 이름을 이중으로 확인한다. 즉시 검사실로 보낸다.			
14. 장갑을 벗고 손을 씻는다.			
15. 시간, 삽입된 카테터 크기, 소변량과 색깔, 대상자의 반응 등을 기록한다.			
유치도뇨 카테터 제거			
1. 의사의 처방을 확인한다.			
2. 손을 씻고 일회용 장갑을 낀다.			
3. 대상자의 이름을 개방형으로 질문하고 입원팔찌와 대조하여 대상자를 확인한다.			
4. 대상자에게 조영제나 라텍스에 알레르기가 있는지 확인한다.			
5. 카테터 삽입 시와 같은 자세를 취하도록 한다.			
6. 카테터 부위만 노출되게 하고, 소독포를 덮은 후 방수포를 편다.			
7. 카테터를 고정한 벨크로 끈이나 테이프를 제거한다.			
8. 카테터의 풍선팽창 관에 빈 주사기를 삽입하여 용액을 모두 빼낸다.			
9. 심호흡을 하도록 하고, 호기 시 카테터를 조여 집은 채로 부드럽게 제거한다.			
10. 방수포에 카테터를 둔다.			
11. 대상자가 생식기를 청결히 하고 건조시키는 것을 돕는다.			
12. 장갑을 벗고 대상자를 편안하게 해준다. 환의를 입혀 주고 이불을 덮어준다.			
13. 새 장갑을 낀다.			
14. 병동 프로토콜에 따라 사용한 물품을 정리한다.			
15. 소변수집주머니에 있는 소변량을 측정한다.			
16. 장갑을 벗고 손을 씻는다.			
17. 카테터 제거시간, 대상자가 소변을 꼭 보아야 할 시간, 대상자 반응 등을 기록한다.			

CHAPTER 15 배변

절차 15-1 잠혈검사

실습목적

1. 위장관 출혈이 있거나, 위장관 위험이 있는 사람을 선별한다.
2. 조기 결장암을 선별한다.

필요물품

변기, 침상변기
일회용 장갑
설압자나 나무막대
미리 포장된 잠혈검사 슬라이드, 현상액이나 물 몇 방울

사정

- 위장관 출혈의 위험요인인 내과적 병력이나 투약력이 있는지 사정한다.
- 대상자가 절차의 필요성을 이해하고 협조할 수 있는지 사정한다.
- 대상자의 식이력을 사정하고, 검사 전에 섭취를 제한해야 하는지 확인한다. 붉은색 고기, 철분제제는 잠혈검사에서 가양성 및 양성으로 나타날 수 있다. 일부 의사는 검사 72시간 전에 이들 식품의 섭취를 제한한다. 다량의 비타민 C 섭취는 가음성 결과를 나타낼 수 있다.
- 위장 자극을 초래할 수 있는 아스피린, 이부프로펜(Ibuprofen)이나 스테로이드와 같은 약물을 복용하고 있는지 확인한다. 이것은 종종 검사하기 전에 제한될 수 있다.

절차

1. **손을 씻는다.**
   이론적 근거: 미생물의 전파를 감소시킨다.

2. **두 가지 확인지표를 사용하여 대상자를 확인한다.**
   이론적 근거: 대상자에게 올바르고 적절한 사정이나 치료를 받도록 제공하며, 오류를 감소시킨다.

3. **문을 닫거나 커튼을 치고 대상자에게 절차를 설명한다.**
   이론적 근거: 대상자의 사생활을 보호하고, 대상자가 지침에 따르도록 불안을 감소시킨다.

4. **대변검체물 수집 전에 배뇨하도록 한다.**
   이론적 근거: 대변검체물에 소변이 섞이면 대변이 희석될 수 있고 잠혈을 발견하는 데 방해된다. 만약 소변에 적혈구가 있으면 검사결과가 양성으로 나오고, 출혈의 원인이 감춰질 수 있다.

5. **변기, 침상변기나 화장실을 이용하도록 도와준다. 사생활을 지켜주고, 간호사 호출벨을 가까이에 둔다.**
   이론적 근거: 대상자의 안전과 품위를 유지하기 위함이다.

6. **배변하면 일회용 장갑을 끼고 설압자나 나무막대로 소량의 대변 채집 시, 혈액이 많이 분포되어 있는 대변은 사용하지 않는다.**
   이론적 근거: 병원균의 전파를 방지하기 위함이며, 육안으로 관찰 가능한 혈액은 아마도 치질에 기인하는 것이지 장에 의한 것이 아니다.

잠혈검사 슬라이드(Hemoccult Slide Test)

7. **첫 번째 슬라이드 위에 검체물 중심부에서 채집한 변을 매우 얇게 도말한다.**
   이론적 근거: 가장자리에서 얻은 표본은 오염되었을 가능성이 있다. 잠혈검사 여과용지는 혈액에 매우 민감하므로 소량의 표본을 사용한다.

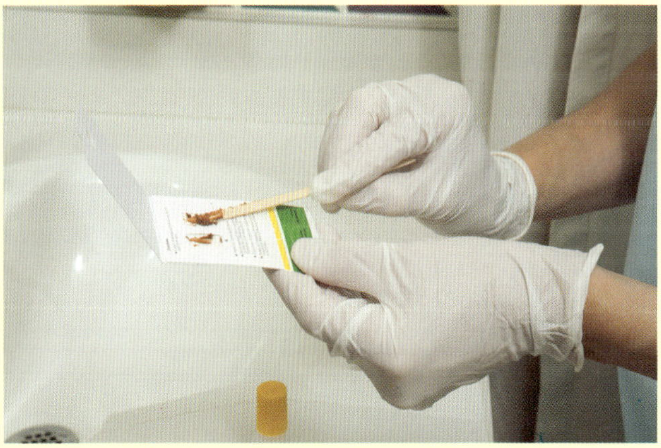

그림 1 잠혈검사 슬라이드에 대변을 얇게 도말한다.

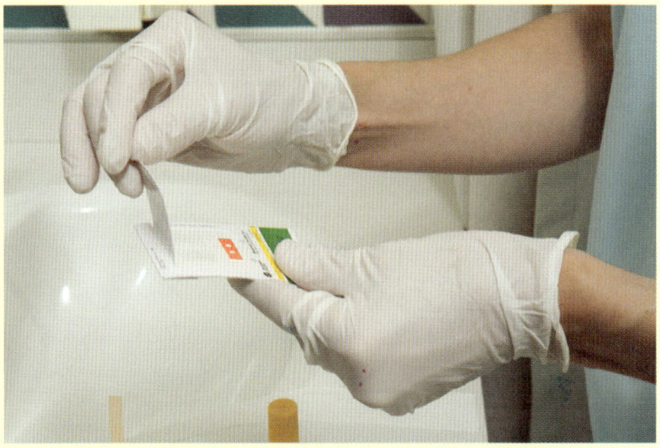

그림 2 뒤집어서 검사 용지를 올린다.

절차 15-1 잠혈검사(계속)

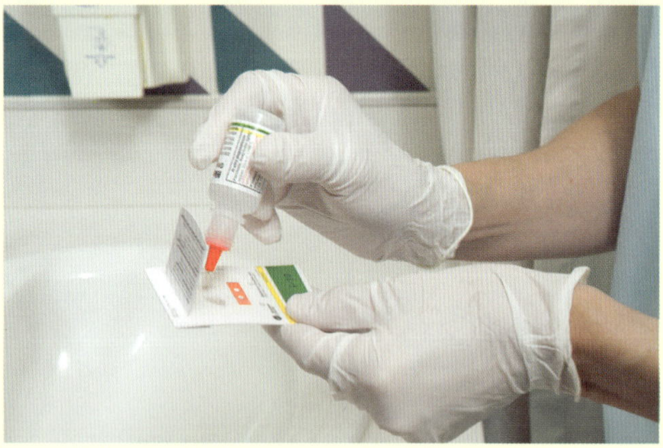

그림 3 슬라이드에 잠혈검사 용액을 적용한다.

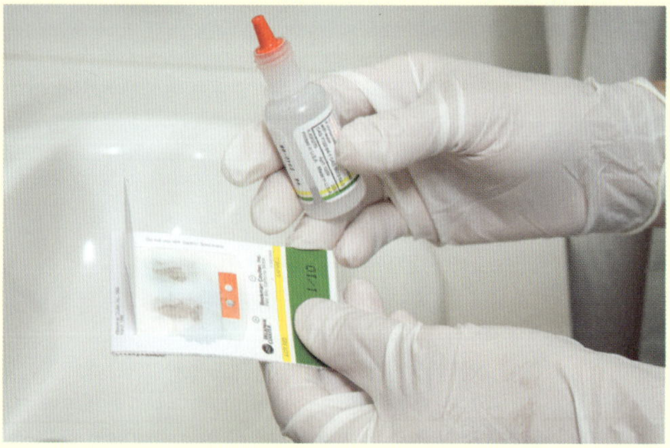

그림 4 푸른색으로 변하면 잠혈이 있음을 의미한다.

8. **두 번째 막대를 사용하여 또 다른 대변 부위에서 두 번째 표본을 채집한다. 두 번째 슬라이드 위에 얇게 도말한다[그림 1].**
   이론적 근거: 혈액은 대변 표본 전체에 골고루 분포되지 않을 수 있다. 한 부위의 검사는 다른 부위의 혈액 성분을 밝히지 못할 수도 있다. 의사는 보통 서로 다른 세 부위에서 검사하도록 처방한다.
9. **3분 정도 기다린다.**
   이론적 근거: 새 표본은 검사의 유효성을 보장하기 위해서 시험용지와 최소 3분의 접촉 시간이 필요하다.
10. **슬라이드 덮개를 덮는다. 그 다음 반대편에서 덮개를 열어 각각의 슬라이드에 잠혈검사 현상액을 두 방울 점적한다[그림 2, 그림 3]. 30~60초 기다린다. 검사결과를 판독한다[그림 4].**
    이론적 근거: 현상액은 대변에 침투하여 혈액과 화학적으로 반응한다. 여과용지가 푸른색으로 변하면 검사결과가 양성이고, 혈액이 존재한다는 것을 의미한다. 색깔이 변하지 않으면 검사결과는 음성이다. 이것은 검사용지가 잠혈을 정확하게 감지한다는 것을 의미한다.
11. **장갑을 벗고 손을 씻은 후, 수행한 것을 기록한다.**
    이론적 근거: 감염 조절을 유지하고 법적인 기록을 남긴다,

기록

2017/10/8: 14:00 – 오염되지 않은 대변에서 잠혈검사가 음성으로 나옴; 대상자에게 위장계 출혈검사를 위해 두 번 더 샘플이 필요하다고 교육함.

– RN 송영자

절차 15-1 잠혈검사(계속)

생애주기별 고려사항

- 배변훈련이 되지 않은 아동은 대변검체물 수집에 협조할 수 없다. 소변으로 오염되지 않았으면 기저귀에서 대변검체물을 수집한다.
- 아동이 물 같은 설사를 하면, 기저귀 내부에 플라스틱 안감을 놓고 검체물을 얻기 위해서 면봉을 이용한다.

가정간호 시 고려사항

- 잠혈검사 시 대상자에게 검체물 수집 전에 필요한 식이교육을 시행한다. 대상자에게 대변검체물 슬라이드를 준비하고, 판덮개(cardboard flap)를 덮은 후, 슬라이드에 이름을 써서 검체물을 병원이나 검사실로 보내도록 교육한다.

협력과 위임

- 잠혈검사에 책임이 있는 모든 사람은 색맹을 배제하기 위해 색각검사를 받아야 한다. 검사를 수행하는 의료인이 검사를 정확하게 수행하고, 검사결과를 해석하는 능력이 타당한지에 대한 확인이 중요하다. 대상자, 돌봄제공자 또는 간호보조인력을 교육할 때에는 검사 기법을 숙달시키기 위해 먼저 갈은 고기즙으로 연습하도록 한다.
- 검사결과상 미세한 색깔변화로 중요함을 알려준다.

자가학습 체크리스트

수행항목	충분	부족	안 함
1. 손을 씻는다.			
2. 필요물품을 준비하여 침상 옆에 둔다.			
3. 대상자의 이름을 물어 대상자를 확인하고, 입원팔찌와 대조하여 대상자를 확인한다.			
4. 문을 닫거나 커튼을 치고 대상자에게 절차를 설명한다.			
5. 대변검체물 수집 전에 배뇨하도록 교육한다.			
6. 변기, 침상변기나 화장실을 이용하도록 도와준다.			
7. 사생활을 지켜주고, 간호사 호출벨을 가까이에 둔다.			
8. 배변하면 일회용 장갑을 끼고 설압자나 나무막대로 소량의 대변 채집 시, 혈액이 많이 분포되어 있는 대변은 사용하지 않는다.			
9. 첫 번째 슬라이드 위에 검체물 중심부에서 채집한 변을 매우 얇게 도말한다.			
10. 두 번째 막대를 사용하여 또 다른 대변 부위에서 두 번째 표본을 채집한다. 두 번째 슬라이드 위에 얇게 도말한다.			
11. 3분 정도 기다린다.			
12. 슬라이드 덮개를 덮는다. 그 다음 반대편에서 덮개를 열어 각각의 슬라이드에 잠혈검사 현상액을 두 방울 점적한다.			
13. 30~60초 후에 검사결과를 판독한다.			
14. 장갑을 벗고 손을 씻는다.			
15. 수행한 것을 기록한다.			

절차 15-2 관장

실습목적

1. 가스, 변비나 분변매복을 완화한다.
2. 진단적 검사나 수술을 위한 준비로 장을 청결히 한다.
3. 반신마비, 사지마비, 하지마비 대상자의 대변 배출을 돕는다.
4. 투약을 한다.

필요물품

관장용기와 직장관(성인: 22~32Fr, 아동: 14~18Fr, 영아: 12Fr 또는 bulb 주사기)
용액: 식염수, 수돗물, 비눗물, 약물, 상업적으로 판매되는 소량 관장액
일회용 장갑과 수용성 윤활제
개인위생용품: 비누, 수건, 물
방수포
깨끗한 변기나 침상변기, 화장지, 아동은 아동용 변기나 기저귀

사정

- 대상자의 과거와 현재의 배설력과 내 · 외 치질 유무를 사정한다.
- 의사 처방을 확인하고, 관장의 목적을 검토한다.
- 변비나 분변매복이 의심되면 복부가 팽만되었는지 확인하고 직장수지검사를 시행한다.
- 관장의 목적 및 관장 동안 예상되는 것과 협조해야 할 사항에 대한 대상자의 이해 정도를 판단한다.

절차

대량 관장

1. **준비물품을 한곳에 모은다.**
   이론적 근거: 일의 효율성을 높이고, 시간을 절약할 수 있다.
2. **손목 안쪽에 몇 방울을 떨어뜨려 용액의 온도를 측정한다. 관장용기에 750~1,000mL의 미지근한 용액을 담는다(40~43℃; 소아의 경우 500mL 이하, 37℃)**[그림 1].
   이론적 근거: 용액이 너무 뜨거우면 장 점막에 손상을 입힐 수 있다. 차가운 용액은 용액을 보유하기 어렵게 하고, 복부경련을 초래할 수 있다.
3. **직장관의 잠금장치를 열고 공기를 제거하기 위해 직장관을 통해 용액이 흘러나오도록 한다**[그림 2]. **직장관을 다시 잠근다.**
   이론적 근거: 직장 내 공기는 불편감을 초래할 수 있다.
4. **문을 닫거나 커튼을 치고 사생활을 보장한다**[그림 4].
   이론적 근거: 프라이버시 보호는 대상자가 당황하는 것을 줄이고, 이완되게 돕는다.
5. **두 명의 간호사가 대상자의 이름을 이중으로 확인한다**[그림 3]. **왼쪽으로 대상자를 눕히고 다리를 구부리게 한다.**[그림 4].
   이론적 근거: Sims 체위는 자연스럽게 S상결장 만곡을 따라 관장액이 유입되도록 하여 관장액의 정체를 돕는다.
6. **목욕담요를 덮고 직장만 노출시킨다.**
   이론적 근거: 목욕담요로 대상자의 사생활을 지켜주고 보온을 제공하며, 이완 능력을 증가시킨다.
7. **일회용 장갑을 낀다. 대상자의 둔부 아래에 방수포를 펼쳐 깐다.**
   이론적 근거: 침대시트가 젖는 것을 막고 감염을 통제하기 위함이다.
8. **수용성 윤활제를 직장관 끝 5~8cm에 바른다**[그림 5].
   이론적 근거: 윤활제를 바르면 관이 더 부드럽게 삽입되고 점막손상을 최소화한다.

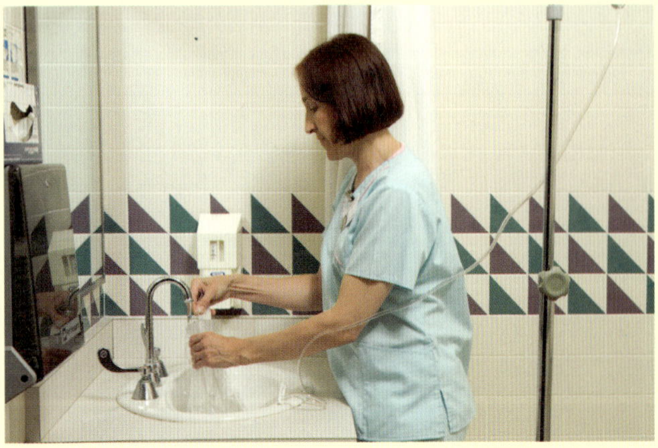

그림 1 관장백 안에 용액을 채운다.

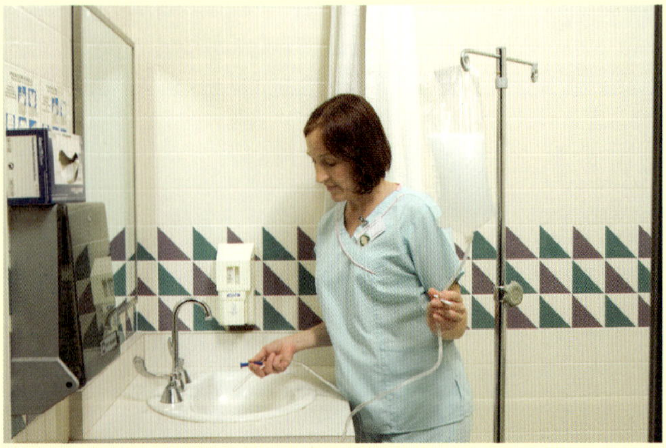

그림 2 잠금장치를 열어 튜브로 용액이 흘러나오도록 한다.

절차 15-2 관장(계속)

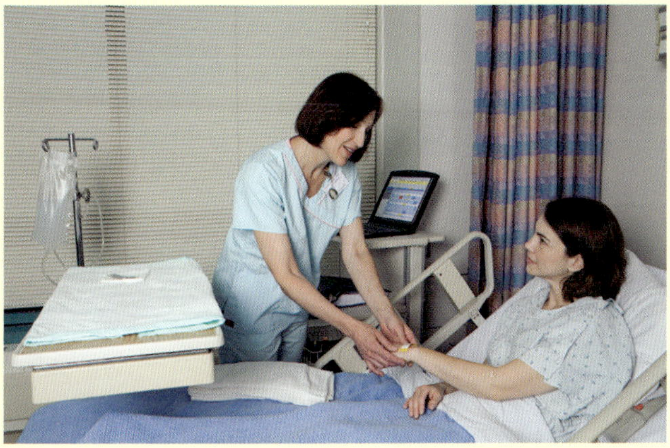

그림 3 두 명의 간호사가 대상자의 이름을 이중으로 확인한다.

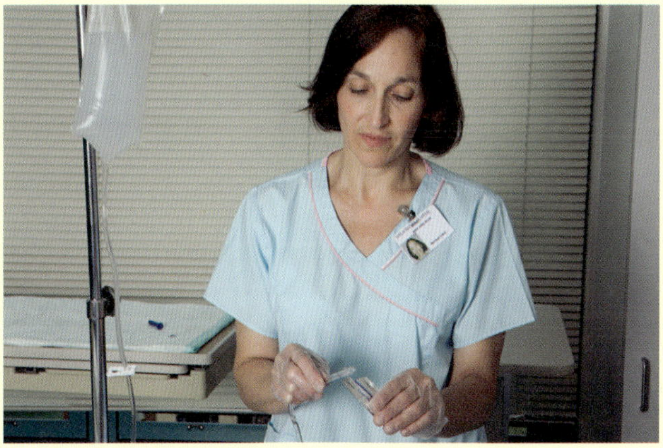

그림 5 수용성 윤활제를 튜브 끝에 바른다.

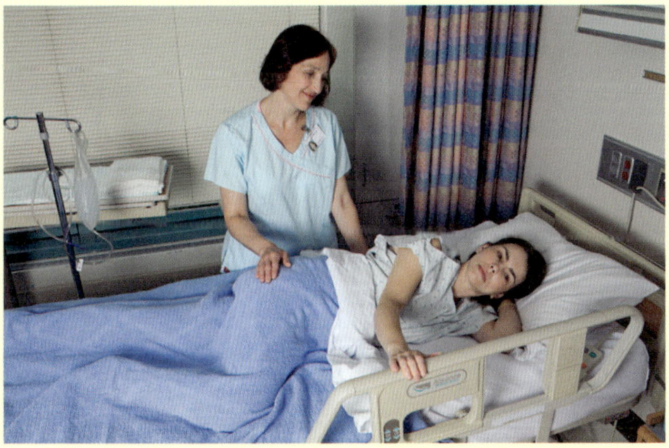

그림 4 왼쪽으로 대상자를 눕히고 다리를 구부리게 한다.

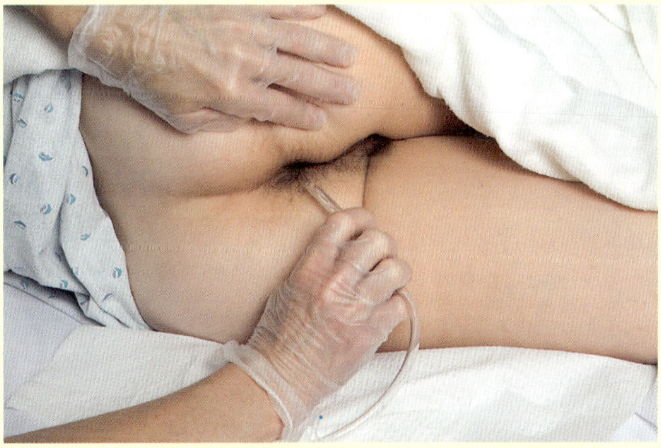

그림 6 항문을 벌리고 튜브를 삽입한다.

9. 항문을 보기 위해 둔부를 벌린다. 외치질이 있는지 관찰한다. 대상자에게 천천히 심호흡을 하도록 요구한다. 직장관의 팁이 배꼽을 향하게 하면서 부드럽게 삽입한다(성인: 7.6~10cm)[그림 6].
   이론적 근거: 자연스러운 장의 만곡을 따라 직장관을 삽입함으로써 장점막의 손상을 막는다.

10. 직장 내에 있는 관을 계속 잡고 있는다[그림 7]. 한 손으로는 잠금장치를 열어서 서서히 용액이 주입되도록 한다[그림 8]. 성인은 항문에서 45cm 높이로 용기를 올려서 5~10분 동안 천천히 용액이 주입되도록 한다. 만약 대상자가 경련이나 통증을 호소하면 심호흡을 하도록 하고 불편감이 사라질 때까지 용기의 높이를 낮춘다.
    이론적 근거: 천천히 주입함으로써 장 팽만과 경련으로 인한 불편감을 줄이고, 더 많은 양의 관장용액을 보유할 수 있도록 하기 위함이다.

11. 원하는 양만큼 용액이 주입되었을 때 관을 다시 잠근다.
    이론적 근거: 잠그는 이유는 직장 내로 공기가 들어가지 못하게 하기 위함이다.

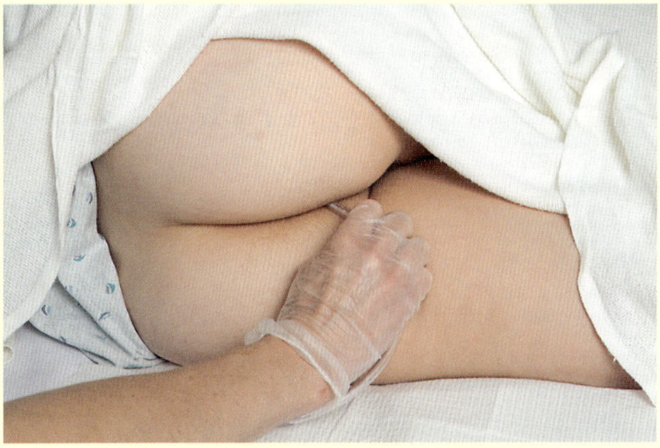

그림 7 튜브를 안전하게 잡고 있는다.

절차 15-2 관장(계속)

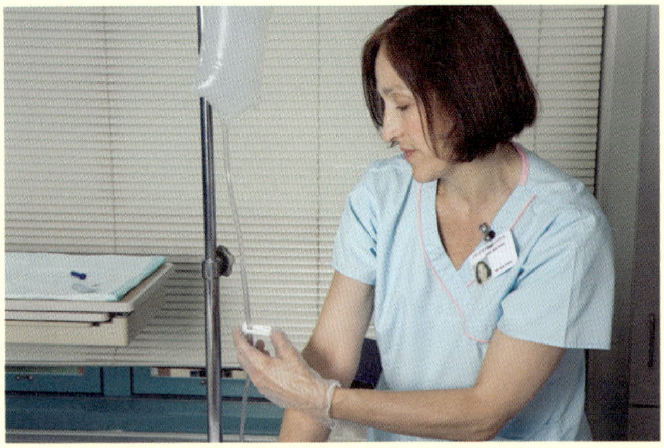

그림 8 잠금장치를 연다.

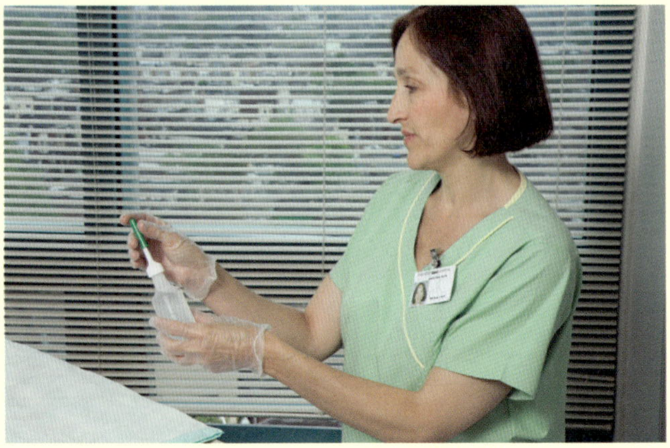

그림 9 직장관 팁에서 뚜껑을 제거한다.

12. **관을 부드럽게 제거하고 몇 분 동안 둔부를 조이도록 한다.**
    이론적 근거: 관 제거로 인한 변의는 괄약근을 수축하면 감소되기 때문이다.

13. **가능한 한 오랫동안 용액을 보유하도록 한다.**
    이론적 근거: 정체 시간이 길수록 연동운동과 장 내용물 배출이 증가한다.

14. **화장실, 침상변기나 변기 사용을 돕는다. 손이 닿는 곳에 간호사 호출벨을 둔다. 용액이 다 빠져나올 때까지 사생활을 보장한다.**
    이론적 근거: 대상자의 안위와 안전을 증가시킨다.

15. **대변과 용액의 특징을 살펴본다.**
    이론적 근거: 진단적 검사를 위해 "깨끗해질 때까지" 관장을 하도록 한다. 처방이 난 경우 용액 속에 대변물질이 섞여 나오는지 사정하는 것이 필수적이다. 필요시 휴식 후 다시 관장을 반복 시행한다.

16. **편안한 체위를 취하도록 돕는다. 필요시 씻는 것을 도와준다. 대상자에게 손 씻을 물품을 제공한다. 필요시 창문을 열거나 공기청정제를 뿌린다. 물품을 씻는다. 장갑을 벗고 손을 씻는다.**
    이론적 근거: 미생물의 전파를 감소시키고, 대상자의 안위를 증진한다.

소량 관장

1. **대량 관장 절차의 1~5번까지 단계를 따른다.**

2. **미리 윤활제가 묻어 있는 직장관 팁의 뚜껑을 벗긴다[그림 9]. 필요시 직장관에 윤활제를 더 바른다.**
   이론적 근거: 직장관을 부드럽게 삽입하고, 직장 점막의 외상을 최소화하기 위함이다.

3. **항문을 보기 위해 둔부를 벌린다. 치질이 있는지 관찰한다. 직장관의 팁이 배꼽을 향하게 하면서 부드럽게 삽입한다[그림 10].**

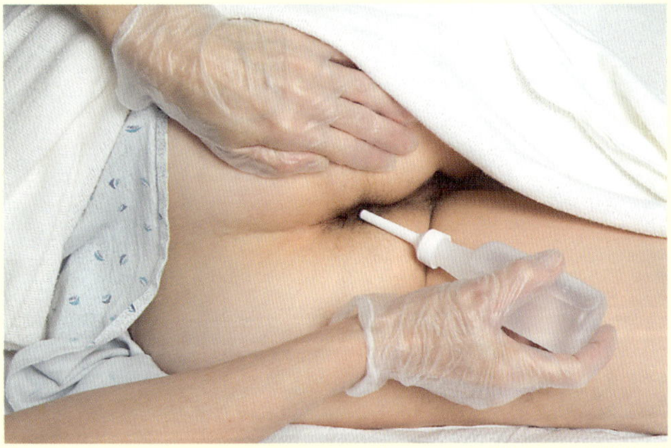

그림 10 둔부를 노출시키고 직장 안으로 직장관 팁을 삽입한다.

   이론적 근거: 자연스러운 장의 만곡을 따라 직장관을 삽입함으로써 장점막의 손상을 막는다.

4. **직장과 결장 내로 용액이 모두 들어가도록 관장용기를 짜준다(약 240mL용액)[그림 11].**
   이론적 근거: 미리 포장된 용액은 보통 고장성이며, 소량으로 배변을 자극한다. 아동에게는 사용해서는 안 된다.

5. **직장에서 관장용기를 뺄 때까지 관장용기의 압력을 유지한다.**
   이론적 근거: 용기가 직장 내에 있는 동안, 용기 내의 압력이 떨어지면 용기 내로 용액이 흘러 들어올 수 있다.

6. **대량 관장 13~16단계와 동일하다.**

7. **관장 수행 결과를 기록한다.**
   이론적 근거: 기록은 법적 자료가 되며, 건강관리팀과의 의사소통을 유지시킨다.

절차 15-2 관장(계속)

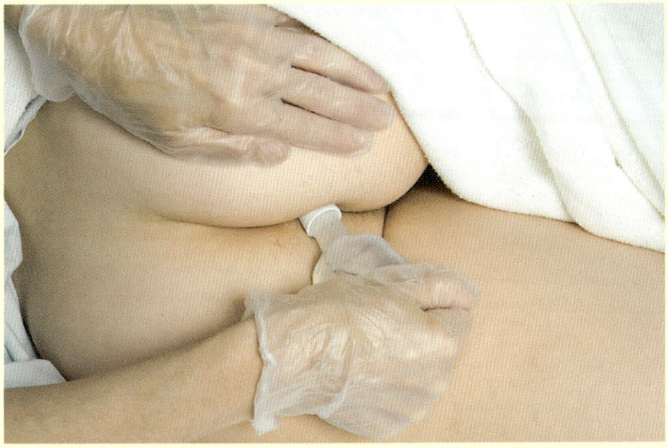

그림 11 소량의 관장용액이 직장 안으로 들어가도록 짜준다.

기록

2017/4/3: 08:15 - 결장내시경 전에 수돗물 관장을 3회 실시함. 대상자는 복통을 조금 호소함. 검사를 기다리고 있음.
- RN 송영자

생애주기별 고려사항

영아와 아동

- 아동은 배횡와위로 관장을 수행한다. 배변훈련이 되어 있지 않은 아동은 배변조절이 되지 않는다. 일부 아동은 관장액을 보유할 수 있을 만큼 항문 괄약근을 조절하지 못할 수 있다.
- 2세 미만의 영아는 관장액의 양을 의사가 처방한다.
- 아동과 영아는 보통 수돗물이나 미리 포장된 고장액 관장을 하지 않는다. 그 이유는 치명적인 수분중독이나 순환량 결핍이 일어날 수 있기 때문이다.
- 영아는 직장관을 1~1.5인치, 아동은 2~3인치 정도 삽입한다.

노인

- 실금이 있으면 관장액이 배출되고, 둔부를 청결히 할 때까지 깨끗하고 마른 방수용 리넨을 둔부 아래에 깔아둔다.
- 노인의 피부는 습기와 오래 접촉 시 쉽게 짓무르므로, 새로 배출된 변이 있는지 자주 관찰하고, 필요시 피부를 청결히 해준다.
- 만일 노인이 괄약근 조절이 잘되지 않으면 변기를 대고, 배횡와위에서 관장을 시행한다.

가정간호 시 고려사항

- 장 배설의 규칙성을 유지하기 위해 관장에 의존하지 않도록 교육한다. 관장은 불규칙한 배변의 원인을 해결하지는 못한다. 관장을 자주 할 경우 정상적인 배변반사를 손상시키므로 관장에 대한 의존이 생길 수 있다.

협력과 위임

- 대상자, 돌봄제공자, 면허가 없는 보조인력에게 관장을 위임할 때는 명확한 지시를 주도록 한다.
- 직장관을 직장 내로 너무 깊이 삽입하지 않도록 강조한다. 그 이유는 장 자극이나 천공을 초래할 수 있기 때문이다.
- 필요시 대상자, 돌봄제공자, 간호보조인력에게 직장관의 삽입길이를 관에 표기해주도록 한다.
- 많은 양의 장세척(high colonic irrigations)이 처방되거나 심한 매복이 있는 경우에는 위장관 분야에 전문적인 경험이 있는 간호사에게 자문을 구한다.

절차 15-2 관장(계속)

자가학습 체크리스트

수행항목	충분	부족	안 함
대량 관장			
1. 준비물품을 확인한다.			
2. 손목 안쪽에 몇 방울을 떨어뜨려 용액의 온도를 측정한다. 관장용기에 750~1,000mL의 미지근한 용액을 담는다.			
3. 직장관의 잠금장치를 열고 공기를 제거하기 위해 직장관을 통해 용액이 흘러나오도록 한다. 직장관을 다시 잠근다.			
4. 문을 닫거나 커튼을 쳐서 대상자의 사생활을 보장한다.			
5. 대상자를 확인하고, 왼쪽으로 대상자를 눕힌 후 다리를 구부리게 한다.			
6. 목욕담요를 덮고 직장만 노출시킨다.			
7. 일회용 장갑을 낀다. 대상자의 둔부 아래 방수포를 펼친다.			
8. 수용성 윤활제를 직장관 끝 5~8cm에 바른다.			
9. 항문을 보기 위해 둔부를 벌린다. 대상자에게 천천히 심호흡을 하도록 요구한다. 직장관의 팁이 배꼽을 향하게 하면서 부드럽게 삽입한다(성인: 7.6~10cm).			
10. 직장 내에 있는 관을 계속 잡고 있는다. 한 손으로는 잠금장치를 열어서 서서히 용액이 주입되도록 한다. 성인은 항문에서 45cm 높이로 용기를 올려서 5~10분 동안 천천히 용액이 주입되도록 한다.			
11. 원하는 양만큼 용액이 주입되었을 때 관을 다시 잠근다.			
12. 관을 부드럽게 제거하고 몇 분 동안 둔부를 조이도록 한다.			
13. 가능한 한 오랫동안 용액을 보유하도록 한다.			
14. 화장실, 침상변기나 변기 사용을 돕는다. 손이 닿는 곳에 간호사 호출벨을 둔다. 용액이 다 빠져나올 때까지 사생활을 보장한다.			
15. 대변과 용액의 특징을 관찰한다.			
16. 편안한 체위를 취하도록 돕는다. 필요시 씻는 것을 도와준다. 물품을 씻는다. 대상자에게 손 씻을 물품을 제공한다. 장갑을 벗고 손을 씻는다.			
17. 관장 수행 결과를 기록한다.			
소량관장			
1. 대량 관장 절차의 1~5번까지 단계를 따른다.			
2. 미리 윤활제가 묻어 있는 직장관 팁에서 뚜껑을 벗긴다. 필요시 직장관에 윤활제를 더 바른다.			
3. 항문을 보기 위해 둔부를 벌린다. 치질이 있는지 관찰한다. 직장관의 팁이 배꼽을 향하게 하면서 부드럽게 삽입한다.			
4. 직장과 결장 내로 용액이 모두 들어가도록 관장용기를 짜준다(약 240mL용액).			

절차 15-3 장루 주머니 부착

실습목적

1. 대상자에게 안위를 제공하기 위해 내용물과 냄새를 제거하고, 배설량을 정확하게 사정한다.
2. 장루 주위 피부가 벗겨지지 않도록 피부를 보호한다.
3. 특히 수술 후 기간 동안 정확한 배설량을 사정한다.
4. 수술 후 장루와 봉합 부위를 보기 위함이다.

필요물품

깨끗한 배변주머니(pouch)와 잠금장치(clamp), 피부보호판, 일회용 장갑
따뜻한 물, 물수건과 타월, 순한 비누, 화장지
거즈 패드
플라스틱 일회용 주머니

사정

- 장루 색깔과 배설량을 관찰한다.
- 기존의 주머니에서 배변 누출을 사정하고, 주머니 교환이 필요한지 결정하기 위해 장루 모양과 절개 부위를 확인한다. 대변누출이 없고 피부보호판(skin barrier)이 그대로 있으면 주머니를 교환하지 않는다.
- 피부보호판 적용 전에 홍반, 피부 벗겨짐, 궤양이나 누관이 있는지 장루 주위의 피부 상태를 살펴본다.
- 주머니를 선택하기 전에 피부 주름, 복부 주름, 반흔과 복부가 부드러운지, 단단한지를 확인한다.

절차

1. **손을 씻고 일회용 장갑을 착용한다. 대상자가 직접 시행할 때는 장갑을 끼지 않고 절차를 시행할 수 있다.**
   이론적 근거: 미생물의 전파를 감소시킨다.
2. **대상자를 확인한다.**
   이론적 근거: 대상자에게 올바르고 적절한 사정이나 치료를 받도록 제공하며, 오류를 감소시킨다.
3. **문을 닫거나 커튼을 치고 대상자에게 절차를 설명한다.**
   이론적 근거: 대상자의 사생활을 보호하고, 대상자가 지침에 따르도록 불안을 감소시킨다.
4. **장루 부위에 방수포를 댄다[그림 1].**
   이론적 근거: 미생물의 전파를 감소시킨다.
5. **피부를 밀면서 이전 물품을 위쪽부터 부드럽게 제거한다[그림 2, 그림 3]. 일회용이면 버리고, 재활용이 가능하면 씻도록 놔둔다.**
   이론적 근거: 피부통합성을 유지한다.

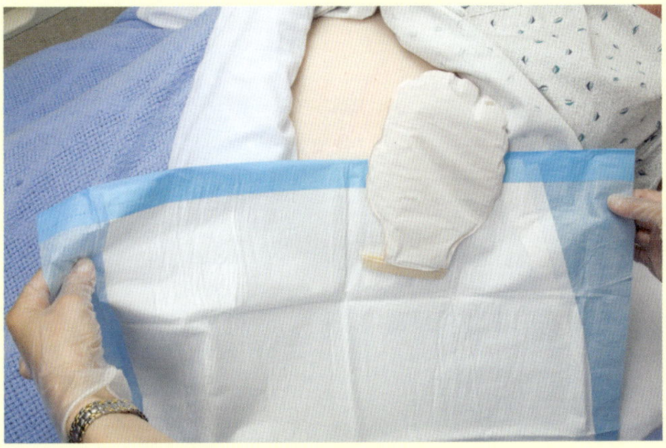

그림 1 장루 부위에 방수포를 댄다.

6. **화장지로 장루 주위 변을 닦는다[그림 4]. 피부청결제나 비누와 물로 장루 주위 피부를 철저히 씻는다.**

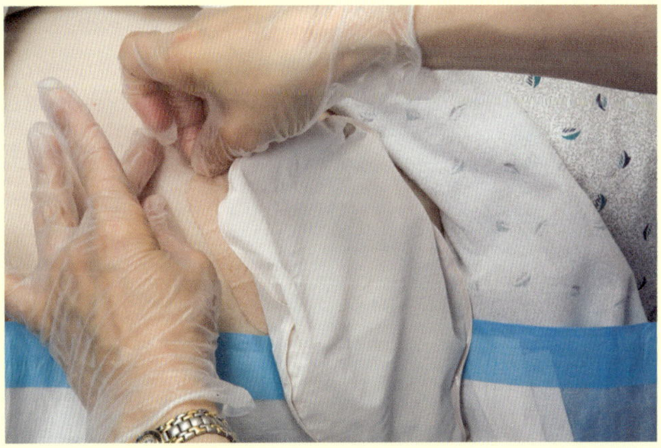

그림 2 제거 시 위쪽부터 시작한다.

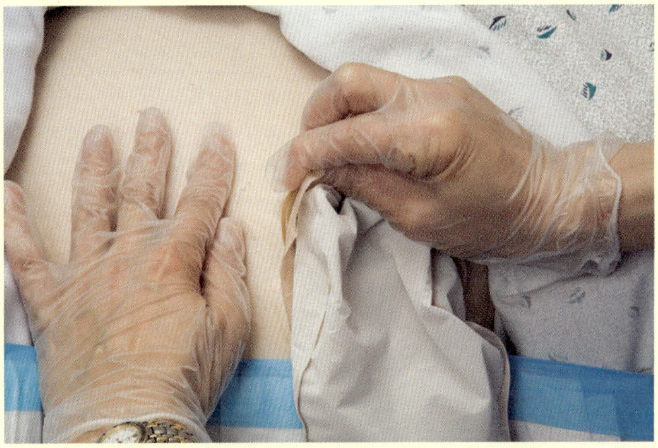

그림 3 피부를 당기면서 장루 주머니를 제거한다.

절차 15-3 장루 주머니 부착(계속)

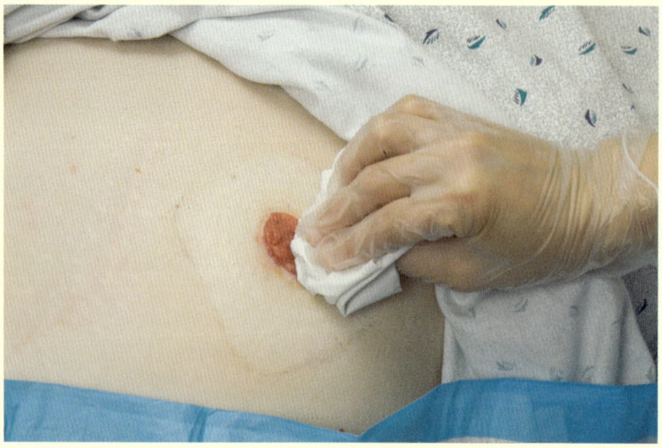

그림 4 장루 주변의 변을 휴지로 닦는다.

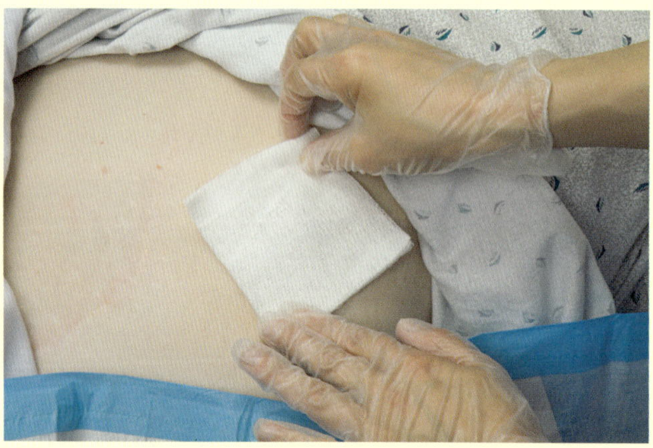

그림 5 거즈로 장루를 덮는다.

이론적 근거: 대변 물질 속의 세균은 절개 부위에 감염을 일으킬 수 있고, 피부를 자극한다.

7. **피부를 철저히 헹구고 말린다.**
   이론적 근거: 비눗물이 남아 있으면 주머니 부착을 방해할 수 있고, 누출이 생긴다. 건조시키는 이유는 장루에 피부손상을 최소화하기 위함이다.

8. **장루 주위, 장루, 봉합 부위의 피부 상태를 관찰한다. 대상자에게 매일 이들 상태를 관찰하도록 교육한다.**
   이론적 근거: 합병증을 발견하기 위해 관찰한다. 장루는 수술 후 1주일 내에 짙은 색깔과 혈액누출이 있으면 괴사 위험이 있다. 장루 주위 피부는 대변물질의 자극에 의해 피부손상의 위험이 있다. 감염은 초기에 발견하면 더 쉽게 치료된다.

9. **깨끗한 배변주머니를 준비한다[그림 5]. 장루의 크기를 측정하고 [그림 6], 유착용 종이에 장루보다 1/8인치 더 큰 원을 그린다[그림 7]. 배변주머니의 개구부를 장루 모양으로 자른다[그림 8].**
   이론적 근거: 피부보호판을 약간 더 크게 자르는 것은 피부보호판으로 완전한 밀봉이 가능하기 때문이다.

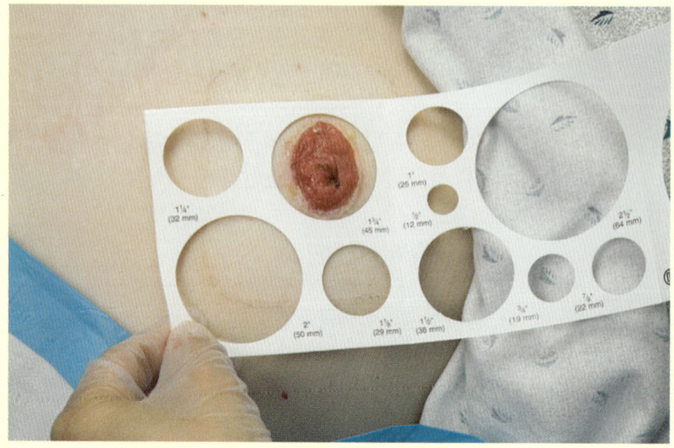

그림 6 장루 크기를 측정한다.

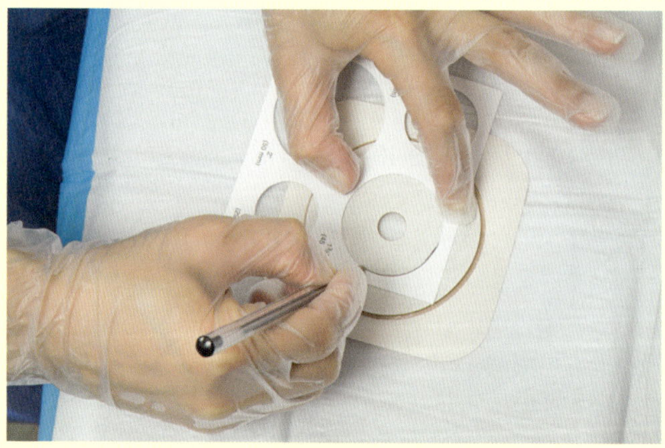

그림 7 피부보호판을 뒤쪽으로 해서 측정한다.

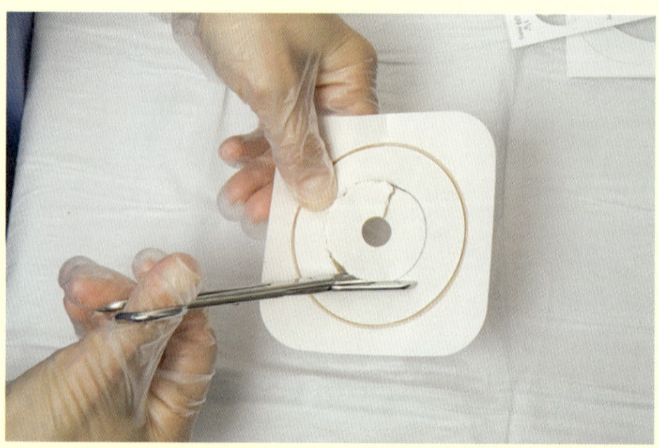

그림 8 측정치보다 1/8 크게 자른다.

10. **장루 주위 피부가 축축하거나 정상적이지 않을 경우 피부보호제를 준비한다.**

절차 15-3 장루 주머니 부착(계속)

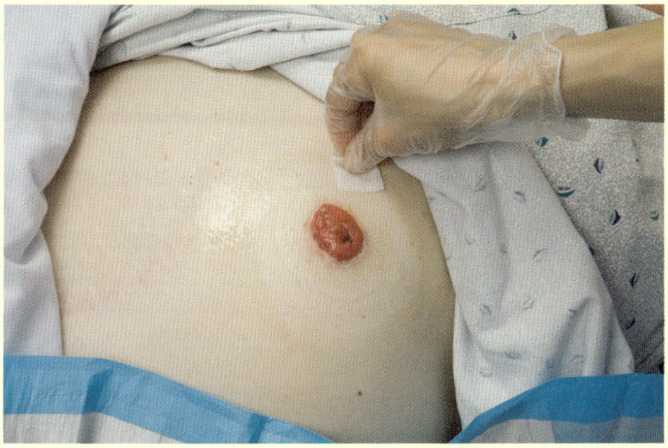

그림 9 피부보호제를 주위에 바른다.

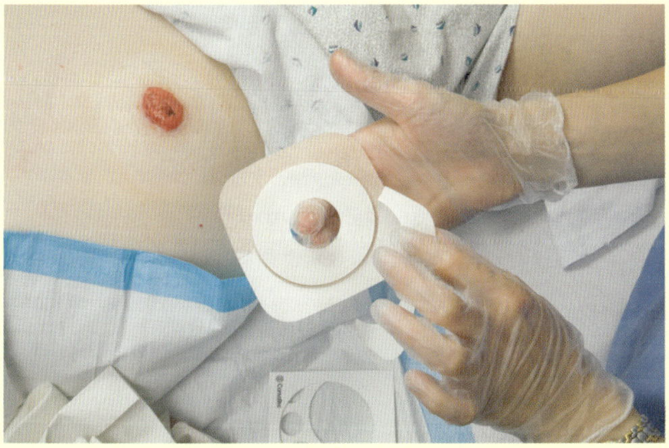

그림 10 간이 테이프를 제거한다.

이론적 근거: 피부보호판에 적용할 수 있는 부드러운 표면을 제공하여 누출을 최소화하기 위함이다.

11. 필요시 피부보호제를 준비한다. 피부보호제는 피부건조 예방에 도움이 된다[그림 9].
    이론적 근거: 피부보호제는 자극을 최소화한다.

12 피부보호판을 붙인다.
   a. 뒷면의 종이를 벗기고, 장루가 중간에 오도록 하여 붙인다[그림 10, 그림 11].
   b. 피부면에 잘 붙도록 피부보호판의 모든 면을 가볍게 누른다[그림 11, 그림 12].
      이론적 근거: 꼭 맞는 것은 누출을 막고, 배변주머니 아래 부위 피부를 보호한다.

13. 배변주머니를 피부보호판에 맞추어 부착한다. 일부 물품은 제자리에서 플라스틱 테두리를 사용하여 부착하고, 다른 물품은 보호용지 뒷면을 제거한 후 자기 테이프를 벗기고 부착한다. 부착 후에는 잘 붙었는지 확인한다[[그림 13].

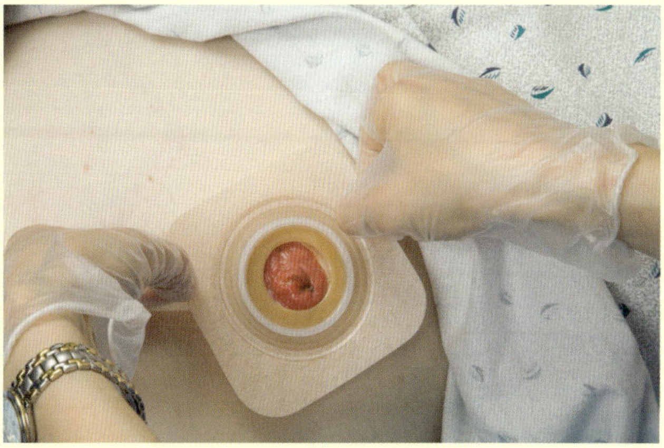

그림 11 장루가 중간에 오도록 하여 붙인다.

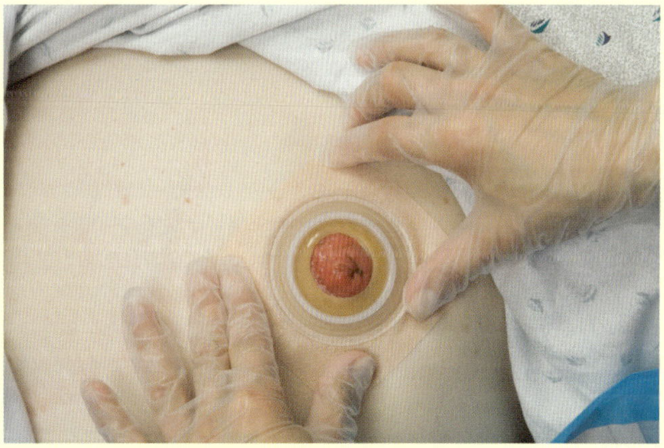

그림 12 피부에 잘 접착한다.

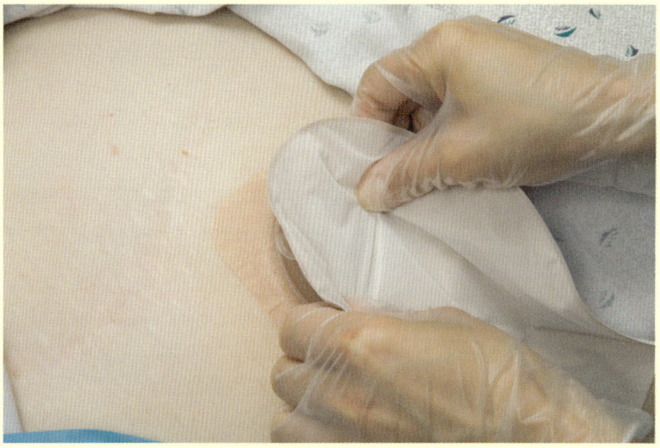

그림 13 장루 주머니를 연결한다.

이론적 근거: 주머니가 불완전하게 부착되면, 특히 변이 많이 모아질 때 무게 때문에 누출이 생긴다.

절차 15-3 장루 주머니 부착(계속)

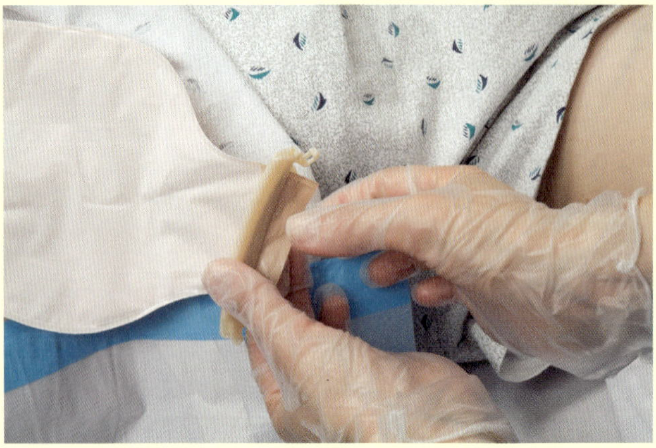

그림 14 주머니 끝을 잠근다.

14. 장루 주머니를 접어서 끝을 잠근다[그림 14].
이론적 근거: 대변 누출을 막기 위함이다.

15. 사용한 주머니는 버린다. 재활용 물품은 씻어서 보관한다. 손을 씻는다. 관찰한 것을 기록한다.
이론적 근거: 감염통제표준을 지키고, 건강관리팀과 의사소통을 하기 위함이다.

기록

2017/3/10: 07:30 -
P: 피부통합성 장애의 위험
I: 대상자는 적극적으로 참여하고 질의에 응답하며 장루 백을 교환. 장루는 분홍색, 촉촉함, 장루주위 피부 정상, 갈색의 묽은 변
E: 장루 배액이 잘 되고 2일 이내 퇴원, 가정에서도 독립적으로 장루 주머니 비우고, 세척하는 일을 잘 하게 함.
- RN 김영희

생애주기별 고려사항

- 영아와 노인은 스스로 장루 관리를 할 수 없다는 것에 주의한다. 주머니를 스스로 교환할 수 없는 대상자는 돌봄제공자에게 이 절차를 교육해야 한다.
- 수술 후 장루에 괴사가 있는지 사정한다. 수술 후 괴사는 비만한 대상자에게 더 잘 생긴다. 만일 이런 상태가 보이면 즉시 건강관리제공자에게 보고한다.
- 장루 대상자는 새로운 신체상에 적응하려고 할 때 자주 슬픔 단계를 경험한다.
- 아동과 영아는 청소년, 성인보다 장루로 인한 생활양식의 변화에 더 쉽게 적응한다.

가정간호 시 고려사항

- 특히 대상자가 노인으로 허약하며, 소근육운동(fine motor skill)이 좋지 않은 경우, 배우자나 다른 가족구성원이 대상자의 장루 관리 시 도움을 주도록 교육한다.
- 대상자가 장루를 가지고 사는 것에 대해 긍정적 태도를 갖도록 돕기 위해서 대상자와 원활한 의사소통을 유지한다.
- 대상자에게 퇴원 후 질문이나 문제가 있으면 전화를 걸도록 장루전문간호사, 지역사회 지지그룹, 물품 공급업자, 기타 자원에 대해 이름과 전화번호를 제공한다.

협력과 위임

- 장루 전문간호사는 초기 교육을 하고, 자주 외래에서 대상자를 추후관리한다.
- 교육내용을 강화하고, 계획을 조정하기 위해 장루 전문간호사에게 자문을 구한다.

절차 15-3 장루 주머니 부착(계속)

자가학습 체크리스트

수행항목	충분	부족	안 함
1. 손을 씻고, 일회용 장갑을 착용한다.			
2. 대상자를 확인한다.			
3. 문을 닫거나 커튼을 치고 대상자에게 절차를 설명한다.			
4. 장루 부위에 방수포를 댄다.			
5. 이전 물품을 피부를 밀면서 위쪽부터 부드럽게 제거한다.			
6. 화장지로 장루 주위 변을 닦는다. 피부청결제나 비누와 물로 장루 주위 피부를 철저히 씻는다.			
7. 피부를 철저히 헹구고 말린다.			
8. 장루 주위, 장루, 봉합 부위의 피부 상태를 관찰한다. 대상자에게 매일 이들 상태를 관찰하도록 교육한다.			
9. 깨끗한 배변주머니를 준비한다. 장루의 크기를 측정하고 유착용 종이에 장루보다 1/8인치 더 큰 원을 그린다. 배변주머니의 개구부를 장루 모양으로 자른다.			
10. 장루 주위 피부가 축축하거나 정상적이지 않을 겨우 피부보호제를 준비한다.			
11. 피부보호판을 붙인다. a. 뒷면의 종이를 벗기고, 장루가 중간에 오도록 하여 붙인다. b. 피부면에 잘 붙도록 피부보호판의 모든 면을 가볍게 누른다.			
12. 배변 주머니를 피부보호판에 맞추어 부착한다. 잘 붙었는지 확인한다.			
13. 장루 주머니를 접어서 끝을 잠근다.			
14. 사용한 주머니는 버린다. 재활용 물품은 씻어서 보관한다. 손을 씻는다. 수행한 것을 기록한다.			

절차 15-4 비위관 삽입

실습목적

1. 압력을 조절하여 위를 감압하고 구토를 예방한다.
2. 위세척을 한다.
3. 검사실 분석을 위해 위 검체물을 수집한다.
4. 음식을 삼킬 수 없거나 적절한 열량을 섭취할 수 없는 사람에서 장관영양의 경로를 제공한다[29장 참조].

필요물품

적절한 크기의 비위관(성인: 14~18Fr, 영아/아동: 5~10Fr)
장관영양을 위해 사용한다면, 유도철사(guide wire)가 달린 구멍이 작은 영양관(small bore feeding tube)
수용성 윤활제
카테터 팁이나 어댑터(adapter)가 달려 있는 20~50mL 주사기
물 한 컵과 빨대
수건, 청진기, 일회용 장갑
저알레르기성 테이프

사정

- 비위관 삽입의 필요성을 확인하고 삽입할 관의 유형을 확인한다.
- 대상자의 정신상태와 절차에 대한 이해 정도 및 협조능력을 사정한다.
- 비출혈, 비중격 만곡, 비수술의 병력을 확인한다.
- 콧구멍의 크기, 병변, 폐색이나 기형을 사정한다. 한쪽 코가 막혔으면 다른 쪽 코로 숨을 쉬도록 한다. 관은 막히지 않은 쪽 코로 삽입해야 한다.

절차

1. **손을 씻는다.**
   이론적 근거: 미생물의 전파를 감소시킨다.

2. **대상자를 확인한다.**
   이론적 근거: 대상자에게 올바르고 적절한 사정이나 치료를 받도록 제공하며, 오류를 감소시킨다.

3. **문을 닫거나 커튼을 치고 대상자에게 절차를 설명한다.**
   이론적 근거: 대상자의 사생활을 보호하고, 대상자가 지침에 따르도록 불안을 감소시킨다.

4. **침대머리를 올려 고파울러 체위를 취하게 한다. 수건으로 가슴을 덮고 가까이에 곡반을 준비한다[그림 1].**
   이론적 근거: 침대머리 상승은 기도흡인(aspiration)을 막기 위함이다.

5. **비위관의 길이를 코끝에서 귀 끝, 코끝에서 검상돌기 끝까지 측정하여 결정한다[그림 2]. 이 길이를 관에 테이프를 붙이거나 줄로 그어 표시한다.**
   이론적 근거: 길이가 대상자마다 다양하기 때문에 이 방법을 통해 코에서 위까지 길이를 측정한다.

6. **장갑을 낀다. 수용성 윤활제를 관 끝에 바른다[그림 3].**
   이론적 근거: 관이 폐로 잘못 들어가면 수용성 윤활제는 재흡수된다. 하지만 지용성 윤활제는 기도흡인 시 호흡기 합병증이 발생할 수 있으므로 사용해서는 안 된다.

7. **코 속으로 부드럽게 관을 삽입한다[그림 4]. 인두 후부를 향해 계속 삽입한다.**
   이론적 근거: 자연스러운 만곡을 따라 삽입 시 비점막의 손상을 예방한다.

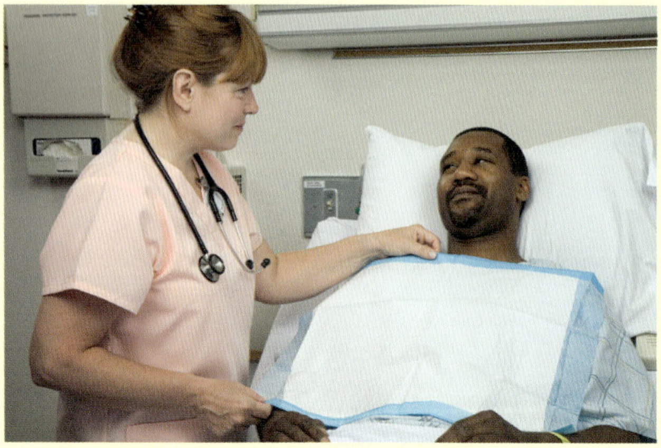

그림 1 대상자에게 위생포를 대준다.

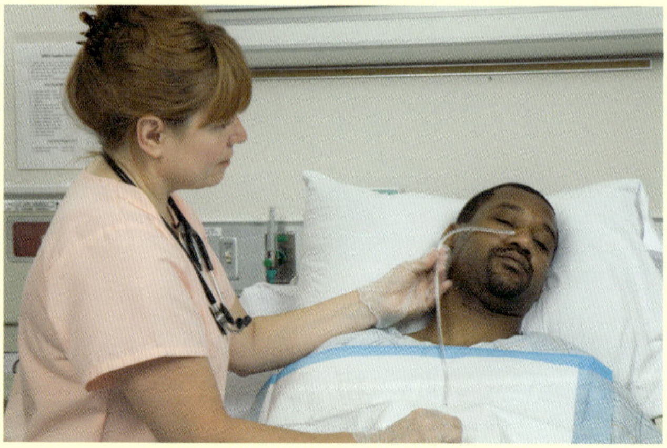

그림 2 삽입할 비위관의 길이를 측정한다.

절차 15-4 비위관 삽입(계속)

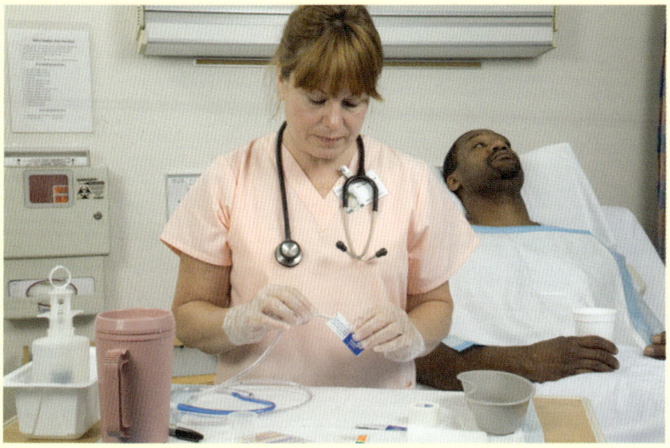

그림 3 관 끝에 윤활제를 바른다.

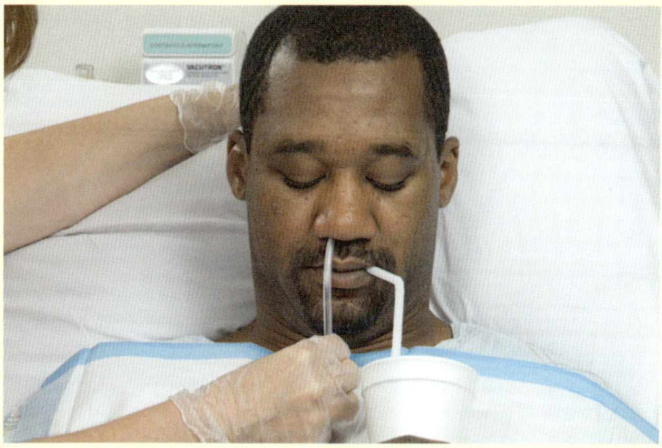

그림 5 대상자가 물을 삼킬 때, 관을 밀어 넣는다.

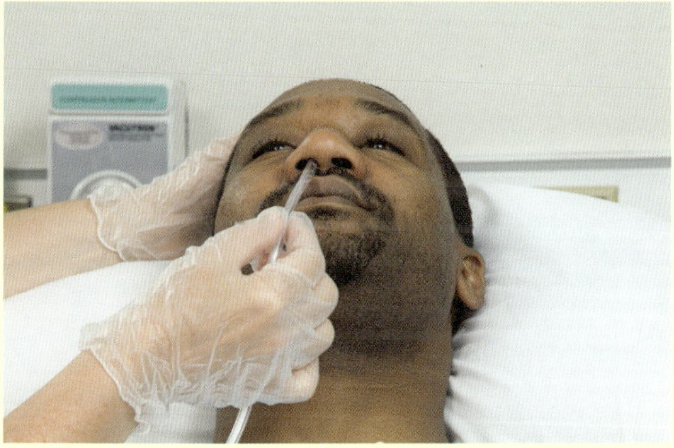

그림 4 부드럽게 삽입한다.

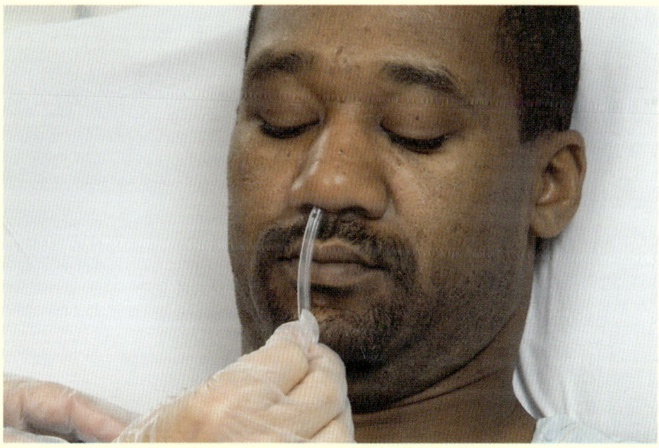

그림 6 표시가 된 부분까지 튜브를 삽입한다.

8. 머리를 앞쪽으로 숙이도록 하고, 천천히 물을 마시도록 격려한다. 삼킬 때 힘을 주지 말고 관을 진입시킨다[그림 5]. 정해진 길이만큼 들어갈 때까지 계속 관을 삽입한다[그림 6].
   이론적 근거: 머리를 앞으로 숙이는 것은 후두가 아닌 식도로 관이 들어가기 쉽게 하기 위함이다. 삼킬 때 후두개(epiglottis)가 후두 위로 움직여 관이 식도로 들어가는 것을 촉진한다.

9. 대상자의 코에 관을 잠시 테이프로 고정시킨 후, 관의 위치를 사정한다.
   a. 20~50mL 주사기로 위 내용물을 흡인하여 pH를 측정한다[그림 7]. 만일 pH가 5 이하이면 관이 위 속에 있는 것으로 가정할 수 있다[그림 8].
   이론적 근거: 위 내용물은 노란색-녹색이며, 보통 10mL 이상 들어 있고, pH는 산성이다.
   b. 영양공급을 위해 관을 삽입 시에는 영양공급 전에 방사선 검사로 위치를 확인하는 것이 필요하다.
   이론적 근거: 폐로 음식물이 흡인되는 것을 막기 위해 정확한 위치를 파악하는 것이 필수적이다.

10. 위 내에 관이 없으면 고정시킨 테이프를 떼낸다. 5cm 정도 더 넣어 보고 10단계 사정을 반복한다.
    이론적 근거: 튜브가 정확하게 삽입되었는지 확인하기 위해 조정 후에 다시 재평가가 필요하다.

11. 대상자의 콧등에 테이프로 안전하게 관을 고정시킨다[그림 9]. 대상자의 환의에도 핀으로 고정한다.
    이론적 근거: 테이프로 고정하는 것은 관이 이탈하거나 잡아 당겨져 코에 점막손상을 주는 것을 피하기 위함이다.

12. 의료진이 처방한대로 관 끝을 잠그거나 흡인기에 연결한다[그림 10].
    이론적 근거: 흡인은 배액을 촉진한다.

13. 손을 씻고 대상자에게 안위를 제공하고 사용한 물품을 치운다.
    이론적 근거: 미생물의 전파를 감소시킨다.

절차 15-4 비위관 삽입(계속)

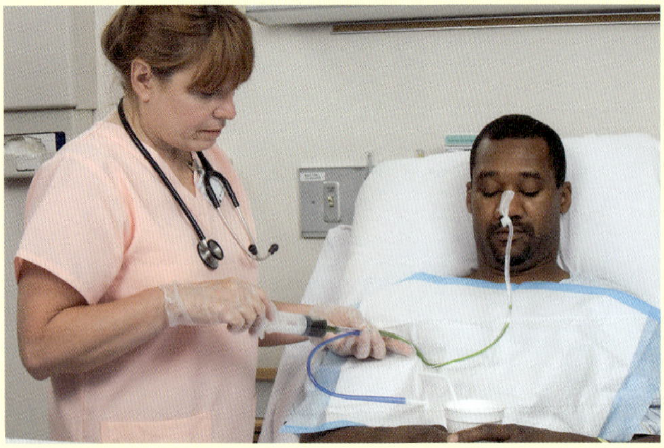

그림 7 위 내용물을 흡인한다.

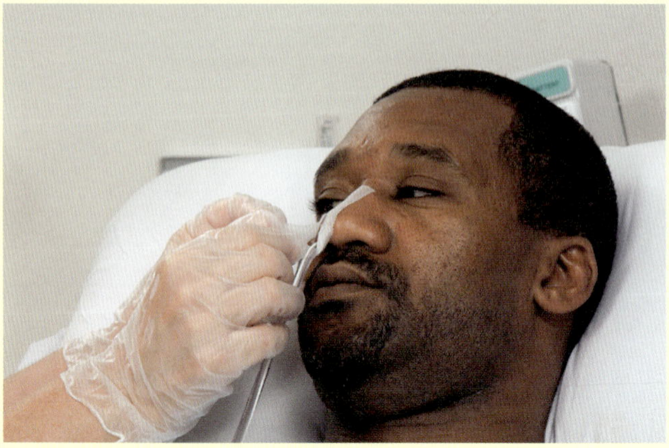

그림 9 콧등에 튜브를 고정한다.

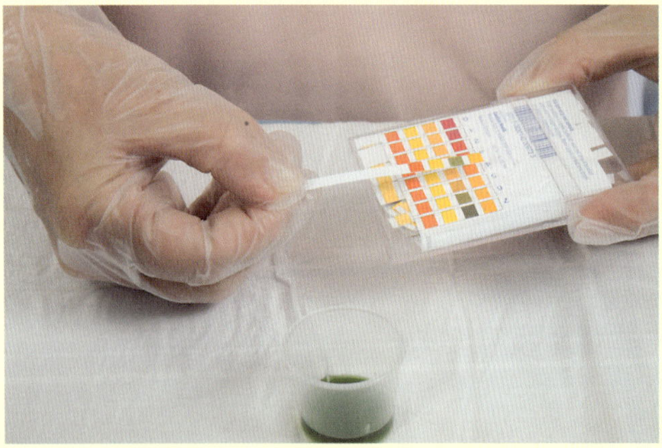

그림 8 위 내용물의 산도(pH)를 측정한다.

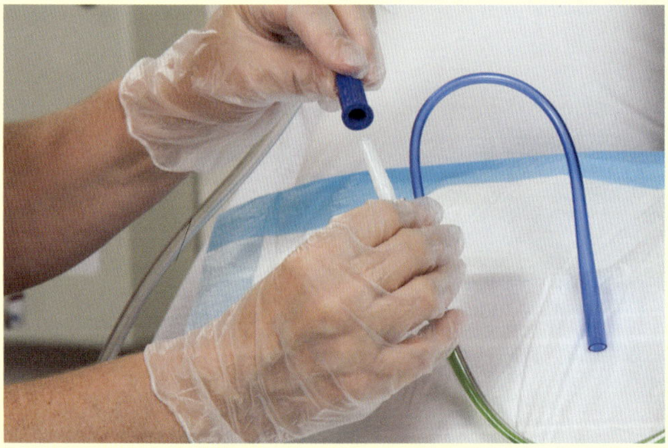

그림 10 흡인하기 위해 튜브를 연결한다.

14. 비위관 관리 간호계획을 세우고 기록한다.

a. 코에 자극이 있는지 시진한다.

b. 자주 콧구멍을 깨끗이 한다.

c. 관으로 인해 피부자극이나 콧구멍이 허는 것을 막기 위해 테이프를 교환한다.

d. 비위관을 하고 있는 사람은 입으로 호흡하고 금식 상태이기 때문에 자주 구강간호를 하도록 한다.

이론적 근거: 안위를 제공하고 비강이 허는 것을 막기 위함이다.

기록

2017/3/12: 17:00 -

P: 복부 수술 12시간 후 복부팽만, 오심, 구토, 장음 없음.

I: 16Fr 위장관 삽입, 장액은 500mL 나오고, pH 2로 위 안에 있음을 확인함. 구강간호를 제공함.

E: 오심이 완화됨. 근무마다 위장관 배액 확인, 구강간호를 제공함.

- RN 김영희

절차 15-4 비위관 삽입(계속)

생애주기별 고려사항

영아와 아동

- 비위관의 길이를 코끝에서 귀 끝, 귀 끝에서 검상돌기와 배꼽 사이의 중간지점까지 측정한다.

가정간호 시 고려사항

- 가정에서 비위관내 삽관은 주로 위장영양 시에 사용하며, 작은 크기의 영양 튜브나 위루술 튜브를 사용한다[29장 참조].
- 가정에서 감압 시 이동형 흡인기를 사용한다. 의료제공자는 대상자 사정과 기구 관찰에 대한 교육이 필요하다.

협력과 위임

- 면허가 없는 보조인력에게 보행 시 흡인 용기를 비우는 방법, 튜브를 고정하는 방법을 교육하고, 구강 및 비강 관리를 자주 할 수 있도록 격려한다.

자가학습 체크리스트

수행항목	충분	부족	안 함
1. 손을 씻는다.			
2. 대상자를 확인한다.			
3. 문을 닫거나 커튼을 치고 대상자에게 절차를 설명한다.			
4. 침대머리를 올려 고파울러 체위를 취한다. 수건으로 가슴을 덮고 가까이에 곡반을 준비한다.			
5. 비위관의 길이를 코끝에서 귀 끝, 귀 끝에서 검상돌기 끝까지 측정하여 결정한다. 이 길이를 관에 테이프를 붙이거나 술로 그어 표시한다.			
6. 장갑을 낀다. 수용성 윤활제를 관 끝에 바른다.			
7. 코 속으로 부드럽게 관을 삽입한다. 인두 후부를 향해 계속 삽입한다.			
8. 머리를 앞쪽으로 숙이도록 하고 천천히 물을 마시도록 격려한다. 삼킬 때 힘을 주지 말고 관을 진입시킨다. 정해진 길이만큼 들어갈 때까지 계속 관을 삽입한다.			
9. 대상자의 코에 관을 잠시 테이프로 고정시킨 후 관의 위치를 사정한다. a. 20~50mL 주사기로 위 내용물을 흡인하여 pH를 측정한다. 만일 pH가 5 이하이면 관이 위 속에 있는 것으로 가정할 수 있다. b. 영양공급을 위해 관을 삽입 시에는 영양공급 전에 방사선 검사로 위치를 확인하는 것이 필요하다.			
10. 위 내에 관이 없으면 고정시킨 테이프를 떼낸다. 5cm 정도 더 넣어보고 10단계 사정을 반복한다.			
11. 대상자의 콧등에 테이프로 안전하게 관을 고정시킨다. 대상자의 환의에 핀으로 관을 고정시킨다.			
12. 관 끝을 잠그거나 흡인기에 연결한다.			
13. 손을 씻는다. 대상자에게 안위를 제공한다. 사용한 물품을 치운다.			
14. 비위관 관리 간호계획을 세우고, 수행한 것을 기록한다.			

CHAPTER 16 통증관리

절차 16-1 자가조절진통제

실습목적

1. 처방된 정맥 내 마취제를 미리 정해놓은 용량대로 대상자가 안전하게 자가투여하도록 한다.
2. 지속적인 주입 시, 우선 마취제의 지속적인 정맥주입을 하도록 하고, 통증 증가 시 필요하다면 처방된 정맥 내 마취제를 미리 정해 놓은 대로 대상자가 안전하게 소량을 자가투여하도록 한다.

필요물품

자가조절진통제를 위한 주입펌프
정확한 약물, 정맥주머니
주의: 자가조절진통제 시작 시, 의사의 서면처방이 있어야 한다. 자가조절진통제 약물(morphine에서 hydromorphone으로 바뀐 경우) 변경이나 약물 농도(1mg/mL에서 5mg/mL으로 바뀐 경우) 변경에 대한 처방은 서면으로 다시 처방받아야 한다.

사정

- 정맥주입 시 침윤 또는 정맥염의 증상이 있는지 사정한다. 만약 임상적으로 더 이상 정맥주입이 필요하지 않으면, 용량 간의 정맥선의 개방성을 확보하기 위해 종종 $D5_{1/2}NS$를 매시간 42mL의 비율로 줄 것이다.
- 대상자의 이행 정도, 이해 수준 및 수용 정도를 사정한다.
- 자가조절진통제만으로 혹은 bolus(일회주입)와 지속적인 주입 중 어느 것이 대상자의 통증을 더 잘 관리할 수 있는지 의사와 함께 결정한다.

절차

1. **손을 씻는다.**
   이론적 근거: 미생물의 전파를 감소시킨다.

2. **두 가지 확인 지표를 사용하여 대상자를 확인한다.**
   이론적 근거: 대상자에게 올바르고 적절한 사정이나 치료를 받도록 세공하며, 오류를 감소시킨다.

자가조절진통제 치료 시작하기

3. **문을 닫거나 커튼을 치고 대상자에게 자가조절진통제(PCA)에 대해 설명한다.**
   a. 대상자만 '통증조절버튼'을 사용해야 한다는 것을 방문객과 가족에게 설명한다. 방문객과 가족은 대상자를 위해 '통증조절버튼'을 눌러서는 안 된다.
   b. 전반적인 치료과정에 대한 교육을 강화한다.
   c. 대상자와 가족교육에 대해 기록한다.
   이론적 근거: 사생활을 보호한다. 적절한 교육은 대상자와 가족이 준비하는 데 도움이 되며 불안을 감소시킨다. 대상자가 졸립거나 진정된 경우에는 자가조절진통제를 사용하지 않으므로 과용량은 발생하지 않는다.

4. **투약처방과 주사기에 준비한 약물명을 대조하고 대상자의 이름을 확인한다[그림 1]. 일부 기관에서는 두 명의 간호사가 이중으로 확인하기도 하는데, 이는 정확성을 확보하기 위한 단계이다.**
   이론적 근거: 대상자에게 위험할 수 있는 고위험 약물을 안전하게 투약할 수 있다.

5. **자가조절진통제 주입기계에 미리 준비한 약물 주사기를 연결한다[그림 2].**
   이론적 근거: 약물주입을 위한 기구를 준비하는 것이다.

6. **아편유사약물을 담은 자가조절진통제 주입기계는 의사처방에 따라 주입 용량과 경고 간격을 설정한다.**
   이론적 근거: 관에서 공기를 빼고 처방된 용량과 경고설정이 정확하게 설정되는 것을 확인한다.

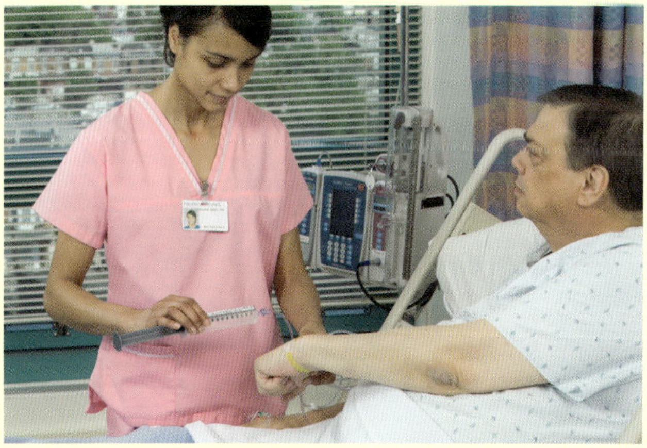

그림 1 주입할 약물과 대상자의 이름을 확인한다.

7. **자가조절진통제 주입기계를 설치하고 열쇠는 간호사가 보관한다.**
   이론적 근거: 용량과 주입속도를 함부로 변경하는 것을 방지한다.

8. **소독된 면봉으로 포트를 청결히 한다[그림 5A]. 대상자의 주요 정맥주사에 자가조절진통제 주입기계를 연결한다[그림 5B]. 시작버튼을 눌러 자가조절진통제 주입기계를 작동시킨다.**
   이론적 근거: 포트를 청결히 하는 것은 감염위험을 감소시킨다. 주요 수액선에 연결하는 것은 약물투여를 가능하게 한다.

9. **통증이 있으면 버튼을 누르도록 대상자를 교육한다. 용량 과다를 예방하기 위해 경고설정을 재확인시킨다.**
   이론적 근거: 대상자 교육은 치료의 준수, 이해와 협조를 증진한다.

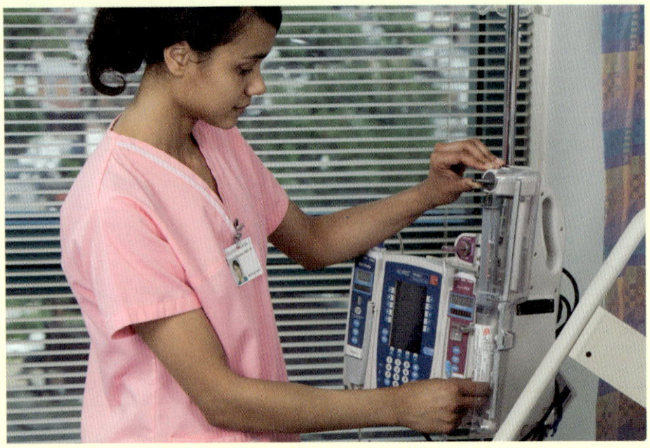

그림 2 자가조절진통제 주입기계에 주입할 주사기를 설치한다.

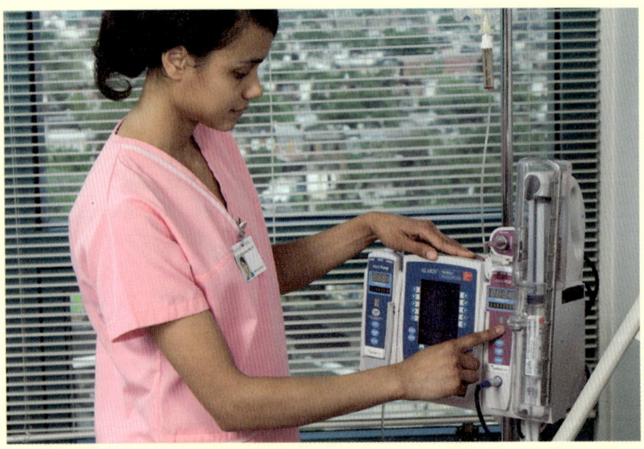

그림 3 용량을 입력하고 경고간격을 설정한다.

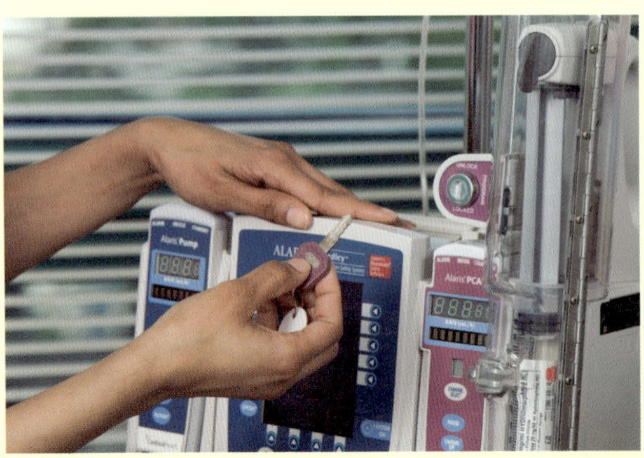

그림 4 자가조절진통제 주입기계를 잠근다.

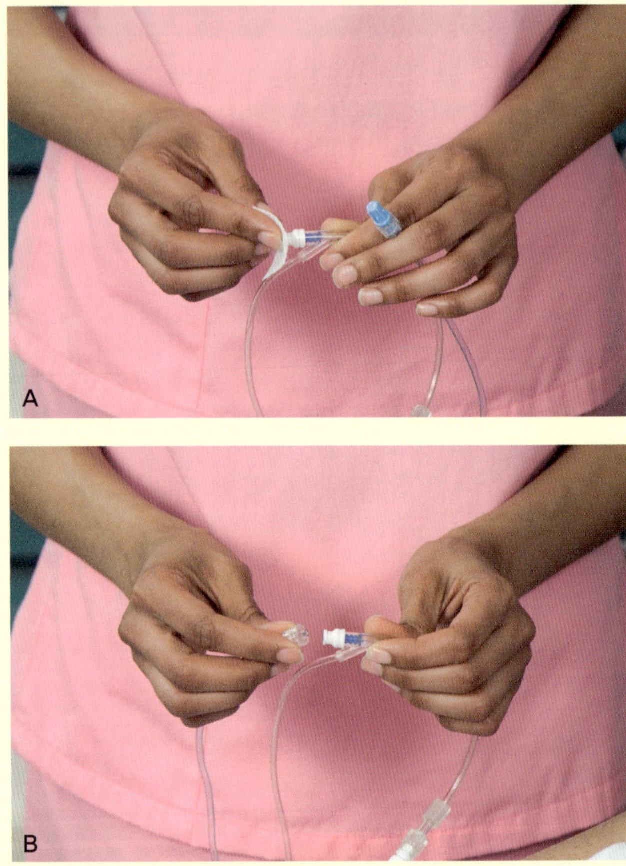

그림 5 **A:** 정맥주사선을 청결히 한다. **B:** 자가조절진통제 주입기계에 정맥주사선을 연결한다.

10. **날짜, 시간, 용량, 경고설정과 정맥주사부위와 주요 정맥 주입에 관한 관찰을 포함하여 즉각적인 투약의 적용을 기록한다.**
    이론적 근거: 간호 수행 후 기록은 대상자의 안전을 향상시킨다.

자가조절진통제 치료의 관찰과 중단

3. **문을 닫거나 커튼을 치고 대상자에게 자가조절진통제(PCA)에 대해 설명한다.**
   이론적 근거: 대상자의 사생활을 보호하고, 대상자가 지침에 따르도록 불안을 감소시킨다.
4. **정맥 내 주사부위에 침윤 혹은 폐색의 징후를 자주 확인한다.**
   이론적 근거: 정맥선을 따라 침윤된 것을 장기간 알지 못했다면, 많은 양의 약물이 피하조직 내에 침착될 수 있다. 이런 일이 일어난다면, 정맥주입을 중단하고 재시작을 위해 정맥주사 팀을 부른다.
5. **대상자 스스로가 더 이상 투약할 능력이 없다면, 통증관리의 다른 방법을 사용할 수 있도록 의사에게 보고한다.**
   이론적 근거: 대상자는 방향을 이해해야 할 필요가 있고, 통증 시 버튼을 누를 정도로 깨어 있어야 한다. 의사와의 적절한 의사소통은 적합한 통증관리를 확보한다.

절차 16-1 자가조절진통제(계속)

6. **자가조절진통제와 관련된 문제가 발생하면 펌프의 문제 해결방법 지침을 참고한다. 통증관리 간호전문가 및 정맥주사 팀은 또한 자가조절진통제에 관련된 문제에 도움을 줄 수 있다.**
   이론적 근거: 적절한 자원을 이용하여 안전한 투약이 되도록 한다.

7. **PCA에 문제가 있거나 또는 경구진통제로 전환이 필요하다면 의사와 상의한다.**
   이론적 근거: 자가조절진통제 중단은 의사의 처방이 필요하다. 정맥주사에서 경구투약제제로 전환이 필요할 수 있다. 마약성 약물로 전환 처방이 필요할 수 있고 간호사는 처방된 경구투약을 하기 위해서 자가조절진통제 중단을 지시받게 된다. 정맥주사중단 처방은 경구투약을 필요로 하고 정맥주사가 중단되었으므로 효과성을 평가하여야 한다.

8. **간호사 한 명과 같이 아편유사약물 주사기에 남아 있는 모든 약을 버린다. 다른 간호사 한 명과 모든 아편유사약물을 폐기하기 위해 필요하다. 각 병원의 규칙에 따라 이 정보를 기록한다.**
   이론적 근거: 정확한 폐기과정과 문서화는 통제된 약물의 전환을 예방한다.

9. **근무마다 대상자의 기록에 총 용량(mg/mcg)과 주입된 용량(mL), 남은 용량(mL)을 기록한다[그림 6].**
   이론적 근거: 기록은 안전을 향상시키며 사용한 약물의 양의 확인을 가능하게 한다.

10. **투약기록지(medication administration record, MAR)에 주사기 교환 간격을 기록한다.**
    이론적 근거: 기록은 법적 자료가 되며, 건강관리팀과의 의사소통을 유지시킨다.

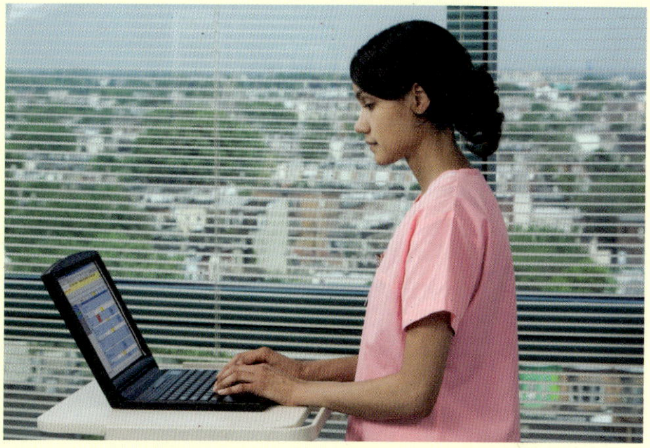

그림 6 투약기록지에 약물투여에 대해 기록한다.

기록

> 2017/6/15 14:30 – 전고관절치환술을 받은 대상자이며, 자가조절진통제는 사용하지 않음.
> 상황 2: 2mg 모르핀/10분 경고 설정. 회복기간에 주입된 총 아편유사약물은 14mg임. 통증강도는 0~10점 중에서 4점임. 진정 척도 점수는 2점, 활력증상과 호흡의 비율과 깊이는 정상 범주 내에 있음. 자가조절진통제에 대해 대상자 교육을 시행하였고, 적절한 자가조절진통제 사용을 시범보였음. 가족에게 자가조절진통제 투여는 오직 대상자만이 투여할 수 있고 대상자에게 결정을 내리도록 하거나 버튼을 눌러서는 안 된다는 것을 교육하였음.
> – RN 김미영

협력과 위임

- 안위, 진정 척도와 통증 강도를 바탕으로 치료의 효율성을 의사와 논의한다. 필요시 치료계획을 조절하고, 만약 가능하면 부적당한 통증관리 상황에 대비하여 급성통증 진료가 필요하다.
- 대상자의 의식 정도가 저하되거나 호흡수가 10회 이하, 또는 완화되지 않는 통증을 보이면, 간호사에게 보고하도록 간호보조인력을 교육한다.

생애주기별 고려사항

아동

- 자가조절진통제는 일반적으로는 18세 이하의 아동에게는 사용하지 않는다. 그러나 특별한 예외가 있을 수 있으며 이러한 경우에는 간호사가 더 많은 주의를 기울여야 한다.

노인

- 노인의 자가조절진통제의 적절한 사용은 노인의 인지적인 각성과 능력에 달려 있다.
- 계획한 대로 자가조절진통제를 사용할 능력이 제한된 장애인을 사정한다.
- 호흡억제는 이런 상태와 함께 더 발생할 수 있으므로 폐쇄성 수면무호흡(OSA)을 사정한다. 폐쇄성 수면무호흡을 앓는 대상자는 지속적인 산소포화도 측정기를 관찰하고 기도개방을 유지하기 위해 지속적기도양압(CPAP) 또는 기도이중양압(BiPAP) 기구의 사용이 필요할 것이다.

절차 16-1 자가조절진통제(계속)

자가학습 체크리스트

수행항목	충분	부족	안 함
자가조절진통제 치료 시작하기			
1. 손을 씻는다.			
2. 필요물품을 준비하여 침상 옆에 둔다.			
3. 대상자의 이름을 물어 대상자를 확인하고, 입원팔찌와 대조하여 대상자를 확인한다.			
4. 문을 닫거나 커튼을 치고 대상자에게 자가조절진통제(PCA)에 대해 설명한다. a. 대상자만이 '통증조절버튼'을 사용해야 한다는 것을 방문객/가족에게 설명한다. b. 전반적인 치료과정에 대한 교육을 강화한다. c. 대상자와 가족교육에 대해 기록한다.			
5. 투약처방과 주사기에 준비한 약의 명칭을 대조하고 대상자의 이름을 확인한다.			
6. 자가조절진통제 주입기계에 미리 준비한 약물주사기를 연결한다.			
7. 의사처방에 따라 주입 용량과 경고 간격을 설정한다.			
8. 자가조절진통제 주입기계를 설치하고 열쇠를 간호사가 보관한다.			
9. 소독된 면봉으로 포트를 청결히 한다.			
10. 대상자의 주요 정맥주사에 자가조절진통제 주입기계를 연결한다.			
11. 시작버튼을 눌러 자가조절진통제 주입기계를 작동시킨다.			
12. 통증이 있으면 버튼을 누르도록 대상자를 교육한다.			
13. 수행 내용을 기록한다(날짜, 시간, 용량, 경고 설정 등).			
자가조절진통제 치료의 관찰과 중단			
1. 손을 씻는다.			
2. 필요물품을 준비하여 침상 옆에 둔다.			
3. 대상자의 이름을 물어 대상자를 확인하고, 입원팔찌와 대조하여 대상자를 확인한다.			
4. 문을 닫거나 커튼을 치고 대상자에게 자가조절진통제(PCA)에 대해 설명한다.			
5. 정맥 내 주사부위에 침윤 혹은 폐색의 징후를 확인한다.			
6. 대상자 스스로가 더 이상 투약할 능력이 없다면, 통증관리의 다른 방법을 사용할 수 있도록 의사에게 보고한다.			
7. 자가조절진통제와 관련된 문제가 발생하면 펌프의 문제 해결방법 지침을 참고한다.			
8. 적절한 자원을 이용하는 것은 안전한 환경을 확보한다.			
9. 다른 간호사 한 명과 같이 아편유사약물 주사기에 남아 있는 모든 약을 버린다.			
10. 근무마다 대상자의 기록에 총 용량(mg/mcg)과 주입된 용량(mL), 남은 용량(mL)을 기록한다.			
11. 투약기록지(medication administration record, MAR)에 주사기 교환 간격을 기록한다.			

절차 16-2 경막 외 진통제

실습목적 1. 통증조절을 위해 경막 외 또는 경막 내로 약물을 투여한다.

필요물품
자가조절 경막 외 마취제를 위한 주입펌프(주의: 펌프는 정맥 자가조절진통제 펌프가 경막 외 펌프와 구분하기 위해 색깔로 표시되어 있다)
정확한 용량과 약물이 들어 있는 정맥용 진통주사 IV bag[그림 1]
베타딘솜
2×2 멸균거즈패드
3mL 주사기
멸균장갑

사정
- 대상자의 수용 정도를 사정한다.
- 통증강도 및 진정 수준, 활력징후를 사정한다.
- 피부분절의 감각과 운동기능을 사정한다.
- 경막 외 카테터 부위를 사정한다[그림 2].

절차

1. **현 진통제 용량을 처방한 의사처방과 투약의 여섯 가지 기본원칙을 확인한다. 카테터를 삽입한 마취제공자는 카테터가 올바른 위치에 삽입되었는지 확인하며, 대상자의 진통제 수준을 설정하고 안정시켜야 한다.**
   이론적 근거: 잘못 삽입된 카테터로의 약물주입과 관련한 잠재적인 실수와 사고를 예방한다.
2. **손을 씻는다.**
   이론적 근거: 미생물의 전파를 감소시킨다.
3. **두 명의 간호사가 대상자의 이름을 이중으로 확인한다.**
   이론적 근거: 대상자에게 올바르고 적절한 사정이나 치료를 받도록 제공하며, 오류를 감소시킨다.
4. **문을 닫거나 커튼을 치고 대상자에게 절차를 설명한다.**
   이론적 근거: 대상자의 사생활을 보호하고, 대상자가 지침에 따르도록 불안을 감소시킨다.
5. **진통주사 IV bag으로 관(tubing)을 삽입한다. 관과 필터를 준비한다. 적절한 주입속도로 정해진 용량에 들어갈 수 있도록 정해진 펌프로 관을 설치한다. 수액의 양을 제한한다.**
   이론적 근거: 정확한 용량의 주입을 확실하게 하고 잠재적 실수를 예방한다.
6. **만약 처방이 되었다면, $EtCO_2$ 장비를 제조사의 방침에 따라 설치한다(절차 9-3 참조).**
   이론적 근거: $EtCO_2$ 장치는 호흡억제를 빨리 발견할 수 있다.
7. **베타딘솜으로 경막 외 카테터 연결부위를 청결히 한다. 소독된 거즈로 닦아서 건조시킨다.**

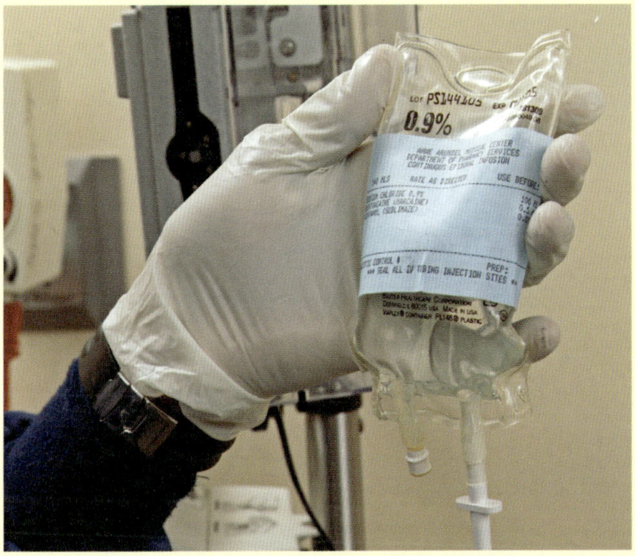

그림 1 정맥용 진통주사 IV bag

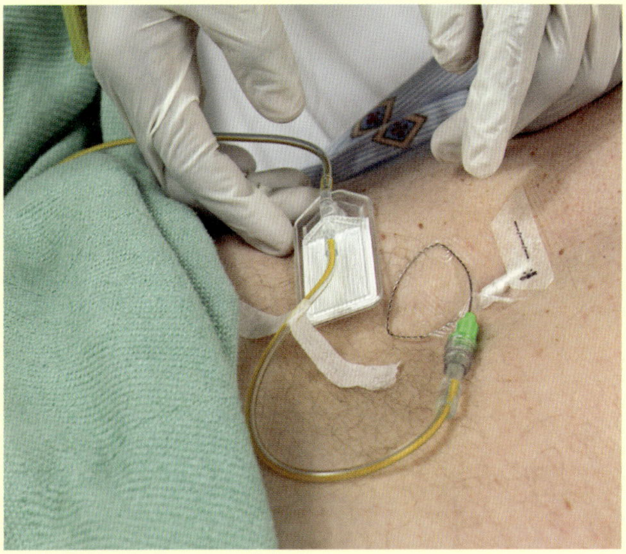

그림 2 경막외 카테터 부위를 사정한다.

절차 16-2 경막 외 진통제(계속)

이론적 근거: 알코올솜은 신경독성 위험이 있으므로 절대 사용해서는 안 된다. 베타딘 소독은 감염과 미생물의 전파를 감소시킨다.

8. **의사의 처방과 비교하여 펌프설정을 재확인하고 펌프를 켠다. 많은 기관에서는 고위험 약물을 고려하고 경막 외 주입이 시작되거나 변경된 경우에는 두 명의 간호사가 대상자의 이름을 이중으로 확인하다.**
   이론적 근거: 이중확인은 잠재적으로 위험한 실수를 예방하는 데 중요하다.

9. **통증 정도, 활력징후와 감각운동기능의 지속적인 관찰을 위해 내과적 처방을 따른다.**
   이론적 근거: 즉각적인 합병증 발견은 즉시 용량을 조절할 수 있다.

10. **발생할 수 있는 대상자의 반응과 함께 자가조절진통제 조절에서의 어떤 변화도 기록한다. 일을 마무리하는 간호사는 경막 외 펌프로 총 투여된 용량을 계산하고, 다음 근무번을 위해서 총량을 없앤다. 투약기록지에 투여된 양과 남아있는 양을 기록한다.**
    이론적 근거: 수행 후 기록은 대상자의 안전을 증진하고 필요시 사용한 약물 양의 추첨을 통해 통증관리 계획 조절을 도움 줄 수 있다.

생애주기별 고려사항

아동

- 경막 외는 현재 수술 후 통증관리 또는 암성 통증조절을 위해 일부 아동에게 사용한다. 상황과 능력 정도에 따라, 급성간호병동 또는 호스피스병동에서 치료가 이루어질 수 있다. 일반적으로 가정에서의 적용은 수준 높은 의료기관에서 일어날 수 있다.

노인

- 특히 노인에게서는 피부분절을 사정하는 것이 중요하다. 만약 감각운동기능이 손상되었다면 낙상을 예상할 수 있다.

협력과 위임

- 정규적인 의사-간호사의 협력은 통증치료평가를 확실히 하기 위해 필요하다. 간호사는 24시간 약물 총량과 통증강도의 경향을 의사소통해야 한다. 비정상적인 활력징후와 감각운동기능의 비예측적인 변화는 언제나 즉각 보고해야 한다. 대상자의 기능적 - 안위 정도와 대상자의 목표는 평가과정의 일부로서 팀과 논의해야 한다.
- 경막 외의 간호는 면허가 없는 간호보조인력에게 위임해서는 안 되지만 만약 대상자가 통증을 호소하고, 호흡수가 10회 이하이고, 진정 척도 점수가 3점 또는 그 이상, 대상자가 하지의 운동 또는 감각결손으로 인해 거동에 장애가 있을 시에는 보고하라고 교육해야 한다.

자가학습 체크리스트

수행항목	충분	부족	안 함
1. 현 진통제 용량을 처방한 의사 처방과 투약의 여섯 가지 기본원칙을 확인한다.			
2. 손을 씻는다.			
3. 필요물품을 준비하여 침상 옆에 둔다.			
4. 대상자의 이름을 물어 대상자를 확인하고, 입원팔찌와 대조하여 대상자를 확인한다.			
5. 문을 닫거나 커튼을 치고 대상자에게 절차를 설명한다.			
6. 약물주입백으로 관(tubing)을 삽입한다.			
7. 적절한 주입 속도로 정해진 용량이 들어갈 수 있도록 정해진 펌프로 관을 설치한다.			
8. 베타딘솜으로 경막 외 카테터의 연결부위를 청결히 한다. 소독된 거즈로 닦아서 건조시킨다.			
9. 의사의 처방과 비교하여 펌프설정을 재확인하고 펌프를 켠다.			
10. 통증 정도, 활력징후와 감각운동 기능의 지속적인 관찰을 위해 내과적 처방을 따른다.			
11. 발생할 수 있는 대상자의 반응과 함께 자가조절진통제 조절에서의 어떤 변화도 기록한다. 투약기록지에 투여된 양과 남아있는 양을 기록한다.			

CHAPTER 17 감각지각

절차 17-1 콘택트렌즈 제거하기

실습목적	1. 대상자가 착용할 수 없는 경우, 콘택트렌즈를 제거한다.
필요물품	하드 콘택트렌즈(hard contact lenses)에 사용할 습윤 · 세척 및 보존용액 소프트 콘택트렌즈(soft contact lenses)에 사용할 멸균된 렌즈 오염제거제, 효소용액 콘택트렌즈 저장용기 렌즈 흡인 도구 깨끗한 일회용 장갑
사정	• 콘택트렌즈 제거의 필요성을 판단하기 위해 의사의 처방을 확인한다. • 콘택트렌즈 제거로 인한 합병증의 위험을 판단하기 위해 대상자의 병력을 사정한다. • 눈 주위에 상처나 출혈이 있는지 사정한다. • 대상자가 절차의 목적을 이해했는지, 독자적으로 절차를 배우고 수행할 수 있는 신체적 · 정서적 능력이 있는지 사정한다.

절차

1. 손씻기를 실시하고 두 명의 간호사가 대상자의 이름을 이중으로 확인한다.
   이론적 근거: 미생물의 전파를 감소시키고 안전을 확인한다.
2. 가능하면 문을 닫거나 커튼을 치고 대상자에게 절차를 설명한다.
   이론적 근거: 대상자의 사생활을 보호하고, 대상자가 지침에 따르도록 불안을 감소시킨다.

하드 콘택트렌즈(hard contact lenses) 제거

3. 가능하면 대상자를 편안하게 앉는 자세를 취한다.
4. 대상자의 상안검과 하안검을 바깥쪽으로 팽팽하게 잡아당긴다.
5. 대상자에게 눈을 깜박이도록 하여 렌즈가 빠져나오게 한다.
6. 다른 방법은 렌즈 흡인 도구를 사용하여 하드 콘택트렌즈를 제거하는 것이다. 이는 특히 의식적으로 제거를 도와줄 수 없는 대상자에게 유용하다.

소프트 콘택트렌즈(soft contact lenses) 제거

3. 가능하면 대상자를 편안하게 앉는 자세를 취한다.
4. 대상자에게 위를 보도록 한다. 렌즈 아랫면에 검지손가락을 올려놓고 하안검을 아랫방향으로 잡아당겨서 눈의 하얀 부분 위로 렌즈가 움직이도록 한다[그림 1].
5. 엄지와 검지로 렌즈를 살짝 잡고 안구에서 제거한다. 렌즈를 접으면 쉽게 제거될 것이다. 필요한 경우 생리식염수를 사용하여, 렌즈를 살짝 말면서 제거한 후, 렌즈를 본래 형태로 되돌린다.

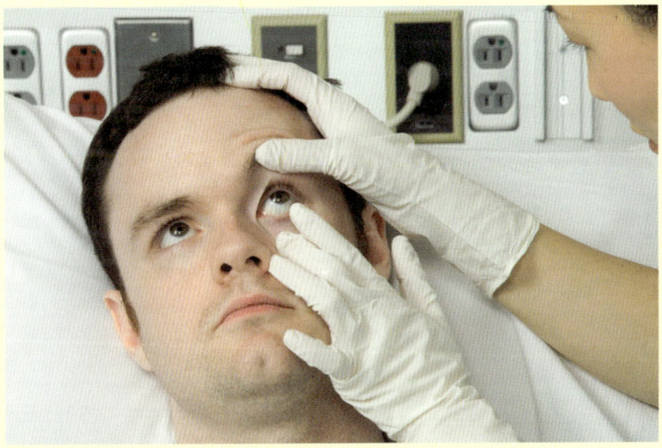

그림 1 대상자가 위쪽을 바라보게 한 후, 하안검을 아래로 당긴다.

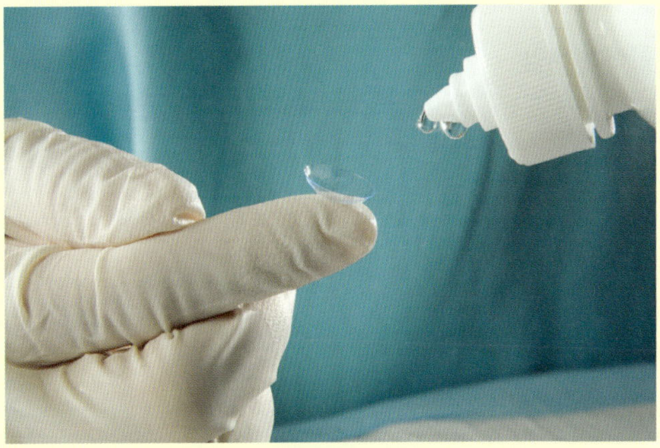

그림 2 렌즈를 철저히 세척한다.

절차 17-1 콘택트렌즈 제거하기(계속)

렌즈의 보관

3. 권장된 세척용액으로 렌즈를 철저히 세척한다[그림 2].
4. 저장용기의 위치를 구별하도록 좌우 컵에 표시한다.
5. 두 번째 렌즈를 제거하기 전에 첫 번째 제거한 렌즈를 지정된 저장 컵에 보관한다[그림 3].
   이론적 근거: 좌우 시력의 차이로 각각의 눈에 다른 처방을 하므로 섞이지 않도록 정해진 컵에 정확히 보관한다.

기록

2017/4/15: 15:00 – 정확한 콘택트렌즈의 삽입과 제거 교육에 대해 대상자가 이해함. 눈 간호와 렌즈 보관함을 다루는 적절한 위생을 시범보일 수 있음.

– RN 김영희

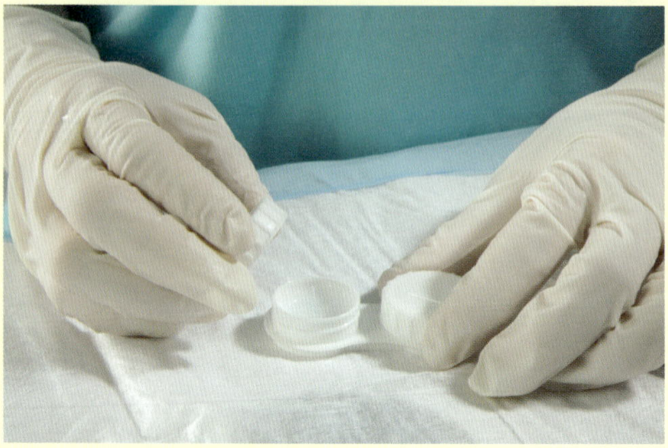

그림 3 지정된 저장용기에 렌즈를 보관한다.

생애주기별 고려사항

영아와 아동

- 콘택트렌즈가 필요한 영아 또는 아주 어린 아동은 렌즈 삽입과 제거 시에 더 많은 보조가 필요하다. 아동은 표현능력이 부족하므로 렌즈의 정확한 위치삽입을 위해 자세한 관찰이 필요하다.

고학년 아동과 청소년

- 고학년 아동과 청소년들은 철저한 소독과정을 따르도록 하고 렌즈는 개인마다 다르므로 혼자만 사용해야 한다고 교육해야 한다.

노인

- 일반적으로 개인의 인지와 신체능력에 따라 콘택트렌즈를 별 문제 없이 사용할 수 있다. 만약 도움이 필요하다면 이전에 설명한 과정을 적용한다.

가정간호 시 고려사항

- 가정에서 콘택트렌즈를 관리할 때 기본적인 문제는 청결로, 권장된 기간보다 더 오랫동안 착용하지 않으며 안전한 세척과 보관을 강조해야 한다.

협력과 위임

- 어린 아동과 영아가 있는 부모들에게 자녀들의 콘택트렌즈 관리방법을 교육해야 한다. 어린 아동에게 렌즈와 관련한 간호가 필요할 경우, 안과전문의에게 검진받는 것이 좋다.

절차 17-1 콘택트렌즈 제거하기(계속)

자가학습 체크리스트

수행항목	충분	부족	안 함
하드 콘택트렌즈(hard contact lenses) 제거			
1. 손을 씻는다.			
2. 필요물품을 준비하여 침상 옆에 둔다.			
3. 대상자의 이름을 물어 대상자를 확인하고 입원팔찌와 대조하여 대상자를 확인한다.			
4. 문을 닫거나 커튼을 치고 대상자에게 절차를 설명한다.			
5. 가능하면 대상자를 편안하게 앉는 자세를 취한다.			
6. 대상자의 상안검과 하안검을 바깥쪽으로 팽팽하게 잡아당긴다.			
7. 대상자에게 눈을 깜박이도록 하여 렌즈가 빠져나오게 한다.			
소프트 콘택트렌즈(soft contact lenses) 제거			
1. 손을 씻는다.			
2. 필요물품을 준비하여 침상 옆에 둔다.			
3. 대상자의 이름을 물어 대상자를 확인하고 입원팔찌와 대조하여 대상자를 확인한다.			
4. 문을 닫거나 커튼을 치고 대상자에게 절차를 설명한다.			
5. 가능하면 대상자를 편안하게 앉는 자세를 취한다.			
6. 대상자에게 위를 보도록 한다. 렌즈 아랫면에 검지손가락을 올려 놓고, 하안검을 아랫방향으로 잡아당겨 눈의 하얀 부분 위로 렌즈가 움직이도록 한다.			
7. 엄지와 검지로 렌즈를 살짝 잡고 안구에서 제거한다.			
렌즈의 보관			
1. 손을 씻는다.			
2. 필요물품을 준비하여 침상 옆에 둔다.			
3. 대상자의 이름을 물어 대상자를 확인하고, 입원팔찌와 대조하여 대상자를 확인한다.			
4. 문을 닫거나 커튼을 치고 대상자에게 절차와 목적을 설명한다.			
5. 권장된 세척용액으로 렌즈를 철저히 세척한다.			
6. 저장용기의 위치를 구별하도록 좌우 컵에 표시한다.			
7. 두 번째 렌즈를 제거하기 전에 첫 번째 제거한 렌즈를 지정된 저장컵에 보관한다.			

절차 17-2 보청기를 사용하는 성인 돕기

실습목적 1. 청력상태를 유지한다.
2. 삽입과 관련하여 도움을 제공한다.

필요물품 귀마개 소독을 위한 개인위생물품
외이도의 청결을 위한 면봉, 중성비누와 물
특별한 물품(필요하다면 새 건전지, 청력보조기 형태의 다른 준비물품)

사정
- 스스로 보청기를 관리할 수 있는 대상자의 신체적 능력을사정한다(운동능력, 조정, 의식수준, 시력, 관심 정도, 우울).
- 청력장애에 적응 정도를 파악하기 위해 간호력을 검토한다(입술 모양으로 읽기).

절차

1. 손을 씻고 두 가지 확인지표를 사용하여 대상자를 확인한다.
   이론적 근거: 미생물의 전파를 감소시키고 안전을 확인한다.
2. 가능하면 문을 닫거나 커튼을 치고 대상자에게 절차를 설명한다.
   이론적 근거: 대상자에게 올바르고 적절한 사정이나 치료를 받도록 제공하며, 오류를 감소시킨다.
3. 배터리가 제대로 작동하는지 확인한다. 손으로 보청기를 잡고 '피드백' 호루라기 소리를 들을 수 있을 때까지 볼륨을 키운다. 피드백은 소리가 주변으로 새어 마이크로폰을 통해 반복해서 증폭되는 것이다.
4. 보청기의 관과 귀마개가 아무 이상이 없는지, 깨지거나 부서지지 않았는지 살펴본다[그림 1]. 귀마개의 개구부는 귀지가 없어야 한다.
5. 제조업자의 지침에 따라 보청기를 세척하고[그림 2], 저장용기에 보관한다.
6. 대상자 귀의 발적, 자극, 배액, 과도한 귀지 여부를 사정한다. [그림 3, 그림 4].
7. 볼륨을 줄이고 이관 내로 귀마개를 삽입한 다음, 약간 비틀어서 고정시킨다.
8. 다른 유형이라면 귀 뒤로 배터리를 안전하게 고정시킨다. 왜냐하면 다른 유형의 보청기이므로 다른 방법으로 고정시키는 것이다 [그림 5].
9. 대상자가 정상 목소리를 들을 수 있을 때까지 서서히 볼륨을 키운다. 편안하게 느껴지는 소리 수준이 언제인지 알려주도록 대상자에게 요구한다.

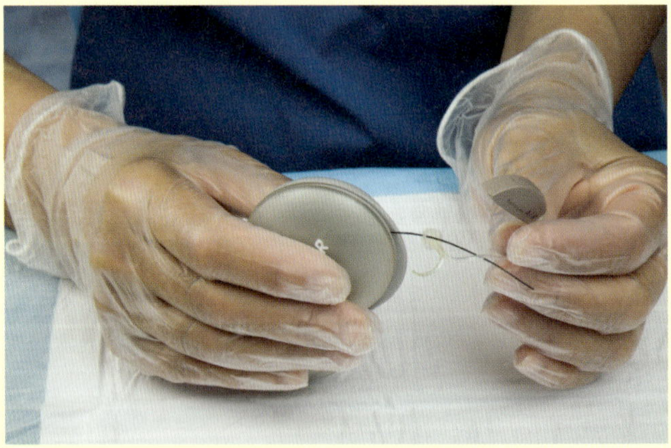

그림 2 지침에 따라 보청기를 세척한다.

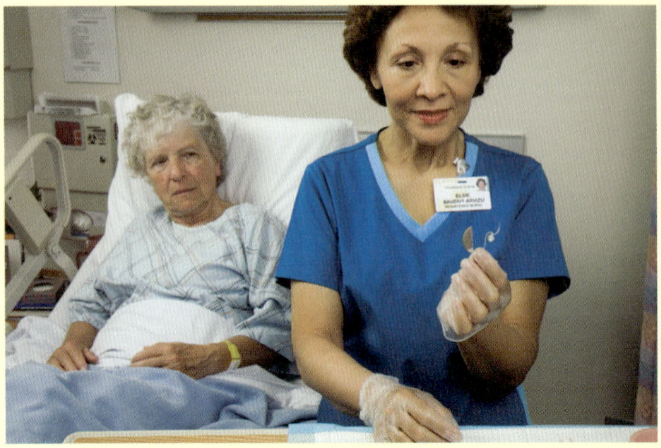

그림 1 보청기를 살펴본다.

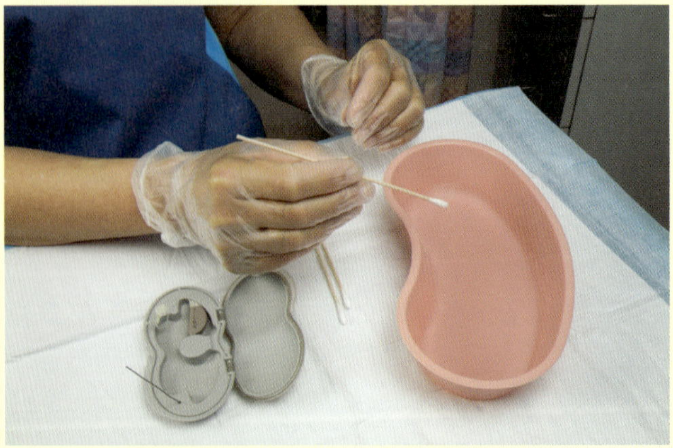

그림 3 미온수 또는 생리식염수로 면봉을 적신다.

절차 17-2 보청기를 사용하는 성인 돕기(계속)

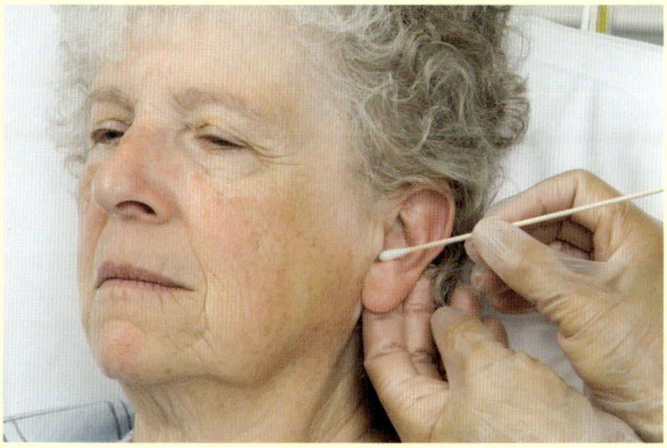

그림 4 적신 면봉으로 대상자의 귀를 세척한다.

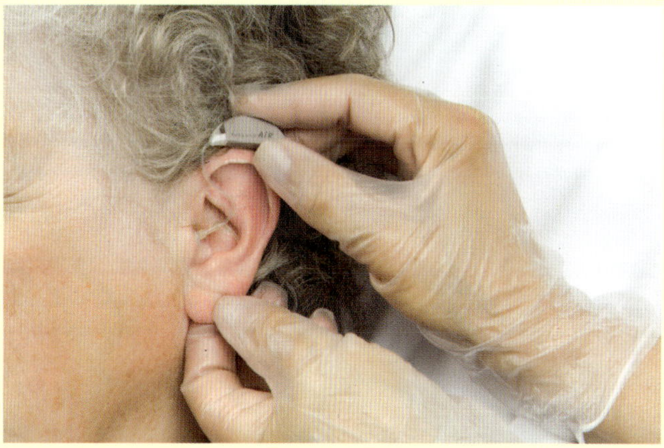

그림 5 대상자의 귀 뒤에 보청기를 고정한다.

이론적 근거: 잘 작동하는 보청기를 통해 의사소통 활동의 참여를 도울 수 있다.

기록

2017/4/15 15:30 – 대상자는 성공적으로 삽입, 제거와 보청기 청소를 실시함. 보청기를 사용할 때와 사용하지 않을 때의 간호에 대하여 이해함.

– RN 김영희

자가학습 체크리스트

수행항목	충분	부족	안 함
1. 손을 씻는다.			
2. 필요물품을 준비하여 침상 옆에 둔다.			
3. 대상자의 이름을 물어 대상자를 확인하고, 입원팔찌와 대조하여 대상자를 확인한다.			
4. 문을 닫거나 커튼을 치고 대상자에게 절차를 설명한다.			
5. 배터리가 제대로 작동하는지 확인한다.			
6. 손으로 보청기를 잡고 '피드백' 호루라기 소리를 들을 수 있을 때까지 볼륨을 키운다.			
7. 보청기의 관과 귀마개가 아무 이상이 없는지, 깨지거나 부서지지 않았는지 살펴본다.			
8. 제조업자의 지침에 따라 보청기를 세척한다.			
9. 저장용기에 보관한다.			
10. 대상자 귀의 발적, 자극, 배액, 과도한 귀지 여부를 사정한다.			
11. 볼륨을 줄이고 이관 내로 귀마개를 삽입한 다음, 약간 비틀어서 고정시킨다.			
12. 다른 유형이라면 귀 뒤로 배터리를 안전하게 고정시킨다.			
13. 대상자가 정상 목소리를 들을 수 있을 때까지 서서히 볼륨을 키운다. 편안하게 느껴지는 소리 수준이 언제인지 알려주도록 대상자에게 요구한다.			
14. 수행한 것을 기록한다.			